1er Octobre 1911

APPAREILS SPÉCIAUX

POUR HOPITAUX

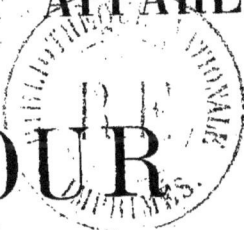

ET LABORATOIRES

FLICOTEAUX, BOUTET & Cᴵᴱ

CONSTRUCTEURS

Fournisseurs de l'Assistance publique et de l'Institut Pasteur.

83, rue du Bac, 83, PARIS

(TÉLÉPHONE 701-46)

Adresse Télégraphique : **FLICOBOR-PARIS**

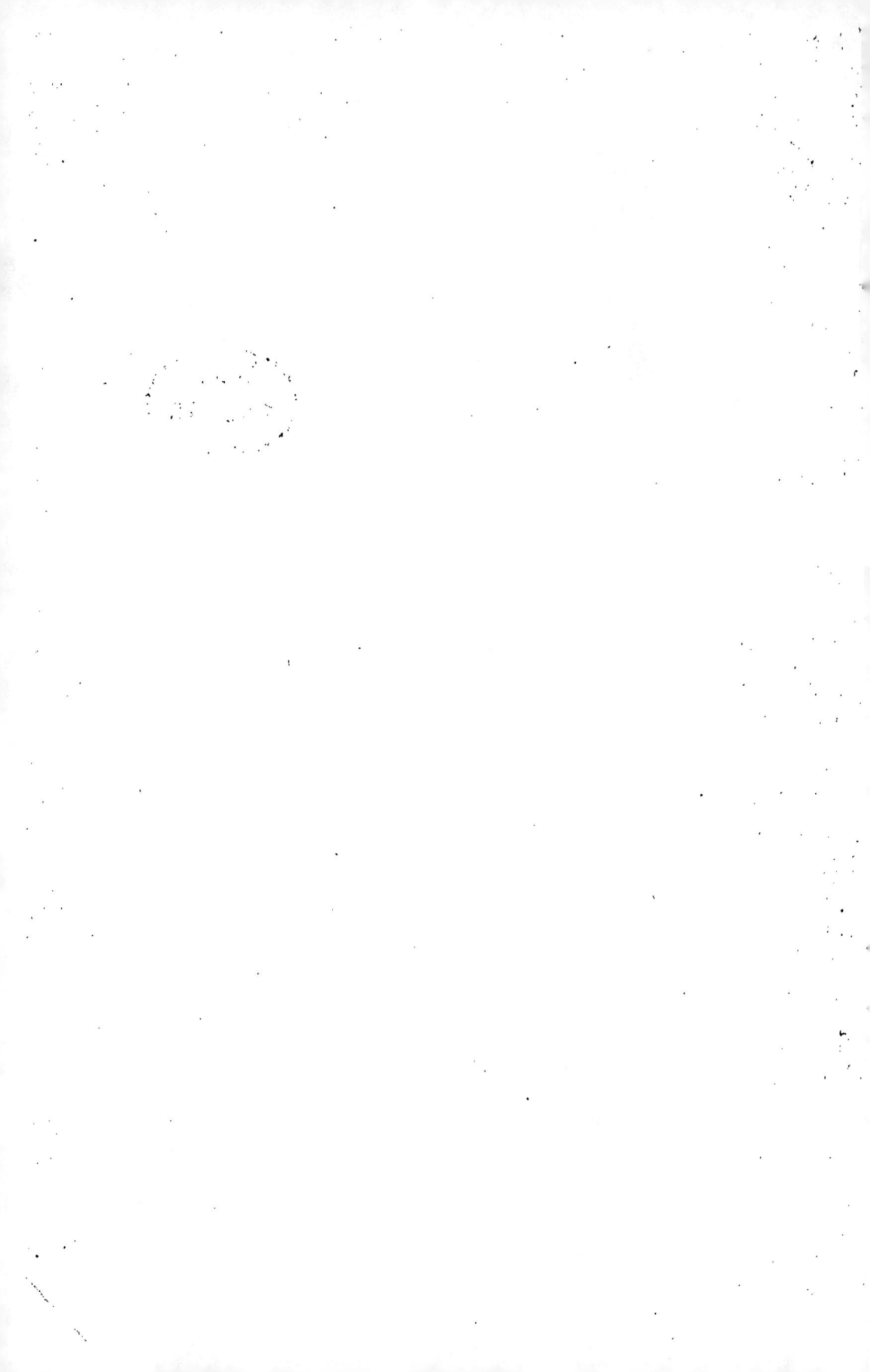

1er Octobre 1911

APPAREILS SPÉCIAUX
POUR HOPITAUX

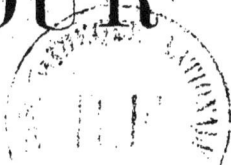

Salles d'Opérations

MATERNITÉS

Pavillons mortuaires

LABORATOIRES

MOBILIER POUR SALLES DE MALADES

CRACHOIRS

TRANSPORT DE BLESSÉS

CUISINES & TISANERIES

DÉSINFECTION

FLICOTEAUX, BOUTET & CIE

CONSTRUCTEURS

Fournisseurs de l'Assistance publique et de l'Institut Pasteur.

83, rue du Bac, 83, PARIS

(TÉLÉPHONE 701-46)

Adresse Télégraphique : FLICOBOR-PARIS

Récompenses aux Expositions universelles et internationales.
Classe 16, *Médecine et Chirurgie* : PARIS 1900 : MÉDAILLE D'OR
LIÈGE 1905 : GRAND PRIX — BRUXELLES 1910 : GRAND PRIX

Le présent Catalogue comprend toute une série d'appareils nouveaux répondant aux exigences toujours croissantes de la méthode aseptique. Ces nouveaux modèles ont fait l'objet d'études approfondies qui nous ont permis d'en déterminer divers détails de construction ; toutefois, comme nous apportons tous jours des perfectionnements à nos appareils, nous ne pouvons garantir d'ui façon absolue la concordance parfaite de nos fournitures avec les grav du Catalogue.

Les prix de ce tarif annulent les précédents

Nous avons revu tous nos prix avec le plus grand soin et les avons réduit toutes les fois que cela restait compatible avec le maintien d'une fabricatior de tout premier ordre dont nous tenons à ne pas nous départir.

Nous nous réservons d'ailleurs d'apporter par la suite aux divers appareil mentionnés sur ce Catalogue telle majoration des prix que nous trouverion nécessaire par suite de l'élévation des cours des matières premières, d'erreur matérielles ou de toute autre cause.

Pour avoir la certitude que la pose de nos appareils soit exécutée suivant le règles de l'art et avec tout le soin nécessaire, nous préférons, dans l'intérêt même d nos Clients, envoyer nos monteurs habituels qui sont familiarisés avec ces sorte d'installations. Ce travail d'installation est compté au plus juste, et nous e indiquons le chiffre après étude de chaque projet.

Notre Maison s'occupant depuis de très longues années d l'aménagement des salles d'opérations et des fournitures pou Hôpitaux, il nous a paru *inutile* de *publier la liste complète de no références ;* nous nous sommes contentés de reproduire dans c Catalogue une série de photographies et de plans se rapportant des installations récentes.

D'ailleurs, sur demande, nous envoyons en communication à Messieurs le Administrateurs, à Messieurs les Docteurs et à Messieurs les Architectes d Hôpitaux, un recueil de photographies et de dessins à l'échelle indiquant dispositions des principales installations que nous avons faites dans les hôp taux français et étrangers.

Nous nous mettons à l'entière disposition de nos Clients pour tous les re seignements dont ils pourraient avoir besoin. S'ils veulent bien, pour chaqu cas particulier, nous adresser le plan des locaux avec l'indication sommaire d programme à remplir, nous pourrons leur établir des *projets complets* avec de sins et devis à l'appui. — Avoir soin de nous indiquer si l'on dispose conduites d'eau, de gaz, de vapeur à haute pression ou du courant électriqu nous guider également sur l'importance du service à aménager et sur les créd dont on dispose.

En plus des aménagements détaillés dans le présent Catalogue (salles d'oj rations, maternités, pavillons mortuaires, laboratoires, désinfection), Maison étudie et exécute *toutes les installations sanitaires pour hôpitaux* (hyd thérapie, lavabos, w.-cl., buanderies, cuisines).

HOPITAL DE LA NOUVELLE PITIÉ
à PARIS.

MM. les Drs WALTHER,   M. ROCHET, Architecte.
ROU, THIÉRY et POTOCKI. Année 1911. M. DESBROCHERS DES LOGES, Ingénieur.

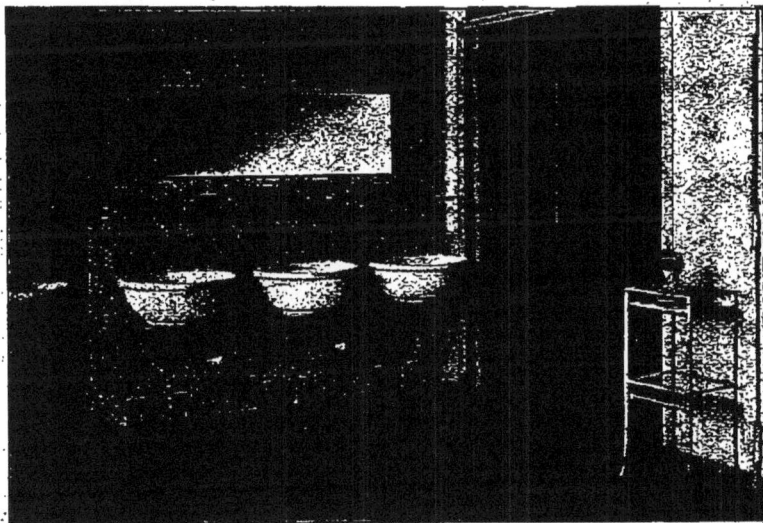

Lavabos d'opérations (6 salles d'opérations, Maternité et Consultation).

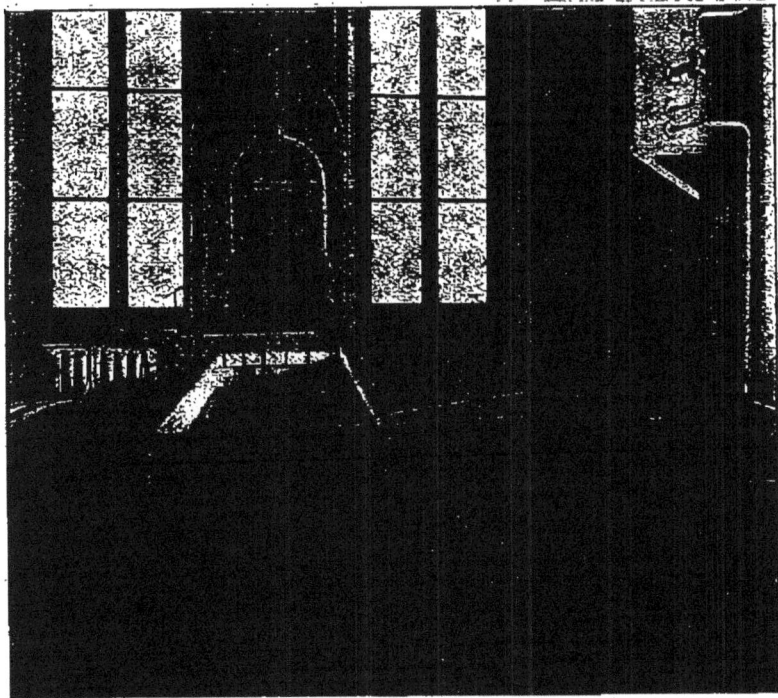

Bain permanent à eau courante (Six semblables).

M

HOPITAL DES DAMES FRANÇAISES
CROIX-ROUGE FRANÇAISE
93, rue Michel-Ange, à PARIS

Année 1909.   M. le Docteur DUCHAUSSOY.

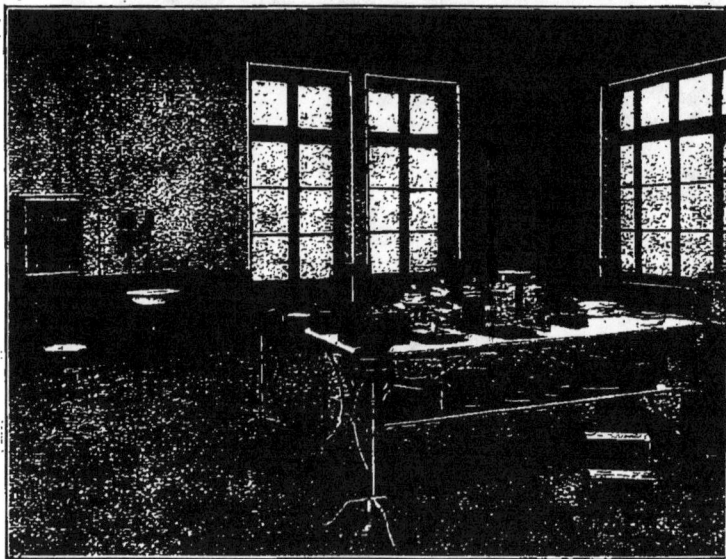

Salle de pansements.

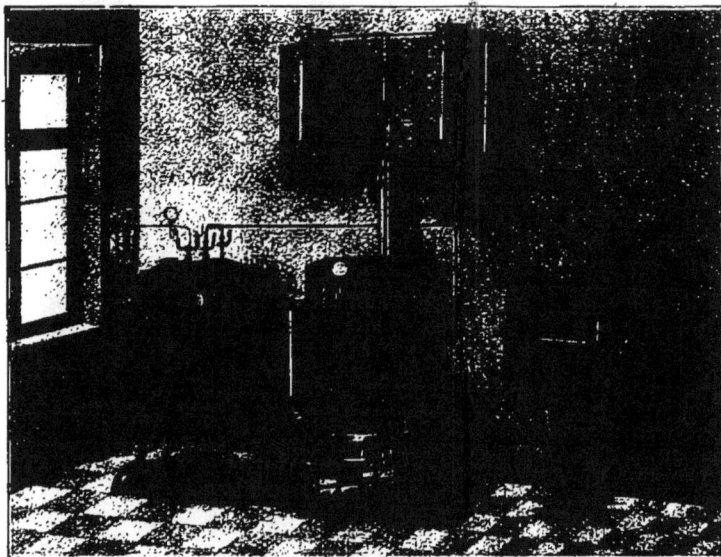

Laboratoire de stérisation.

HOPITAL SAINT-ANTOINE
SERVICE D'OTORHINOLARYNGOLOGIE

M. le Dr LERMOYEZ.   Année 1911.   M. LAURENT, Architecte.
M. DESBROCHERS DES LOGES, Ingénieur.

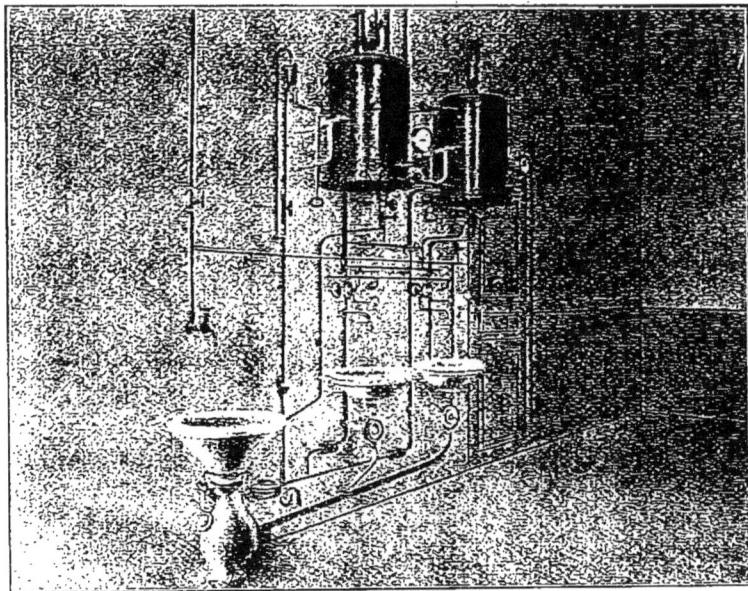

Lavabo d'opérations avec stérilisateur à vapeur.

FACULTÉ DE MÉDECINE DE PARIS
LABORATOIRE DE CLINIQUE MÉDICALE (Hôpital Laënnec).

M. le Doyen LANDOUZY.   Année 1910.   M. BELOUET, Architecte.

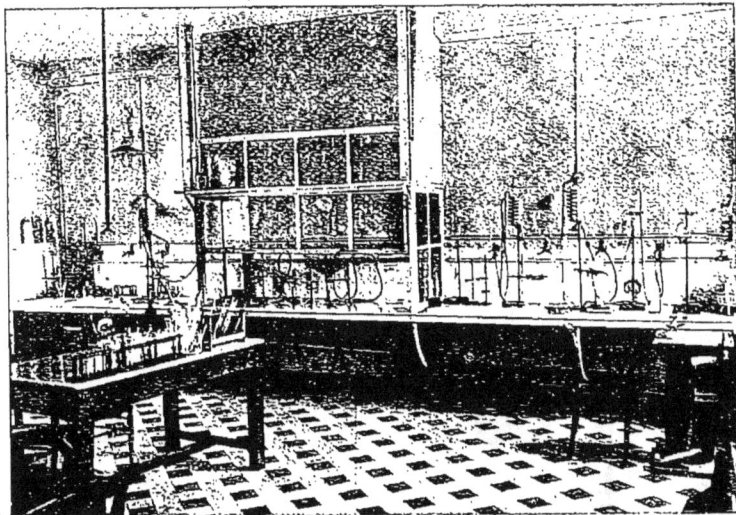

HOPITAL BRETONNEAU

Année 1900.

M. le Dʳ FÉLIZET.   M. HÉNEUX, architecte.

Salle d'opérations (Pavillon *Flaubert*).

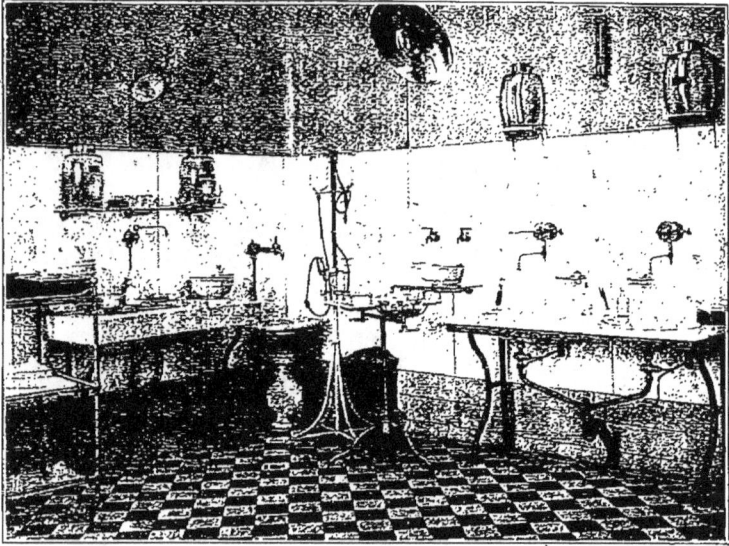

HOPITAL TROUSSEAU

Année 1900.

M. MAISTRASSE, architecte.

Consultation.   **Salle d'autopsie.**

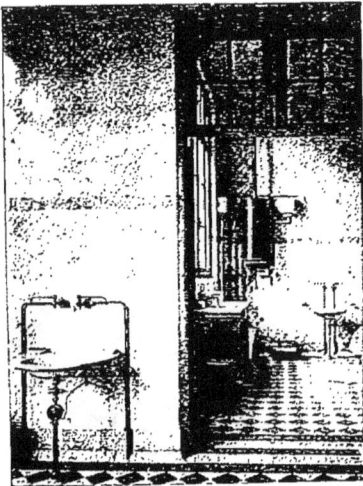

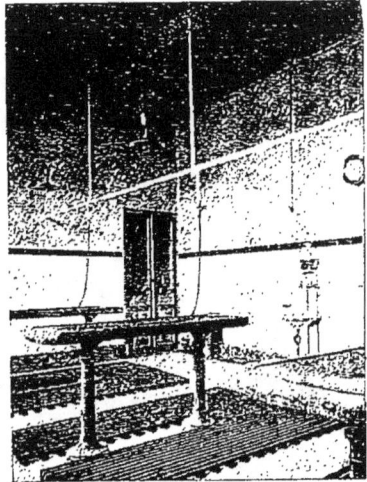

FONDATION OPHTALMOLOGIQUE Ad. de ROTHSCHILD
à Paris.

Année 1905.

M. le Dʳ TROUSSEAU. MM. CHATENAY et ROUYRRE, archᵗᵉˢ.

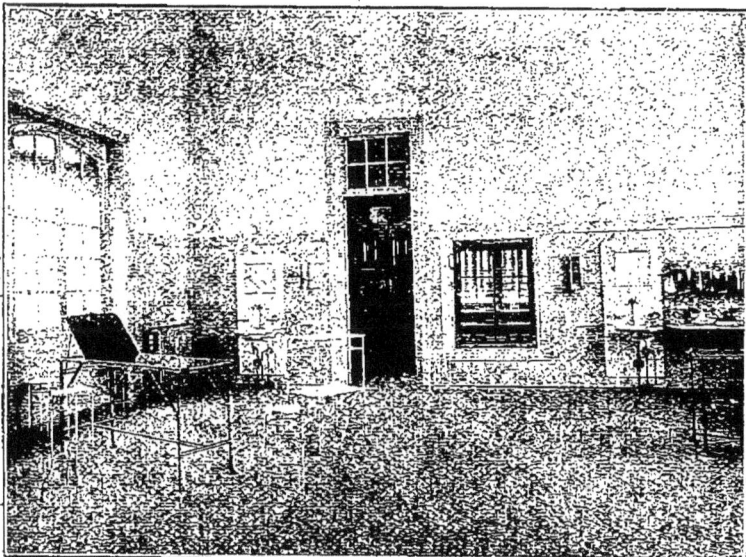

Salle d'opérations.

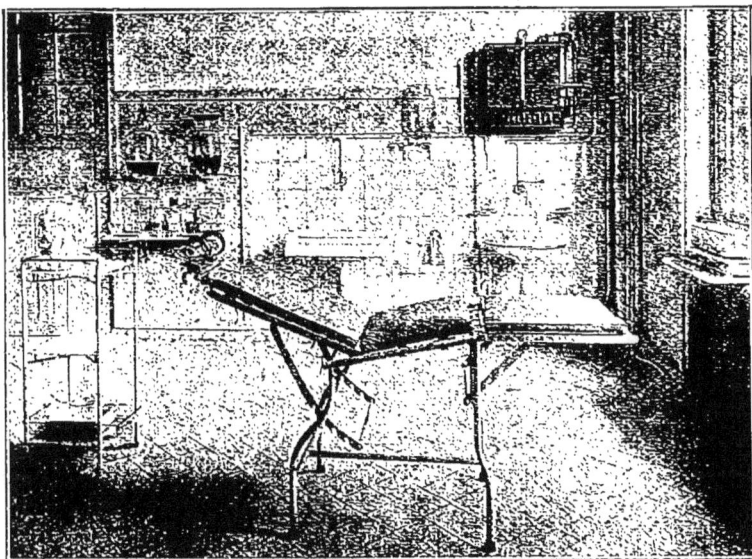

Salle de pansements.

MAISON DE SANTÉ DE LA MADELEINE

14, rue Roquépine, à Paris.

Année 1905.   M. le Dʳ Paul DELBET.

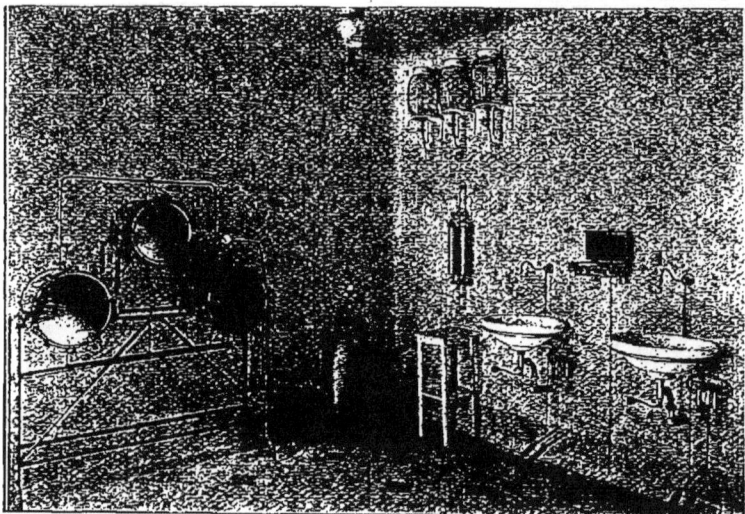

MAISON DE SANTÉ DE SAINT-MANDÉ

Année 1909.   M. le Dʳ HERCOUET, Directeur.

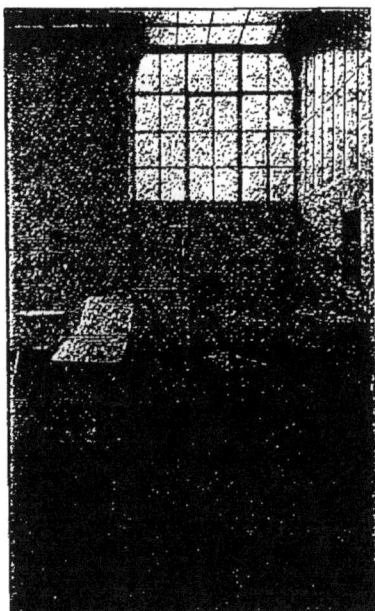

Salle d'opérations.

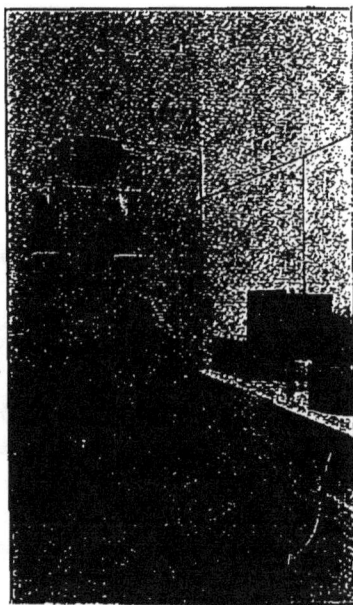

Stérilisation.

HOTEL-DIEU DE NANTES
2 services d'opérations, 11 salles de pansements.
AUTOCLAVE CENTRAL

Années 1909 et 1910.   M. NAU, Architecte.

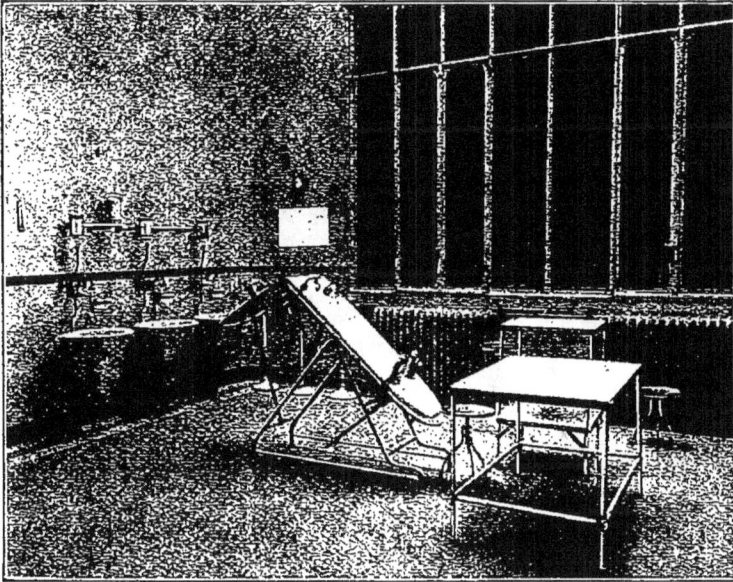

Salle d'opérations.

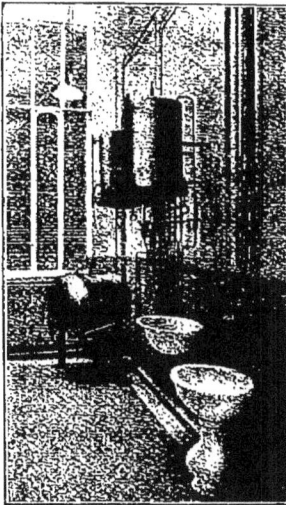

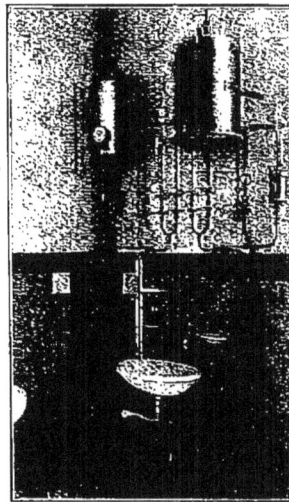

STÉRILISATION
(Services d'opérations).

STÉRILISATION
(Salles de pansements).

HOPITAL DE LA FRATERNITÉ A ROUBAIX

MM. les Docteurs BUTRUILLE. DERVILLE et DESCARPENTRIES

Années 1908-1909.   M. PORTEVIN, Ingénieur.

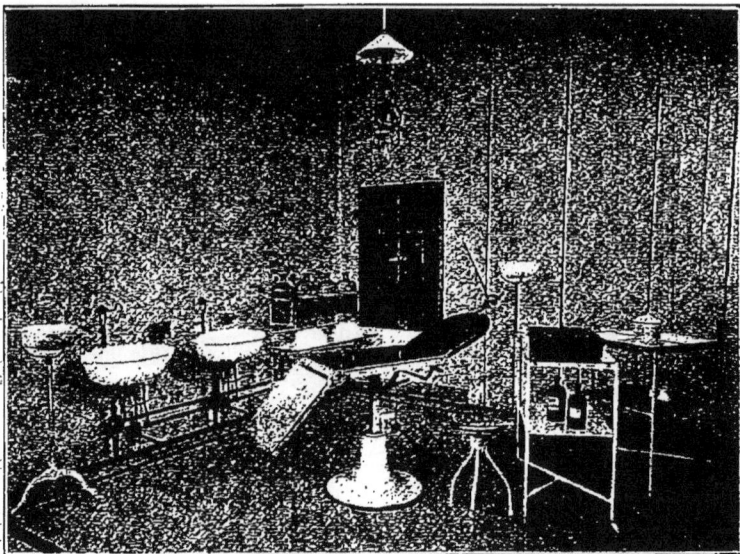

Salles d'opérations (2 semblables).

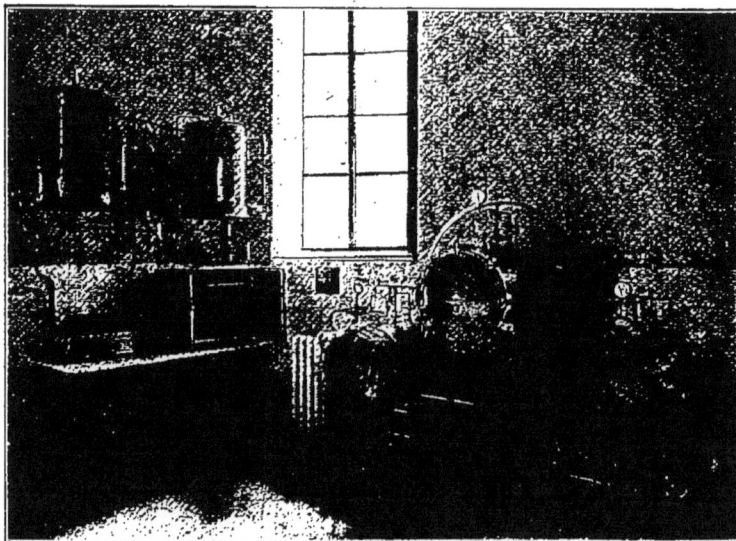

Laboratoire de stérilisation (2 semblables).

HOPITAL DE LA FRATERNITÉ A ROUBAIX

Années 1908-1909.   M. PORTEVIN, Ingénieur.

Nous avons encore installé à cet hôpital la tisanerie *et la* maternité.

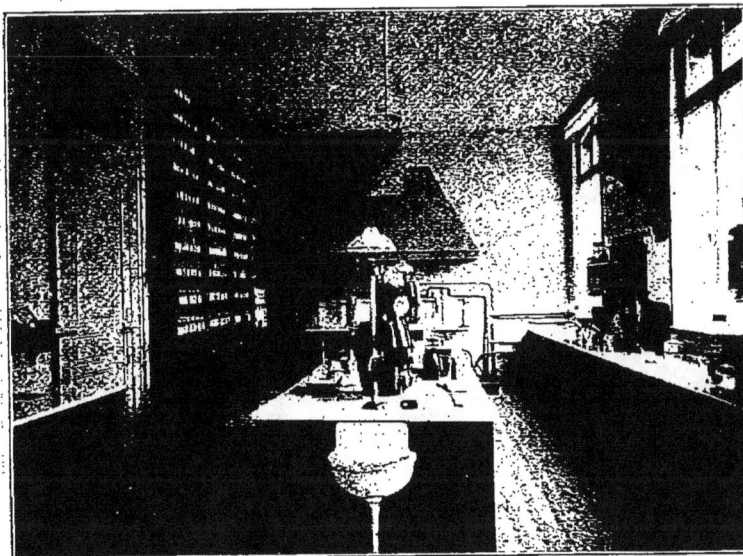

Laboratoire de pharmacie.

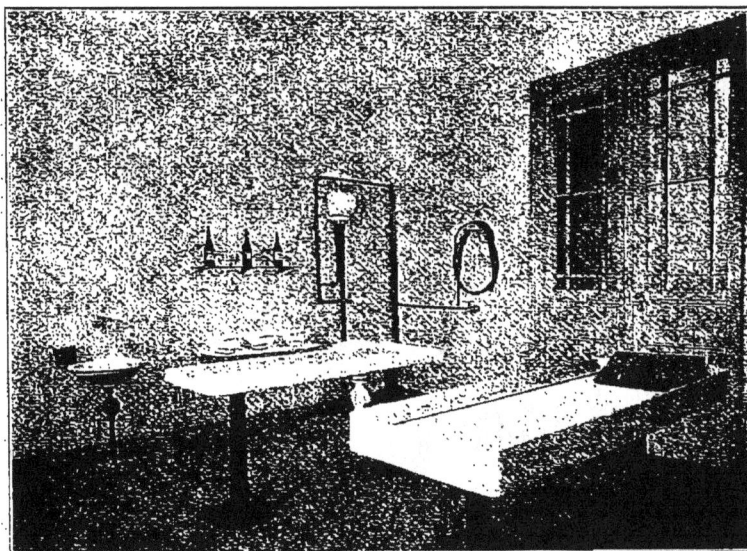

Pavillon d'autopsie.

HOPITAL DE DOULLENS

Salle d'opérations.

M. le Docteur CAYET.   Année 1910.   M. HORGARD, Architecte.

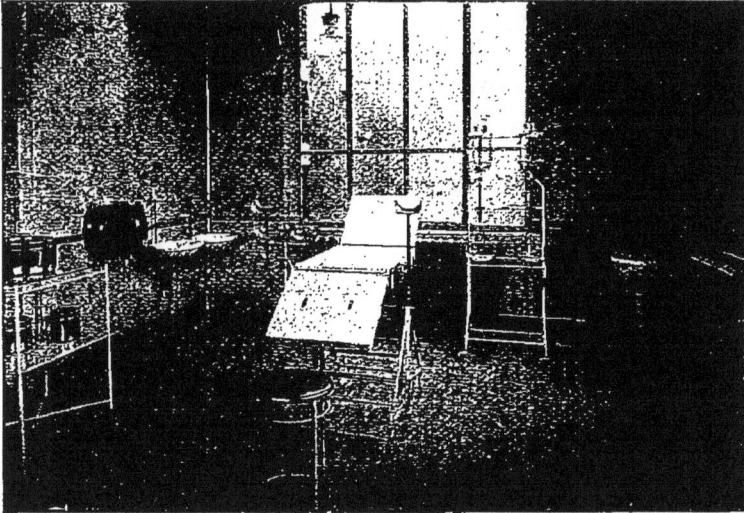

POLYCLINIQUE FONSERANES, A BÉZIERS

Année 1904.   MM. les Docteurs ARRUFAT, LAPEYRE et ROME.

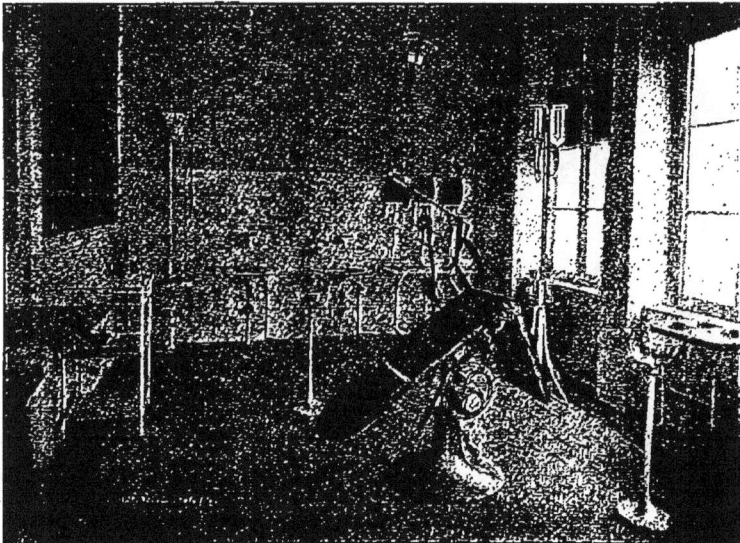

HOPITAL D'ÉVREUX

Pavillon d'opérations et Maternité.

M. le Docteur VESLIN.   Année 1907.   M. DESLANDES. Architecte.

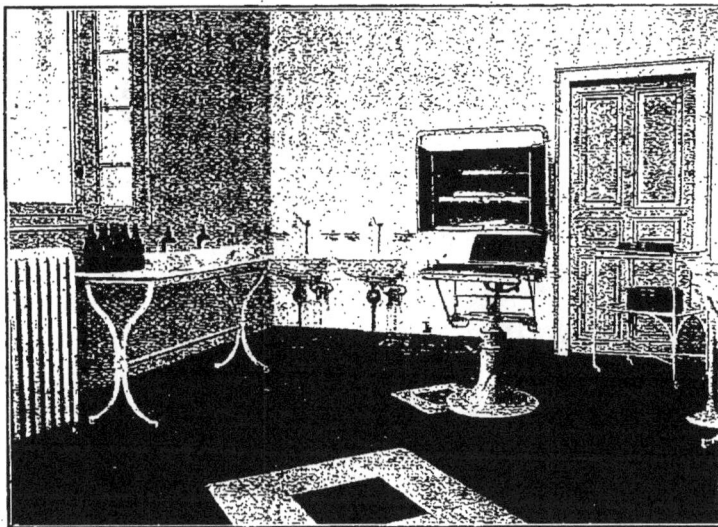

Salle d'opérations.

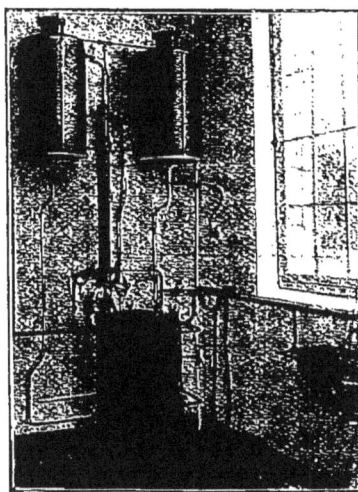

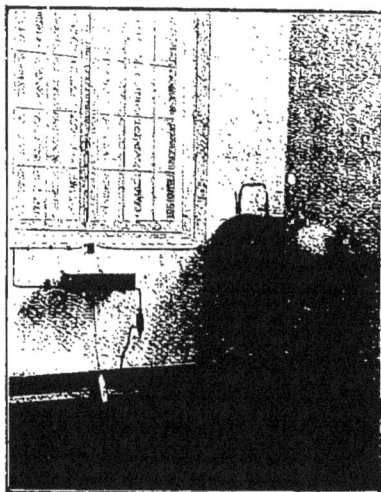

Laboratoire de stérilisation.

HOTEL-DIEU DE MARSEILLE
Clinique chirurgicale de l'École de Médecine.
M. le Professeur IMBERT. Année 1910. M. HUOT, Architecte.
(Installation analogue pour M. le Professeur ESCAT).

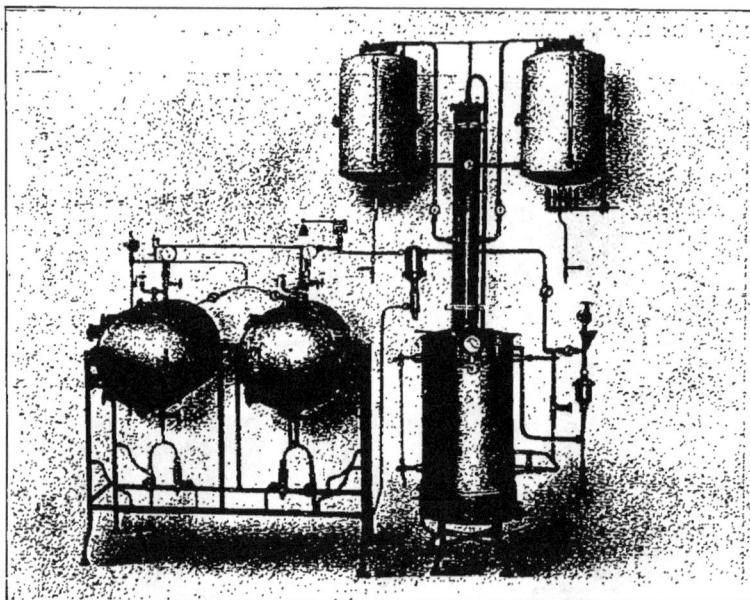

MAISON DE SANTÉ A MARSEILLE
Année 1909. MM. les Docteurs JOURDAN et DELANGLADE.

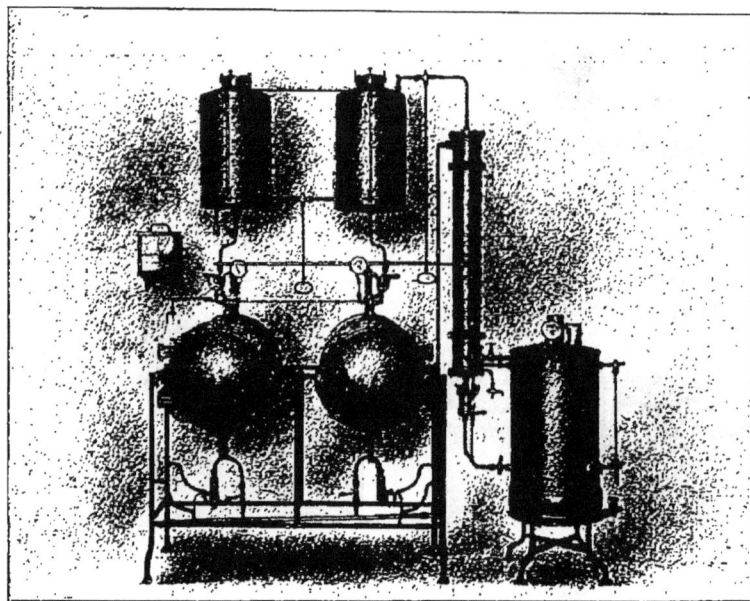

MAISON DE SANTÉ DE SAINT-MARTIN-LA-FORÊT
à ANGERS.

Année 1909.   M. le Professeur MONPROFIT.

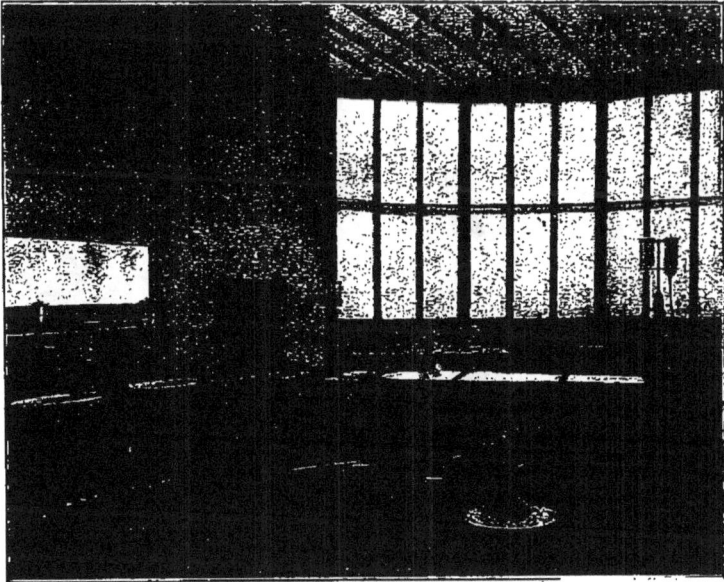

ÉCOLE DE MÉDECINE DE RENNES
PAVILLON LAËNNEC (Salle de dissection)

M. le Dʳ PERRIN DE LA TOUCHE.   M. LE RAY, Architecte.

Année 1907.

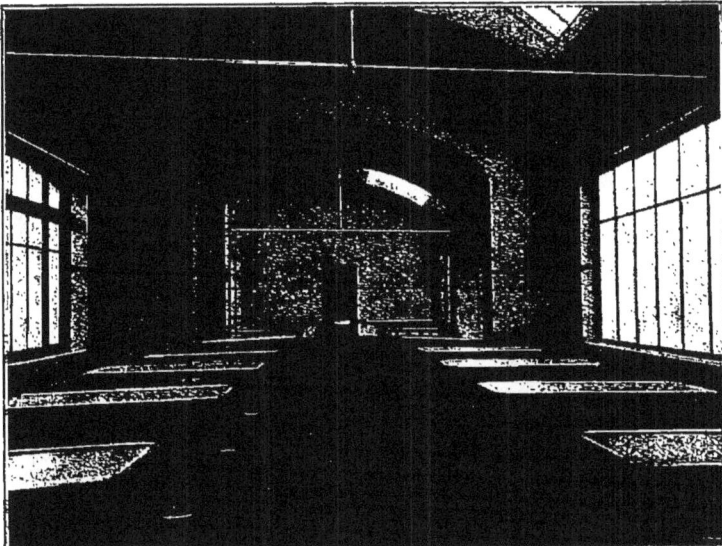

CLINIQUE SAINT-RÉMY A ANGERS

M. le D^r CH. MARTIN.   Année 1909.   M. RÉGHIN. Architecte.

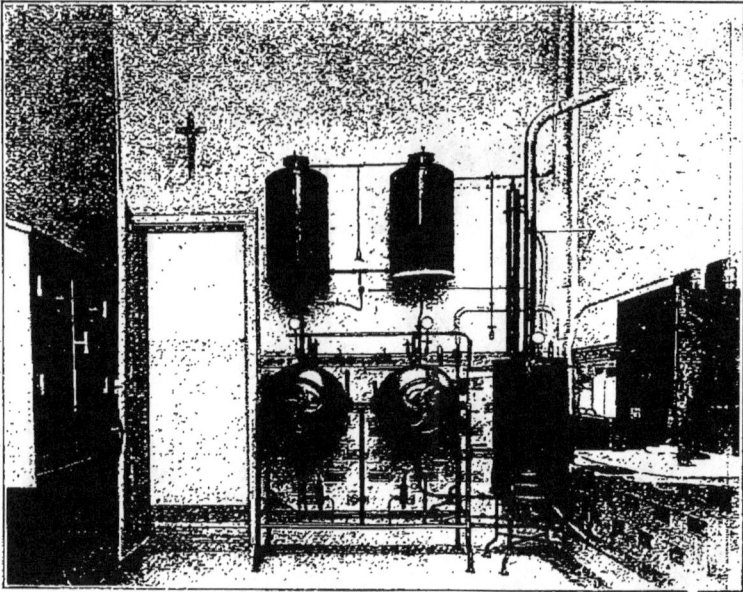

POLYCLINIQUE A BORDEAUX
rue Paul-Bert.

M. le Dr PICOT.   Année 1908.   M. TOURNIER, Architecte.

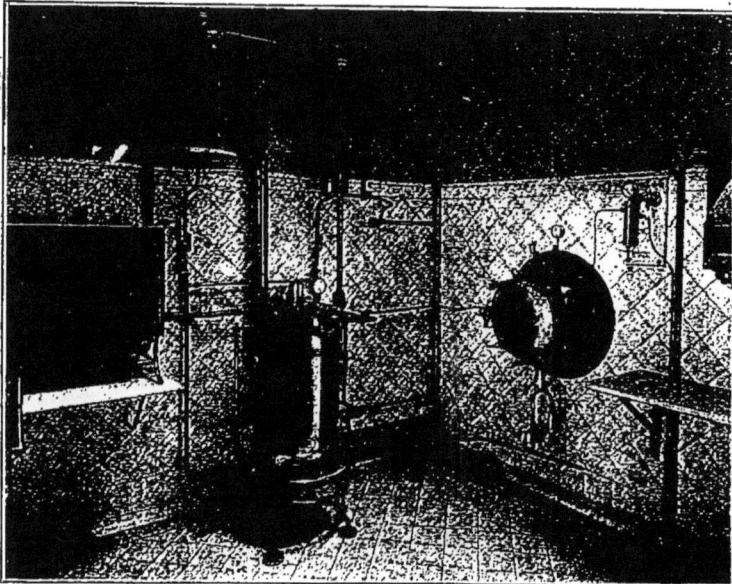

Laboratoire de stérilisation.

MAISON DE SANTÉ DU NORD
45, rue Gambetta, à *Lille*.

Année 1908.   M. DEFRETIN, Architecte.

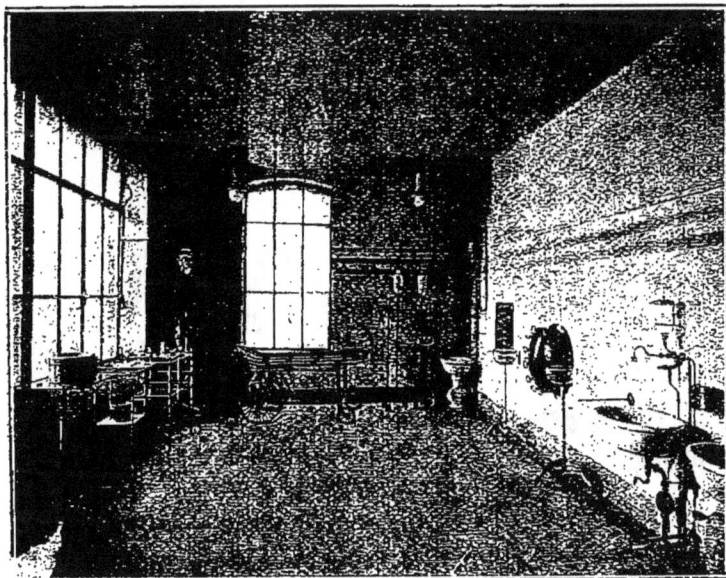

Salles d'opérations (deux semblables).

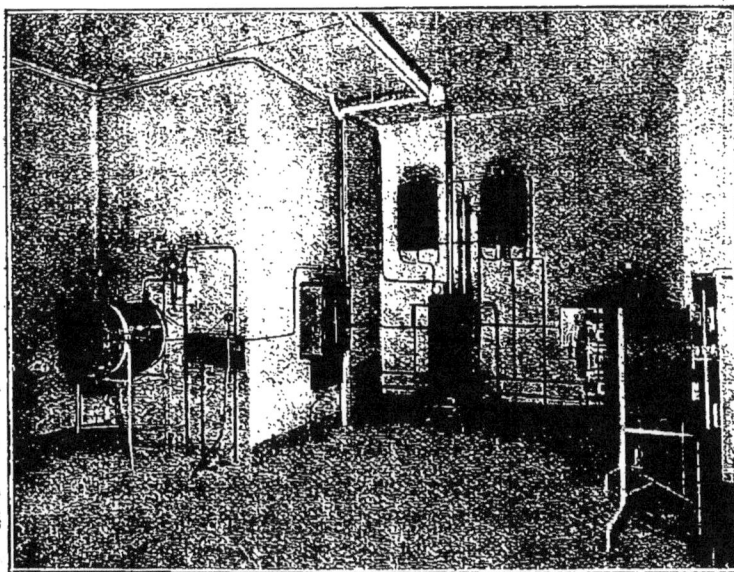

Laboratoire de stérilisation.

2

HOPITAL MILITAIRE DE NANCY

Année 1908.   M. le Docteur BOPPE, Médecin principal.

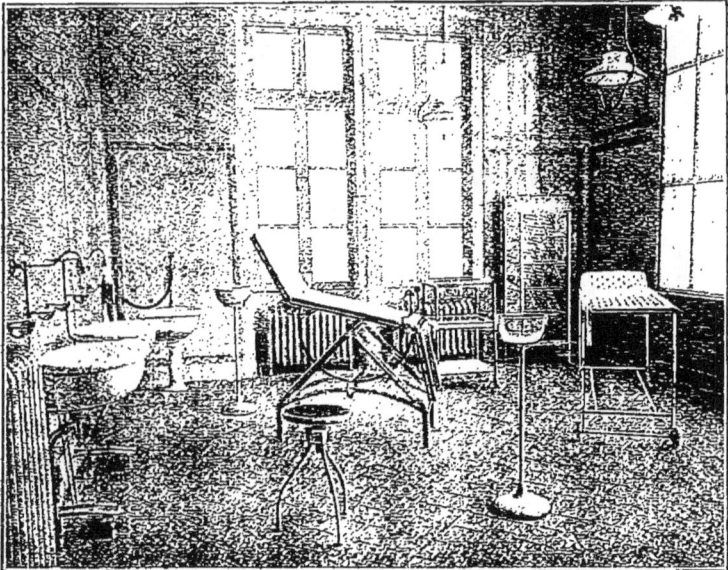

HOPITAL MILITAIRE DE GRENOBLE

Année 1910   M. le Docteur DESCOU, Médecin principal.

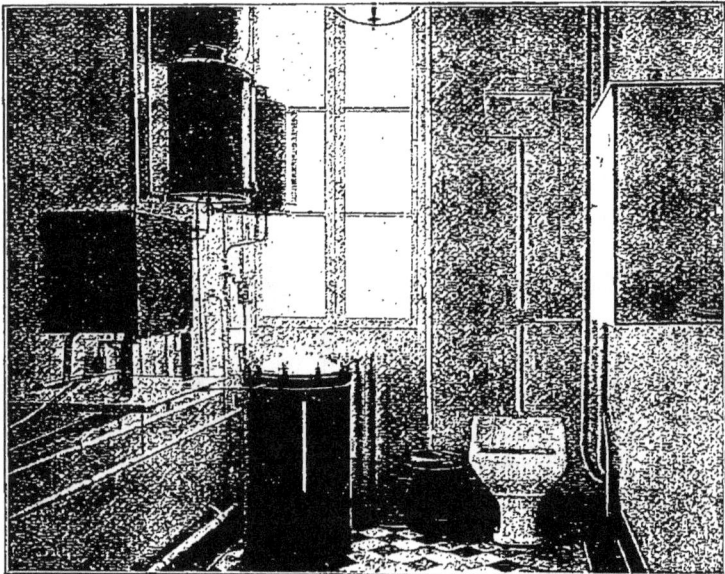

HOTEL-DIEU D'ANGERS

PAVILLON DE CHIRURGIE DES FEMMES

Clinique chirurgicale de l'École de Médecine.

Année 1904.

M. le Prof. MONPROFIT.   M. LUSON, architecte.

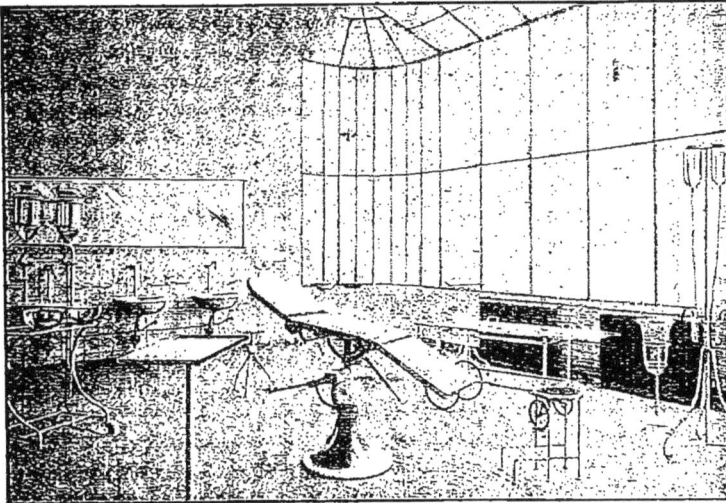

Salle d'opérations.

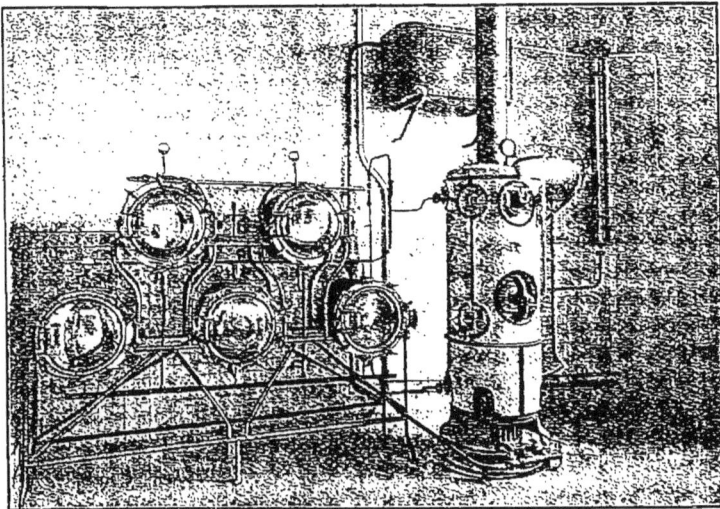

Laboratoire de stérilisation.

SOCIÉTÉ HOUILLÈRE DE LIÉVIN

Dispensaires des Sièges nᵒˢ 3, 4 et 6.

Année 1908 à 1911. M. le Dʳ RAZEMON.

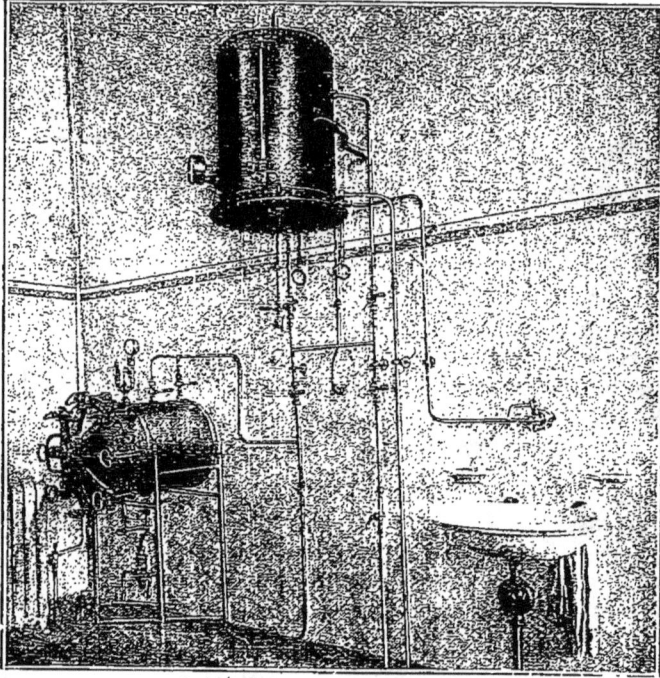

Laboratoire de stérilisation.

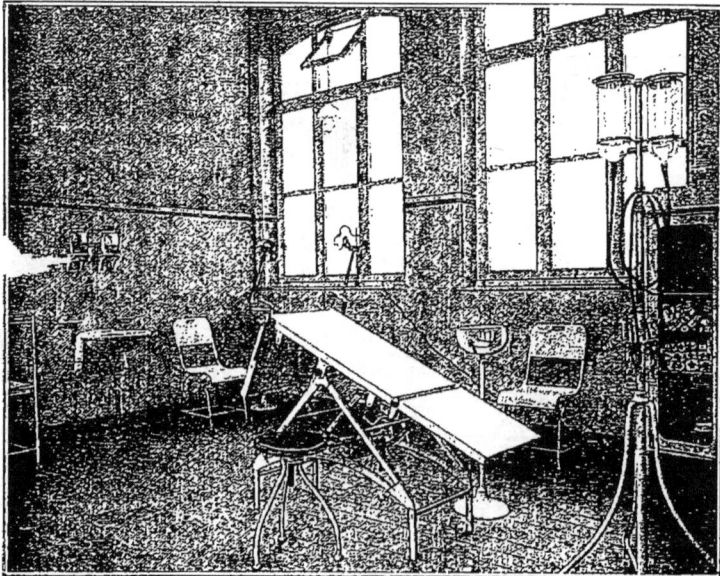

Salle de pansements et d'opérations.

SOCIÉTÉ FRANÇAISE DE SECOURS AUX BLESSÉS MILITAIRES
(Croix-Rouge Française).

DISPENSAIRE DE ROUBAIX

Année 1910.   M. le Docteur AUTEFACE.

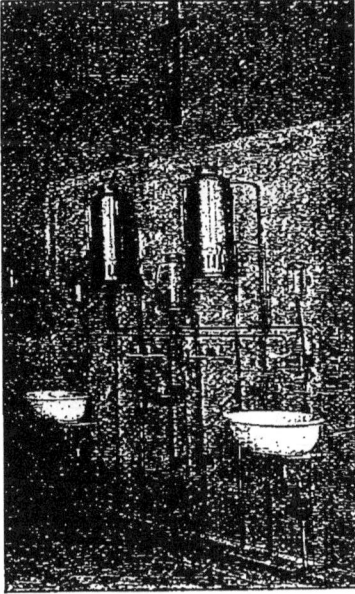

Salle de pansements.

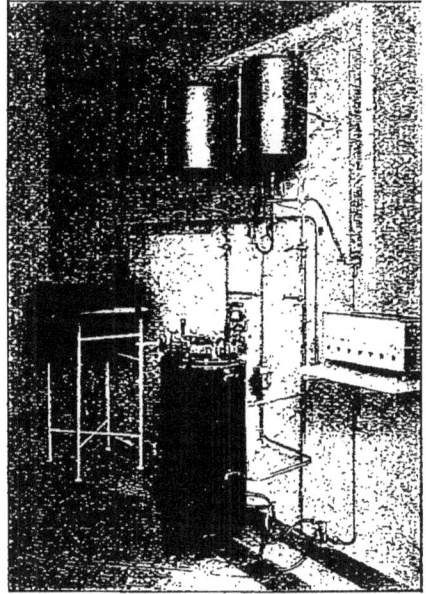

Sterilisation.

COMPAGNIE DES MINES D'ANZIN
12 Salles de pansements aux diverses fosses.

M. le Dʳ MARIAGE.   Années 1907 à 1911.   MM. DARPHIN et ROULLEAU, Ingénieurs.

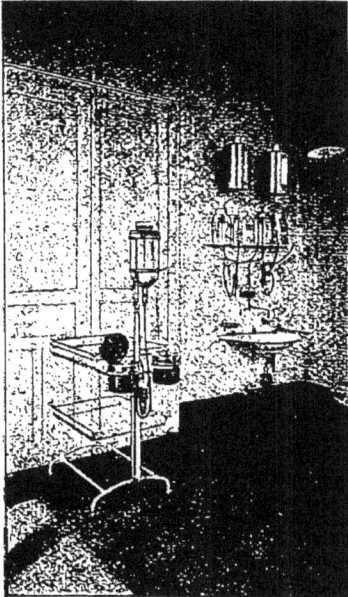

Salle de pansements.

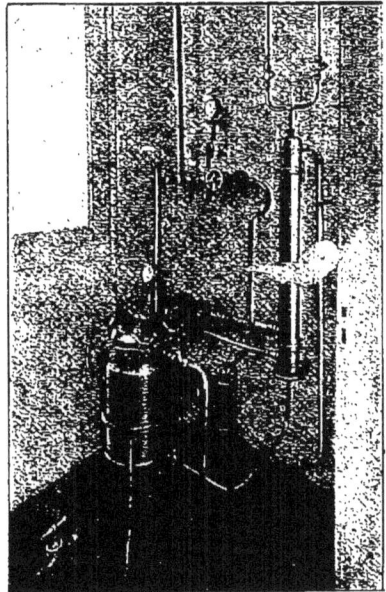

Stérilisation.

HOPITAL DE SAINTE-ÉLISABETH

à BRUXELLES-UCCLE

Année 1908.   M. le Docteur LERAT.

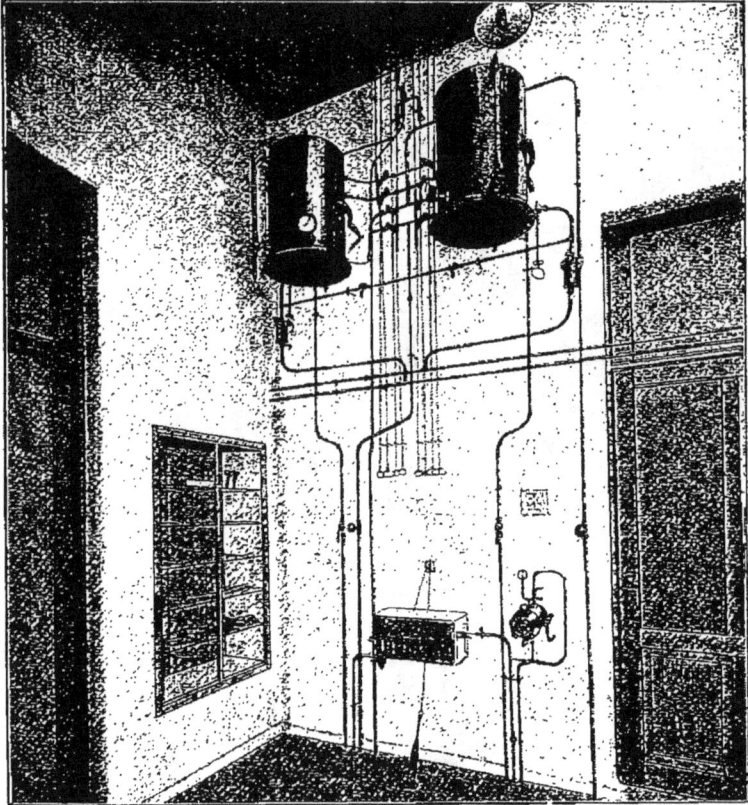

Stérilisation de l'eau et des instruments.

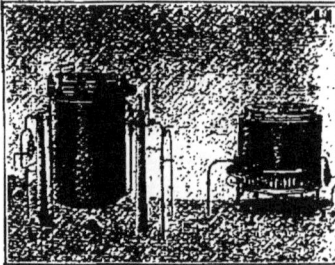

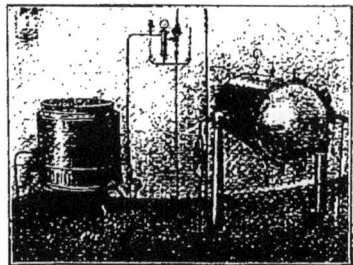

Stérilisation des pansements et des cuvettes.
(2 autoclaves basculants).

HOPITAL MILITAIRE DE BELGRADE

Pavillon d'opérations.

Année 1909.   M. le Dr SONDERMAYER.

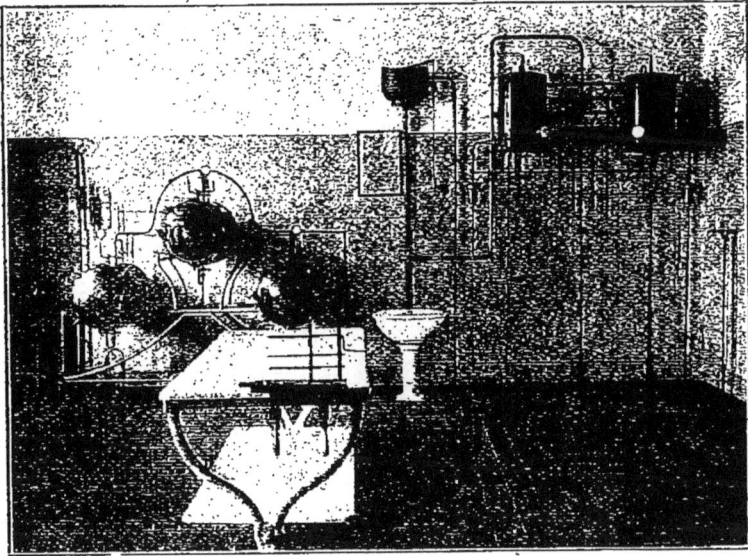

INSTITUT CHIRURGICAL DE BERKENDAEL
à BRUXELLES

Année 1908.   M. le Professeur DEPAGE.

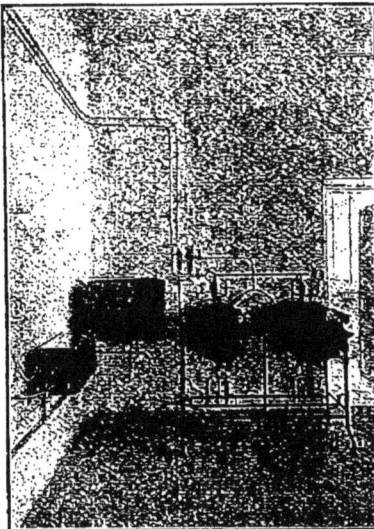

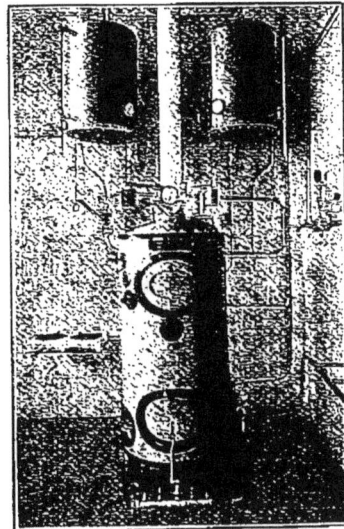

HOPITAL DE BASURTO A BILBAO
(ESPAGNE)

Année 1908.   M. EPALZA, Architecte.

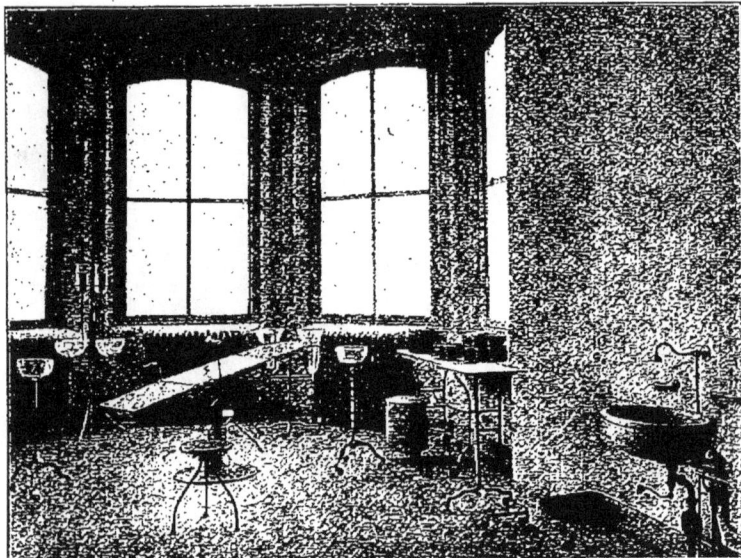

Salle d'opérations.

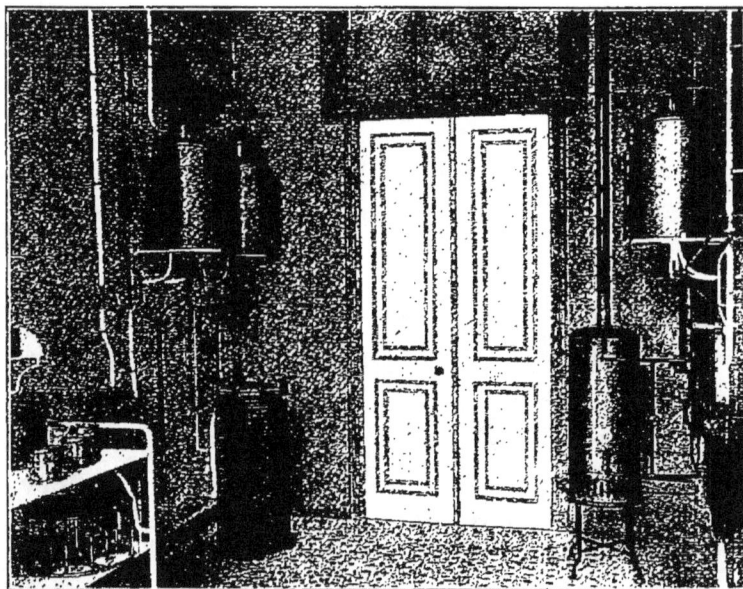

Laboratoire de stérilisation.

HOPITAL DE BASURTO A BILBAO
(ESPAGNE)

Année 1908.   M. EPALZA, Architecte.

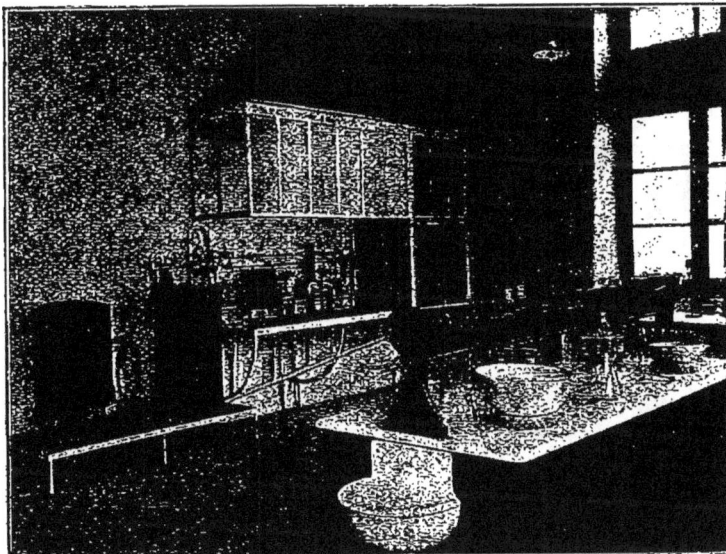

Laboratoire de pharmacie.

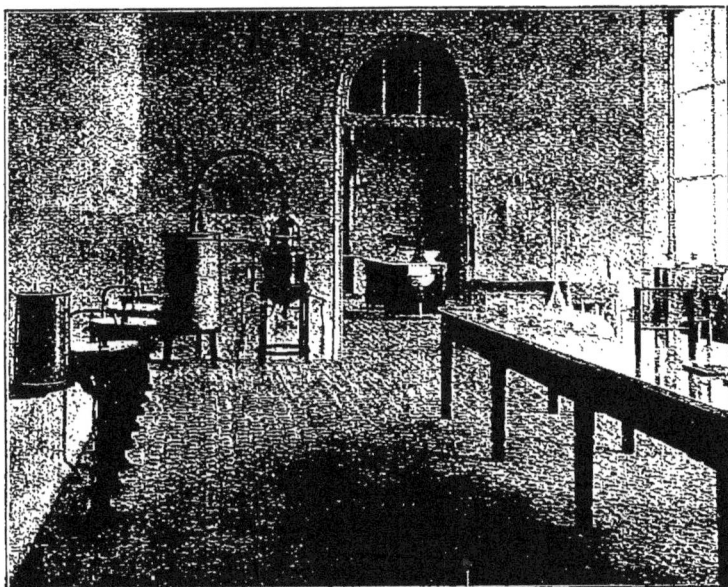

Tisanerie.

FACULTÉ DE MÉDECINE DE CONSTANTINOPLE

Clinique chirurgicale.

Année 1905.   M. le Doyen DJÉMIL-PACHA.

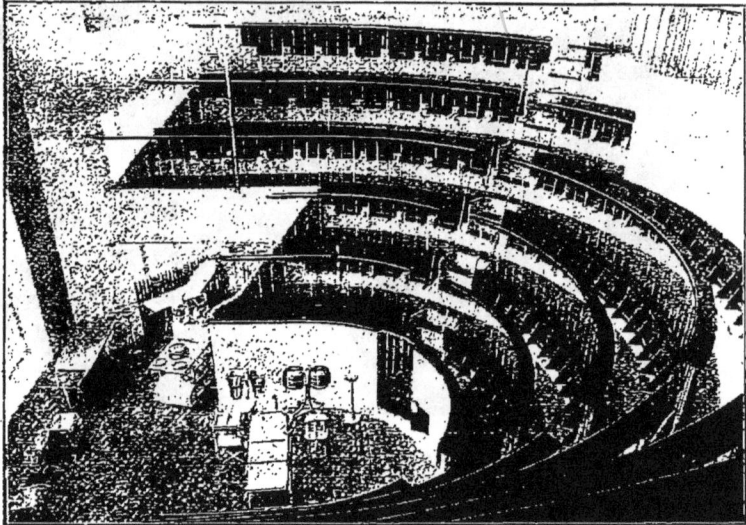

Amphithéâtre d'opérations.

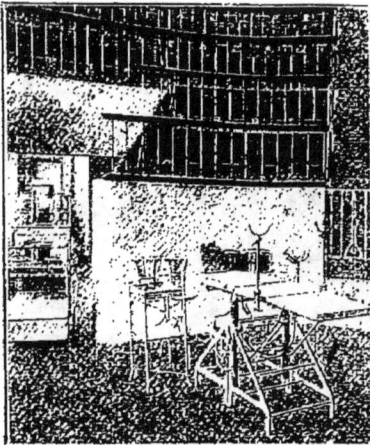

Amphithéâtre.   Lavabos.

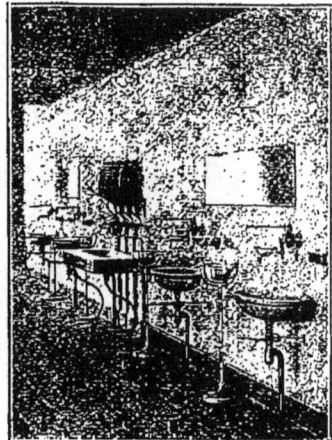

ACADÉMIE IMPÉRIALE MILITAIRE DE S^T-PÉTERSBOURG
Clinique obstétricale.
Hôpital du Baronet VILLIET

Année 1908.   M. le Professeur DE REIN.

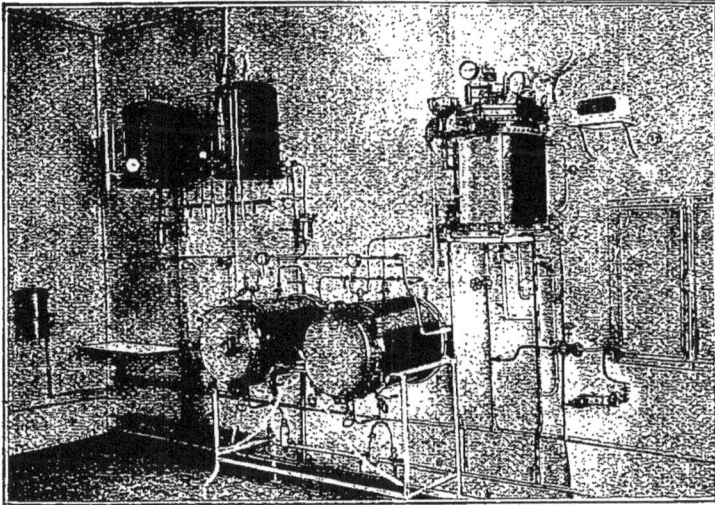

Laboratoire de stérilisation de la salle d'opérations.

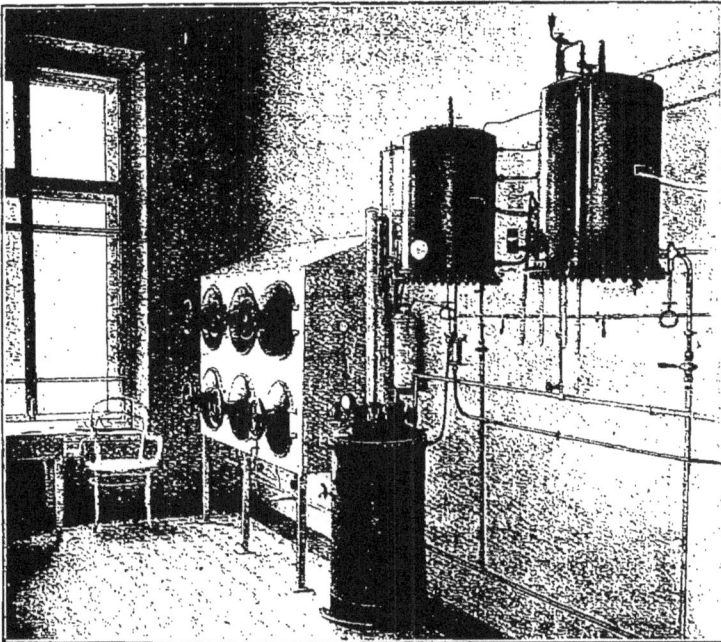

Laboratoire de stérilisation de la salle d'accouchement.

INSTITUT ANTI-TUBERCULEUX A LISBONNE
Assistance nationale aux tuberculeux.

Année 1906.   M. le Dʳ ANTONIO DE LANCASTRE.

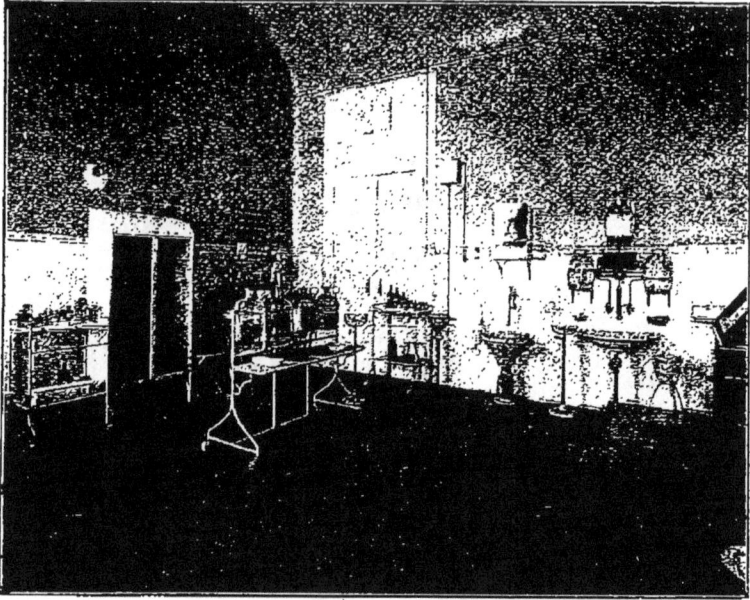

HOPITAL DE SALTO
(URUGUAY)

Année 1908.   M. le Docteur AMORIN.

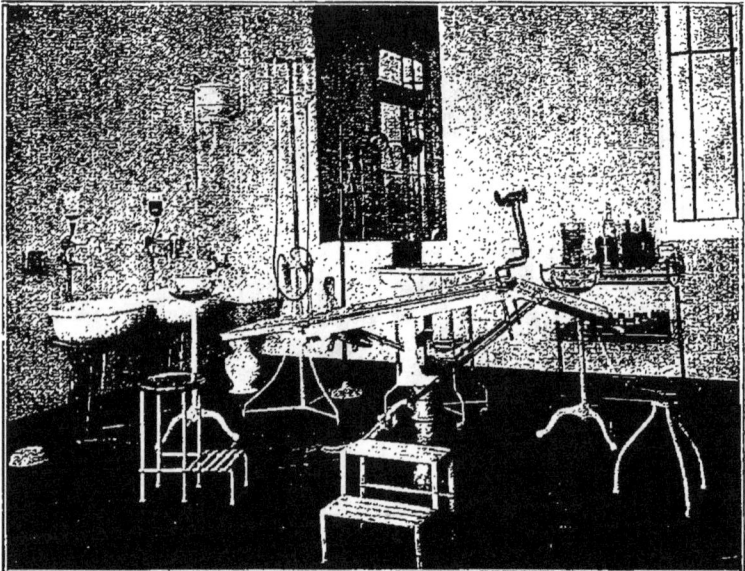

2 services semblables (*antiseptiques et septiques*).

HOPITAL DE LA CROIX-ROUGE BULGARE
à Sofia.

M. le Dr MICHAILOWSKI   Année 1909.   M. FINGOFF, Architecte.

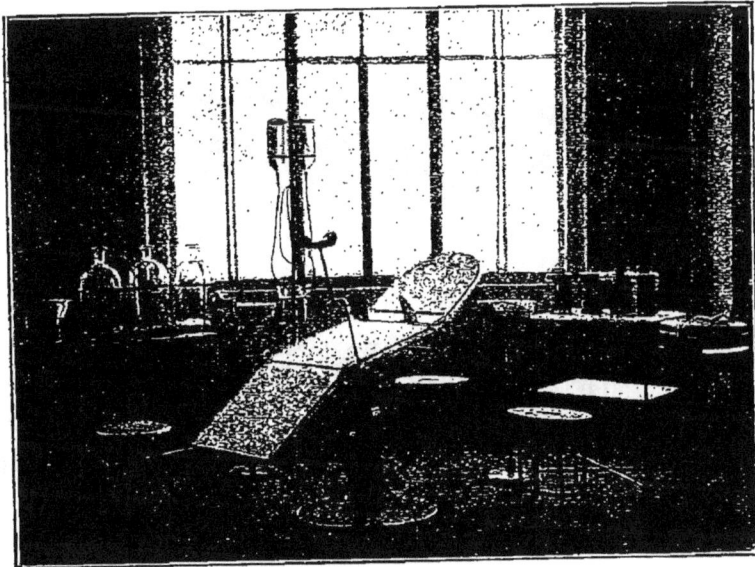

Salle d'opérations.

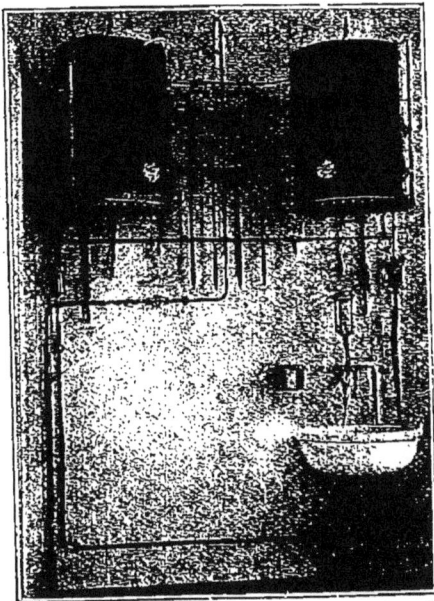

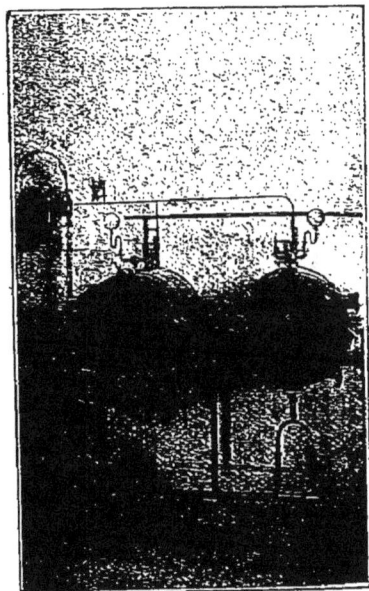

Laboratoire de stérilisation.

UNIVERSITÉ DE GAND
Institut Clinique et Polyclinique.

Installation exécutée en 1905 à la suite d'un concours international.

MM. les Profʳˢ DE COCK, VAN IMSCHOOT, VAN CAUWENBERGHE, VAN DUYSE, EEMAN, DE NOBELE

M. le Profʳ CLOQUET, ingénieur-architecte.

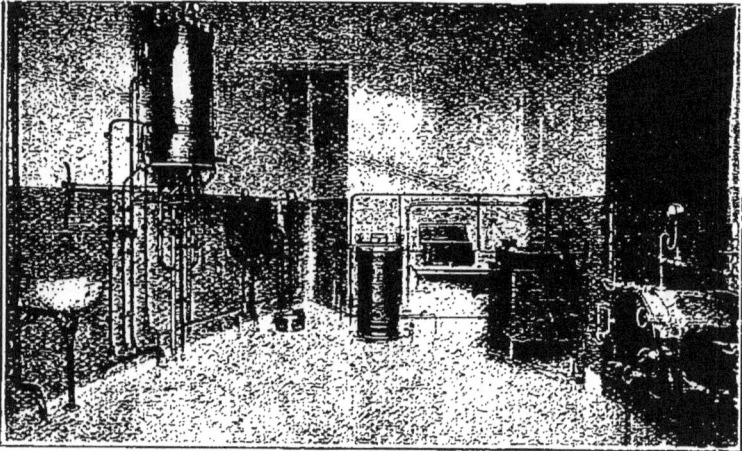

CHIRURGIE
Salle de stérilisation.

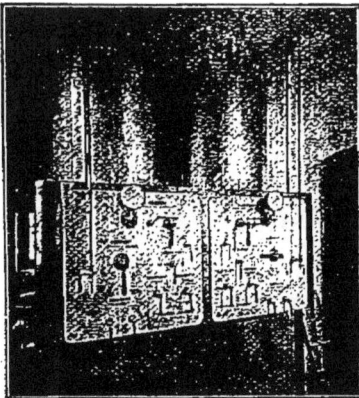

STÉRILISATION GÉNÉRALE
de l'eau sous pression.

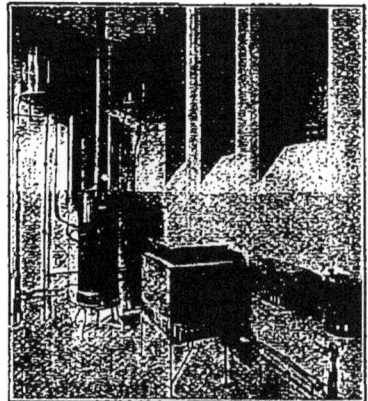

OPHTALMOLOGIE
Salle de stérilisation.

Cette installation comprend toutes les Cliniques Universitaires de la Faculté de Médecine.

HOPITAL D'IXELLES,

près Bruxelles.

Année 1907.

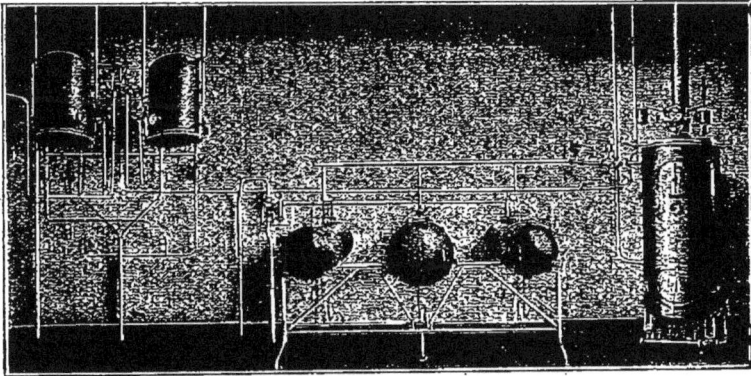

Stérilisation de l'eau et des pansements.

INSTITUT MODERNE POUR MALADES

à *GAND*

Année 1911.   M. OSCAR VAN DE VOORDE, Architecte.

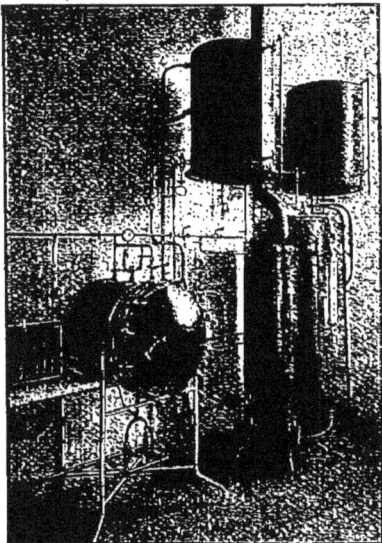

Stérilisation.

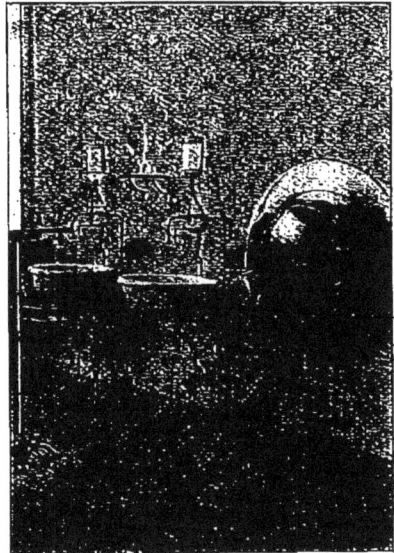

Lavabos d'opérations.

AMÉNAGEMENT DES SALLES D'OPÉRATIONS

Renseignements généraux.

Ayant, depuis de très nombreuses années, suivi pas à pas les progrès de la méthode aseptique dans l'installation des nouveaux services de chirurgie, nous pouvons, en connaissance de cause, établir des projets complets (avec dessins et devis) pour l'installation des salles d'opérations et de leurs annexes*.

Avec les idées modernes, on cherche à installer, dans la salle elle-même, le moins d'appareils possible et à reléguer dans une pièce voisine, et de préférence adossée (laboratoire), tous les appareils de stérilisation (stérilisateurs pour l'eau, pour les instruments et pour les pansements).

La salle d'opérations ne comprend alors, comme objets fixes, que les lavabos destinés au chirurgien et à ses aides; tous les autres appareils sont mobiles, de manière à permettre de laver la salle à grande eau.

Quelques chirurgiens poussent l'exigence jusqu'à bannir les lavabos eux-mêmes de la salle d'opérations et ils les installent alors dans le laboratoire de stérilisation, ou encore dans une pièce supplémentaire. La salle d'opérations ne sert plus alors que pour l'acte opératoire seul.

Pour donner satisfaction aux exigences actuelles de la chirurgie, nous recommandons d'installer deux salles d'opérations : une pour les *aseptiques*, l'autre pour les *septiques* ou suppurants (salle de pansements). Pour de grandes interventions (ovariotomie, hystérectomie, cure radicale de hernie, suture osseuse), il est certainement désirable de ne pas opérer sur la même table et dans le même local où, quelques heures avant, on pratiquait l'ouverture d'un abcès, l'incision d'un phlegmon, le pansement de plaies infectées.

En dehors de la question des appareils, voici les principales conditions qui président aujourd'hui à l'installation des salles d'opérations :

1° *Éclairage naturel très abondant*, en choisissant autant que possible l'exposition au nord (l'éclairage latéral étant généralement complété par une large baie vitrée au plafond): l'orientation au nord donne un jour excellent, en même temps qu'elle évite d'être trop incommodé par la chaleur, en été.

Pour les opérations urgentes qui se présenteraient la nuit, il est bon de disposer un éclairage artificiel ; on doit donner la préférence à l'éclairage électrique (voir pages 284 à 285).

2° *Imperméabilité du sol et des murs*, et suppression des angles (voir pages 288 et 289).

3° *Chauffage puissant* (voir pages 286 et 287).

4° *Arrivée d'air frais* et *évacuation de l'air vicié* (voir page 280).

Au point de vue des *dimensions*, compter sur vingt à trente mètres superficiels pour une salle d'opérations sans élèves.

Pour l'anesthésie et la préparation du malade, il est bon de ménager une salle spéciale : elle ne doit renfermer aucun brûleur, et être bien ventilée.

Lavabos d'opérations. — Nos modèles permettent au chirurgien d'ouvrir les robinets et de vider les cuvettes sans que la main soit obligée d'intervenir.(voir dispositifs, pages 114 et 117).

---

* Sur demande, nous envoyons en communication à Messieurs les Administrateurs, à Messieurs les Chirurgiens et à Messieurs les Architectes des hôpitaux un recueil de photographies et de dessins à l'échelle indiquant les dispositions des principales installations que nous avons faites dans les hôpitaux français et étrangers. — Nous nous mettons à leur entière disposition pour tous les renseignements dont ils pourraient avoir besoin : s'ils veulent bien, pour chaque cas particulier, nous adresser le plan des locaux avec l'indication sommaire du programme à remplir, nous pourrons leur établir des projets complets avec dessins et devis à l'appui. Nous avons la très grande habitude de ces études, et les références de tout premier ordre que nous présentons sont la meilleure garantie de propositions sérieuses ainsi que d'une exécution irréprochable.

Le choix des appareils varie suivant que les chirurgiens désirent se laver à l'eau courante sous le robinet même; ou, au contraire, qu'ils veulent conserver l'eau tiède savonneuse dans la cuvette.

Stérilisation de l'eau. — La stérilisation de l'eau présente une importance capitale. Presque tous les chirurgiens exigent aujourd'hui que leur lavabo soit alimenté avec de l'*eau stérilisée sous pression* (voir pages 34 à 59); quelques-uns se contentent encore, pour le lavage des mains, d'*eau bouillie* (voir pages 107 à 113). L'ébullition doit être suffisamment prolongée, et on peut la répéter à plusieurs reprises pour avoir plus de garanties. — Dans les cas exceptionnels où l'on se contente d'eau bouillie, il est désirable de posséder tout au moins une faible quantité d'eau stérilisée sous pression que l'on peut utiliser pour les lavages les plus délicats; le problème est résolu économiquement au moyen des *boîtes à eau* que l'on stérilise dans l'autoclave (voir pages 84 et 85).

La filtration est unanimement considérée comme insuffisante, et on y renonce généralement aujourd'hui que l'on obtient des garanties bien meilleures par la stérilisation sous pression.

Pour les irrigations, on emploie ordinairement la solution physiologique d'eau salée à 0,75 %‰ ou bien la solution salée-sodique (voir page 41).

Stérilisation des brosses. — Les brosses se stérilisent ordinairement en les faisant bouillir dans une solution de carbonate de soude; on les conserve ensuite dans une petite cuvette en verre contenant une solution de sublimé.

On peut encore stériliser les brosses à l'autoclave (voir page 82).

Stérilisation des instruments. — Pour stériliser les *instruments métalliques* (que l'on a soigneusement lavés et brossés à l'eau chaude), on emploie couramment deux procédés :

1° Faire bouillir les instruments dans l'eau additionnée de 1 à 2 % de carbonate de soude (bien pur) pour éviter l'oxydation (stérilisateurs par coction, pages 87 à 92).

2° Les maintenir pendant un temps prolongé (30 à 45 minutes) à une température de 160 à 180° (stérilisateurs à air sec, pages 93 à 95). On reproche à ces étuves sèches des inégalités dans la répartition de température.

Quelques chirurgiens stérilisent leurs instruments métalliques dans l'autoclave en employant des précautions spéciales pour éviter la rouille (voir pages 64 et 70).

Pour les *instruments en gomme et en caoutchouc*, on emploie généralement la stérilisation au formol (voir page 96); quelquefois on les stérilise par l'ébullition.

Stérilisation des objets de pansement. — La méthode présentant les plus sérieuses garanties consiste à stériliser les pansements dans l'autoclave par un courant de vapeur sous une pression de 1 ou 2 kilos (correspondant à 120° ou 135°); on préfère aujourd'hui, pour cet usage, les boîtes larges et peu profondes (voir pages 74 à 79).

On peut contrôler cette stérilisation au moyen de tubes-témoins (voir page 74).

Quelques chirurgiens, pour stériliser les pansements, utilisent encore la chaleur sèche (appareil Poupinel, pages 93 et 95). — Pour la stérilisation des compresses et des tampons (en gaze), on se contente souvent de l'ébullition prolongée dans la solution de carbonate de soude; on les stérilise aussi dans l'autoclave (voir page 74).

Stérilisation des blouses et tabliers. — On les stérilise généralement à l'autoclave (voir pages 77 à 79); quelquefois on emploie les étuves à formol (voir pages 96 et 97).

Stérilisation des fils à sutures (soies, fils de lin, crins de Florence, fils métalliques). — On se contente souvent de la stérilisation par ébullition, dans la solution sodique (stérilisateurs par coction, voir page 58); on utilise aussi la stérilisation par l'autoclave (voir page 81).

La stérilisation des catguts est particulièrement délicate et les méthodes sont très nombreuses : nous recommandons d'acheter des catguts tout préparés à une maison spécialiste.

M   3

STÉRILISATEURS
reliés avec une canalisation de vapeur à haute pression.

STÉRILISATEURS D'EAU, MODÈLE DE L'UNIVERSITÉ DE GAND
(*Institut Clinique et Polyclinique*)
MODÈLE DÉPOSÉ
permettant de distribuer l'eau stérilisée à tout un établissement.
A. Récipient d'eau stérilisée chaude. — **B.** Récipient d'eau stérilisée froide. — **C et D.** Serpentins.

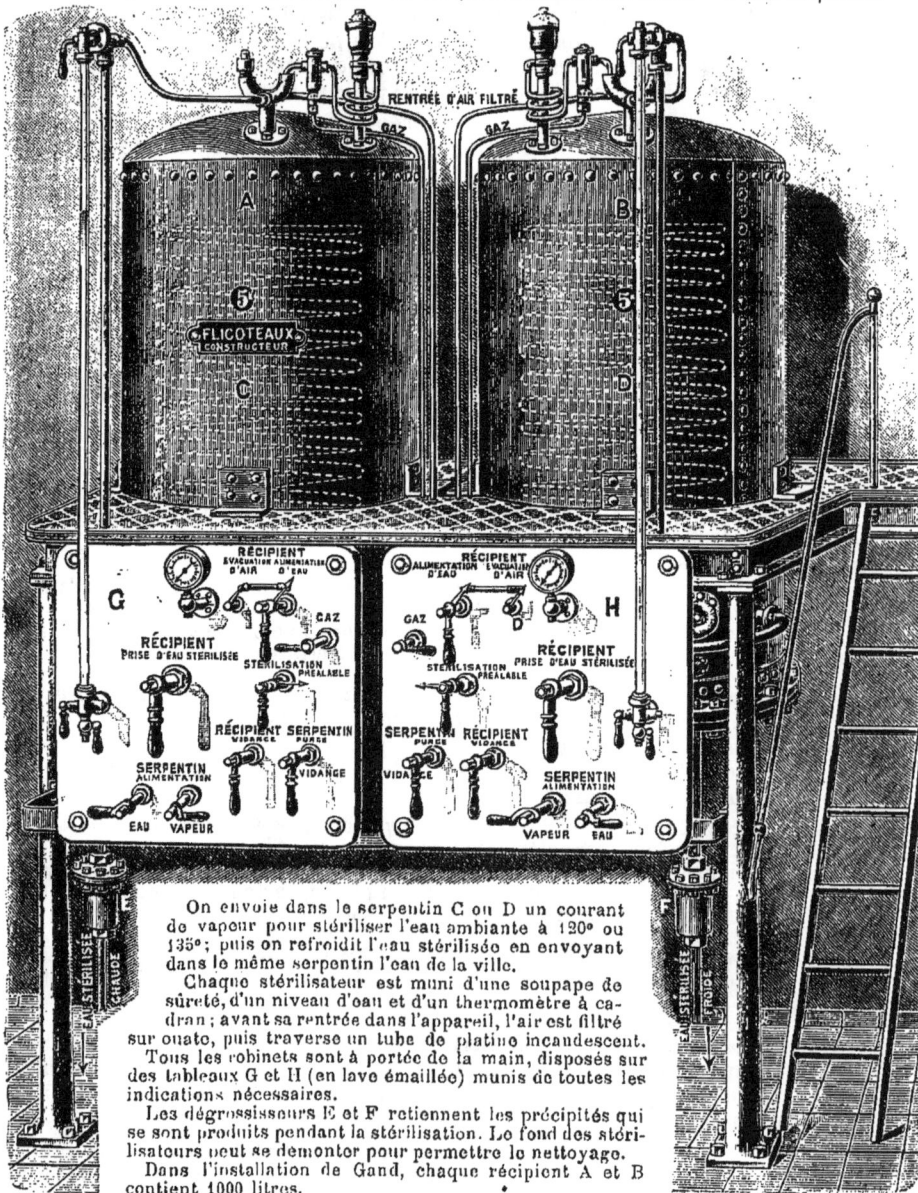

On envoie dans le serpentin C ou D un courant de vapeur pour stériliser l'eau ambiante à 120° ou 135°; puis on refroidit l'eau stérilisée en envoyant dans le même serpentin l'eau de la ville.

Chaque stérilisateur est muni d'une soupape de sûreté, d'un niveau d'eau et d'un thermomètre à cadran; avant sa rentrée dans l'appareil, l'air est filtré sur ouate, puis traverse un tube de platine incandescent.

Tous les robinets sont à portée de la main, disposés sur des tableaux G et H (en lave émaillée) munis de toutes les indications nécessaires.

Les dégrossisseurs E et F retiennent les précipités qui se sont produits pendant la stérilisation. Le fond des stérilisateurs peut se démonter pour permettre le nettoyage.

Dans l'installation de Gand, chaque récipient A et B contient 1000 litres.

Prix pour chaque cas particulier.

STÉRILISATEURS A VAPEUR
pour l'eau et les pansements.

Nous recommandons, pour la stérilisation, d'alimenter de vapeur (à une pression d'au moins 2 kilos), tous les services chirurgicaux, de quelque importance.

La figure représente notre installation pour l'hôpital de Montevideo.

A. Chaudière. **B.** Bouteille alimentaire.
C. et **D.** Stérilisateurs d'eau. **E.** Autoclaves.

Cette installation a été complétée par un stérilisateur d'instruments à l'hôpital de Lourenço-Marqnès.

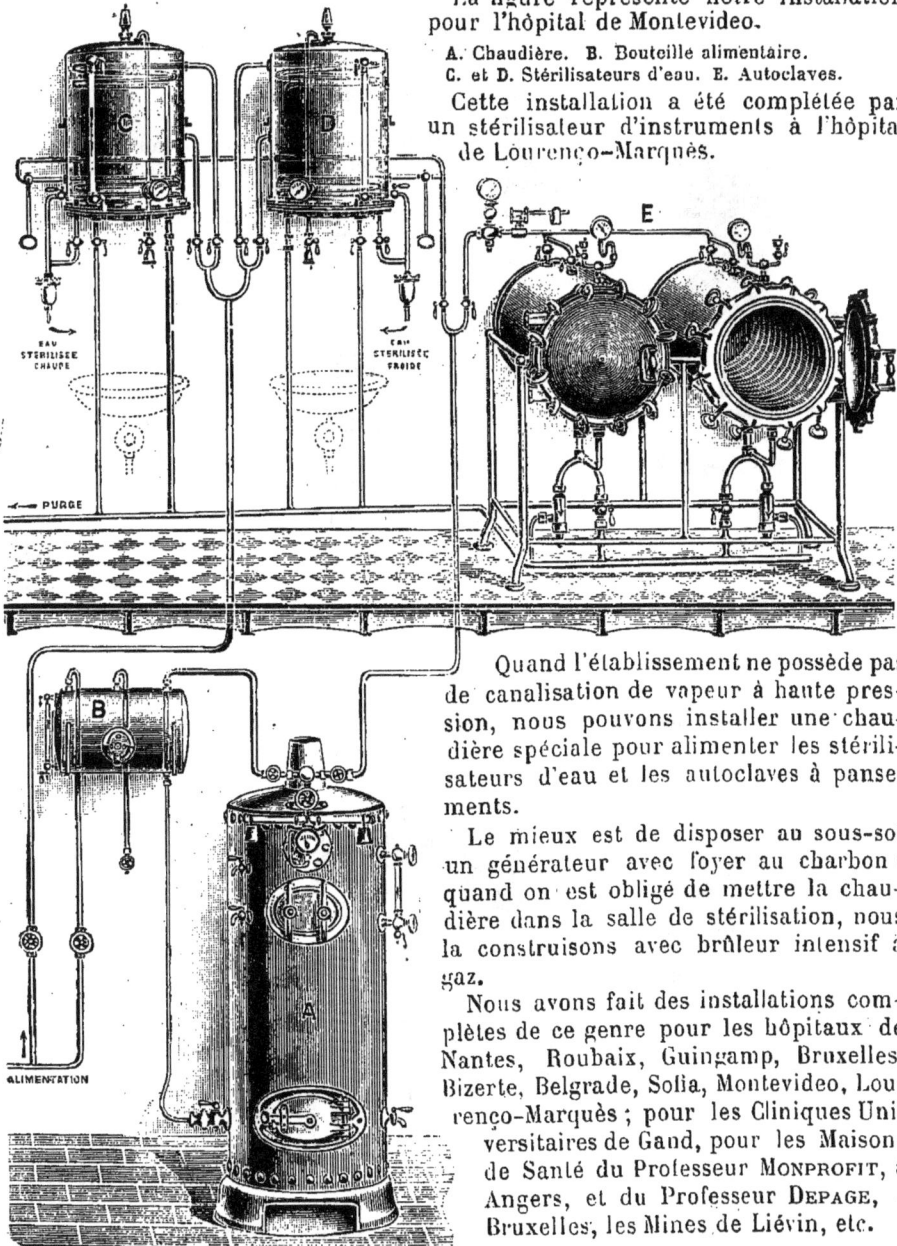

Quand l'établissement ne possède pas de canalisation de vapeur à haute pression, nous pouvons installer une chaudière spéciale pour alimenter les stérilisateurs d'eau et les autoclaves à pansements.

Le mieux est de disposer au sous-sol un générateur avec foyer au charbon : quand on est obligé de mettre la chaudière dans la salle de stérilisation, nous la construisons avec brûleur intensif à gaz.

Nous avons fait des installations complètes de ce genre pour les hôpitaux de Nantes, Roubaix, Guingamp, Bruxelles, Bizerte, Belgrade, Sofia, Montevideo, Lourenço-Marquès ; pour les Cliniques Universitaires de Gand, pour les Maisons de Santé du Professeur MONPROFIT, à Angers, et du Professeur DEPAGE, à Bruxelles, les Mines de Liévin, etc.

Projet et devis pour chaque cas particulier.

STÉRILISATEURS D'EAU
reliés avec une canalisation de vapeur à haute pression.

L'eau est stérilisée à 120° ou 135° dans le récipient même où elle est conservée jusqu'à son utilisation : on se trouve donc dans les meilleures conditions.

La vapeur circulant dans un serpentin stérilise l'eau ambiante : si, après stérilisation, on désire activer le refroidissement, on dispose dans l'appareil un serpentin d'eau froide.

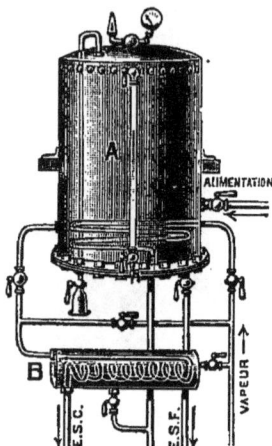

Le fond des réservoirs est démontable pour faciliter le nettoyage.

Les stérilisateurs sont fournis avec niveau d'eau, soupape de sûreté, thermomètre à cadran (ou manomètre), supports à scellement et rentrée d'air filtré.

La tuyauterie est en cuivre rouge poli avec robinetterie bronze. Une prise de vapeur spéciale permet la stérilisation préalable de tout le chemin qu'aura à parcourir l'eau stérilisée.

Tous les prix (N°s 25501 à 25535) s'entendent pour appareils en tôle galvanisée (bronzée extérieurement), mais nous pouvons, moyennant supplément, les construire en cuivre, comme nous l'avons fait pour l'Hôtel-Dieu de Nantes.

N°s 25501 à 25505.
Stérilisateur Unique.

STÉRILISATEUR UNIQUE
avec un seul récipient A et un réchauffeur à vapeur B.

(Ce modèle simple est livré sans dégrossisseur.)

N° 25501. Stérilisateur de	50 litres	....	**660 fr.**
— 25502.	—	75 —	....	**745 fr.**
— 25503.	—	100 —	....	**825 fr.**
— 25504.	—	150 —	....	**900 fr.**
— 25505.	—	200 —	....	**1000 fr.**

STÉRILISATEUR COMBINÉ
Avec stérilisateur C et récipient D pour l'eau stérilisée refroidie
(de même contenance que le stérilisateur).

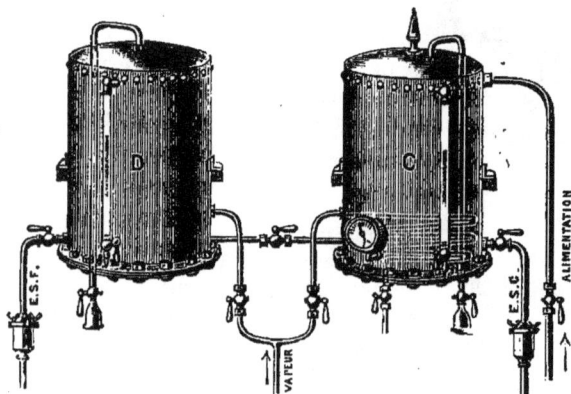

N°s 25509 à 25510.   **Stérilisateur combiné.**

Prix avec dégrossisseurs.

N° 25506.
Avec stéril^r de 50^{lit}   **1130^f**

N° 25507.
Avec stéril^r de 75^{lit}   **1180^f**

N° 25508.
Avec stéril^r de 100^{lit}   **1265^f**

N° 25509.
Avec stéril^r de 150^{lit}   **1375^f**

N° 25510.
Avec stéril^r de 200^{lit}   **1485^f**

Supplément pour serpentin de réfrigération dans le réservoir D.

N° 25511. Dans les modèles de 50 à 100 litres. Serpentin de réfrigération. **55 fr.**
N° 25512. Dans les modèles de 150 et 200 litres.   —   —   **75 fr.**

STÉRILISATEURS D'EAU
reliés avec une canalisation de vapeur à haute pression.

Nous avons installé de ces appareils aux hôpitaux de Nantes, Roubaix, Bruxelles, Belgrade, Sofia, Montevideo, Lourenço-Marquès ; dans diverses maisons de santé, à Angers, Bruxelles, Gand, aux Mines de Liévin, etc.

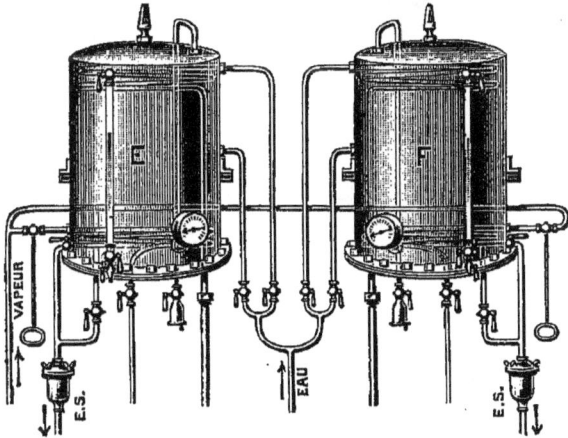

Nos 25521 à 25529. Stérilisateur double.

STÉRILISATEUR DOUBLE
composé de 2 stérilisateurs E. et F

Prix sans réfrigération (avec dégrossisseurs.)

N°25521. avec stérilis. de chacun	50 l.	1300 fr.	
— 25522.	75 l.	1350 —	
— 25523.	100 l.	1430 —	
— 25524.	150 l.	1600 —	
— 25525.	200 l.	1760 —	

Supplément pour réfrigération dans un des stérilisateurs.

N° 25526. Jusqu'à 100 litres...	**55** fr.
N° 25527. Au-dessus de 100 lit.	**75** fr.

Supplément pour réfrigération dans les deux stérilisateurs.

N° 25528. Jusqu'à 100 litres...	**110** fr.
N° 25529. Au-dessus de 100 lit.	**150** fr.

STÉRILISATEURS ACCOUPLÉS
avec tiges de manœuvre pour la robinetterie et le système de réfrigération

(modèle des hôpitaux de Bruxelles et de Roubaix).

LÉGENDE

A Arrivée d'eau au récipient.
B — au serpentin.
C Arrivée de vapeur au récipient (pr la stérilisation préalable).
D Arrivée de vapeur au serpentin.
E Évacuation d'air.
F Prise d'eau stérilisée.
G Dégrossisseur.
H Vidange du serpentin.

Ces appareils sont fournis avec thermomètres à cadran et dégrossisseurs.

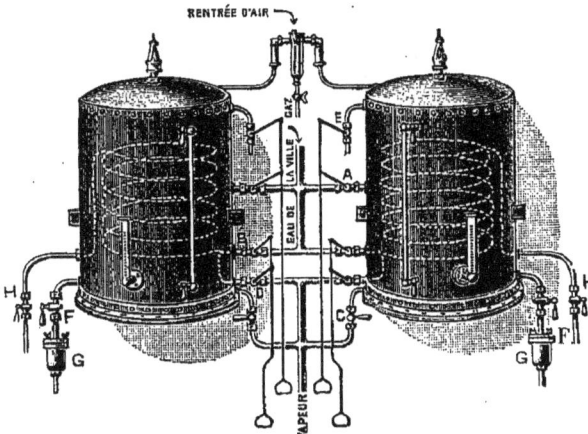

Nos 25531 à 25535. Stérilisateurs accouplés.

N° 25531.	Avec stérilisateurs de chacun	50 litres	....	**1430** fr.
— 25532.	—	—	75 —	....	**1540** fr.
— 25533.	—	—	100 —	....	**1650** fr.
— 25534.	—	—	150 —	....	**1870** fr.
— 25535.	—	—	200 —	....	**2100** fr.

Dans ces divers modèles, quand la contenance des stérilisateurs atteint 100 litres, nous les faisons timbrer à 2 kilos par le Service des Mines.

Sur demande, nous pouvons, dans ces divers modèles, faire l'alimentation d'eau au moyen d'un entonnoir fixé sur le stérilisateur.

STÉRILISATEURS D'EAU SOUS PRESSION
MODÈLES CONSTRUITS POUR L'ASSISTANCE PUBLIQUE DE PARIS

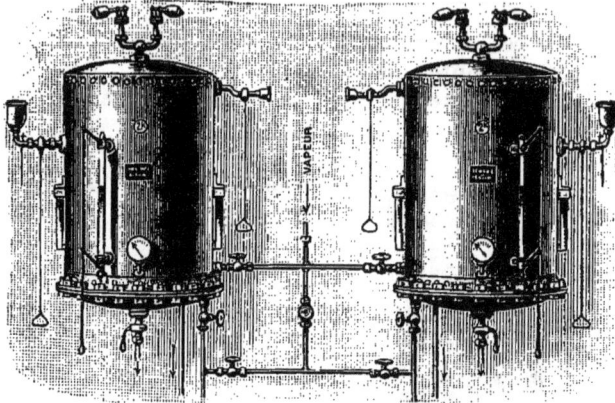

Ces stérilisateurs ont été construits sous les ordres de M. DESBROCHERS DES LOGES, ingénieur de l'Administration de l'Assistance publique.

Ils permettent la stérilisation préalable des récipients et de la canalisation.

Ils comportent un entonnoir latéral pour l'alimentation d'eau.

Nous donnons les prix sur demande, suivant capacité des appareils.

Stérilisateur à vapeur.

1° MODELE SE RACCORDANT AVEC UNE CANALISATION DE VAPEUR A HAUTE PRESSION.

C'est un groupe de 2 stérilisateurs (absolument indépendants) construits en tôle galvanisée (bronzée extérieurement) et timbrée à 2 kilos par le Service des Mines : chaque récipient renferme un serpentin en cuivre traversé par la vapeur.

Un robinet à 3 voies commande la sortie d'air ainsi que la rentrée de l'air filtré.

Chaque récipient comporte un thermomètre à cadran, un niveau d'eau et 2 soupapes de sûreté.

L'appareil, installé à l'hôpital Saint-Antoine (Service de M. le Dʳ LERMOYEZ), permet de stériliser 75 litres dans chaque récipient.

2° MODÈLE AVEC CHAUDIÈRE A GAZ

L'appareil se compose d'une chaudière A, de deux réservoirs indépendants B et C pour l'eau stérilisée, d'un dégrossisseur D et d'une rentrée d'air filtré E ; les divers organes sont reliés par une canalisation en cuivre rouge avec robinetterie en bronze.

La chaudière, en cuivre rouge, est tubulaire, avec couvercle en bronze et enveloppe en tôle ; elle est timbrée à 2 kilos et comporte un niveau d'eau, un manomètre et 2 soupapes de sûreté.

Les réservoirs à pression sont en tôle galvanisée (bronzée extérieurement) avec regards de visite en bronze et rampes à gaz pour le réchauffage.

Le modèle installé à la Clinique d'accouchement Tarnier (Service de M. le Profʳ BAR) a sa chaudière de 75 lit. et les 2 réservoirs sont aussi de 75 lit. chacun.

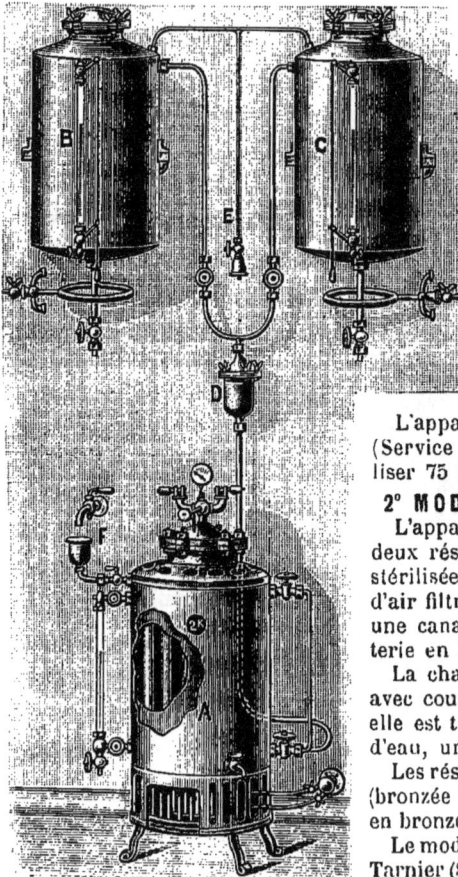

Stérilisateur avec chaudière à gaz.

Nous pouvons fournir un appareil analogue chauffé au pétrole.

STÉRILISATEUR D'EAU SOUS PRESSION
à production intensive. (MODÈLE DÉPOSE.)

construit pour l'hôpital des Dames Françaises à Paris, les hôpitaux d'Angers, Marseille,
Gand, Bucharest, Constantinople, l'Hôpital américain de Paris-Neuilly, etc.

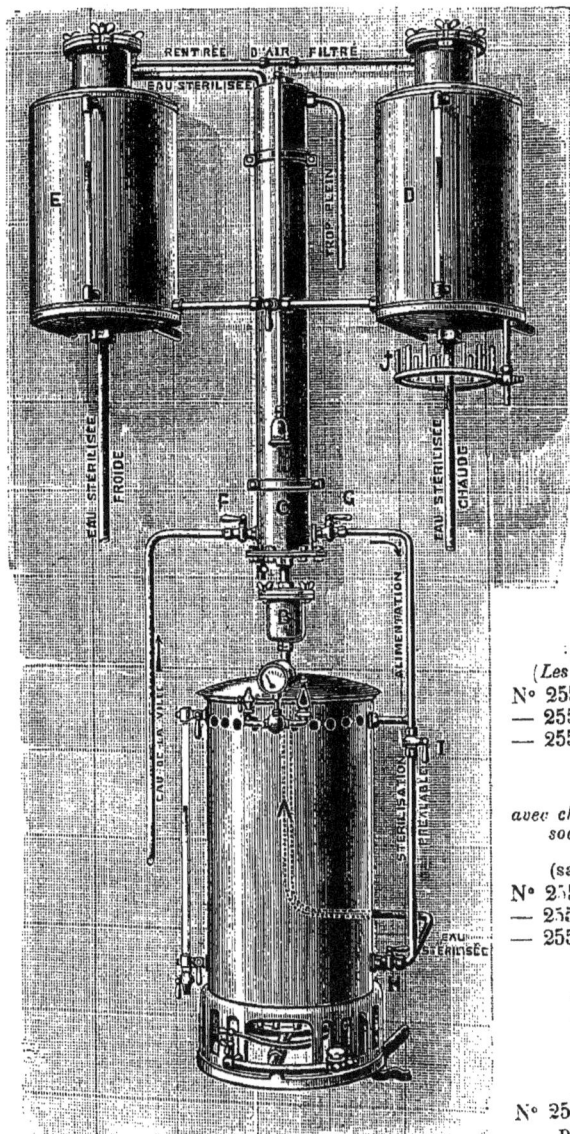

La chaudière, à grande surface de chauffe, permet d'arriver *très rapidement* à la température de stérilisation (120° ou 135°). L'appareil se compose d'une chaudière A, d'un dégrossisseur B, d'un réfrigérant C et de 2 réservoirs D. et E pour l'eau stérilisée (chaude et froide).

La chaudière A est constituée par un bouilleur tubulaire en cuivre rouge (timbré à 2 kilos par le Service des Mines), avec tampon de nettoyage, niveau d'eau, soupape de sûreté, manomètre et robinet d'air; le bouilleur est logé dans une enveloppe cylindrique.

L'appareil permet la *stérilisation préalable* des réservoirs et de la canalisation jusqu'aux robinets de lavabos.

Sur demande, nous pouvons disposer sur l'alimentation d'eau un entonnoir de remplissage.

PRIX DE L'APPAREIL
chauffé au gaz
avec sa tuyauterie en cuivre

la capacité de chaque réservoir étant égale à celle de la chaudière.

MODÈLE A
entièrement en cuivre.
avec réfrigérant et dégrossisseur.
(Les réservoirs ne sont pas à pression).

N° 25550. Chaudière de	50 lit.	1320f
— 25551. —	75 lit.	1475f
— 25552. —	100 lit.	1625f

MODÈLE B
type simplifié.
avec chaudière en cuivre, enveloppe en tôle,
socle en cuivre, réservoirs à pression
en tôle galvanisée et bronzée
(sans réfrigérant ni dégrossisseur).

N° 25553. Chaudière de	50 lit.	1075f
— 25554. —	75 lit.	1200f
— 25555. —	100 lit.	1320f

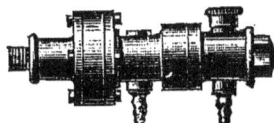

N° 25556. Régulateur à gaz.

N° 25556. Régulateur automatique de pression applicable dans le cas du gaz.................... **110 fr.**

N° 25550-25552.

Supplément pour brûleur à pétrole.
N° 25557. Avec chaudière de 50 lit. **65 fr.** | N° 25558. Avec chaudière de 75 lit. **90 fr.**
N° 25559. Avec chaudière de 100 lit. **110 fr.**

On peut compléter cet appareil par l'addition d'un ou deux autoclaves horizontaux qui sont alimentés par la chaudière (voir page 53). — *Projet pour chaque cas particulier.*

STÉRILISATEURS D'EAU SOUS PRESSION

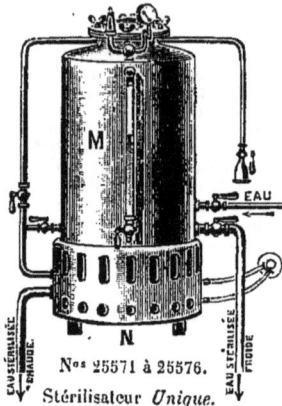

Nos 25571 à 25576.

Stérilisateur *Unique.*

MODÈLES SIMPLES (DÉPOSÉS)
Références sur demande.

L'eau est stérilisée dans des cylindres verticaux, timbrés à 2 kilos par le Service des Mines.

Ces appareils permettent la *stérilisation préalable* des récipients et de la canalisation, jusqu'aux robinets de lavabos.

Prix pour appareils sans réfrigérant

compris manomètre, soupape de sûreté, niveaux d'eau, rentrée d'air filtré, tuyauterie en cuivre poli et supports.

MODÈLE " UNIQUE "

avec une seule chaudière M, et réchauffeur instantané à gaz N, disposé sous la chaudière.

I. Appareils en tôle galvanisée.

N° 25571 de 30 l. **275^f** | N° 25572 de 50 l. **330^f** | N° 25573 de 75 l. **385^f**

II. Appareils en cuivre étamé.

N° 25574 de 30 l. **360^f** | N° 25575 de 50 l. **425^f** | N° 25576 de 75 l. **500^f**

MODÈLE " SIMPLEX "

avec une seule chaudière et un récipient horizontal de même capacité.

Prix avec brûleur à gaz (compris dégrossisseur).

I. Appareils en tôle galvanisée.

N° 25577 de 30 l. **440^f** | N° 25578 de 50 l. **500^f**
N° 25579 de 75 l. **580^f**

II. Appareils en cuivre étamé.

N° 25580 de 30 l. **550^f** | N° 25581 de 50 l. **660^f**
N° 25582 de 75 l. **700^f**

Supplément pour *brûleur à pétrole*

N° 25583 modèle de 30 litres..........		**35^f**
N° 25584 — 50 litres.........		**45^t**
N° 25585 — 75 litres....... ...		**60^f**

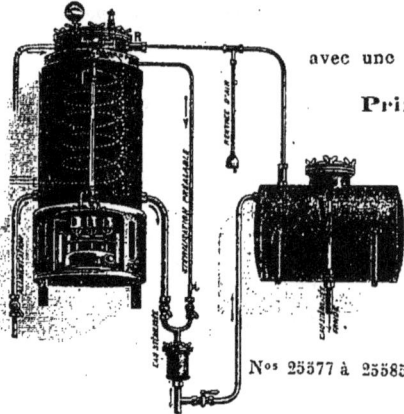

Nos 25577 à 25585

Stérilisateur *Simplex.*

MODÈLE A 2 CHAUDIÈRES

I. Appareils en tôle galvanisée.

Avec chaudières de chacune 50 litres.

N° 25586 au gaz **745^f** | N° 25587 au pétrole **815^f**

Avec chaudières de chacune 75 litres.

N° 25588 au gaz **855^f** | N° 25589 au pétrole **965^f**

II. Appareils en cuivre étamé.

Avec chaudières de chacune 50 litres.

N° 25590 au gaz **965^f** | N° 25591 au pétrole **1040^f**

Avec chaudières de chacune 75 litres.

N° 25592 au gaz **1130^f** | N° 25593 au pétrole **1240^f**

Le modèle SIMPLEX et celui à 2 chaudières peuvent se construire avec brûleur à alcool, moyennant plus-value sur les appareils à pétrole.

On peut disposer, dans ces divers modèles, un serpentin (en cuivre étamé) que l'on fait traverser par un courant d'eau froide.

Supplément pour chaque chaudière avec serpentin de réfrigération.

N° 25594 Chaudière de 30 litres.......		**45^f**
N° 25595 — 50 —		**55^f**
N° 25596 — 75 —		**65^f**

N° 25597 Supplément pour chaque thermomètre à cadran disposé sur un récipient...................... **65^f**

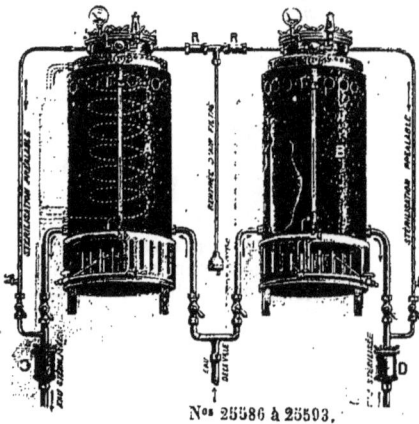

Nos 25586 à 25593.

Stérilisateur à 2 chaudières.

Sur demande, prix d'appareils analogues de 100 litres et au-dessus avec chaudières tubulaires.

STÉRILISATEUR SOUS PRESSION
POUR LA SOLUTION PHYSIOLOGIQUE

*Modèle construit pour l'Université de Gand, l'Académie
militaire de Saint-Pétersbourg, la Faculté de Bahia, etc.*

Cet appareil, en bronze et cuivre rouge, étamé intérieurement, timbré à 2 kilos, permet de *stériliser* les liquides (à 1 ou 2 kilos), puis de les *refroidir* (après stérilisation) par une circulation d'eau froide, enfin de les *réchauffer à une température constante* (37° à 40°) au moment de l'emploi.

LÉGENDE DE L'APPAREIL CHAUFFÉ PAR LA VAPEUR
ET RÉCHAUFFÉ PAR LE GAZ

A. Récipient intérieur.
B. Manteau cylindrique.
C. Robinet à 3 voies.
D. Entonnoir.
E. Alimentation d'eau.
F. Prise de liquide.
G. Vidange du récipient.
H. Sortie d'eau de réfrigération.
I. Sortie de vapeur de l'enveloppe.
J. Arrivée d'eau de réfrigération.
K. Arrivée de vapeur.
I. Vidange de l'enveloppe.
L. Purge de l'enveloppe.
M. Régulateur à gaz.

L'appareil est fourni avec thermomètre, manomètre, soupape de sûreté et niveau d'eau.

Prix des appareils chauffés au gaz
(avec serpentin de réfrigération).

N° 25601. De 50 litres.............. 1100 fr.
— 25602. De 100 — .... 1350 fr.
— 25603. De 150 — .... 2000 fr.

Prix des appareils chauffés par la vapeur
et réchauffés par le gaz.

N° 25604. De 50 litres...... 1430 fr.
— 25605. De 100 — ...... 1815 fr.
— 25606. De 150 — ...... 2365 fr.

Prix des appareils chauffés par la vapeur
et réchauffés électriquement.

(*Préciser la nature du courant et son voltage.*)

N° 25607. De 50 litres..... 1650 fr.
— 25608. De 100 litres..... 2090 fr.
— 25609. De 150 litres..... 2700 fr.

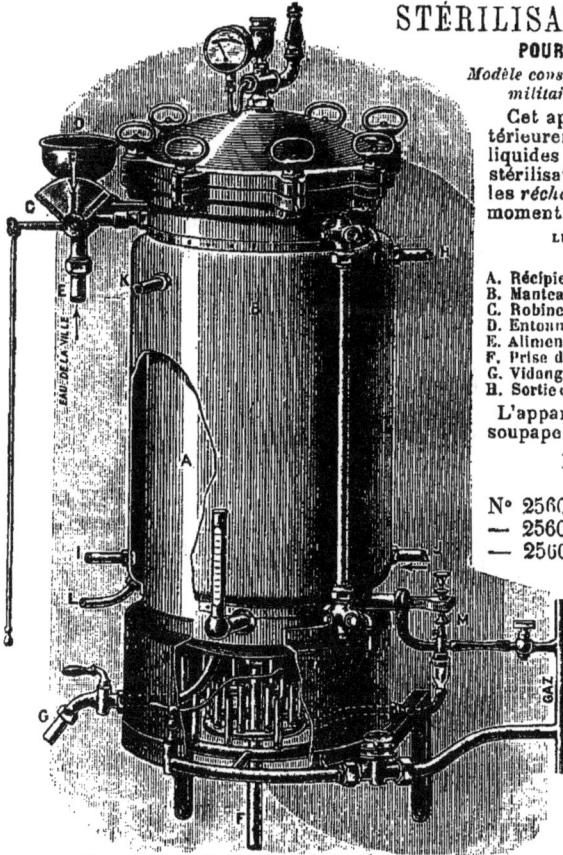

Nᵒˢ 25604 à 25606.

STÉRILISATEUR POUR LA SOLUTION PHYSIOLOGIQUE
(sans serpentin de réfrigération)

Modèle simplifié avec serpentin de vapeur et régulateur de vapeur.

N° 25611. De 50 lit. 1210ᶠ | N° 25612. De 100 lit. 1595ᶠ | N° 25613. De 150 lit. 2145ᶠ
N° 25614. Supplément pour serpentin de réfrigération. 85 fr.

Nᵒˢ 25615 à 25618 25623 et 25624

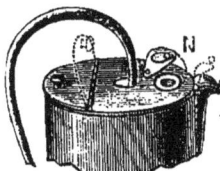

Nᵒˢ 25615 à 25618.
Broc pour liquides
stérilisés.

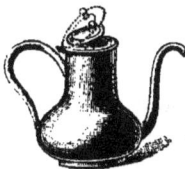

BROC POUR LIQUIDES STÉRILISÉS

Il se remplit à un robinet spécial raccordé au stérilisateur. Le broc étant présenté en dessous du robinet, on découvre l'orifice N et on descend le capuchon O ; on emplit le broc et on referme l'orifice N.

Prix du broc en cuivre nickelé.

N° 25615. De 5 lit. 40ᶠ | N° 25616. De 10 lit. 45ᶠ

Prix du broc en nickel pur.

N° 25617. De 5 lit. 55ᶠ | N° 25618. De 10 lit. 75ᶠ

BURETTE *pour lavage des champs opératoires.*

Prix en cuivre nickelé.

N° 25619. De 1 lit. 28ᶠ | N° 25620. De 2 lit. 33ᶠ

Prix en nickel pur.

N° 25621. De 1 lit. 39ᶠ | N° 25622. De 2 lit. 55ᶠ
— 25623. *Robinet spécial pour le puisage des solutions*, manœuvrable au coude (avec capuchon et mascaron). 45ᶠ

N° 25624. Cuvette en grès porcelainé (larg. 0,45, saillie 0,33), avec siphon en grès et grille en cuivre nickelé..................... 83ᶠ

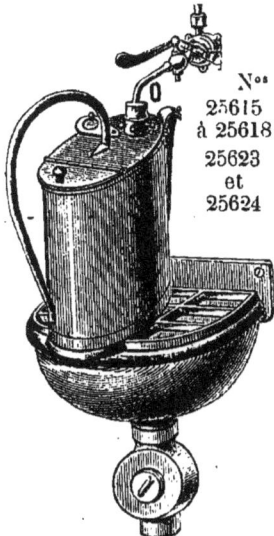

Nᵒˢ 25619 à 25622.
Burette métallique.

STÉRILISATEUR D'EAU SOUS PRESSION
Nouveau modèle simplifié

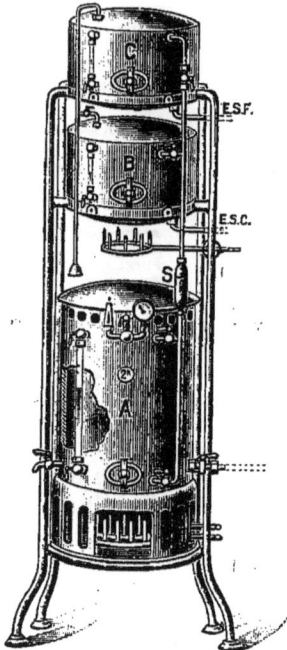

Cet appareil donne une *garantie absolue de stérilisation*, **sans qu'aucune supercherie soit possible**, l'eau ne pouvant pénétrer dans les réservoirs supérieurs qu'après avoir traversé une soupape S constituée par un poids et réglée à 2 kilos.

A est la chaudière avec brûleur à gaz ; B est le récipient pour l'eau stérilisée chaude, C celui d'eau stérilisée refroidie.

Prix du stérilisateur avec brûleur à gaz.
(Appareil en tôle galvanisée)

Nᵒ 25631. Chaudière de 50 litres avec 2 réservoirs de chacun 25 litres....... **660 fr.**
— 25632. Chaudière tubulaire de 80 litres avec 2 réservoirs de chacun 40 lit. **825 fr.**
— 25633. Chaudière tubulaire de 100 litres avec 2 réservoirs de chacun 50 lit. **990 fr.**

L'appareil peut se construire avec brûleur à pétrole, moyennant majoration à déterminer.

Nᵒˢ 25631 à 25633.

AUTOCLAVE A DOUBLE USAGE
pour installations sans eau ni gaz.
Modèle construit pour l'hôpital français de Bethléem.

LÉGENDE
A. Bâche d'alimentation avec serpentin.
B. Autoclave vertical.
C. Dégrossisseur.
D. Réservoir d'eau stérilisée froide.
E. — — chaude.

On verse l'eau au broc dans la bâche A qui renferme un serpentin servant à refroidir l'eau stérilisée (à sa sortie de l'autoclave) avant de la refouler dans les réservoirs.

L'appareil permet la stérilisation préalable des réservoirs et de la canalisation.

Prix de l'appareil (sans boîtes à pansements) avec autoclave à couvercle mobile.

Nᵒ 25634. Avec autoclave de 0ᵐ,25 et 2 réservoirs en cuivre de chacun 30 litres **800 fr.**
Nᵒ 25635. Le même, avec réservoirs en tôle galvanisée.................. **745 fr.**
Nᵒ 25636. Avec autoclave de 0,30 et 2 réservoirs en cuivre de chacun 40 litres. **925 fr.**
Nᵒ 25637. Le même, avec réservoirs en tôle galvanisée..... **840 fr.**
Nᵒ 25638. Avec autoclave de 0,35 et 2 réservoirs en cuivre de chacun 50 litres. **1045 fr.**
Nᵒ 25639. Le même, avec réservoirs en tôle galvanisée.................. **935 fr.**

Pour les boîtes à pansements, voir pages 74 à 80.

Nᵒˢ 25634 à 25639.

Voir, page 48, un stérilisateur analogue monté sur bâti métallique.

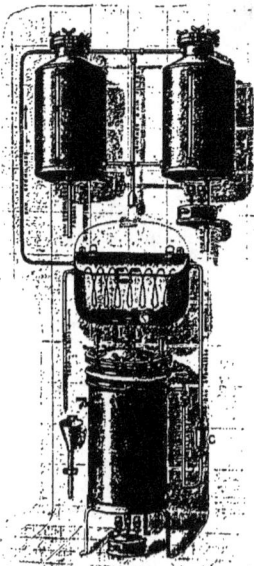

STÉRILISATEUR A DOUBLE USAGE

servant, successivement, à la stérilisation de l'eau sous pression et à celle des pansements.

Modèle simplifié.

Construit pour l'Hôpital PÉAN, à Paris, et pour nombreux hôpitaux de province.

Les *réservoirs* d'eau stérilisée L et M construits en tôle galvanisée et bronzée sont à *pression* (avec robinet sur la rentrée d'air filtré); ils sont alimentés individuellement.

La *chaudière* N, *en cuivre* renforcé, est timbrée à 2 kilos par le Service des Mines, une tuyauterie en cuivre poli (avec robinets en bronze) relie la chaudière aux réservoirs.

L'appareil permet la *stérilisation préalable* de la canalisation et des récipients.

Quand l'eau est stérilisée, on peut se servir de la chaudière pour la stérilisation dés pansements, comme d'un autoclave vertical ordinaire.

La chaudière est munie des accessoires réglementaires de sûreté et d'une enveloppe en tôle. Les réservoirs sont fournis avec regard de visite, niveau d'eau et supports à scellement.

Sur demande, nous pouvons disposer l'alimentation d'eau avec entonnoir de remplissage.

Prix de l'appareil (sans boîtes`.

I. — MODÈLE AVEC CHAUDIÈRE SIMPLE.
(couvercle à charnière).

1° Avec chaudière stérilisant 30 litres à la fois et deux réservoirs de chacun 30 litres.

N° 25650. Au gaz.   **550f** | N° 25651. Au pétrole.   **590f**

2° Avec chaudière stérilisant 50 litres et deux réservoirs de chacun 50 litres.

N° 25652. Au gaz.   **715f** | N°25653. Au pétrole.   **770f**

II. — MODÈLE AVEC CHAUDIÈRE SEMI-TUBULAIRE.
(Activant la stérilisation).

1° Avec chaudière semi-tubulaire stérilisant 50 litres et deux réservoirs de chacun 50 litres.

N° 25654. Au gaz   **800f** | N°25655. Au pétrole.   **855f**

2° Avec chaudière semi-tubulaire stérilisant 75 litres et deux réservoirs de chacun 75 litres.

N°25656. Au gaz.   **1045f** | N°25657. Au pétrole.   **1130f**

3° Avec chaudière semi-tubulaire stérilisant 100 litres et deux réservoirs de chacun 100 litres.

N° 25658. Au gaz.   **1265f** | N° 25659. Au pétrole.   **1375f**

N°° 25650 à 25667.

III. MODÈLE AVEC AUTOCLAVE VERTICAL (à couvercle mobile).

Autoclave de	prof	avec 2 réserv.		N°	Au gaz.		N°	Au pétrole.	
0,25	0,45	de 30 lit	25661.		595f	25662.		635f
0,30	0,50	de 40 lit	25663.	—	675f	25664.	—	720f
0,35	0,60	de 50 lit	25665.	—	740f	25666.	—	790f
0,40	0,60	de 75 lit	256 7.	—	990f	25668.	—	1070f

Supplément pour couvercle à charnière à l'autoclave.

N° 25671. Autoclave de 0,25.... **28 fr.** | N° 25673. Autoclave de 0,35.... **39 fr.**
— 25672.   —   de 0,30.... **33 fr.** | — 25674.   —   de 0,40.... **44 fr.**

Pour les boîtes à pansements, voir pages 74 à 80.

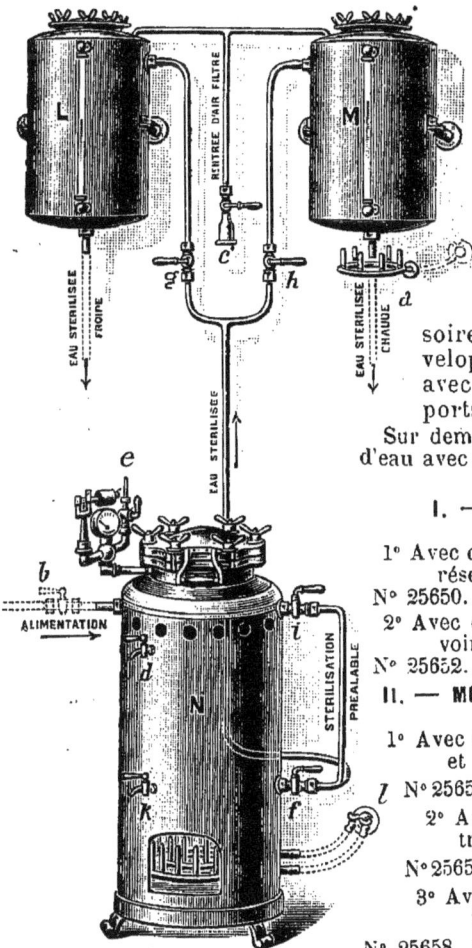

AUTOCLAVE A DOUBLE USAGE
servant, successivement,
à la stérilisation de l'eau sous pression et à celle des pansements.
MODÈLE CONFORTABLE
construit pour la Fondation ophtalmologique Ad. de Rothschild, à Paris, et pour nombreux
Hôpitaux français et étrangers.
Voir la description ci-contre (page 45).
Les réservoirs en cuivre ne sont pas à pression.

PRIX AVEC AUTOCLAVE ORDINAIRE
(à couvercle mobile)
compris tuyauterie en cuivre poli reliant les divers organes de l'appareil
(sans boîtes à pansements).

Autoclave de 0,25 avec 2 réservoirs de chacun 30 litres.
N° 25681. Au gaz............   **825 fr.** | N° 25682. Au pétrole............   **860 fr.**
Autoclave de 0,30 avec 2 réservoirs de chacun 40 litres.
N° 25683. Au gaz............   **925 fr.** | N° 25684. Au pétrole............   **970 fr.**
Autoclave de 0,35 avec 2 réservoirs de chacun 50 litres.
N° 25685. Au gaz............   **1023 fr.** | N° 25686. Au pétrole............   **1080 fr.**
Autoclave de 0,40 avec 2 réservoirs de chacun 75 litres.
N° 25687. Au gaz............   **1185 fr.** | N° 25688. Au pétrole............   **1265 fr.**
Pour chauffage à l'alcool, prix sur demande.

Supplément pour couvercle à charnière à l'autoclave.
N° 25689. Autoclave de 0,25....   **28 fr.** | N° 25691. Autoclave de 0,35....   **39 fr.**
N° 25690.   —   0,30....   **33 fr.** | N° 25692.   —   0,40....   **44 fr.**

MODÈLE AVEC ADDITION D'UN FAISCEAU TUBULAIRE
construit pour divers Hôpitaux et Maisons de Santé.
(Références sur demande)

Pour activer la stérilisation, nous pouvons disposer au fond de l'autoclave un faisceau tubulaire M en cuivre rouge : cela réduit un peu la hauteur disponible pour la stérilisation des pansements.

Cette combinaison est particulièrement intéressante quand l'autoclave doit servir de générateur pour alimenter un ou plusieurs autoclaves horizontaux.

Supplément pour faisceau tubulaire à l'autoclave.
N° 25693. Autoclave de 0,25.........   **110 fr.**
N° 25694.   —   0,30.........   **125 fr.**
N° 25695.   —   0,35.. ... ...   **145 fr.**
N° 25696.   —   0,40.........   **165 fr.**

Tous les prix ci-dessus (N°ˢ 25681 à 25696) s'entendent pour autoclaves *timbrés à 2 kilos* par le Service des Mines; mais, sur demande et moyennant supplément, nous pouvons les construire pour des pressions plus élevées.

N° 25697. **Supplément pour appareil disposé avec trompe à vide** (applicable pour des pressions d'eau ayant au moins 10 mètres)........   **45 fr.**
N° 25698. **Supplément pour réfrigérant accouplé** à l'autoclave et produisant le vide après stérilisation.......   **110 fr.**

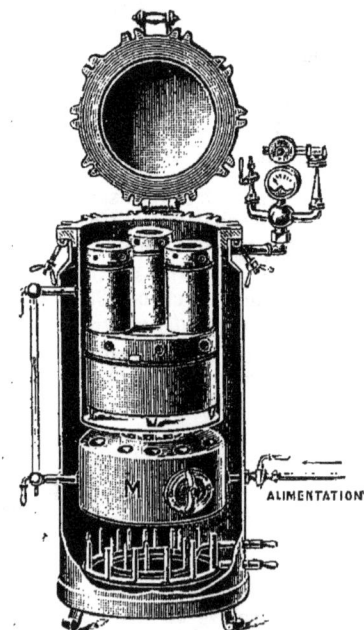

Autoclave avec faisceau tubulaire.

Pour les boîtes à pansements, voir pages 74 à 80.

AUTOCLAVE A DOUBLE USAGE

servant, successivement, à la *stérilisation de l'eau sous pression* et à celle *des pansements.*

MODÈLE CONFORTABLE

construit pour la « Fondation ophtalmologique Ad. de Rothschild », à Paris.

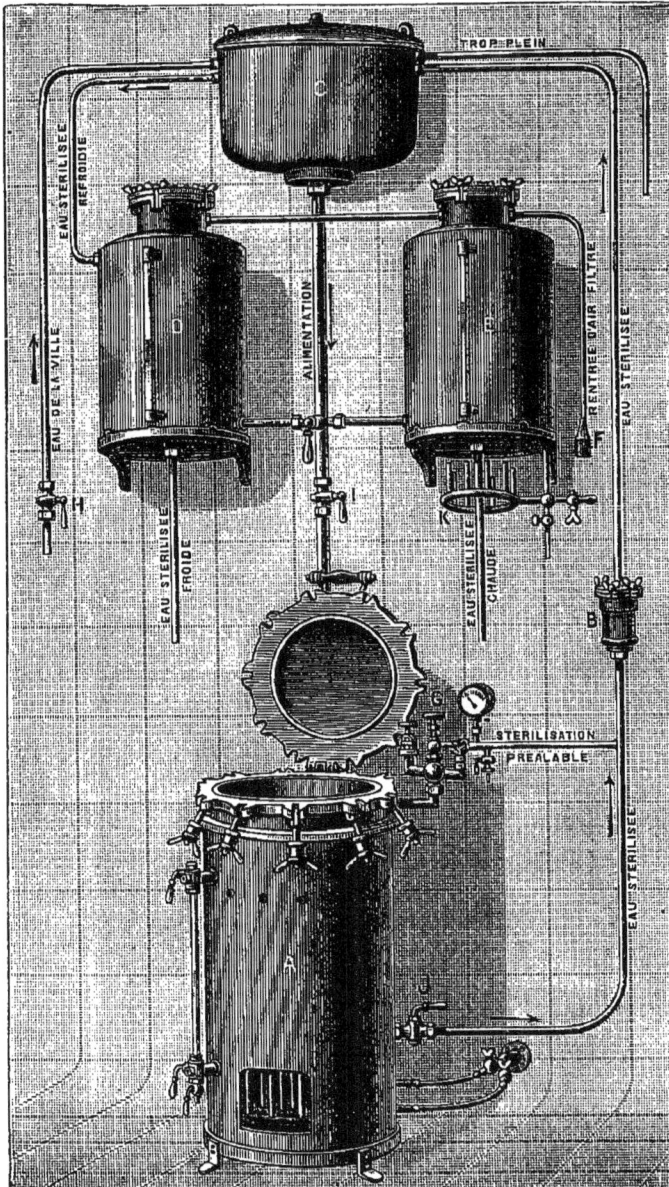

Nᵒˢ 25681 à 25692.

L'appareil se compose d'un autoclave A (en cuivre renforcé), d'un dégrossisseur B, d'une bâche C (avec serpentin de réfrigération) et de 2 réservoirs cylindriques (en cuivre étamé) D et E (avec niveau d'eau et regard de visite) un pour l'eau stérilisée chaude, l'autre pour l'eau stérilisée refroidie.

L'autoclave, timbré à 2 kilos par le Service des Mines, est muni des appareils réglementaires de sûreté.

L'appareil permet la *stérilisation préalable* de la canalisation et des réservoirs. — A cet effet, on vide la bâche C, puis on verse de l'eau dans l'autoclave jusqu'au robinet J. Quand l'autoclave est sous pression (à 1 ou à 2 kilos), on ouvre les robinets des lavabos, puis le robinet de communication des réservoirs; on ouvre le robinet G de manière à faire circuler la vapeur pendant 10 à 15 minutes dans les récipients et la tuyauterie. — On remplace alors le coton de la boîte F par du coton sec.

Quand on désire stériliser de l'eau, on ouvre les robinets H et I pour remplir l'autoclave jusqu'à 0,10 du bord; on referme ces robinets et l'on chauffe. Quand la pression arrive à 1 kilo ou 2 kilos, on la maintient 15 minutes environ : l'eau est alors stérilisée. — On éteint le gaz et on ouvre doucement le robinet J et entièrement le robinet H : la vapeur refoule l'eau dans le dégrossisseur B et le réfrigérant C et l'envoie dans les réservoirs D et E.

Le réfrigérant abaisse la température de l'eau stérilisée et évite qu'elle arrive à l'état de vapeur dans les récipients : l'eau de la ville, qui s'est échauffée dans le réfrigérant, est utilisée dans l'autoclave pour la stérilisation suivante, d'où économie de temps et de combustible.

Le dégrossisseur arrête les précipités produits pendant la stérilisation.

L'air est filtré sur ouate avant sa rentrée dans les réservoirs D et E.

L'autoclave peut s'utiliser, d'une façon indépendante, *pour la stérilisation des pansements.*

Nᵒ 25699. Sur demande, nous pouvons disposer l'alimentation d'eau avec entonnoir de remplissage.

STÉRILISATEUR A DOUBLE USAGE
pour l'eau et les pansements
avec réservoir unique et réchauffeur instantané à gaz
Modèle construit pour le Docteur DERVAUX (DÉPOSÉ).

L'appareil se compose d'une chaudière en cuivre renforcé timbrée à 2 kilos, avec double rampe à gaz, d'un réservoir à pression B pour l'eau stérilisée et d'un réchauffeur instantané à gaz C : il est fourni avec la tuyauterie en cuivre poli reliant la chaudière au réservoir. Quand l'eau est stérilisée, on peut utiliser la chaudière pour la stérilisation des pansements, comme un autoclave ordinaire.

PRIX SANS LAVABO NI BOITES A PANSEMENTS (avec réchauffeur commandé à la main).
I. Modèle avec chaudière simple et réservoir de même capacité.

Nº 25701. Chaudière de 30 litres avec réservoir en tôle galvanisée..... **525 fr.**
— 25702. — 50 — — — — ..... **680 fr.**
— 25703. — 30 — — en cuivre à pression... **605 fr.**
— 25704. — 50 — — — ... **800 fr.**

II. Modèle avec autoclave vertical (à couvercle mobile).

Nº 25705. Autoclave de 0.25 avec réservoir de 30 litres en tôle galvanisée.... **580 fr.**
— 25706. — 0.30 — 30 — — — .... **670 fr.**
— 25707. — 0,25 — 40 — en cuivre à pression.. **645 fr.**
— 25708. — 0,30 — 40 — — — .. **770 fr.**

L'appareil permet la stérilisation préalable du réservoir et de la canalisation jusqu'au robinet du lavabo.

La chaudière est munie des accessoires réglementaires de sûreté et d'une enveloppe en tôle. Le réservoir est fourni avec regard de visite, niveau d'eau et support à scellement.

Nº 25714. Sur demande, nous pouvons disposer l'alimentation d'eau avec entonnoir de remplissage.

Nº 25709.

Lavabo à écoulement libre, cuvette ovale en faïence de 0,59×0,40, à gros bourrelet, support en fer verni (à rosaces nickelées), siphon rond en cuivre nickelé, porte-brosse et porte-savon en verre, surmonture émaillée, tuyauterie en cuivre nickelé (avec robinetterie), pour la distribution d'eau stérilisée (chaude et froide). . . . . **100 fr.** (Le robinet E se manœuvre au coude.)

Nº 25710.

Lavabo analogue avec cuvette de : 0,47 × 0,35 . . **90 fr.**

Nº 25711.

Supplément pour lavabo avec vidange à pédale. (Sans enclanchement.) . . **28 fr.**

Nº 25712.

Le même, avec enclanchement. **39 fr.**

Nº 25713.

Supplément pour réchauffeur commandé par pédale.. **17 fr.**

Nº 25701 à 25713. Stérilisateur à double usage avec lavabo.
Pour les boîtes à pansements, voir pages 74 à 80.

STÉRILISATEUR COMBINÉ
POUR L'EAU ET POUR LES PANSEMENTS
Modèle I
PRATIQUE ET ÉCONOMIQUE
Construit pour le Docteur LEMOINE
(DÉPOSÉ).

Cette installation comprend une chaudière M (timbrée à 2 kilos par le Service des Mines) avec brûleur à gaz, un réservoir N pour l'eau stérilisée froide (de même contenance que la chaudière); enfin, un autoclave horizontal O alimenté de vapeur par la chaudière M.

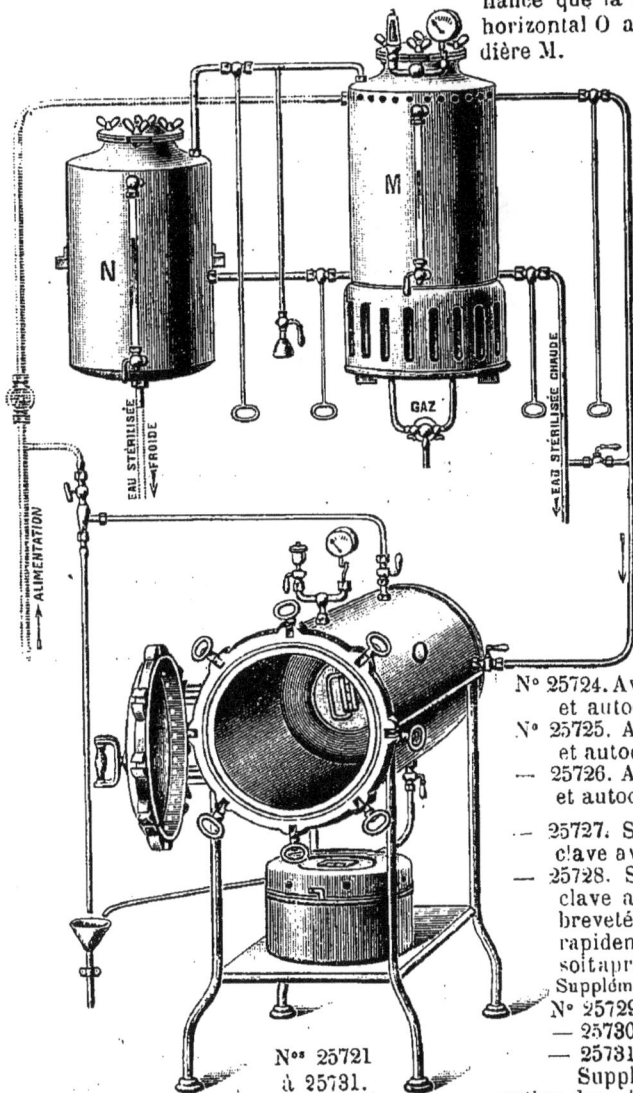

L'appareil est livré avec sa tuyauterie en cuivre poli et robinetterie complète en bronze.

Les prix s'entendent pour autoclave horizontal en cuivre et bronze (sans serpentin intérieur, sans trompe à vide et sans boîtes).

Modèle avec chaudière et réservoir en tôle galvanisée.

(Bronzés extérieurement.)

N° 25721. Avec chaudière de 30 litres et autoclave de 0,30.......... 970 fr.

N° 25722. Avec chaudière de 50 lit. et autoclave de 0,35. 1130 fr.

N° 25723. Avec chaudière de 75 lit. et autoclave de 0,40. 1320 fr.

Modèle avec chaudière et réservoir en cuivre.

N° 25724. Avec chaudière de 30 litres et autoclave de 0,30.... .... 1080 fr.

N° 25725. Avec chaudière de 50 lit. et autoclave de 0,35......... 1300 fr.

— 25726. Avec chaudière de 75 lit. et autoclave de 0.40.......... 1540 fr.

— 25727. Supplément pour autoclave avec trompe à vide.... 65 fr.

— 25728. Supplément pour autoclave avec réfrigérant (modèle breveté) permettant d'obtenir rapidement le vide soit avant, soit après la stérilisation (v. p. 61). 140 fr.

Supplément pour appareil chauffé par le pétrole.

N° 25729 Avec chaudière de 30 l. 33 fr.

— 25730. Avec chaudière de 50 l.. 45 fr.

— 25731. — de 75 litres.. 60 fr.

Supplément pour serpentin de réfrigération dans la chaudière M.

N° 25732. Serpentin pour chaudière de 30 litres........................... **45 fr.**

N° 25733. Pour chaudière de 50 lit. 55 fr. | N° 25734. Pour chaudière de 75 lit. 65 fr.

Pour les boîtes à pansements, voir pages 78 et 79.

STÉRILISATEUR COMBINÉ
pour l'eau, les pansements et les instruments.
Modèle J
APPAREIL MONTÉ SUR BATI MÉTALLIQUE
(DÉPOSÉ)

applicable aux installations sans eau ni gaz.

Ce modèle est particulièrement destiné aux installations de fortune où doit pouvoir s'exécuter la chirurgie d'urgence (ambulances, infirmeries, postes de secours, hôpitaux de campagne) et toutes les fois que les locaux sont dépourvus d'eau et de gaz.

L'appareil se compose d'un autoclave A, de 2 réservoirs B et C (pour l'eau stérilisée chaude et froide) et d'un stérilisateur D (en cuivre poli) pour les instruments.

L'autoclave, en cuivre renforcé, avec couvercle à charnière est timbré à 2 kilos par le Service des Mines. Les réservoirs sont en tôle galvanisée (bronzée extérieurement).

L'eau stérilisée est distribuée par un robinet double (manœuvrable au coude) dans 2 cuvettes mobiles.

L'appareil permet la stérilisation préalable des récipients et de la canalisation.

Prix de l'appareil complet
sans les
boîtes à pansements.

N° 25735. Avec autoclave de 0,25 et 2 réservoirs de chacun 30 litres........... **1155 fr.**

N° 25736. Avec autoclave de 0,30 et 2 réservoirs de chacun 40 litres........... **1300 fr.**

N° 25737. Avec autoclave de 0,35 et 2 réservoirs de chacun 50 litres.. **1430 fr.**

N° 25738. Avec autoclave de 0.40 et 2 réservoirs de chacun 60 litres........... **1600 fr.**

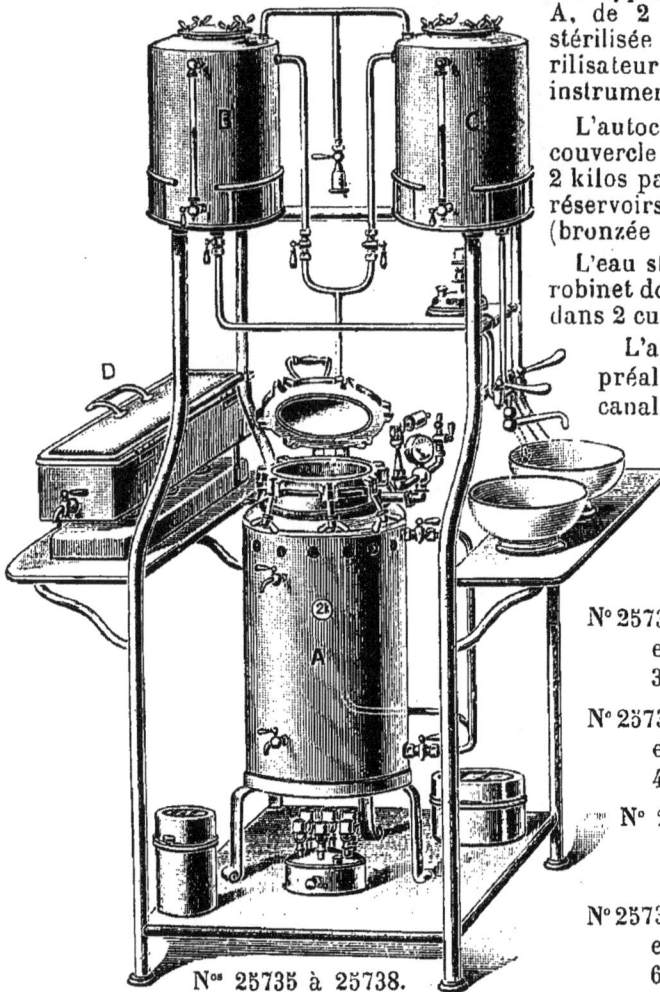

Nᵒˢ 25735 à 25738.

N° 25739. Sans que les prix soient modifiés, l'appareil peut se construire *avec brûleur à gaz.*

N° 25740. L'on peut encore remplacer la tablette à 2 cuvettes par un lavabo disposé pour raccordement sur une vidange directe. Même prix.

Pour les boîtes à pansements, voir pages 74 à 80.

STÉRILISATEUR COMBINÉ
pour l'eau, les pansements et les instruments.
Modèle K
APPAREIL MONTÉ SUR BATI MÉTALLIQUE
(DÉPOSÉ)

Modèle construit pour l'hôpital de Dijon, la Faculté de Bahia, la Marine espagnole, etc.

Ce modèle présente une grande facilité de montage puisqu'il suffit de faire les raccordements avec les canalisations d'eau et de gaz.

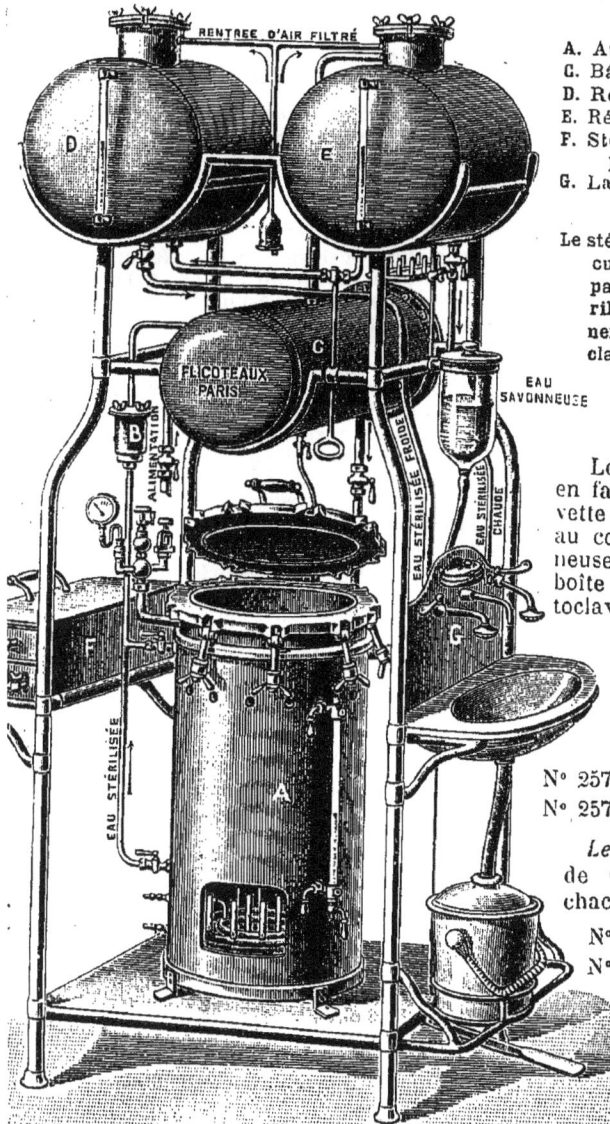

LÉGENDE

A. Autoclave vertical. B. Dégrossisseur.
C. Bâche de réfrigération.
D. Réservoir d'eau stérilisée froide.
E. Réservoir d'eau stérilisée chaude.
F. Stérilisateur à instruments en cuivre poli (de 0,50 × 0,23 × 0,12).
G. Lavabo.

Le stérilisateur est construit entièrement en cuivre, avec bâti en fer; il est complété par l'addition d'un lavabo et d'un stérilisateur pour instruments. Le fonctionnement est le même que pour l'autoclave à double usage figuré page 45.

L'appareil permet la stérilisation préalable des récipients et de la canalisation.

Le lavabo comprend une table en faïence de 0,55 × 0,40 avec cuvette ovale, 2 robinets manœuvrables au coude, un récipient à eau savonneuse (commandé par pédale) et une boîte à brosse (stérilisable dans l'autoclave).

Prix de l'appareil avec autoclave vertical de 0,35 et deux réservoirs de chacun 40 litres (sans boîtes à pansements).

N° 25741. Au gaz........ **2150 fr.**
N° 25742. Au pétrole..... **2200 fr.**

Le même, avec autoclave vertical de 0,40 et deux réservoirs de chacun 50 litres :

N° 25743. Au gaz.... **2400 fr.**
N° 25744. Au pétrole. **2500 fr.**

N° 25745

Sur demande, et sans changement de prix, nous pouvons supprimer le seau et fournir le lavabo avec siphon pour raccorder à une vidange directe.

Pour les boîtes à pansements, voir pages 74 à 80.

M.

4

STÉRILISATEUR COMBINÉ
pour l'eau, les pansements et les instruments.
Modèle L
APPAREIL MONTÉ SUR BATI MÉTALLIQUE
(DÉPOSÉ)

Ce modèle présente une grande facilité de montage, puisqu'il suffit de faire les raccordements avec les canalisations d'eau et de gaz.

LÉGENDE

A. Chaudière tubulaire en cuivre (timbrée à 2 kilos).
B. Dégrossisseur.
C. Réservoir en cuivre étamé (avec thermomètre) pour l'eau stérilisée.
D. Serpentin de réfrigération.
E. Autoclave horizontal (avec serpentin intérieur et purgeur automatique).
F. Stérilisat⁻ à instruments (de 0,50 × 0.23 × 0,12).

L'appareil est construit en cuivre avec bâti en fer.

La chaudière (à surface de chauffe intensive) alimente de vapeur un autoclave horizontal; ultérieurement, elle est utilisée comme stérilisateur d'eau.

Après stérilisation dans la chaudière A, l'eau est refoulée dans le réservoir C : pour la refroidir, il suffit de faire circuler l'eau de la ville dans le serpentin D; une rampe à gaz permet de réchauffer au moment de l'emploi.

L'eau stérilisée tiède est distribuée par 2 robinets (manœuvrables au coude), disposés au-dessus d'une tablette où l'on peut placer deux cuvettes en porcelaine qui sont comprises dans le prix de l'appareil.

Une prise spéciale de vapeur permet la stérilisation préalable de tout le chemin qu'aura à parcourir l'eau stérilisée.

Prix de l'appareil avec chaudière de 50 litres et réservoir de 50 litres pour l'eau stérilisée; l'autoclave horizontal ayant 0,35 de diamètre et 0,50 de profondeur.

(Prix sans boîtes à pansements)
N° 25746. Au gaz .... **2.475** fr.
N° 25747. Au pétrole........ **2.600** fr.

Le même, avec réservoir de 100 litres pour l'eau stérilisée, compris l'autoclave horizontal ayant 0,40 de diamètre et 0,60 de profondeur.

N° 25748. Au gaz ...... **2.800** fr.
N° 25749. Au pétrole... **2.975** fr.

N° 25750

Sur demande et sans changement de prix, la tablette avec 2 cuvettes peut se remplacer par un lavabo disposé pour être raccordé avec une vidange directe.

Pour les boîtes à pansements, voir p. 78 et 79.

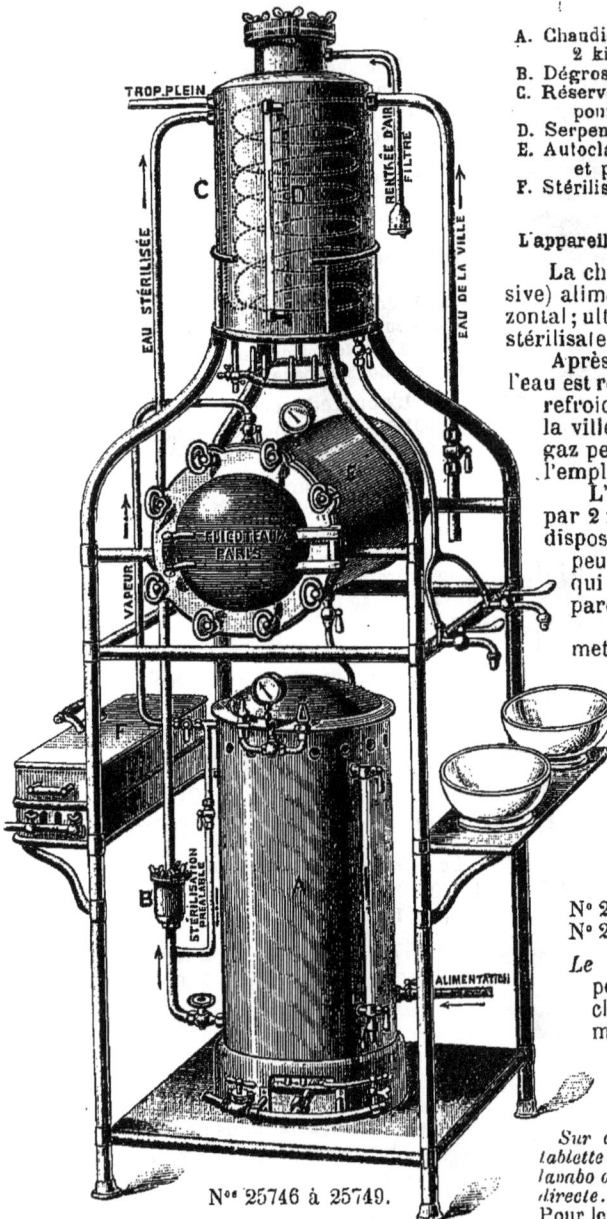

N°ˢ 25746 à 25749.

STÉRILISATEUR COMBINE
pour l'eau et les pansements.
Modèle M
APPAREIL MONTÉ SUR BATI MÉTALLIQUE
(DÉPOSÉ)

Ce modèle présente une grande facilité de montage, puisqu'il suffit de faire les raccordements avec les canalisations d'eau et de gaz.

LÉGENDE

A. Chaudière tubulaire (avec rampe à gaz) timbrée à 2 kilos; cette chaudière est utilisée soit pour stériliser de l'eau, soit pour alimenter de vapeur l'autoclave C.

B. Réservoir d'eau stérilisée froide.

C. Autoclave à pansements (avec serpentin de vapeur et purgeur automatique).

L'ensemble est monté sur 2 colonnes en fonte.

Prix de l'appareil sans boîtes.
PETIT MODÈLE

avec chaudière de 50 litres et autoclave horizontal de 0,35.

N° 25751. Prix de l'appareil entièrement en cuivre **2 250 fr.**

N° 25752. *Le même,* avec la chaudière A et le réservoir B en tôle galvanisée...... **2000 fr.**

N° 25753. Supplément pour autoclave du système basculant............... **165 fr.**

GRAND MODÈLE

Avec chaudière de 75 litres, réservoir de 75 litres et autoclave horizontal de 0,40.

N° 25754. Prix de l'appareil entièrement en cuivre. **2425 fr.**

— 25755. *Le même,* avec la chaudière A et le réservoir B en tôle galvanisée......... **2200 fr.**

N° 25756. Supplément pour autoclave du système basculant. **165 fr.**

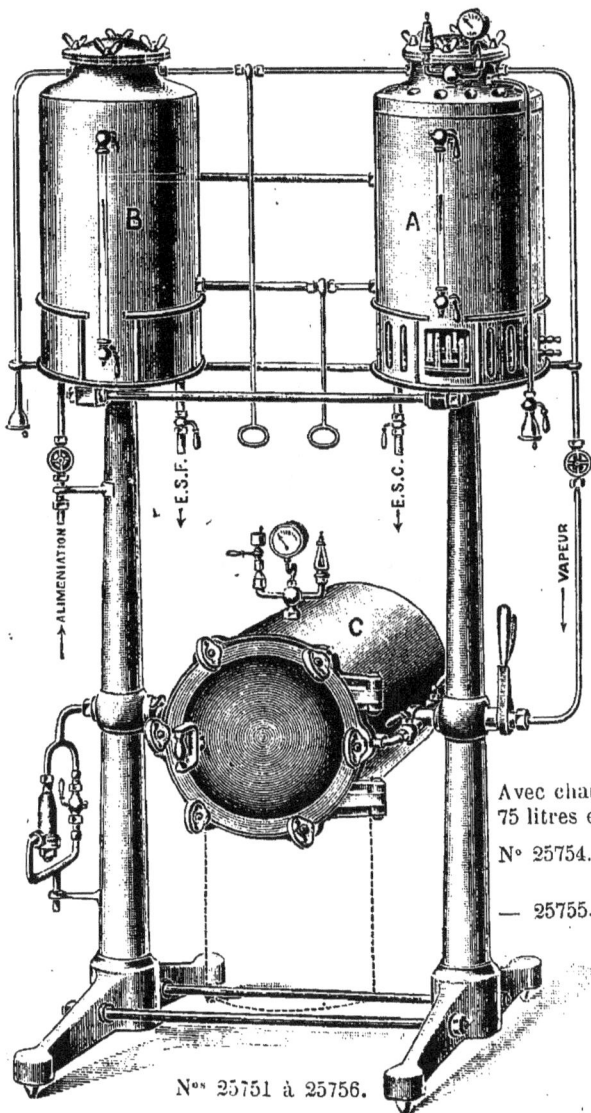

N°⁵ 25751 à 25756.

Sur demande, prix d'appareils analogues chauffés au pétrole.
Pour les boîtes à pansements, voir pages 69, 78 et 79.

STÉRILISATEUR COMBINÉ
pour l'eau et pour les pansements.
Modèle N

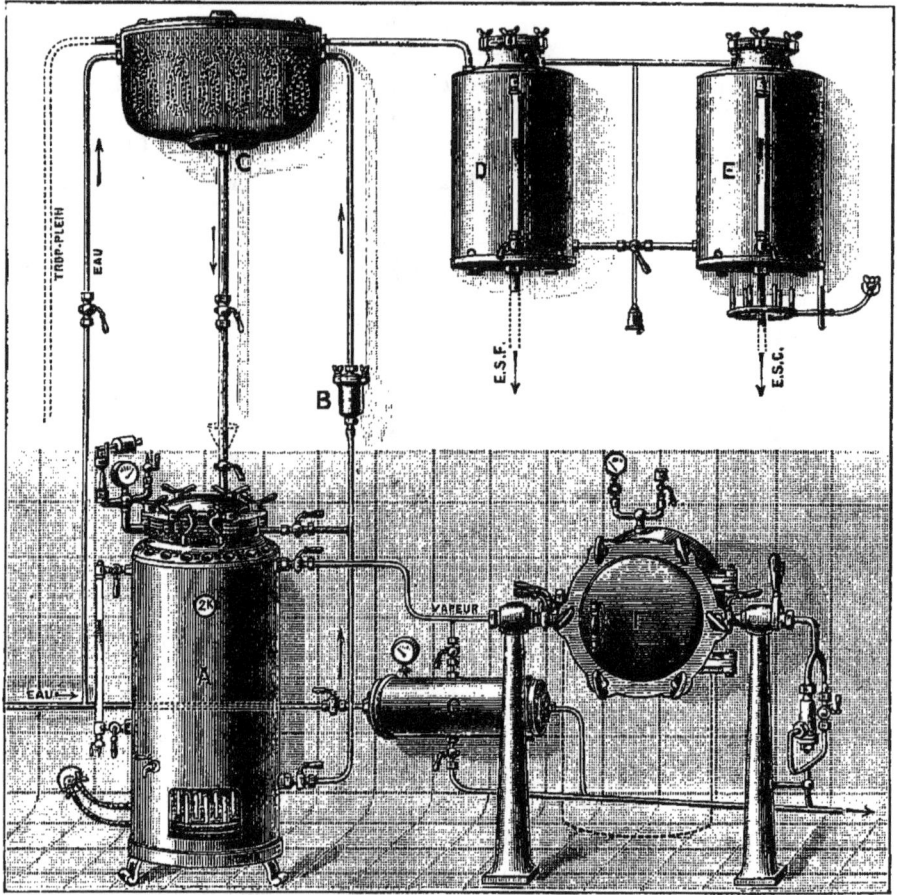

Cette installation est analogue à celle que nous avons faite
pour l'hôpital CLÉMENTINE, à SOFIA.

A. Chaudière en cuivre (timbrée à 2 kilos) s'utilisant comme stérilisateur d'eau
et alimentant de vapeur l'autoclave F. —
B. Dégrossisseur. — C. Bâche d'alimentation formant réfrigérant. —
D. Réservoir d'eau stérilisée froide. — E. Réservoir d'eau stérilisée chaude. —
F. Autoclave basculant. — G. Réfrigérant pour le vide.

Nº 25757. Prix avec chaudière à gaz de 50 litres, 2 réservoirs en cuivre
de chacun 50 litres et autoclave basculant de 0,35 (sans boîtes).. **2 300 fr.**

Nº 25758. Le même, avec chaudière de 75 litres, 2 réservoirs de chacun
75 litres et autoclave basculant de 0,40 .... **2 650 fr.**

Supplément pour appareil au pétrole.

Nº 25759. Modèle de 50 litres..... **55 fr.** | Nº 25760. Modèle de 75 litres..... **85 fr.**

Cette installation peut se fournir avec un autoclave horizontal ordinaire remplaçant
l'autoclave basculant; le prix se trouve diminué en conséquence.

Pour les boîtes et paniers, voir page 69.

STÉRILISATEUR COMBINÉ
POUR L'EAU ET POUR LES PANSEMENTS
Modèle O
construit pour la Maison de Santé de MM. les Drs JOURDAN et DELANGLADE, à *Marseille*.

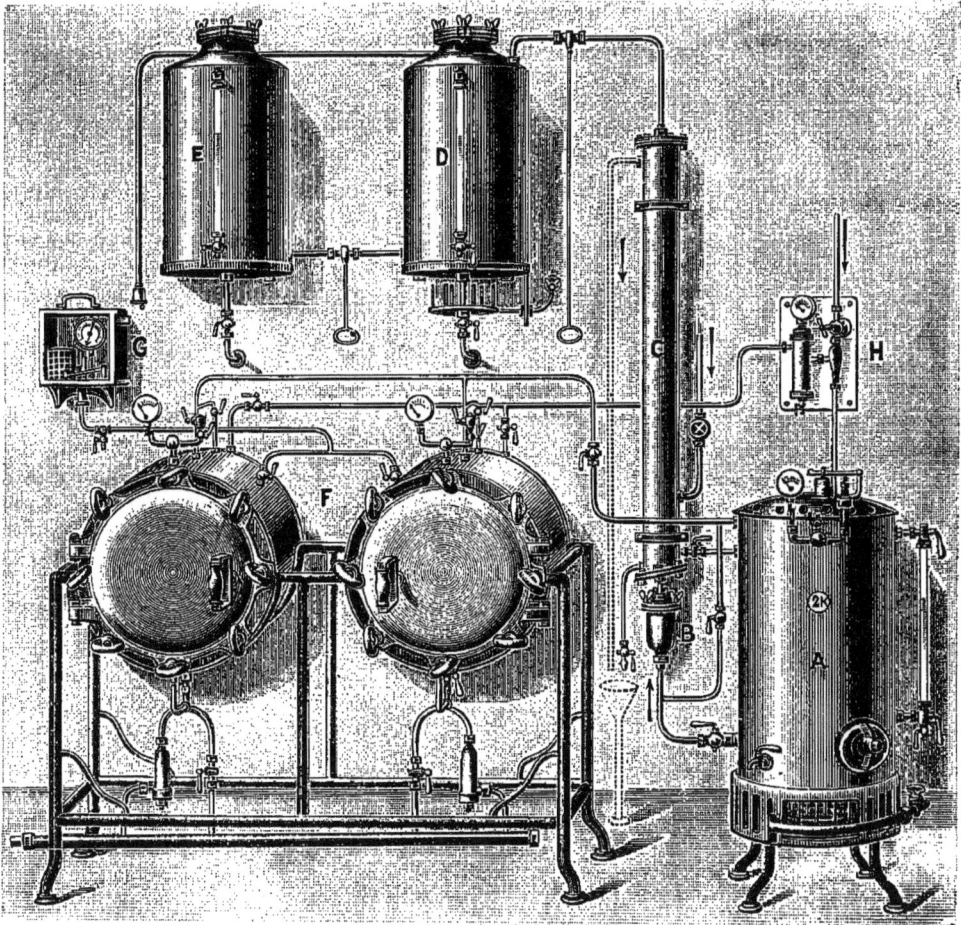

A. Chaudière tubulaire (en cuivre rouge) timbrée à 2 kilos et chauffée au gaz.
B. Dégrossisseur. — C. Réfrigérant. — D et E. Réservoirs en cuivre pour l'eau stérilisée.
F. Batterie d'autoclaves avec serpentin. — G Manomètre enregistreur. — H. Trompe à vide.

N° 25761. Prix de l'installation complète sans manomètre enregistreur (et sans boîtes) avec chaudière de 50 litres. 2 réservoirs de chacun 50 litres et 2 autoclaves de 0,35 sur bâti métallique.......... 3 525 fr.
— 25762. La même, avec 2 autoclaves de 0,40............. .... 3 850 fr.
— 25763. Installation analogue avec chaudière de 100 litres, 2 réservoirs de chacun 100 litres et 2 autoclaves de 0,40................. 4 200 fr.
— 25764. La même, avec 2 autoclaves de 0,50.............. ...... 4 750 fr.
— 25765. Supplément pour batterie d'autoclaves avec réfrigérant donnant rapidement le vide soit avant. soit après la stérilisation (la trompe est alors supprimée). Voir page 61................ .. 110 fr.
Supplément pour chauffage au pétrole.
N° 25766. Avec chaudière de 50lit 65fr | N° 25767. Avec chaudière de 100lit 110fr
N° 25768. Supplément pour manomètre enregistreur.................... 285fr
Sur demande, nous pouvons disposer l'alimentation d'eau avec entonnoir de remplissage.
Pour les boîtes à pansements, voir pages 78 et 79.

STÉRILISATEUR COMBINÉ
pour l'eau, les pansements et les instruments
Modèle P (DÉPOSÉ)

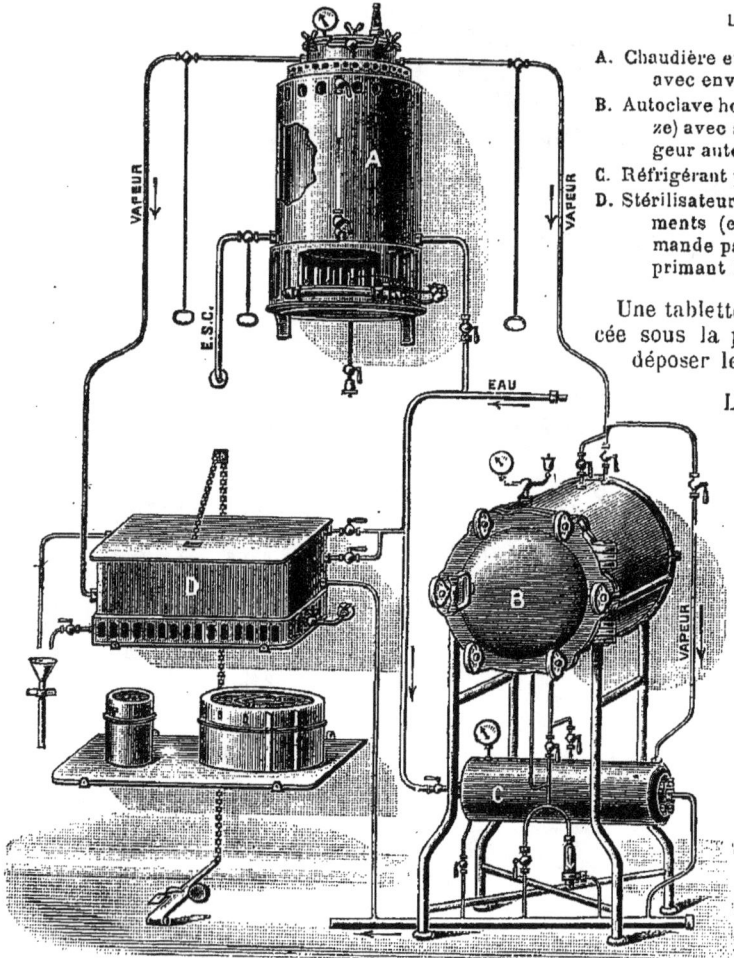

LÉGENDE :

A. Chaudière en cuivre (timbrée à 2 kilos) avec enveloppe en tôle.
B. Autoclave horizontal (en cuivre et bronze) avec serpentin de vapeur et purgeur automatique.
C. Réfrigérant pour le vide (breveté).
D. Stérilisateur par coction pour instruments (en cuivre poli) avec commande par pédale et dispositif supprimant les buées (voir page 87).

Une tablette en lave émaillée (placée sous la poissonnière) permet de déposer les boîtes à pansements.

La chaudière **A** sert de générateur pour stériliser les pansements dans l'autoclave **B**, et les instruments dans la poissonnière **D**; elle est utilisée également pour stériliser de l'eau que l'on réchauffe au moment de l'emploi de manière à disposer d'eau stérilisée tiède.

La poissonnière **D** est munie d'un brûleur indépendant.

— o —

Prix d'ensemble de l'installation, compris la tuyauterie en cuivre poli (sans boîtes à pansements)

Nᵒ 25770. *Petit modèle* avec chaudière à gaz de 50 litres, autoclave horizontal ayant 0ᵐ,35 de diamètre et 0ᵐ,50 de profondeur, et stérilisateur de 0ᵐ,45 × 0ᵐ,18 × 0ᵐ,10 . . . . **1760** fr.

Nᵒ 25771. Le même, avec chauffage au pétrole . . . . **1875** fr.

Nᵒ 25772. *Grand modèle* avec chaudière à gaz de 75 litres, autoclave horizontal ayant 0ᵐ,40 de diamètre et 0ᵐ,60 de profondeur, et stérilisateur de 0ᵐ,50 × 0ᵐ,23 × 0ᵐ,12 . . . . **2100** fr.

Nᵒ 25773. Le même, avec chauffage au pétrole . . . . **2225** fr.

Pour les boîtes et paniers, voir pages 78 et 79.

STÉRILISATEUR COMBINÉ
pour l'eau et pour les pansements.
Modèle Q

LÉGENDE :

A. Chaudière tubulaire (en cuivre rouge) timbrée à 2 kilos, avec brûleur à gaz.
B. Réservoir d'eau stérilisée froide.
C. Réservoir d'eau stérilisée chaude.
K. Réchauffeur d'eau stérilisée.
E. F. G. Autoclaves horizontaux (en cuivre et bronze) avec serpentin de vapeur et purgeur automatique.
H. Réfrigérant pour le vide (breveté).
I. Séparateur d'eau avec purgeur automatique (recommandé quand la chaudière est à quelque distance de la batterie d'autoclaves).

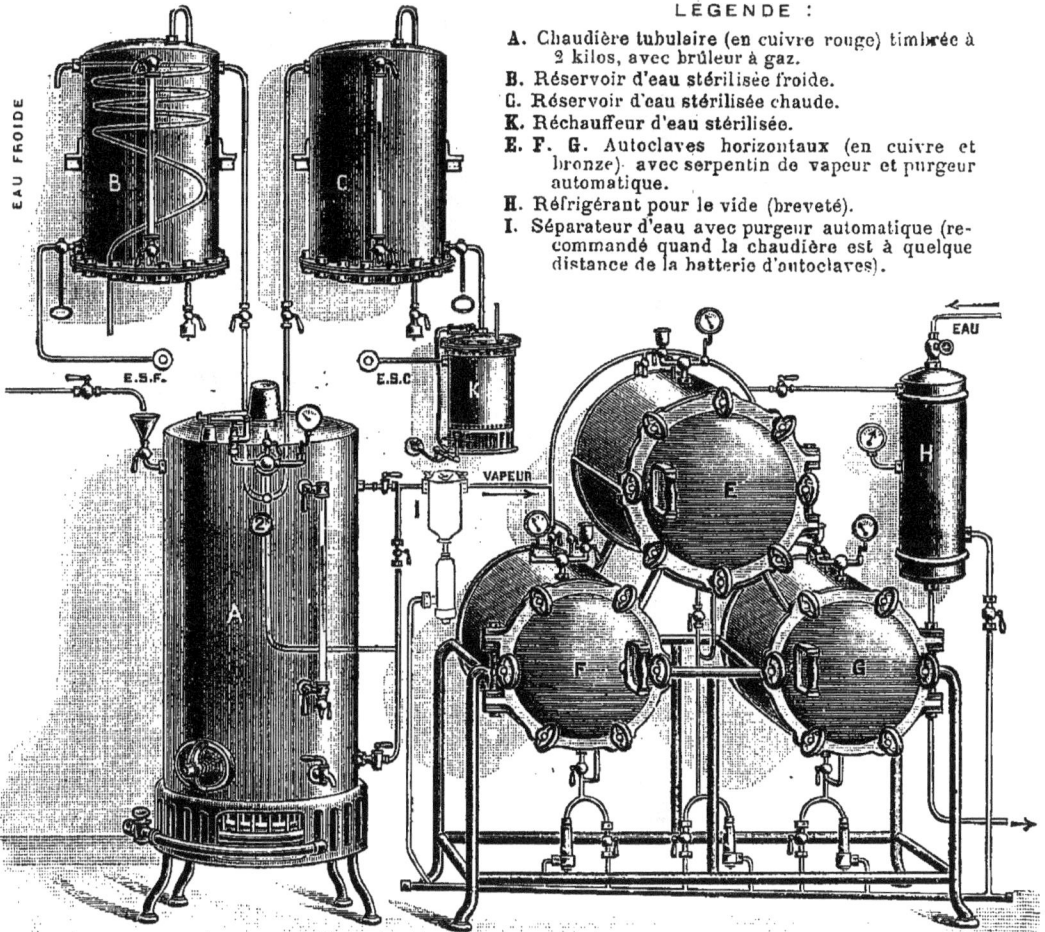

Cette installation comprend une chaudière tubulaire que l'on utilise, soit pour stériliser de l'eau que l'on refoule ensuite dans les 2 récipients B et C (en tôle galvanisée, bronzée extérieurement), soit pour alimenter de vapeur la batterie d'autoclaves.

N° 25774. Prix avec une chaudière de 150 litres, 2 réservoirs B et C (de chacun 75 litres) et 3 autoclaves horizontaux ayant 0,35 de diamètre (sans boîtes, ni séparateur d'eau)............................ 4 400 fr.

N° 25775. Le même, avec une chaudière de 200 litres, 2 réservoirs de chacun 100 litres et 3 autoclaves ayant 0,40 de diamètre.............. 5 100 fr.

Sur demande, et moyennant supplément, le réservoir d'eau stérilisée froide peut être construit avec serpentin de réfrigération.

Pour les boîtes et paniers, voir pages 78 et 79. Pour le séparateur d'eau, voir page 65.

STÉRILISATEUR COMBINÉ
pour l'eau, les pansements, les instruments et les cuvettes

Modèle R

La figure représente une installation disposée pour être raccordée avec une canalisation de vapeur à 2 kilos de pression.

Si la pression était supérieure, il faudrait intercaler un détendeur avant le raccordement à l'autoclave.

Une tablette en lave émaillée (se plaçant sous la poissonnière) sert à déposer les boîtes à pansements.

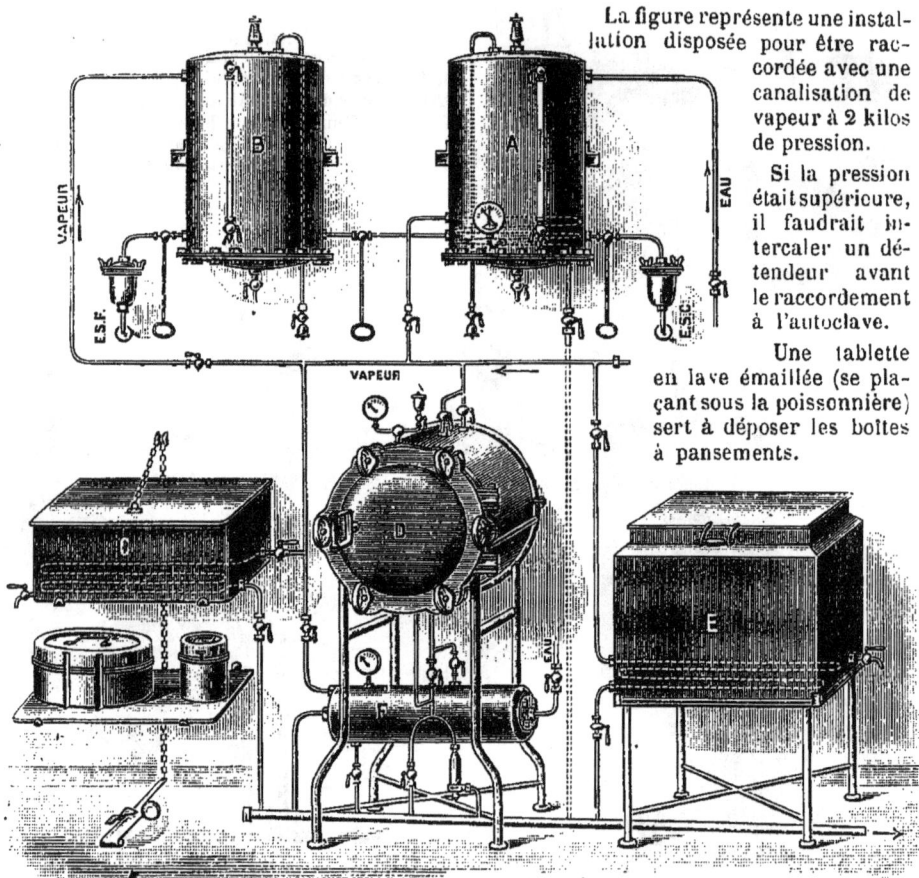

A. Stérilisateur d'eau (75 litres) en tôle galvanisée et bronzée.

B. Réservoir d'eau stérilisée froide (75 litres) en tôle galvanisée et bronzée.

C. Stérilisateur par coction (de $0^m,50 \times 0^m,23 \times 0^m12$ en cuivre rouge poli), pour instruments, appareil commandé par pédale et chauffé par la vapeur.

D. Autoclave à pansements (diam. 0,40, prof. 0,60) en cuivre et bronze, avec serpentin de vapeur et purgeur automatique.

E. Stérilisateur pour cuvettes (de $0^m,60 \times 0^m,45 \times 0,50$) chauffé par la vapeur.

F. Réfrigérant pour le vide (breveté) adapté à l'autoclave.

Nᵒ 25776. Prix d'ensemble de l'installation (sans les boîtes) disposée pour raccordement avec une canalisation de vapeur à 2 kilos.. **2975 fr.**

Nᵒ 25777. Installation analogue, mais avec le stérilisateur chauffé au gaz et utilisé comme générateur...................... **3400 fr.**

Nᵒ 25778. Installation analogue au pétrole........................ **3250 fr.**

Nᵒ 25779. Supplément pour serpentin de réfrigération dans le réservoir B **55 fr.**

Pour les boîtes à pansements, voir pages 78 *et* 79.

STÉRILISATEUR COMBINE Modèle S.

POUR LA SOLUTION PHYSIOLOGIQUE, LES PANSEMENTS, LES INSTRUMENTS ET LES CUVETTES

Cet ensemble se raccorde avec une canalisation de vapeur à 2 kilos.

Prix suivant dimensions. — Projet pour chaque cas particulier.

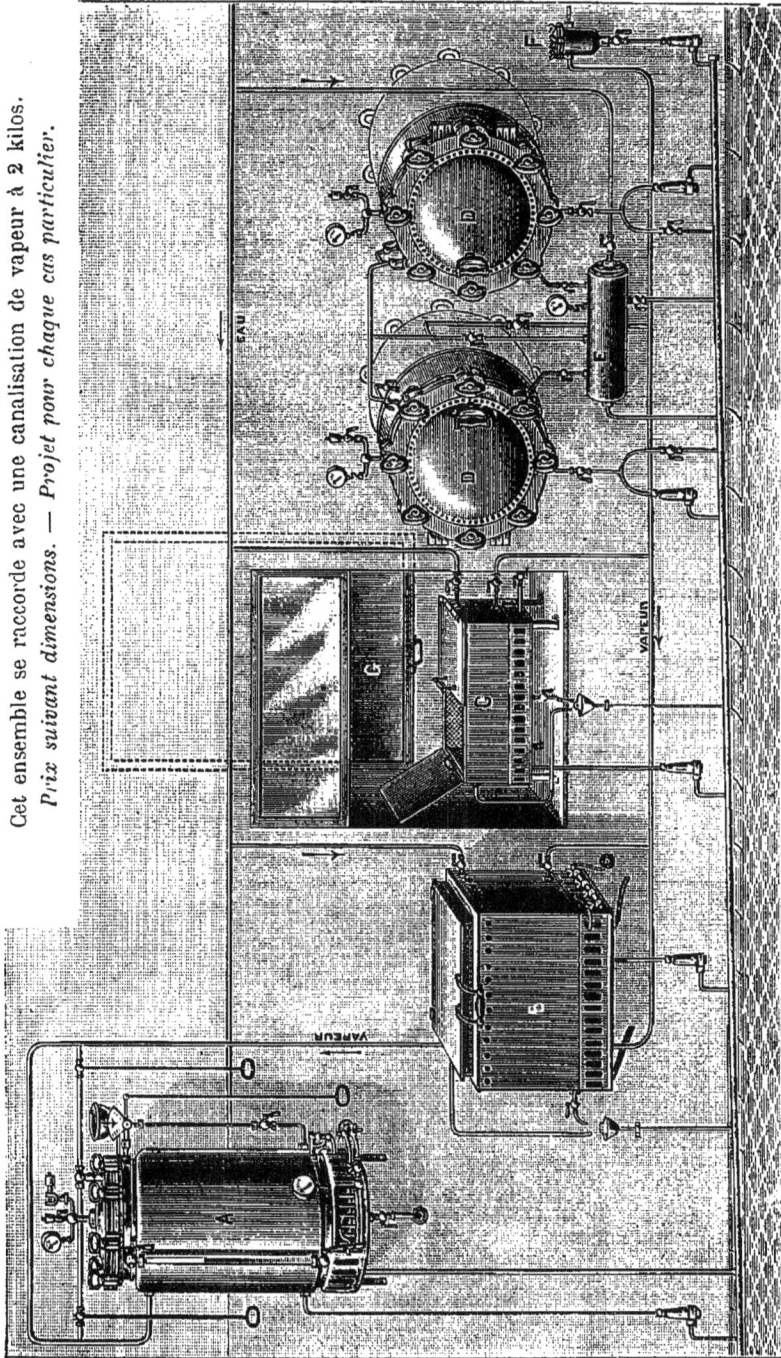

A. Stérilisateur pour la solution physiologique. — **B.** Stérilisateur à cuvettes. — **C.** Stérilisateur par coction pour instruments. — **D.** Autoclaves horizontaux pour pansements. — **E.** Réfrigérant permettant d'obtenir le vide soit avant, soit après stérilisation. — **F.** Séparateur d'eau. — **G.** Vasistas à coulisse formant l'ouverture sur la salle d'opérations.

STÉRILISATEUR COMBINÉ
Modèle T
pour l'eau, les pansements, les instruments, les fils à sutures et les cuvettes.

Modèle construit pour l'Institut du Dʳ Walravens, à Bruxelles.

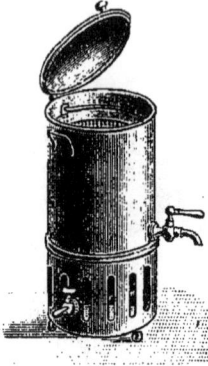

L'installation (figurée ci-contre) comprend, en plus des autoclaves, un stérilisateur pour fils à sutures et un stérilisateur à cuvettes : ces deux appareils fonctionnent par coction comme le stérilisateur à instruments; ils sont chauffés soit par un brûleur spécial, soit par un serpentin de vapeur alimenté par l'autoclave vertical.

Pour activer la stérilisation, nous recommandons de remplacer l'autoclave vertical par une chaudière tubulaire.

Devis d'ensemble pour chaque cas particulier.

Nᵒ 25790.

STÉRILISATEUR POUR FILS A SUTURES

Appareil cylindrique (diam. 0,14; hauteur, sans le socle, 0,16) construit en cuivre étamé avec paniers superposés en toile métallique.

Nᵒ 25790, au gaz : 70 fr. Nᵒ 25791, au pétrole. 90 fr.
— 25792, chauffé simplement par la vapeur... 70 fr.
— 25793, chauffé, à volonté, par le gaz ou par la vapeur...................... 95 fr.

STÉRILISATEUR A CUVETTES

Appareil construit en cuivre étamé avec couvercle à charnière, socle en tôle, plateau intérieur en cuivre étamé, robinet de vidange, support en fer.

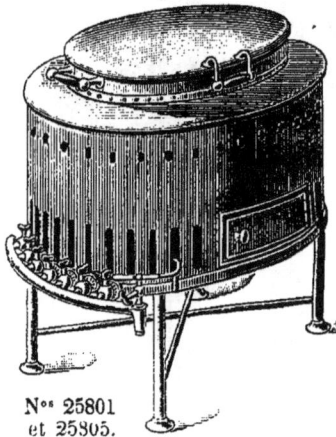

Nᵒˢ 25801 et 25805.

1º **Modèle cylindrique.**

Dimensions : diam. 0,45; prof. 0,45.

Nᵒ 25794, au gaz, **230 fr.** Nᵒ 25795, au pétrole. 255 fr.
— 25796, chauffé simplement par la vapeur.. 225 fr.
— 25797, chauffé, à volonté, par le gaz ou par la vapeur...................... 265 fr.

2º **Modèle ovale** (profondeur 0,45).

Il se construit de deux grandeurs :

Première grandeur : long. 0,60, larg. 0,40.

Nᵒ 25801, au gaz, **245ᶠ**. Nᵒ 25802, au pétrole. 300ᶠ
— 25803, chauffé simplᵗ par la vapeur. 265 fr.
Nᵒ 25804, chauffé, à volonté, par le gaz ou par la vapeur............. 320 fr.

Deuxième grandeur : long. 0,50, larg. 0,30.

Nᵒ 25805, au gaz, **240ᶠ**. Nᵒ 15806, au pétrole. 270ᶠ
— 25807, chauffé simplᵗ par la vapeur. 235 fr.
— 25808, chauffé à volonté par le gaz ou par la vapeur............. 270 fr.

3º **Modèle rectangulaire.**

Dim. intér. : long. 0,60, larg. 0,45, prof. 0,50.

Nᵒ 25811, au gaz, **300ᶠ**. Nᵒ 15812, au pétrole, 330ᶠ
— 25813, chauffé simplᵗ par la vapeur. 300 fr.
— 25814, chauffé, à volonté, par le gaz ou par la vapeur............. 375 fr.
Nᵒ 25815. On peut adapter aux stérilisateurs à cuvettes le dispositif permettant la suppression des buées (voir p. 87). Supplém. **55 fr.**

Observation commune aux stérilisateurs chauffés par la vapeur. — Les prix indiqués pour les appareils chauffés par la vapeur comprennent le robinet de prise de vapeur; si l'on désire un purgeur automatique, il se facture en supplément.

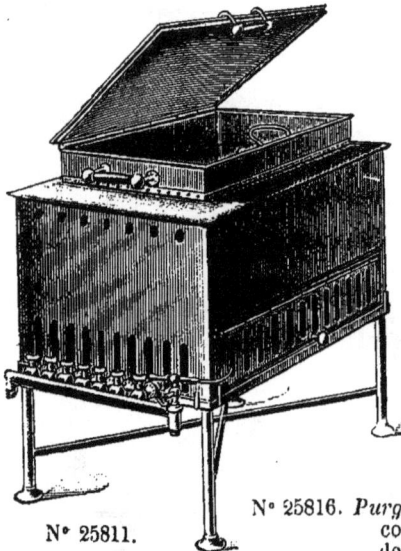

Nᵒ 25811.

Nᵒ 25816. *Purgeur automatique,* modèle cylindrique (avec raccords en bronze) construit pour l'Institut clinique de Gand (Prix sans aucune tuyauterie)... 38 fr.

STÉRILISATEUR COMBINÉ Modèle T

LÉGENDE

A. Bâche d'alimentation pour (formant réfrigérant).
B. Bouteille alimentaire.
C. Autoclave vertical.
D. Eau stérilisée tiède.
E. Eau stérilisée froide.
F. Eau stérilisée chaude.
G. Rentrée d'air filtré.
H. Dégrossisseur.

I. Stérilisateur pour instruments.
J. Stérilisateur pour fils à sutures.
K. Autoclave horizontal.
M. Trompe à vide.
N. Stérilisateur à cuvettes.
O. Purgeurs.

Stérilisateur combiné pour l'eau, les pansements, les instruments, les fils à sutures et les cuvettes (construit pʳ l'Institut du Dʳ Walravens, 15, rue de la Charité, à Bruxelles).

THERMOMÈTRES ET MANOMÈTRES
à AIGUILLE DE CONTRÔLE

THERMOMÈTRE A AIGUILLE DE CONTRÔLE
pour stérilisateurs d'eau.
Modèle construit pour l'hôpital Sainte-Élisabeth, à Uccle.

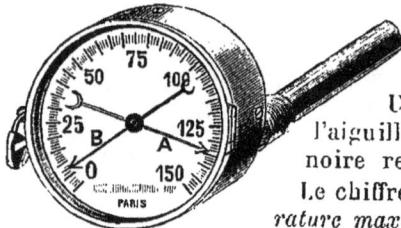

C'est un thermomètre à cadran muni d'une aiguille rouge supplémentaire A entraînée par l'aiguille noire B.

Une fois la stérilisation d'eau terminée, l'aiguille rouge reste en place tandis que l'aiguille noire revient en arrière.

Le chiffre marqué par l'aiguille rouge est la *température maxima* obtenue pendant la stérilisation : on est donc assuré que le personnel a bien poussé jusqu'à cette température.

N° 25817.

Avant de faire une nouvelle stérilisation, on ouvre le couvercle de l'appareil et on ramène au zéro l'aiguille rouge.

Le couvercle est muni d'un cadenas.

N° 25817. Supplément pour stérilisateur avec thermomètre à aiguille de contrôle.. **40 fr.**

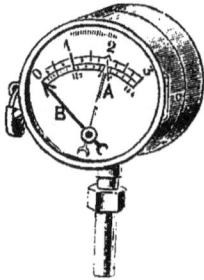

MANOMÈTRE A AIGUILLE DE CONTRÔLE
pour autoclaves et générateurs de vapeur.

L'appareil est absolument analogue au thermomètre décrit ci-dessus.

N° 25818. Supplément pour manomètre à aiguille de contrôle en échange d'un manomètre ordinaire .... **35 fr.**

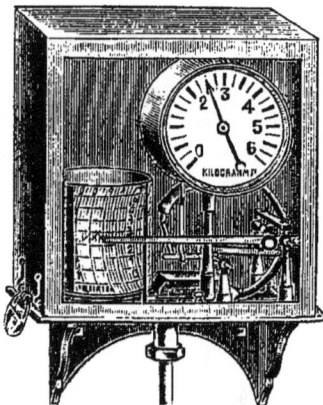

N° 25818.

MANOMÈTRE ENREGISTREUR
pour autoclaves et générateurs de vapeur.
Modèle installé à la Maison de Santé des Dʳˢ JOURDAN et DELANGLADE, à Marseille.

Le papier à diagramme porte les indications de minutes et de pression : le tambour fait un tour complet en trois heures.

Le tracé du diagramme donne des indications précises sur la marche de la stérilisation.

N° 25819. Prix du manomètre enregistreur............... **285 fr.**

N° 25819.

RÉFRIGÉRANT ACCOUPLÉ AUX AUTOCLAVES
permettant d'obtenir très rapidement le vide
soit avant, soit après la stérilisation.
MODÈLE BREVETÉ.

L'appareil se compose d'un récipient métallique A relié par le robinet B avec une alimentation de vapeur, par le robinet C avec l'autoclave D; enfin, par le robinet E avec une alimentation d'eau quelconque (même sans pression).

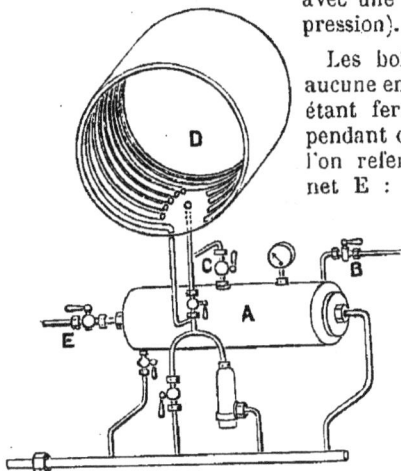

Les boîtes étant placées dans l'autoclave (sans aucune enveloppe isolante) et le couvercle de l'appareil étant fermé ainsi que tous les robinets, on ouvre pendant quelques instants la prise de vapeur B, puis l'on referme cette admission et l'on ouvre le robinet E : la réfrigération amène très rapidement le vide dans le récipient A, et, en ouvrant le robinet C, on obtient dans l'autoclave une dépression correspondante.

On ferme alors les robinets E et C, puis on pratique la stérilisation suivant la méthode ordinaire : on arrive ainsi à envoyer la vapeur dans un milieu raréfié, ce qui facilite la pénétration du contenu des boîtes.

Une fois la stérilisation terminée, on ouvre les robinets C et E, produisant ainsi dans l'autoclave un nouveau vide qui dessèche les pansements.

Quand l'autoclave est muni d'un serpentin intérieur, on y fait circuler de la vapeur avant stérilisation pour réchauffer l'appareil et son contenu (de manière à réduire les condensations), puis après stérilisation pour activer le séchage.

Dessin schématique du réfrigérant accouplé à un autoclave horizontal.

Nº 25821.

Prix pour adjonction d'un réfrigérant à un autoclave horizontal. **140 fr.**

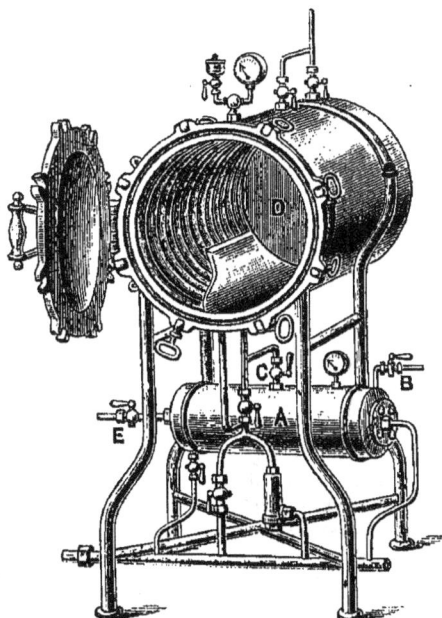

Le même dispositif peut s'appliquer à une batterie d'autoclaves horizontaux.

Prix pour chaque cas particulier suivant le nombre des autoclaves et leurs dimensions.

Dans le cas d'*autoclaves verticaux*, qui sont leur propre générateur, nous pouvons adapter un récipient analogue, mais ne produisant le vide qu'après stérilisation.

Nº 25822. Prix pour adjonction d'un réfrigérant à un autoclave vertical..... **120 fr.**

AUTOCLAVES VERTICAUX
MODÈLES PROFONDS
CONSTRUITS SPÉCIALEMENT POUR LA CHIRURGIE
**permettant la stérilisation par la vapeur sous pression à 2 kilos
des boîtes à pansements et des boîtes à eau.**

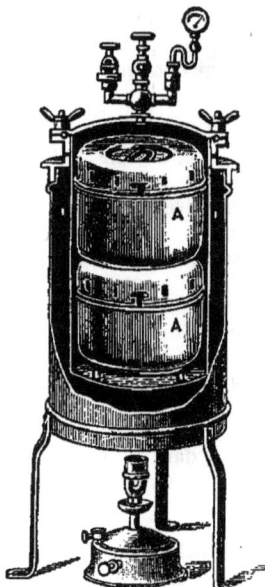

Nᵒˢ 25835 et 25843.

Nos appareils, *construits pour les besoins chirurgicaux*, sont plus **profonds** que les autoclaves courants (dont les dimensions s'appliquent à la bactériologie).

Cette disposition permet d'y *superposer plusieurs boîtes* (à pansements ou à eau stérilisée), combinaison extrêmement précieuse, aujourd'hui qu'une boîte entamée est considérée comme suspecte.

Quand les autoclaves sont commandés avec boîtes à pansements, nous fournissons un trépied en cuivre destiné à supporter les boîtes.

Prix pour autoclaves avec chaudière en cuivre rouge, dormant et couvercle mobile en bronze.

(Avec brûleur à gaz et sans trompe à vide.)

Autoclave, diamètre 0.15 (profondeur utile 0,30)

Nᵒ 25830. Prix sans boîtes................. **170 fr.**

— 25831. Boîtes embouties A, en cuivre poli, (hʳ 0,12), pour pansements. 2 à 14 fr..... **28 fr.**

— 25832. Prix de l'autoclave complet (au gaz). **198 fr.**

Autoclave, diamètre 0,20 (profondeur utile 0,35).

Nᵒ 25833. Prix sans boîtes................. **225 fr.**

— 25834. Boîtes embouties A, en cuivre rouge poli (hʳ 0,15) pour pansements. 2 à 17 fr... **34 fr.**

— 25835. Prix de l'autoclave complet (au gaz) **259 fr.**

Autoclave, diamètre 0,25 (profondeur utile 0.45).

— 25836. Prix sans boîtes................. **320 fr.**

— 25837. Deux boîtes nickelées B à dos plat, (de 5 lit.) pour la stérilisation de l'eau, 2 à 39 fr. .... **78 fr.**

— 25838. Une boîte emboutie A (haut. 0,13), en cuivre rouge poli, pour pansements.. **22 fr.**

— 25839. Prix de l'autoclave complet (au gaz). **420 fr.**

— 25840. LE MÊME : avec 4 boîtes embouties en cuivre poli pour pansements (une ayant 0,23 de diamètre et 3 ayant 0,11 de diamètre)..................... **378 fr.**

— 25841. Supplément pour autoclave de 0,25 disposé avec couvercle à charnière.... **28 fr.**

Supplément pour brûleur à pétrole.

Nᵒ 25842. Autoclave de 0,15 16 50 | Nᵒ 25843. Autoclave de 0,20. 22 f.
Nᵒ 25844. Autoclave de 0,25.... 25 francs.

Rondelles en caoutchouc pour joints d'autoclaves.

Nᵒ 25845. Pʳ autoclave de 0,15.	4 »	Nᵒ 25848. Pʳ autoclave de 0,30.	7 25
— 25846. — de 0,20.	4 50	— 25849. — de 0,35.	8 50
— 25847. — de 0,25.	5 50	— 25850. — de 0,40.	11 »

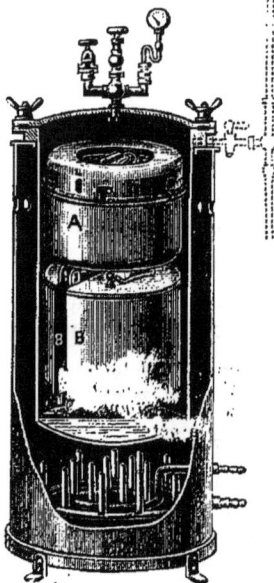

Nᵒˢ 25839 et 25869.

SUR DEMANDE
PRIX D'AUTOCLAVES ÉCONOMIQUES EN ACIER GALVANISÉ

AUTOCLAVES VERTICAUX

MODÈLES PROFONDS

CONSTRUITS SPÉCIALEMENT POUR LA CHIRURGIE

et permettant la stérilisation par la vapeur sous pression à 2 kilos des boîtes à pansements et des boîtes à eau

Conformément aux exigences du décret du 9 octobre 1907 concernant les appareils à vapeur, nos autoclaves verticaux ayant une capacité supérieure à 25 litres sont timbrés à 2 kilos par le Service des Mines ; cela correspond aux diamètres de 0,30 et au-dessus.

Les manœuvres du couvercle mobile devenant fatigantes quand le diamètre de l'appareil atteint 0,35, nous recommandons, pour les gros diamètres, les autoclaves avec couvercle à charnière.

Prix pour autoclaves avec chaudière en cuivre rouge, dormant et couvercle mobile en bronze

(Avec brûleur à gaz et sans trompe à vide.)

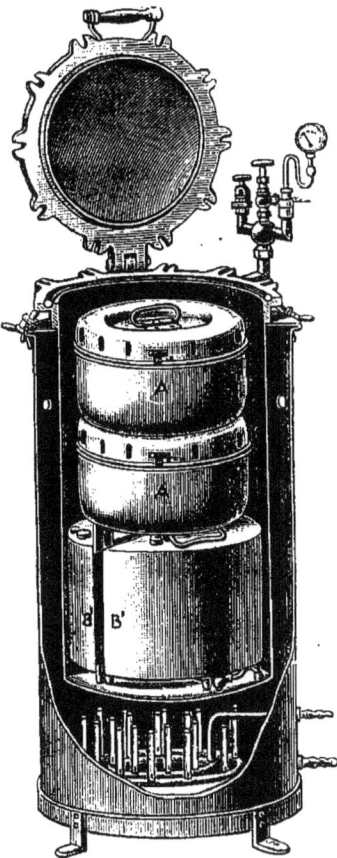

Autoclave diam. 0,30 (profondʳ utile 0,50)

N° 25851. Prix sans boîtes................ **375 fr.**

N° 25852. Boîtes embouties A en cuivre rouge poli (haut. 0,15), pʳ pansements 3 à 28 fr......... **84 fr.**

N° 25853. Prix de l'autoclave complet (au gaz)........................ **459 fr.**

N° 25854. *Supplément pour* autoclave de 0.30 disposé avec *couvercle à charnière* .... **33 fr.**

Autoclave diam. 0,35 (profondʳ utile 0,60)

N° 23855. Appareil chauffé au gaz (*avec couvercle mobile* et sans boîtes).... **400 fr.**

— 25856. Deux boîtes nickelées B' à dos plat (de chacune 6 litres) pour la stérilisation de l'eau, 2 à 44 fr. **88 fr.**

— 25857. Deux boîtes embouties A, en cuivre rouge poli (haut. 0,17), pour pansements, 2 à 30 fr.... **60 fr.**

— 25858. Prix de l'autoclave complet chauffé au gaz .... **548 fr.**

— 25859. *Supplément pour* autoclave de 0,35 disposé avec *couvercle à charnière*........................ **39 fr.**

Autoclave diamètre 0,40 (profondʳ utile 0,60).

N° 25860. Prix de l'appareil chauffé au gaz (*avec couvercle mobile* et sans boîtes)................... **530 fr.**

— 25861. Deux boîtes nickelées B' à dos plat, (de chacune 8 litres) pour la stérilisation de l'eau, 2 à 50 fr.... **100 fr.**

— 25862. Deux boîtes modernes A, en cuivre rouge poli (haut. 0,17) avec couvercle à charnière, pour pansements, 2 à 48 fr............... **96 fr.**

— 25863. Prix de l'autoclave complet (a. **765 fr.**

— 25864. *Supplément pour* autoclave disposé avec *couvercle à charnière*. **44 fr.**

N°ˢ 25858 et 25859.
Autoclave avec couvercle à charnière.

Supplément pour brûleur....ole.
N° 25865. Aut. de 0,30. **33ᶠ** | N° 25866. Aut. de 0,35. **39ᶠ**
N° 25867. Autoclave de 0,40... **44 fr.**

Supplément pour appareil disposé avec trompe à vide (applicable pour des pressions d'eau ayant au moins 10 à 15 mètres).

N° 25868. Sans robinet d'eau... **37 fr.** | N° 25869. Avec robinet d'eau... **50 fr.**

N° 25870. **Supplément pour réfrigérant accouplé à l'autoclave** et donnant le vide après stérilisation. (Voir page 61.)................................. **120 fr.**

AUTOCLAVES HORIZONTAUX

La première application en France des autoclaves horizontaux dans les services de chirurgie nous paraît dater de 1898, époque où nous avons construit pour l'hôpital Broca de Paris, le polyautoclave du Professeur Pozzi et du Docteur Jayle.

Grâce à la forme horizontale, l'accès des appareils devient particulièrement facile.

En ayant soin de les munir de boîtes appropriées, ces appareils permettent de stériliser :

1° Tous les linges nécessaires à la pratique d'une opération (blouses, compresses, champs opératoires, etc.);

2° Les fils à ligatures (autres que le catgut);

3° Les instruments (à la condition de prendre les précautions nécessaires pour éviter la rouille), suivant la méthode employée à l'hôpital Broca (Professeur Pozzi), et à l'hôpital Beaujon (Docteur TUFFIER).

On peut encore y stériliser des boîtes à eau de forme spéciale (voir page 85).

RAISON D'ÊTRE DE LA FORME CYLINDRIQUE POUR LES AUTOCLAVES A FORTE PRESSION

Quelques constructeurs avaient cru devoir préconiser pour les autoclaves horizontaux la forme rectangulaire : avec la pression de 1 ou 2 kilos réclamée actuellement par les chirurgiens, la forme cylindrique s'impose pour obtenir une résistance sérieuse (cela est universellement reconnu aujourd'hui).

La meilleure méthode d'installer les autoclaves horizontaux consiste à les raccorder avec une conduite générale de vapeur dont la pression est ramenée à 2 kil. environ (voir pages 65 et 66); on peut encore les relier avec une petite chaudière verticale (voir page 52); quelquefois on munit simplement l'appareil d'un bouilleur attenant (modèle des Dʳˢ Jayle et Desfosses, figuré ci-dessous).

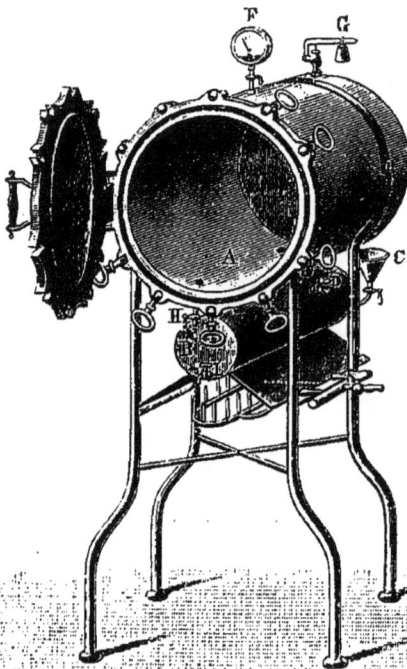

AUTOCLAVE HORIZONTAL
des Docteurs JAYLE et DESFOSSES
avec chaudière attenante
(MODÈLE DÉPOSÉ)

L'appareil (timbré à 2 kil. par le Service des Mines) se compose d'un autoclave A (muni d'un manomètre et d'une soupape de sûreté), qui est relié avec une petite chaudière B comportant : entonnoir C de remplissage; robinet de niveau D; robinet de vidange E.

PRIX DE L'APPAREIL CONSTRUIT EN CUIVRE ET BRONZE
avec brûleur à gaz (sans boîtes ni dispositif pour le vide), y compris le bâti en fer.

N°25871. Petit modèle (diamᵉ intʳ 0,35, prof. 0,50) .... **740** fr.

— 25872. Moyen modèle (diamᵉ intʳ 0,40, prof. 0,60) .... **870** fr.

— 25873. Grand modèle (diamᵉ intʳ 0,50, prof. 0,70) .... **1145** fr.

Le même avec brûleur à pétrole

N° 25874. Petit modèle .... **770** fr.

N° 25875. Moyen — ..... **900** fr.

— 25876. Grand — ..... **1200** fr.

— 25877. Ces modèles peuvent se faire également *avec brûleur à l'alcool*, moyennant un supplément de 22 fr. sur les prix correspondⁿ au pétrole.

Pour les boîtes, paniers, etc., voir pages 78 et ⁔

Nᵒˢ 25871 à 25873.

N° 25878. Moyennant un supplément de 140 fr., nous pouvons disposer dans la chaudière un réfrigérant permettant d'obtenir très rapidement le vide après stérilisation.

AUTOCLAVES HORIZONTAUX INDÉPENDANTS DU GÉNÉRATEUR

Appareils construits pour fonctionner à une pression de 2 kilos.

Nous recommandons pour ces autoclaves horizontaux (indépendants du générateur), l'addition d'un *serpentin intérieur* (en cuivre étamé) *logé dans un renflement du corps cylindrique :* de cette manière nous laissons *invariable* le *diamètre utile* et nous rapportons à l'intérieur un plateau curviligne (en cuivre étamé) pour que le serpentin ne gêne pas le maniement des boîtes.

Ce serpentin permet de réchauffer l'autoclave et son contenu, préalablement à l'introduction de vapeur à l'intérieur de l'appareil, ce qui réduit beaucoup les condensations ; de plus, une fois la stérilisation terminée, on peut faire passer un courant de vapeur dans ce même serpentin pour activer le séchage des pansements.

Cette disposition remplace avantageusement le double manteau que possèdent certains appareils fabriqués à l'étranger.

Enfin on peut accoupler à l'autoclave un réfrigérant A (voir page 61) permettant d'obtenir très rapidement le vide.

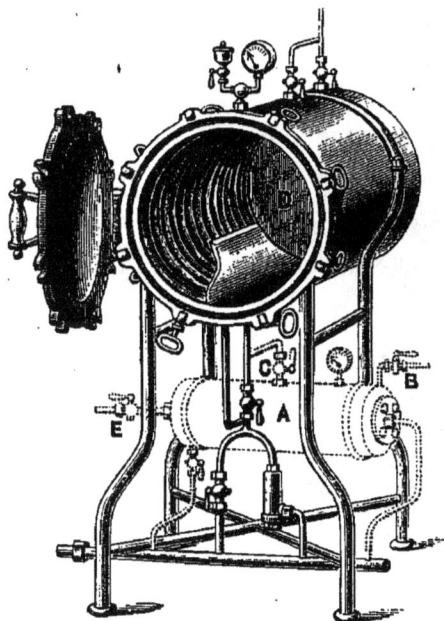

N° 25881 à 25890.   N° 25881 à 25892.

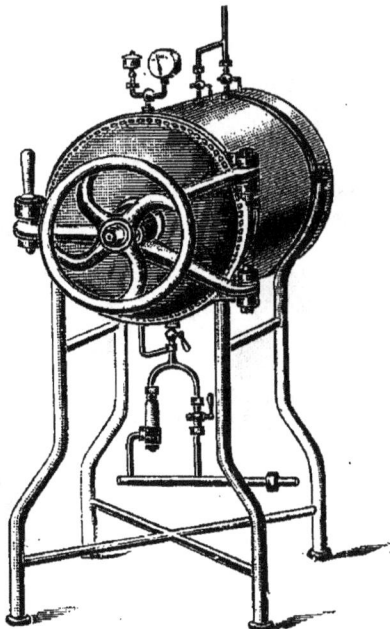

AUTOCLAVE SUR BATI MÉTALLIQUE
COUVERCLE AVEC FERMETURE PAR BOULONS ARTICULÉS EN ACIER AVEC ÉCROUS EN BRONZE
Prix sans serpentin, sans purgeur et sans dispositif de vide,
compris manomètre et robinetterie en bronze (sans boîtes ni paniers).

N° 25881. Diam. 0 30; prof. 0,45. **520 fr.** | N° 25883. Diam. 0,40; prof. 0,60. **740 fr.**
— 25882.   —   0,35; → 0,50. **635 fr.** | — 25884.   —   0,50; — 0,70. **1000 fr.**

Supplément pour renflement au corps cylindrique avec serpentin de vapeur
et plateau curviligne intérieur (compris robinets d'arrivée et de purge).

N° 25885. Autoclave de 0,30..... **110 fr.** | N° 25887. Autoclave de 0,40..... **165 fr.**
— 25886.   —   0,35..... **135 fr.** | — 25888.   —   0,50..... **220 fr.**

N° 25889. *Purgeur automatique,* modèle spécial cylindrique, compris son raccordement à l'autoclave.................................... **45 fr.**

N° 25890. *Adjonction d'un réfrigérant* (breveté) donnant très rapidement le vide soit avant, soit après la stérilisation (voir page 61)............... **140 fr.**

Supplément pour fermeture centrale (applicable aux diamètres de 0,35 et 0,40).
N° 25891. Pour autoclave de 0,35.. **135 fr.** | N° 25892. Pour autoclave de 0,40.. **165 fr.**

Pour les boîtes et paniers, voir pages 78 et 79.

AUTOCLAVES HORIZONTAUX INDÉPENDANTS DU GÉNÉRATEUR

Appareils construits pour fonctionner à une pression de 2 kilos.

Si la canalisation générale de vapeur avait une pression supérieure à 2 kilos, il faudrait caler un détendeur, avec soupape de sûreté, avant le raccordement à l'appareil.

N° 25901. Prix d'un *détendeur, avec manomètre et soupape de sûreté.*   **165 fr.**

Quand la vapeur n'arrive aux autoclaves qu'après un parcours assez long, nos recommandons de disposer sur l'alimentation un *séparateur d'eau* muni d'un robinet de vidange ou d'un purgeur automatique.

N° 25902. Prix d'un séparateur d'eau avec robinet de vidange........   **45 fr.**

N° 25903. Prix d'un séparateur d'eau avec purgeur automatique.....   **65 fr.**

AUTOCLAVE LOGÉ DANS LE MUR

Cette disposition permet d'ouvrir l'appareil dans la salle d'opérations au moment même d'utiliser son contenu.

Des couvre-joints en cuivre poli permettent le raccordement.

Prix sans serpentin, sans purgeur et sans dispositif de vide
(compris manomètre et robinetterie en bronze).
Couvercle avec fermeture par boulons articulés.

Prix sans boîtes ni paniers.

MODÈLE A DEUX PORTES (*avec 2 couvre-joints*).

N° 25904. Diamètre, 0,35. Profondeur, 0,70..........   **770 fr.**

N° 25905. Diamètre, 0,40. Profondeur, 0,75.... .....   **910 fr.**

N° 25906. Diamètre, 0,50. Profondeur, 0,80..........   **1 300 fr.**

MODÈLE A UNE PORTE
(avec un couvre-joint).

N° 25907.

Diamètre.....   0,35

Profondeur..   0,60

605 francs.

N° 25908.

Diamètre.....   0,40

Profondeur..   0,60

715 francs.

N° 25909.

Diamètre.....   0,50

Profondeur..   0,70

945 francs.

Supplément pour renflement au corps cylindrique avec *serpentin* et plateau curviligne intérieur, compris robinets d'arrivée et de purge.

N° 25910.
Aut. de 0,35. **135ᶠʳ**

N° 25911.
Aut. de 0,40. **165ᶠʳ**

N° 25912.
Aut. de 0,50. **220ᶠʳ**

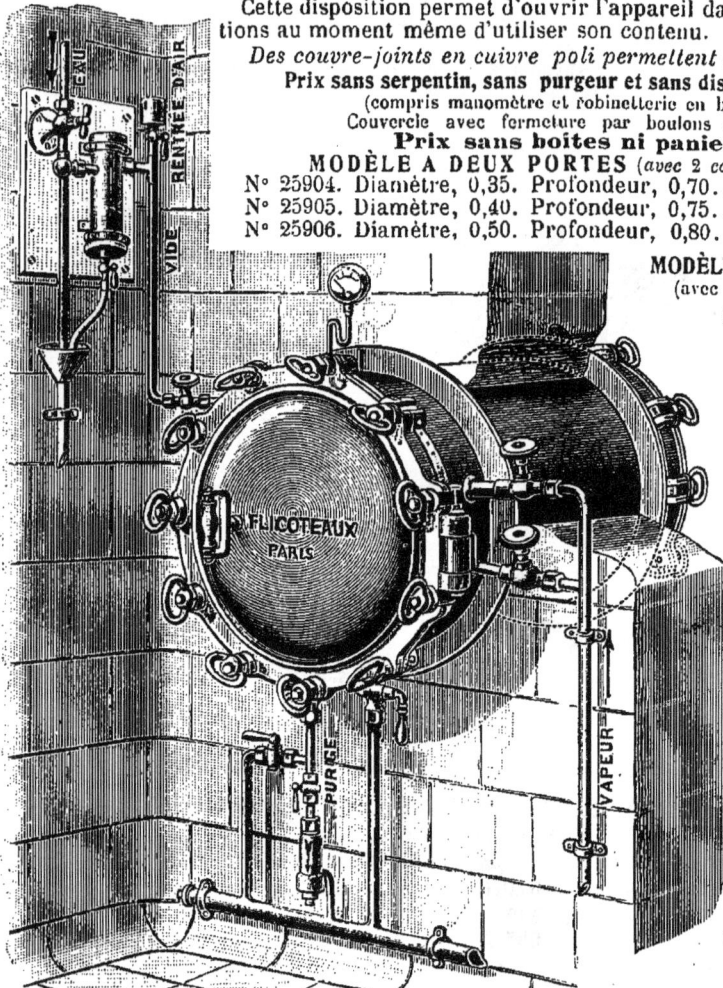

Le *purgeur automatique* a pour but d'évacuer l'eau de condensation au fur et à mesure de sa production; nous recommandons beaucoup l'adjonction de cet organe.

N° 25913. Purgeur automatique, modèle spécial cylindrique (compris raccordement à l'autoclave).....................................   **45 fr.**

— 25914. *Adjonction d'un réfrigérant* (breveté) donnant très rapidement le vide soit avant, soit après la stérilisation (voir page 61)..........   **140 fr.**

Trompe à vide (applicable pour des pressions d'eau atteignant 10 m.), compris raccordement à l'autoclave.

— 25916. Trompe petit modèle avec robinet d'alimentation.......... ......   **50 fr.**

— 25917. Trompe grand modèle sur panneau en lave émaillée.......... ...   **110 fr.**

Pour les boîtes et paniers, voir pages 78 et 79.

AUTOCLAVE BASCULANT

Avec boîtes se fermant automatiquement avant l'ouverture de l'appareil

donnant les meilleures garanties de conservation des pansements stérilisés.

Modèle breveté.

(Voir légende, page 68.)

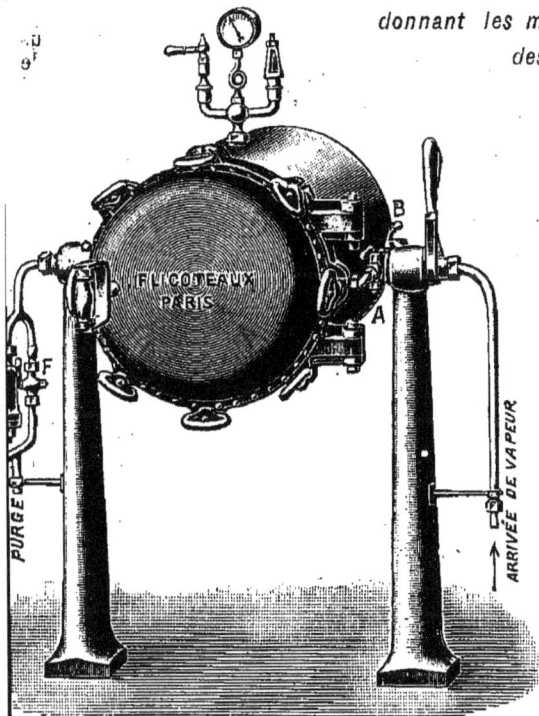

L'appareil est monté sur un bâti lui permettant d'occuper successivement l'horizontale ou la verticale.

L'autoclave étant disposé *horizontalement*, on y introduit les boîtes à pansements, qui, dans cette position, présentent ouverts leurs orifices d'admission de vapeur, puis on pratique la stérilisation comme d'ordinaire.

Une fois la stérilisation terminée, on relève l'appareil de manière à le mettre *vertical : par ce simple mouvement de bascule, les orifices des boîtes se ferment automatiquement.*

On laisse l'autoclave dans la position verticale, et quand on ouvre le couvercle on retire les boîtes fermées, sans qu'aucune rentrée d'air se soit produite : pour assurer la fermeture, il suffit de caler l'obturateur.

Un levier, avec système d'enclanchement, facilite la manœuvre de l'autoclave pour le basculement.

L'appareil peut se compléter par l'adjonction d'un dispositif pour le vide ; dans ce cas, il faut avoir soin que l'autoclave se trouve dans la position horizontale au moment de la rentrée de l'air filtré.

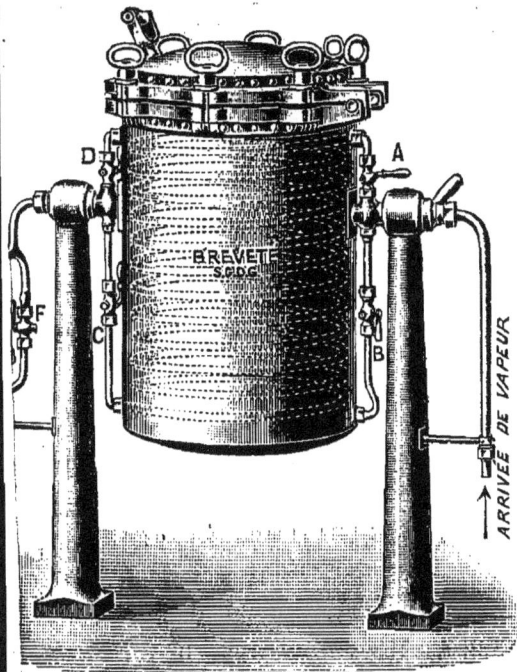

LÉGENDE DE L'AUTOCLAVE BASCULANT

L'appareil figuré page 67 est supposé relié avec une canalisation de vapeur à 2 kilos de pression. Il comporte un serpentin intérieur logé dans un renflement du corps cylindrique (de sorte que le diamètre de l'appareil n'est pas réduit).

Ce serpentin a pour but de réchauffer l'intérieur de l'autoclave préalablement à l'introduction de vapeur (ce qui évite l'inconvénient des condensations); puis la stérilisation étant terminée, il permet également d'activer le séchage des pansements.

Un purgeur automatique est disposé sur la sortie de vapeur.

Un cylindre intérieur, en cuivre étamé, recouvre le serpentin pour faciliter l'introduction et l'enlèvement des boîtes.

PRIX D'UN AUTOCLAVE BASCULANT
sans boîtes ni dispositif pour le vide.

Nᵒ 25921. Diam. 0,35; prof. 0,60. **1020 fr.** | Nᵒ 25922. Diam. 0,40; prof. 0,60. **1150 fr.**

Nᵒ 25923. Diam. 0,50; prof. 0,70 .... **1375 fr.**

Nᵒ 25924. Adjonction d'un réfrigérant (breveté) donnant très rapidement le vide, soit avant, soit après la stérilisation (Voir page 61)................. **140 fr.**

BOITES A BILLE POUR AUTOCLAVE BASCULANT

La fermeture est obtenue au moyen d'une bille se déplaçant sous l'action de la pesanteur dans le logement qui lui est réservé.

Quand on dispose la boîte horizontalement (fig. 1 et 2), la bille quitte son siège et découvre l'orifice d'admission de vapeur. Celle-ci arrive en A, se répand dans la chambre B, pour pénétrer dans la boîte par une série d'ouvertures C.

Quand la boîte occupe la position verticale (fig. 3 et 4), la bille se replace sur son siège dans la cuvette E et obture l'orifice A. Pour empêcher ultérieurement tout déplacement de la bille, il suffit de caler celle-ci, ce qui s'obtient en tournant d'un demi-tour le chapeau F (fig. 5).

Dans le premier modèle (fig. 1), le système à bille se trouve disposé sur le couvercle de la boîte; le joint entre le couvercle et la boîte est assuré par un cordon de ouate stérilisée.

Pour augmenter encore les garanties concernant la conservation des pansements, nous avons créé, sur les indications de M. René COQUET, pharmacien, à Paris, 3, boulevard de Courcelles, un *nouveau modèle* de boîte où le système à bille se trouve placé à l'opposé du couvercle (fig. 6).

Une fois la boîte remplie, et avant stérilisation, on garnit le couvercle M d'une couche épaisse de coton O, puis d'une calotte métallique P enfoncée à force au moyen d'une presse (fig. 7). *L'étanchéité du couvercle devient absolue,* et la seule ouverture qui reste correspond au système à bille.

Après stérilisation, on assure l'inviolabilité de la fermeture à bille au moyen d'un fil plombé.

La calotte P est munie d'une languette soudée que l'on peut enlever facilement (avec une clé spéciale) au moment d'utiliser les pansements.

PRIX DES BOITES A BILLES
pour autoclave basculant.
(Modèles brevetés).

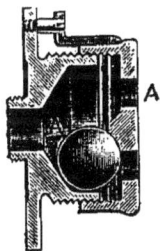

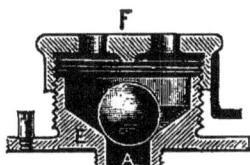

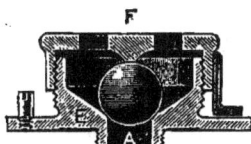

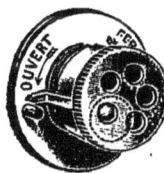

FIG. 2.   FIG. 4.   FIG. 5.   **Ensemble**
Coupes montrant la fermeture à bille.   de la fermeture à bille.

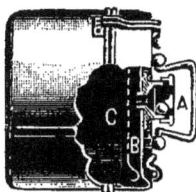

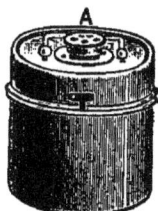

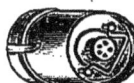

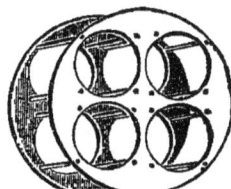

FIG. 1.   FIG. 3.   Petites boîtes.   Panier.

PREMIER MODÈLE DE BOITE A BILLES
Prix d'une série de boîtes pour autoclaves.

Boîtes pour autoclave de 0,35

1 boîte, hauteur 0^m,18, occupant tout le diamètre de l'autoclave.
4 boîtes, hauteur 0^m,13, diamètre 0^m,11 et un panier.

N° 25930. L'ensemble, en cuivre poli....... **200 fr.**
 — 25931.   —   en cuivre nickelé.... **225 fr.**

Boîtes pour autoclave de 0,40

1 boîte, hauteur 0^m,18, occupant tout le diamètre de l'autoclave.
4 boîtes, hauteur 0^m,15, diamètre 0^m,13 et un panier.

N° 25932. L'ensemble, en cuivre poli....... **230 fr.**
 — 25933.   —   en cuivre nickelé.... **265 fr.**

Boîtes pour autoclave de 0,50

1 boîte, hauteur 0^m,18, occupant tout le diamètre de l'autoclave.
4 boîtes, hauteur 0^m,15, diamètre 0^m,175 et un panier.

N° 25934. L'ensemble, en cuivre poli....... **265 fr.**
 — 25935.   —   en cuivre nickelé.... **310 fr.**

FIG. 6.

NOUVEAU MODÈLE DE BOITES A BILLES
(Système de M. René COQUET)
Prix à la pièce, en cuivre nickelé.

N° 25936. Diam. 0,11. Prof. 0,13 **35^f** | N° 25938. Diam. 0,165. Prof. 0,18 **50^f**
 — 25937. Diam. 0,13. Prof. 0,15 **42^f** | N° 25939. Diam. 0,300. Prof. 0,18 **80^f**
N° 25940. Presse spéciale pour la fermeture des boîtes. **45 fr**

FIG. 7.

RÉFÉRENCES DE L'AUTOCLAVE BASCULANT
Hôpital américain de Paris-Neuilly. — Hôtel-Dieu de Nantes.
Hôpital Sainte-Élisabeth, à Bruxelles-Uccle. — Hôpital Clémentine, à Sofia.
Dr CELESTINO ALVAREZ, à OVIEDO. —o—   M. COQUET, Pharmacien à PARIS.

POLYAUTOCLAVE du Pʳ POZZI et du Dʳ JAYLE

*(Modèle installé à l'hôpital Broca, de Paris, à l'hôpital de Toulouse,
à l'Académie militaire de Saint-Pétersbourg, etc.)*

permettant de stériliser du même coup, par la vapeur sous 2 kilos de pression
(135° environ), **tout ce qui est nécessaire à une séance opératoire**
(objets de pansement, compresses et champs opératoires, blouses et tabliers, instruments).

L'appareil se compose d'un coffre A en tôle galvanisée qui supporte les cylindres stérilisateurs B et C (diam. 0,40, prof. 0,50) avec porte à charnières D; une fermeture à volant E assure l'obturation hermétique.

Une chaudière à gaz F (avec bouteille alimentaire G) alimente 2, 4, 6 ou 8 cylindres au moyen des robinets H; l'eau condensée s'évacue par les purgeurs I.

Prix de l'appareil avec la chaudière (sans les boîtes, les paniers, ni les plateaux), compris la tuyauterie d'alimentation et de purge.

AVEC TAMPONS EN FONTE						AVEC TAMPONS EN BRONZE					
4 RÉCIPIENTS		6 RÉCIPIENTS		8 RÉCIPIENTS		4 RÉCIPIENTS		6 RÉCIPIENTS		8 RÉCIPIENTS	
Nº	Prix	Nº	Prix	Nº	Prix	Nº	Prix	Nº	Prix	Nº	Prix
25941	3400	25942	4350	25943	5000	25944	4600	25945	6000	25946	7350

J est une trompe à vide qui se facture en supplément (trompe à vapeur).

Quand on dispose d'une canalisation de vapeur à forte pression, il faut intercaler un réducteur de pression avant le raccordement avec le polyautoclave. Le prix de l'appareil est alors diminué de la valeur de la chaudière correspondante.

CONTENU DU POLYAUTOCLAVE

Nº 25951.

Boîte grand modèle, diam. 0,34; prof. 0,43 (pʳ blouses, tabliers).
Nº 25947. Polie...... **88 fr.** | Nº 25948. Nickelée... **110** fr.

Boîte petit modèle, diamètre 0,34; profondeur 0,20.
(pour objets de pansements, compresses, champs opératoires).
Nº 25949. Polie....... **55 fr.** | Nº 25950. Nickelée.... **70** fr.

Plateaux en tôle émaillée pour instruments.

On les place sur les rayons d'un panier Nº 25951; pour éviter la rouille, les instruments sont recouverts d'une compresse épaisse trempée dans une solution de benzoate ou borate de soude à 2 °/₀.

On stérilise ainsi, à la fois, dans l'appareil, les plateaux et les instruments, ce qui évite toute manipulation ultérieure de ces derniers.

Quand on retire les plateaux du polyautoclave, on les dépose sur un grand plateau émaillé Nº 25952.

Nº 25951. Panier en cuivre poli (diam. 0,37; prof. 0,43). **55** fr.
— 25952. Grand plateau émaillé de 1,08×0,58×0,075.. **70** fr.

Petits plateaux émaillés avec poignées et inscriptions.

Nº 25953. *Série pour opérations abdominales :* un plateau de 0,20 × 0,10, trois de 0,27 × 0,25, un de 0,395 × 0,22 et deux de 0,20×0,15................................ **80** fr.

— 25954. *Série pour opérations vaginales :* quatre plateaux de 0,27×0,27, un de 0,395×0,27, un de 0,30×10 et un de 0,20×0,10........................... **70** fr.

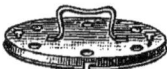

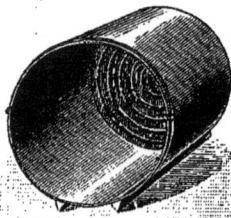

Nºˢ 25947-25948.

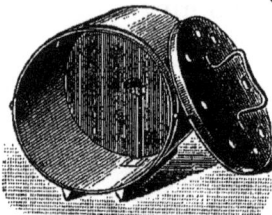

Sur demande, nous pourrions porter la profondeur des autoclaves à 0,60 ou 0,70 moyennant un léger supplément; nous modifierions en conséquence la disposition des boîtes et paniers.

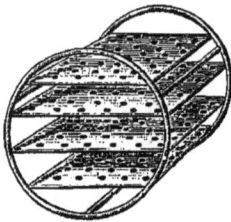

Nºˢ 25949-25950.

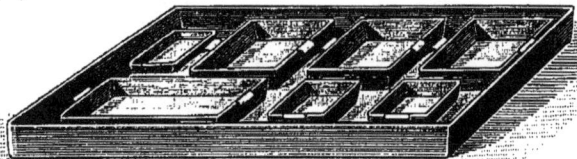

Nºˢ 25952 à 25954.

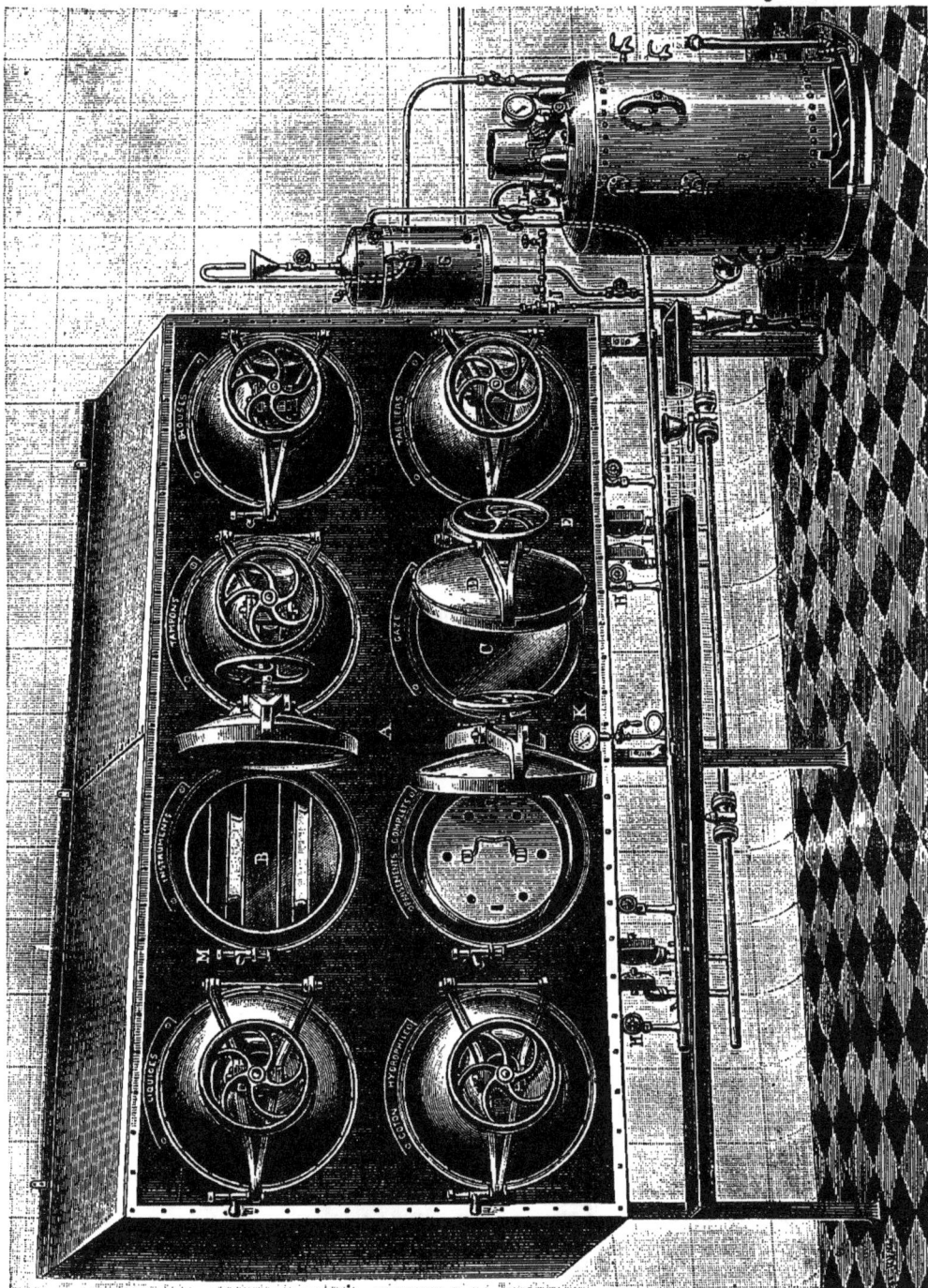

Polyautoclave du Prof^r S. POZZI et du Dr F. JAYLE.

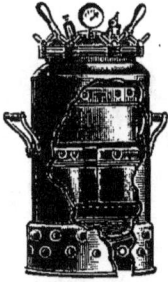

Nᵒˢ 25961 et 25962.

Autoclave portatif.

AUTOCLAVE PORTATIF
se plaçant sur un foyer quelconque
et pouvant fonctionner à 2 kilos de pression.

Appareil construit entièrement en cuivre rouge et bronze
(étamé intérieurement), boulons articulés, poignées latérales,
manomètre, soupape de sûreté, robinet d'air et robinet de purge.

Diamètre du corps cylindrique......	0.250
Diamètre de l'orifice..............	0,165
Hauteur (au-dessus de la grille)	0,300

Nᵒ 25961. Prix sans boîtes ni brûleur............... **155 fr.**

Avec cet autoclave on peut stériliser d'un seul coup 3 boîtes
(diam. 0,11 haut. 0,11) et une boîte (diam. 0,15, haut. 0,15).

Prix d'une série de 4 boîtes :

Nᵒ 25962. Cuivre rouge poli........	**53 fr.**
— 25963. Cuivre nickelé...................	**66 fr.**
— 25964. Supplément pour rampe à gaz à l'autoclave...................	**22 fr.**
— 25965. Supplément pour brûleur à pétrole.......................	**33 fr.**

AUTOCLAVES CHAUFFÉS PAR L'ÉLECTRICITÉ

L'électricité n'est utilisable pour produire de la
vapeur que dans les cas tout à fait exceptionnels
où l'on se préoccupe très peu de la dépense de
courant.

Nous n'envisageons, d'ailleurs, que des autoclaves
destinés à la stérilisation des pansements qui est
assurée par la vaporisation d'une quantité d'eau
assez faible.

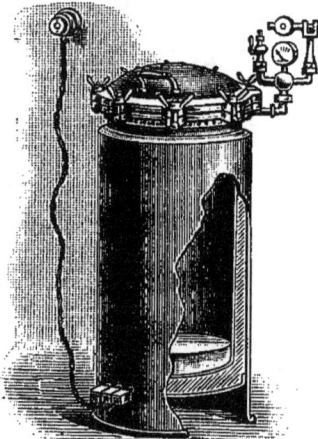

Nᵒˢ 25966-25969.

Les appareils (en cuivre rouge et bronze) sont
construits pour une pression de 2 kilos; ils
comprennent manomètre et soupape de sûreté.

Le système de chauffage comporte 2 allures,
l'une pour atteindre la vaporisation, l'autre
pour maintenir simplement la pression.

Autoclaves verticaux.

Nᵒ 25966. Diam.	0ᵐ,20.	Prof.	0ᵐ,35.	**315 fr.**
— 25967. —	0ᵐ,25.	—	0ᵐ,45.	**420 fr.**
— 25968. —	0ᵐ,30.	—	0ᵐ,50.	**485 fr.**
— 25969. —	0ᵐ,35.	—	0ᵐ,60.	**550 fr.**

Autoclaves horizontaux.
avec chaudière attenante et bâti métallique.

Nᵒ 25970. Diam.	0ᵐ,30.	Prof.	0ᵐ,45.	**605 fr.**
— 25971. —	0ᵐ,35.	—	0ᵐ,50.	**760 fr.**
— 25972. —	0ᵐ,40.	—	0ᵐ,60.	**900 fr.**

En faisant la commande, préciser la
nature du courant et son voltage.

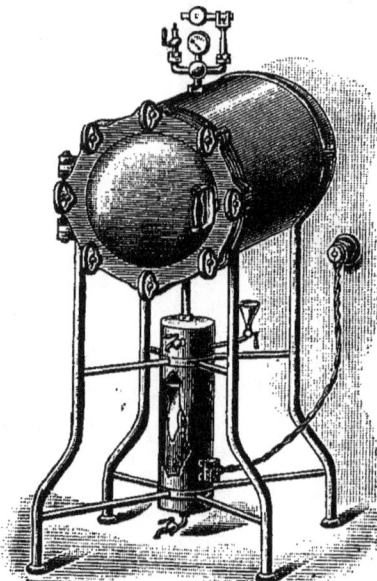

Nᵒˢ 25970-25972.

Pour les boîtes, voir pages 74 à 80.

AUTOCLAVE CENTRAL
pour la stérilisation des pansements dans les grands établissements.

Modèle construit pour l'Hôtel-Dieu de Nantes et pour l'hôpital COLTZEA de Bucharest.

Cet appareil trouve son application dans les hôpitaux importants qui possèdent un service central de stérilisation et qui disposent d'une canalisation de vapeur à 2 kilos de pression. (Dans le cas de pression supérieure, il suffit d'intercaler un détendeur.)

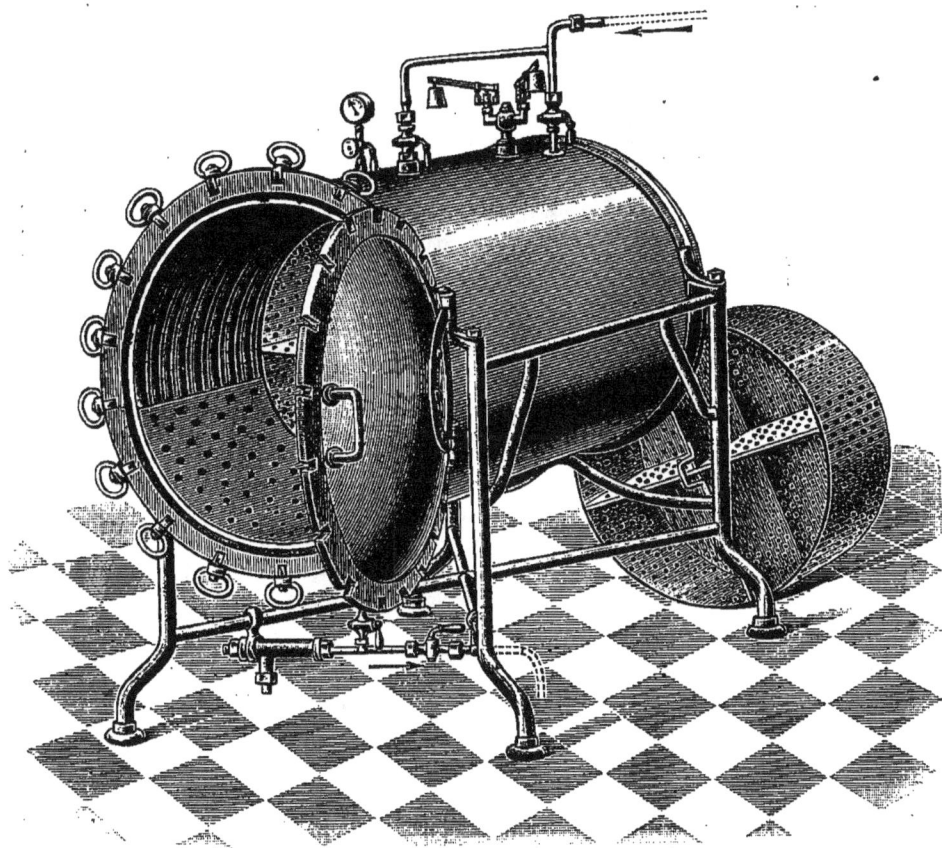

Nᵒ 25975. — Autoclave central...

C'est une étuve en tôle galvanisée (avec bâti en fer) ayant comme dimensions utiles : diamètre, 0ᵐ,80; profondeur, 1ᵐ,10, timbrée à 2 kilos par le Service des Mines, avec accessoires de sûreté et purgeur automatique.

Un serpentin intérieur en cuivre permet de réchauffer le corps cylindrique et son contenu avant stérilisation, puis de continuer la chauffe après stérilisation pour activer le séchage. Un plateau curviligne protège le serpentin et facilite le chargement de l'appareil.

2 paniers perforés en tôle galvanisée sont destinés à recevoir le matériel à stériliser.

Nᵒ 25975. Prix de l'appareil (avec les 2 paniers, mais sans boîtes).......... **2100 fr.**
— 25976. Supplément pour trompe à vapeur...................... **110 fr.**
— 25977.   —   adjonction d'un réfrigérant (breveté) donnant très rapidement le vide soit avant, soit après la stérilisation (Voir page 61). **330 fr.**

Pour les boîtes, prix sur demande.

BOITES POUR LA STÉRILISATION DANS L'AUTOCLAVE
des compresses et objets de pansement.

C'est indiscutablement avec l'autoclave qu'on obtient la plus grande sécurité pour la stérilisation des pansements (à la condition de faire bien échapper l'air, puis de maintenir la pression en laissant un léger échappement de vapeur pour obtenir une circulation).

Les boîtes peu volumineuses sont très avantageuses, aujourd'hui qu'une boîte entamée est considérée comme suspecte.

D'ailleurs, en principe, la préférence est acquise aux *boîtes larges et peu profondes :* plus le diamètre est grand, plus les pansements sont commodes à prendre; moins la profondeur est importante, plus la vapeur a de facilité pour traverser la masse à stériliser.

N°s 26001-26002.

Pour contrôler la stérilisation, le procédé le plus sûr consiste à mettre, au milieu même des pansements, des *tubes-témoins* renfermant un produit fusible soit à 120°, soit à 130°. Si, lors de l'ouverture de la boîte, on trouve la matière fondue, c'est que la température à 120° ou 130° a bien été obtenue.

Prix à la douzaine des tubes-témoins. N° 26001. Fusibles à 120°. 2 fr. 50 | N° 26002. Fusibles à 130°. 2 fr. 75

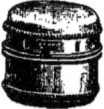

N°s 26003 à 26006.
Boîte à compresses.

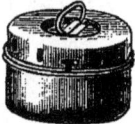

Nous recommandons spécialement nos boîtes d'une seule pièce construites avec fond embouti; mais, en raison même de leur mode de fabrication, leur profondeur est forcément limitée.

Les boîtes avec fermeture à baïonnette ne sont réellement pratiques que pour les petits diamètres, et la manœuvre du couvercle devient difficile quand le diamètre dépasse 0,30; aussi nous recommandons, pour les grands diamètres, les couvercles à charnière, ou bien la fermeture à cames.

N°s 26011 à 26022.
Boîte emboutie pour pansements.

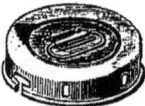

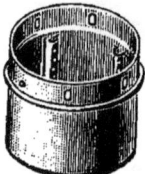

Si l'on désire commander par pédale l'ouverture du couvercle, il faut prendre des boîtes appropriées (Voir n°s 26031 à 26044 et 26101 à 26129).

A partir du diamètre de 0,30, les *boîtes pour autoclaves horizontaux* sont fabriquées avec nervures inférieures, de manière à surélever les boîtes afin qu'elles se trouvent, au centre de l'autoclave, bien enveloppées de vapeur.

Sur demande, nous pouvons fabriquer les divers modèles de boîtes soit en nickel pur, soit en aluminium.

Prix pour chaque cas particulier.

BOITES EMBOUTIES avec fermeture à baïonnette (modèle déposé).

Ces boîtes, d'une seule pièce, en cuivre rouge renforcé (sans agrafages ni soudures), sont *très faciles à nettoyer* grâce aux angles arrondis.

Elles sont recommandables par leur solidité.

N°s 26011 à 26025.
Boîte avec tubes perforés.

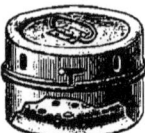

PETITES BOITES POUR COMPRESSES

Les boîtes ayant 0,06 et 0,11 de diamètre ont généralement un couvercle sans poignée.

Diam. 0,06 Haut. 0,11 N° 26003. Polie. 10 fr. N° 26004. Nickelée. 12 fr.
— 0,11 — 0,11 — 26005. — 12 fr. — 26006. — 15 fr.

N° 26007. Suppl^t p^r poignée au couvercle dans les boîtes de 0,11. 1 fr.

BOITES EMBOUTIES POUR PANSEMENTS
(avec poignée au couvercle)

Diam. 0,13 Haut. 0,15 N° 26011. Polie.	**15 fr.**	N° 26012. Nickelée.	**20 fr.**		
— 0,15 — 0,15 — 26013. —	**17 fr.**	— 26014. —	**22 fr.**		
— 0,17 — 0,15 — 26015. —	**18 fr.**	— 26016. —	**23 fr.**		
— 0,22 — 0,13 — 26017. —	**22 fr.**	— 26018. —	**30 fr.**		
— 0,26 — 0,15 — 26019. —	**28 fr.**	— 26020. —	**36 fr.**		
— 0,30 — 0,17 Sans nervures — 26021. —	**30 fr.**	— 26022. —	**41 fr.**		
La même, avec nervures.. — 26023. —	**35 fr.**	— 26024. —	**46 fr.**		

N°s 26011 à 26026.
Boîte avec fond à éclipse.

Pour faciliter la pénétration de la vapeur dans les boîtes à pansements, on peut disposer latéralement des tubes perforés.

N° 26025. Supplément pour boîte à tubes perforés........ **5 50**

On peut disposer sur le fond des orifices à éclipse.

N° 26026. Supplément pour fond avec fermeture à éclipse. **8 fr.**

BOITES DU PROFESSEUR DEPAGE
avec couvercle à charnière.

La boîte, en cuivre rouge renforcé, est emboutie d'une seule pièce.

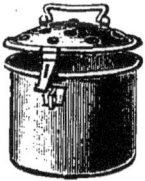

Diam. 0,17. Haut. 0,15. N° 26031. Polie **24** fr. N° 26032. Nickelée **32** fr.
— 0,22. — 0,13. — 26033. — **31** fr. — 26034. — **39** fr.
— 0,26. — 0,15. — 26035. — **36** fr. — 26036. — **46** fr.

Boîte ayant 0m,30 de diamètre et 0m,17 de hauteur.

Sans nervures. N° 26037. Polie **40** fr. N° 26038. Nickelée **51** fr.
Avec — — 26039. — **44** fr. — 26040. — **55** fr.

Boîte ayant 0m,35 de diamètre et 0m,17 de hauteur.

Sans nervures. N° 26041. Polie **48** fr. N° 26042. Nickelée **63** fr.
Avec — — 26043. — **54** fr. — 26044. — **68** fr.

N°⁵ 26031 à 26044.

Boîte du Prof⁻ Depage.

Les boîtes du Professeur DEPAGE peuvent s'adapter à nos supports commandés par pédales.

BOITES DU DOCTEUR D'HERBÉCOURT
avec couvercle à charnière démontable (modèle déposé).

Le couvercle échappe de lui-même de son articulation (quand il est entièrement développé).

N° 26045. Ces boîtes se facturent avec une augmentation de 11 fr. sur le prix des boîtes embouties ordinaires. N°⁵ 26011 à 26024.

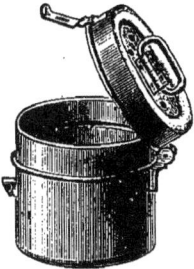

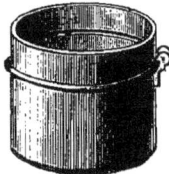

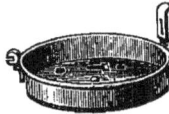

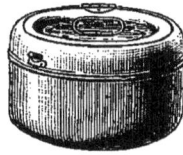

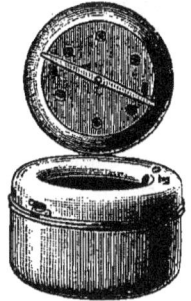

N° 26045. Boîte du Docteur D'Herbécourt.

N°⁵ 26051 à 26066. Boîte moderne.

BOITES MODERNES avec couvercle à charnière (modèle déposé).
La boîte est emboutie d'une seule pièce.

Le couvercle se maintient fermé grâce à un dispositif spécial commandé par la poignée. (il peut se démonter exceptionnellement, pour faciliter le nettoyage). — Les orifices pour l'arrivée de vapeur s'ouvrent et se ferment également par la poignée.

Boîte moderne.....	Diam. 0,22	Haut. 0,13	N° 26051. Polie	**35** fr.	N° 26052. Nickelée.	**43** fr.
—	— 0,26	— 0,15	— 26053. —	**42** fr.	— 26054. —	**51** fr.
— sans nervures..	— 0,30	— 0,17	— 26055. —	**46** fr.	— 26056. —	**57** fr.
— avec — ..	— 0,30	— 0,17	— 26057. —	**52** fr.	— 26058. —	**63** fr.
— sans — ..	— 0,35	— 0,17	— 26059. —	**58** fr.	— 26060. —	**71** fr.
— avec — ..	— 0,35	— 0,17	— 26061. —	**64** fr.	— 26062. —	**77** fr.
— sans — ..	— 0,45	— 0,20	— 26063. —	**82** fr.	— 26064. —	**99** fr.
— avec — ..	— 0,45	— 0,20	— 26065. —	**88** fr.	— 26066. —	**105** fr.

Les boîtes modernes ne peuvent pas s'adapter à nos supports commandés par pédales.
Les boîtes avec nervures sont destinées aux autoclaves horizontaux.

BOITES DU DOCTEUR JAYLE avec fermeture à cames (déposé).

La fermeture s'obtient par une série d'agrafes articulées; il suffit d'emboîter le couvercle sur la boîte, puis de rabattre, à chaque agrafe, le levier qui assure la fermeture.

Ces boîtes sont en cuivre renforcé, embouties d'une seule pièce.

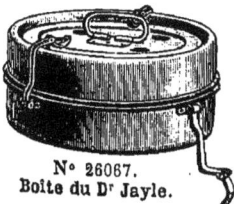

N° 26067. Le prix et les dimensions sont les mêmes que pour les boîtes modernes.

N° 26067.
Boîte du D⁻ Jayle.

N° 26068. Sur demande, nous pouvons adapter à nos modèles de boîtes un dispositif assurant *l'inviolabilité de la fermeture au moyen d'un fil plombé.* Supplément. **2 fr. 75**

BOITES embouties, SÉRIE BASSE

La hauteur étant très faible par rapport au diamètre, la vapeur traverse facilement les pansements, et ces derniers sont commodes à prendre

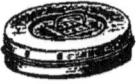

D'autre part, on restreint le déchet des pansements inutilisés dans une boîte entamée.

Enfin, on peut utiliser le fond de la boîte comme plateau pour les instruments.

Jusqu'au diamètre de 0,26 inclus, la fermeture est à baïonnette; à partir du diamètre de 0,30, ces boîtes sont fournies avec fermeture à cames.

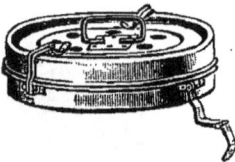

N°s 26071-26082.

Boîte basse
avec fermeture à baïonnette

DIAM.	HAUT.			PRIX.				PRIX.
0,11.	0,06.	N° 26071.	Polie.	7 50	N° 26072.	Nickelée.	10 fr.
0,13.	0,06.	— 26073.	—	9	— 26074.	—	12
0,15.	0,07.	— 26075.	—	11	26076.	—	16
0,17.	0,07.	— 26077.	—	13	— 26078.	—	18
0,22.	0,08.	— 26079.	—	18	— 26080.	—	23
0,26.	0,08.	— 26081.	—	22	— 26082.	—	27
0,30.	0,09.	— 26083.	—	31	— 26084.	—	35
0,35.	0,10.	— 26085.	—	38	— 26086.	—	45
0,45.	0,12.	— 26087.	—	50	— 26088.	—	60

N°s 26083-26088.

Boîte basse
avec fermeture à cames.

En raison de la très faible hauteur de ces boîtes, il est impossible d'y rapporter des nervures comme nous le faisons dans les boîtes profondes destinées aux autoclaves horizontaux.

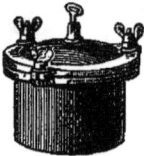

BOITES DU DOCTEUR PICQUÉ
pour la stérilisation des pansements par les vapeurs d'alcool.

Ce sont des boîtes hermétiquement fermées dont le fond présente une rigole que l'on garnit d'alcool à 90°.

Après la stérilisation dans l'autoclave, on retire les boîtes refroidies, on dévisse les boulons, et on prend la boîte par l'anneau supérieur; si la boîte reste fermée, c'est que le vide s'est bien produit et que la stérilisation est certaine.

En trouvant la *boîte fermée automatiquement* au moment d'utiliser les pansements, le chirurgien sera assuré qu'aucune contamination n'a pu se produire.

La rentrée d'air disposée sur le couvercle permet d'ouvrir la boîte.

N°s 26091-26093.
Boîte du Dr Picqué.

Prix des boîtes en cuivre rouge avec couvercle en bronze et joint en caoutchouc.
N° 26091. Diam. 0,15 **50^f** N° 26092. Diam. 0,20 **70^f** N° 26093. Diam. 0,28 **125^f**

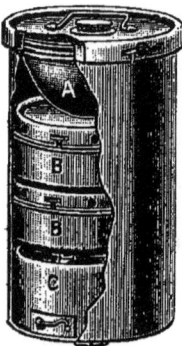

MATÉRIEL PORTATIF DU DOCTEUR CH. MARTIN
pour opérations d'urgence au domicile des malades.

C'est un cylindre, en cuivre poli, à fermeture hermétique, qui renferme 4 capsules rondes A en nickel pur, 2 boîtes à pansements B en cuivre poli et une boîte à eau C en cuivre nickelé.

N° 26095.
Matériel portatif
du Docteur Ch. Martin.

L'ensemble étant préalablement stérilisé à l'autoclave, on ferme le cylindre hermétiquement et on ne l'ouvre qu'au moment de l'emploi.

N° 26095. Prix de l'ensemble (stérilisable dans un autoclave ayant 0^m,25 de diamètre et 0^m,45 de profondeur)................ .... **220** fr.

Sur demande, étude de combinaisons analogues applicables à d'autres dimensions.

BOITE PERFECTIONNÉE A DISQUES

avec nombreux orifices de vapeur à fermeture hermétique

(MODÈLE BREVETÉ.)

LÉGENDE :

A. Corps cylindrique embouti.
B. Couvercle à charnière.
C. Disque de fermeture.
F. Poignée de manœuvre.

D. Orifices de vapeur.
E. Tubes perforés pour la distribution de vapeur.

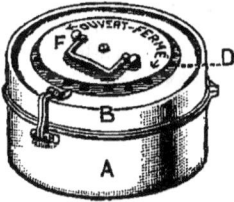

Boîte à un seul disque.
(Orifices ouverts.)

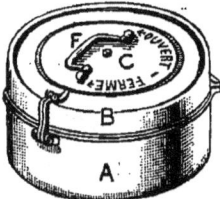

Le disque C s'élève ou s'abaisse par la rotation de la poignée F.

Quand le disque est soulevé, la vapeur pénètre *largement* au pourtour du disque par les orifices D et E.

Il suffit de baisser le disque (par une rotation d'un demi-tour) pour obtenir une excellente fermeture des trous D.

Les disques peuvent se démonter, exceptionnellement, pour faciliter le nettoyage.

Les boîtes à disque, qui ont leur couvercle à charnière, peuvent s'adapter à nos supports à pédale.

Boîte à un seul disque.
(Orifices fermés.)

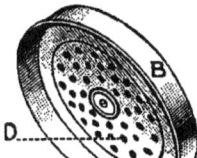

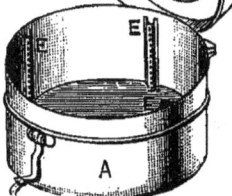

Prix des boîtes à un seul disque.

Petites boîtes avec couvercle à baïonnette et sans tubes perforés.

Diam. 0,11 haut. 0,11 Nº 26101. Polie **23ᶠ** Nº 26102. Nickelée **26ᶠ**
— 0,13 haut. 0,15 — 26103. — **26ᶠ** — 26104. — **31ᶠ**
— 0,15 haut. 0,15 — 26105. — **27ᶠ** — 26106. — **33ᶠ**
— 0,17 haut. 0,15 — 26107. — **29ᶠ** — 26108. — **34ᶠ**

Boîtes avec couvercle à charnière et tubes perforés.

Diam. 0,22 haut. 0,13 Nº 26111. Polie **41ᶠ** Nº 26112. Nickelée **48ᶠ**
— 0,26 haut. 0,15 — 26113. — **47ᶠ** — 26114. — **56ᶠ**

Diam.	Haut.		Nᵒˢ	Prix.	Nᵒˢ	Prix
0,30	0,17	sans nervures.	26115. Polie.	52	26116. Nickelée.	63
		avec —	26117. Polie.	57	26118. Nickelée.	68
0,35	0,17	sans nervures.	26119. Polie.	64	26120. Nickelée.	77
		avec —	26121. Polie.	69	26122. Nickelée.	82
0,45	0,20	sans nervures.	26123. Polie.	88	26124. Nickelée.	104
		avec —	26125. Polie.	93	26126. Nickelée.	110

Boîte à un seul disque.
(Couvercle ouvert.)

Les boîtes avec nervures sont destinées aux autoclaves horizontaux.

BOITES A DEUX DISQUES

Dans les boîtes à 2 disques, le fond comporte un autre disque pour l'arrivée de vapeur : la fermeture de ce disque inférieur se produit très simplement par la manette G sans avoir besoin de retourner la boîte.

Dans le modèle à 2 disques, les tubes E sont supprimés.

Les boîtes à 2 disques se facturent avec les majorations suivantes sur les modèles correspondants à un disque.

Nº 26127. Diam. de 0,11 à 0,17 **9ᶠ** | Nº 26128. Diam. de 0,22 à 0,30 **11ᶠ**
Nº 26129. Diamètres de 0,35 et de 0,45.. **13 fr.**

Nous avons fourni des boîtes à disques pour le nouveau service d'oto-rhino-laryngologie de l'hôpital Laënnec (Dr Lombard) et pour l'Institut Moderne à Gand.

Nous avons fourni des boîtes du même genre pour M. le Dr GOSSET avec des modifications de détails.

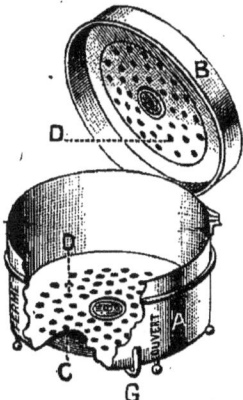

Boîte à 2 disques.

SÉRIES DE BOITES A PANSEMENTS POUR AUTOCLAVES HORIZONTAUX

On peut stériliser dans les autoclaves horizontaux soit des grandes boîtes occupan tout le diamètre, soit des petites boîtes disposées dans des paniers appropriés.

Les grandes boîtes sont munies de nervures inférieures de maniére à les surélev afin qu'elles se trouvent, au centre de l'autoclave, bien enveloppées de vapeur.

Les boîtes pour blouses et tabliers sont fabriquées avec fond agrafé, leur gra longueur ne permettant pas l'emboutissage.

CONTENU DE L'AUTOCLAVE DE 0,35

GRANDES BOITES *de profondeur courante.* (Diam., 0,30; long., 0,17), pʳ autocl. de

Boîte du Pʳ DEPAGE.	Nº 26141. Polie......	**44 fr.**	Nº 26142. Nickelée...	b	
— moderne......	— 26143. —	**52 fr.**	— 26144. —	? P	
— du Dʳ JAYLE..	— 26145. —	**52 fr.**	— 26146. —		
— à un disque...	— 26147. —	**57 fr.**	— 26148. —	6	
— à deux disques	— 26149. —	**68 fr.**	— 26150. —	... **79 f**	

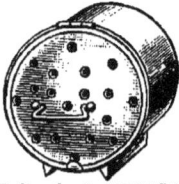

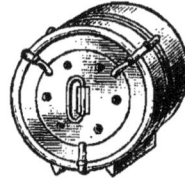

Boîte du Dʳ DEPAGE.   Boîte moderne.   Boîte du Dʳ JAYLE.   Boîte à disque.

BOITES PROFONDES. (Diam., 0,30; long., 0,45) *pour blouses et tabliers.*

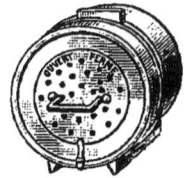

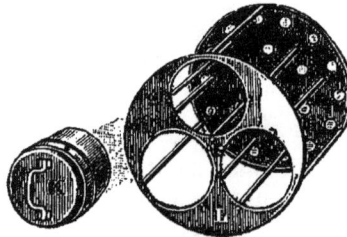

Modèle à deux disques (s'adaptant à l'autoclave horizontal de 0,35).

Nº 26151. Boîte polie............ **88 fr.** | Nº 26152. Boîte nickelée........ **105 fr.**

PANIERS *en cuivre pouvant recevoir une série de boîtes* (pour autoclave de 0,35).

Panier pour 4 boîtes ayant 0,11 de diam.	Nº 26153. Poli	**39ᶠ**	Nº 26154. Nickelé	**44ᶠ**	
— 8 — 0,11 —	— 26155. —	**44ᶠ**	— 26156. —	**50ᶠ**	
— 12 — 0.11 —	— 26157. —	**50ᶠ**	— 26158. —	**55ᶠ**	

Prix de chaque boîte. Diam. 0,11, long. 0,11. Nº26159. Polie. **13ᶠ** Nº 26160. Nickelée **16ᶠ** (avec poignée au couvercle.)

Panier pour 3 boîtes ayant 0,13 de diam.	Nº 26161. Polie.	**39ᶠ**	Nº 26162. Nickelée	**44ᶠ**	
— 6 — 0,13 —	— 26163. —	**44ᶠ**	— 26164. —	**50ᶠ**	
— 9 — 0,13 —	— 26165. —	**50ᶠ**	— 26166. —	**55ᶠ**	

Prix de chaque boîte. Diam. 0,13, long. 0,15. Nº 26167. Polie. **15ᶠ** Nº 26168. Nickelée **20ᶠ**

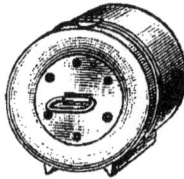

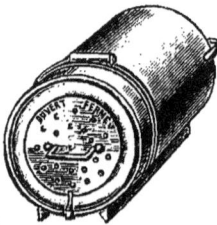

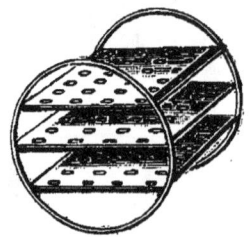

Boîte profonde   Petite boîte.   Panier   Panier
pour blouses et tabliers.   pour petites boîtes.   pour plateaux d'instruments

Panier pour recevoir des plateaux d'instruments (pour autoclave de 0ᵐ,35).

Nº 26169. Panier en cuivre poli... **39 fr.** | Nº 26170. Panier en cuivre nickelé. **44 fr**

RIES DE BOITES a PANSEMENTS POUR AUTOCLAVES HORIZONTAUX

CONTENU DE L'AUTOCLAVE DE 0,40

NDES BOITES *de profondeur courante*. (Diam., 0,35 ; long., 0,17), p^r autoclave de 0,40.

du Pr DEPAGE..	N° 26180. Polie...	54 fr.	N° 26181. Nickelée...	68 fr.
moderne......·.	— 26182. — ...	64 fr.	— 26183. — ...	77 fr.
du Dr JAYLE...	— 26184. — ...	64 fr.	— 26185. — ...	77 fr.
à un disque....	— 26186. — ...	69 fr.	— 26187. — ...	82 fr.
à deux disques.	— 26188. — ...	82 fr.	— 26189. — ...	95 fr.

BOITES PROFONDES. (Diam., 0,35 ; long., 0,28) *pour blouses et tabliers.*

Modèle à deux disques (s'adaptant à l'autoclave horizontal de 0,40).
Boîte polie............ 96 fr. | N° 26191. Boîte nickelée......... 115 fr.

n cuivre pouvant recevoir une série de boîtes (pour autoclave de 0,40).

5 boîtes ayant 0,11 de diam.	N° 26192. Poli.	44^f	N° 26193. Nickelé.	50^f
10	—	0,11	—	— 26194. —	50^f	— 26195. —	55^f
—	15		0,11	—	— 26196. —	55^f	— 26197. —	60^f

x de chaque boîte. Diam., 0,11 ; long., 0,11. N° 26198. Polie. 13^f N° 26199. Nickelée. 16^f

ier pour 4 boîtes ayant 0,13 de diam.	N° 26200. Poli.	44^f	N° 26201. Nickelé.	50^f
— 8 —	0,13	—	— 26202. —	50^f	— 26203. —	55^f
— 12 —	0,13	—	— 26204. —	55^f	— 26205. —	60^f

ix de chaque boîte. Diam., 0,13 ; long., 0,15. N° 26206. Polie. 15^f N° 26207. Nickelée. 20^f

nier pour 2 boîtes de 0,15 et 2 boîtes de 0,13. N° 26208. Poli. 44^f N° 26209. Nickelé. 50^f

— 4 — 0,15 4 — 0,13.	— 26210. —	50^f	— 26211. —	55^f
— 6 — 0,15 6 — 0,13.	— 26212. —	55^f	— 26213. —	66^f

ix de chaque boîte. Diam., 0,15 ; long., 0,15. N° 26214. Polie. 17^f N° 26215. Nickelée. 22^f
— 0,13 ; — 0,15. N° 26216. — 15^f N° 26217. — 20^f

Panier pour recevoir les plateaux d'instruments (pour autoclave de 0,40).
26218. Panier en cuivre poli.. 44 fr. | N° 26219. Panier en cuivre nickelé. 50 fr.

CONTENU DE L'AUTOCLAVE DE 0,50

ANDES BOITES *de profondeur courante*. (Diam., 0,45 ; long,, 0,20), p^r autoclave de 0,50.

île moderne.......	N° 26230. Polie...	88 fr.	N° 26231. Nickelée...	105 fr.
du Dr JAYLE...	— 26232. — ..	88 fr.	— 26233. — ..	105 fr.
à un disque....	— 26234. — ...	93 fr.	— 26235. — ...	110 fr.
à deux disques.	— 26236. — ...	106 fr.	— 26237. — ...	123 fr.

BOITES PROFONDES. (Diam., 0,45 ; long., 0,32) *pour blouses et tabliers.*

Modèle à deux disques (s'adaptant à l'autoclave horizontal de 0,50).
° 26238. Boîte polie............... 115 fr, | N° 26239. Boîte nickelée......... 140 fr.

PANIERS *en cuivre pouvant recevoir une série de boîtes* (pour autoclave de 0,50).

nier pour 8 boîtes ayant 0,13 de diam.	N° 26241. Poli.	50^f	N° 26242. Nickelé.	55^f
— 16 —	0,13	—	— 26243. —	60^f	— 26244. —	65^f

rix de chaque boîte. Diam., 0,13 ; long., 0,15. N° 26245. Polie. 15^f N° 26246. Nickelée. 20^f

anier pour 5 boîtes ayant 0,15 de diam.	N° 26247. Poli.	50^f	N° 26248. Nickelé.	55^f
— 10 —	0,15	—	— 26249. —	60^f	— 26250. —	65^f

rix de chaque boîte. Diam., 0,15 ; long., 0,15. N° 26251. Polie. 17^f N° 26252. Nickelée. 22^f

anier pour 4 boîtes ayant 0,17 de diam.	N° 26253. Poli.	50^f	N° 26254. Nickelé.	55^f
— 8 —	0,17	—	— 26255. —	60^f	— 26256. —	65^f

rix de chaque boîte. Diam., 0,17 ; long., 0,15. N° 26257. Polie. 18^f N° 26258. Nickelée. 23^f

anier pour 2 boîtes de 0,15 et 5 boîtes de 0,13. N° 26261. Poli. 50^f N° 26262. Nickelé. 55^f
— 4 — 0,15 et 10 — 0,13. — 26263. — 60^f — 26264. — 65^f

rix de chaque boîte. Diam., 0,15 ; long., 0,15. N° 26265. Polie. 17^f N° 26266. Nickelée. 22^f
— — — 0,13 ; — 0,15. — 26267. — . 15^f N° 26268. — 20^f

Panier pour recevoir les plateaux d'instruments (pour autoclave de 0,50).
° 26269. Panier en cuivre poli.. 50 fr. | N° 26270. Panier en cuivre nickelé. 55 fr.

SUPPORTS ROULANTS POUR BOITES D'AUTOCLAVES
(Modèles déposés).

Ces supports, qui se placent à proximité de la table d'opérations, facilitent la distribution des objets de pansement.

L'accès des pansements étant plus commode quand les boîtes sont inclinées, nous construisons des supports appropriés.

Les prix ci-dessous s'entendent pour des supports avec roulettes caoutchoutées; ils ne comprennent pas la valeur des boîtes.

Supports pour boîtes placées horizontalement.

Supports ordinaires pour une boîte s'ouvrant à la main.

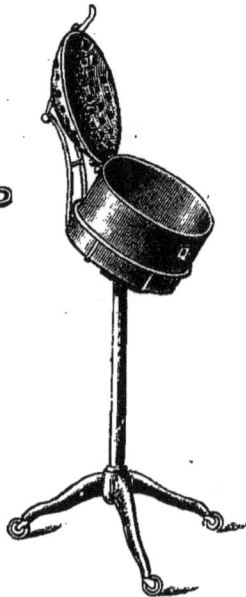

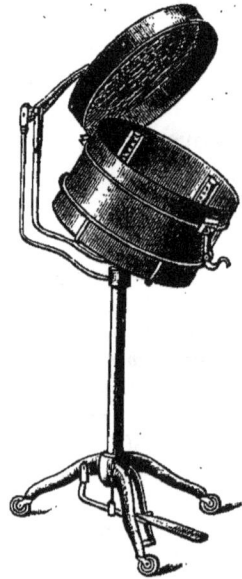

Jusqu'au diamètre de 0,30. N° 26281. Support verni. **44** fr.   N° 26282. Support nickelé. **77** fr.
Pour diam. supérieur à 0,30. N° 26283.   —   . **49** fr.   N° 26284.   —   . **88** fr.

Supplément pour support à deux boîtes (s'ouvrant à la main).

N° 26285. Support verni......... **17** fr. | N° 26286. Support nickelé....... **28** fr.

Support ordinaire avec commande par pédale (support pour une boîte).

Le couvercle se referme, automatiquement, quand on abandonne la pédale.

Jusqu'au diamètre de 0,30. N° 26287. Support verni. **60** fr.   Mº 26288. Support nickelé. **105** fr
Pour diam. supérieur à 0,30. N° 26289.   —   . **70** fr. : N° 26290.   —   . **120** fr.

N° 26292. Supplément pour enclanchement à la pédale (permettant de maintenir la boîte ouverte)... **11** fr.

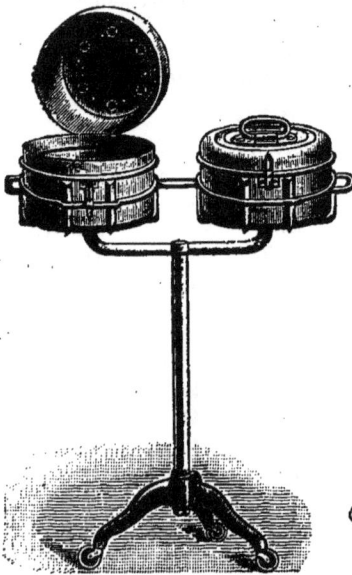

Support ordinaire à 2 boîtes   **Support à une boîte inclinée**   **Support à pédale**
(s'ouvrant à la main).   (s'ouvrant à la main).   (pour boîte inclinée).

Supplément pour supports à boîtes inclinées.

N° 26293. Dans le cas de boîtes manœuvrées à la main.................... **11** fr.
N° 26294. Dans le cas de boîtes à pédale................................. **17** fr.

Sur demande, prix de supports à pédales pour 2 boîtes.

(Pour les boîtes, voir pages 75 et 77).

BOITES POUR LA STÉRILISATION DANS L'AUTOCLAVE
des aiguilles, fils à sutures, catguts, bandes, etc.
MODÈLES DÉPOSÉS.

Ces diverses boîtes comportent une série d'orifices pour la circulation de vapeur, orifices faciles à fermer après stérilisation.

STÉRILISATEURS POUR AIGUILLES
(construits en cuivre nickelé).

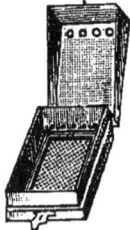

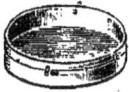

STÉRILISATEURS RECTANGULAIRES.
avec couvercle à charnière et panier mobile en cuivre
(fond en toile métallique à mailles très fines).

N° 26301. Modèle simple de 0m.14×0m,10×0m,05. **31 fr.**
— 26302. Modèle de 0m,20×0m,14×0m,05 (à 4 compartiments)...................... **46 fr.**

STÉRILISATEURS CYLINDRIQUES.
avec fermeture à baïonnette et sans panier.

N° 26303. Diam. 0,11. **11 fr.** | N° 26304. Diam. 0,13. **14 fr.**
N° 26305. Diam. 0,15............................ **18 fr.**

N° 26301.   N°s 26303 à 26305.
Stérilisateurs pour aiguilles.

N° 26306.

N°s 26310 à 16311.
Autoclave à catguts.   N° 26306.

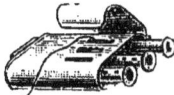

BOITES POUR FILS A SUTURES (soies, fils de lin, etc.).

Ces boîtes, en cuivre nickelé, renferment des bobines nickelées, en cuivre perforé ; ces bobines spéciales, de forme allongée, ont 0m,065 de long et 0m,007 de diamètre utile : les fils sont enroulés sur une seule épaisseur. On enfile les bobines dans la boîte sur des axes en tube perforé, et, pendant la stérilisation, la vapeur pénètre facilement au centre de la bobine et autour d'elle.

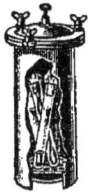

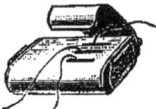

longr largr hautr
N° 26306. Petit modèle. 0,06, 0,05, 0,02, *avec 3 bobines.* **22f**
N° 26307. Grand modèle. 0,18, 0,08, 0,055, *avec 10 bobines.* **60f**

BOITE CYLINDRIQUE EN NICKEL PUR
pour fils à sutures, modèle du professeur TERRIER.

N° 26308. Diamètre, 0m,085. Hauteur, 0m,035. Prix. **17 fr.**
— 26309. — 0m,100. — 0m,040. — **19 fr.**

AUTOCLAVE A CATGUTS

C'est un récipient cylindrique (à fermeture hermétique) dans lequel on introduit des tubes de verre garnis d'alcool qui immerge les catguts.

On dispose ce récipient fermé dans un autoclave ordinaire où l'on pratique la stérilisation habituelle par la vapeur.

N° 26310. Grand modèle. Diamètre 0m,125......... **66 fr.**
— 26311. Petit — — 0m,060......... **33 fr.**

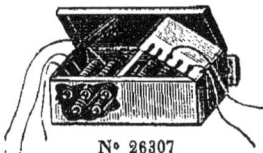

N° 26307
Boîte pour fils à sutures.

BOITES POUR LA STÉRILISATION DES BANDES
(gazes ordinaires, ouate comprimée).

Les trous latéraux sont destinés à l'arrivée de vapeur ; 2 nervures inférieures assurent la stabilité de la boîte dans la position horizontale.

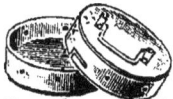

N°s 26308 et 26309.
Boîtes du Profr Terrier.

Boîte à 1 bande (larg. 0,05). N° 26312. Polie. **19f** ; N° 26313. Nick. **22f**
— 1 — (larg. 0,07). — 26314. Polie. **23f** ; — 26315. Nick. **27f**
— 1 — (larg. 0,10). — 26316. Polie. **26f** ; — 26317. Nick. **31f**
Boîte à 2 bandes (larg. 0,05). — 26318. Polie. **29f** ; — 26319. Nick. **33f**
— 2 — (larg. 0,07). — 26320. Polie. **34f** ; — 26321. Nick. **40f**
— 2 — (larg. 0,10). — 26322. Polie. **40f** ; — 26323. Nick. **46f**
Boîte à 3 bandes (larg. 0,05). — 26324. Polie. **40f** ; — 26325. Nick. **46f**
— 3 — (larg. 0,07). — 26326. Polie. **43f** ; — 26327. Nick. **48f**
Boîte à 3 bandes (à une bande de 0,10 et 2 de 0,05).
N° 26328. Polie...... **48 fr.** | N° 26329. Nickelée... **55 fr.**

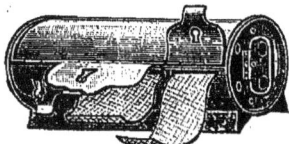

N°s 26328 et 26329.
Boîtes pour bandes.

M.

6

BOITES A BROSSES STÉRILISABLES A L'AUTOCLAVE

MODÈLES DÉPOSÉS, *construits en cuivre nickelé.*

Boîte ovale pouvant se monter, après stérilisation, sur un support fixé au mur.

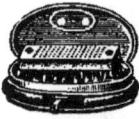

N° 26331. Boîte ovale, *à une brosse,*
sans le support........... **13 fr.**

— 26332. Boîte ovale, *à une brosse,*
avec support............. **18 fr.**

— 26333. Boîte ovale, *à trois brosses,*
sans le support.......... **23 fr.**

— 26334. Boîte ovale, *à trois brosses,*
avec support............. **28 fr.**

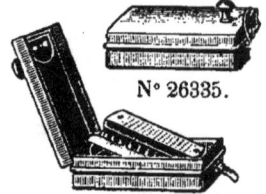

N° 26335.

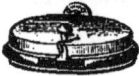

N° 26331.
Boîte ovale
à une brosse.

N° 26335.
Boîte rectangulaire
à une brosse.

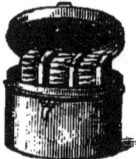

N° 26333.
Boîte ovale
à 3 brosses.

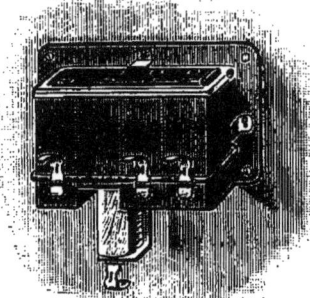

N° 26338.
Boîte rectangulaire à 4 brosses
(modèle accrochable).

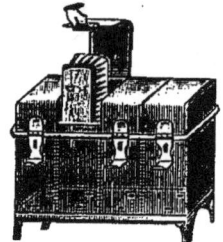

N° 26341.
Boîte rectangulaire à 4 brosses
(se plaçant sur une table).

N° 26335. **Boîte rectangulaire,** *à une brosse*
(se plaçant sur une table)............. **16 fr.**

En ouvrant le couvercle, la brosse se trouve automatiquement
soulevée, ce qui permet de la saisir commodément.

N° 26336. **Boîte rectangulaire,** *à 12 brosses,* avec
panier en cuivre étamé............ **50 fr.**

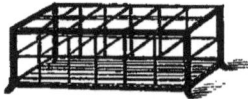

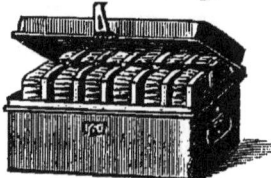

N° 26336.

STÉRILISATEUR
A COMPARTIMENTS INDÉPENDANTS

Une plaque coulissante avec trous pour l'arrivée de vapeur se
trouve disposée à l'opposé des couvercles.

A l'ouverture de chaque casier, la brosse se présente automatiquement.

Modèle accrochable (manœuvrable au coude)
avec contre-plaque nickelée se fixant au mur.

N° 26337. A 2 brosses.... .... **28^f**
N° 26338. A 4 brosses. **39^f** | N° 26339. A 6 brosses. **50^f**

Modèle se plaçant sur une tablette.

N° 26340. A 2 brosses. **22^f** | N° 26341. A 4 brosses. **28^f**
N° 26342. A 6 brosses............................ **39^f**

PORTE-BROSSES COMMANDÉ PAR PÉDALE
Modèle à douze brosses.

Cet appareil, entièrement métallique, a été construit sur les
indications de M. le Dr Paul Delbet, pour la Maison de Santé
de la Madeleine, à Paris.

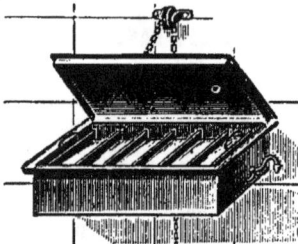

N° 26343.

N° 26343. Prix de l'appareil en cuivre nickelé.... **105 fr.**

ACCESSOIRES DE TOILETTE STÉRILISABLES A L'AUTOCLAVE
MODÈLES DÉPOSÉS
construits en cuivre nickelé.

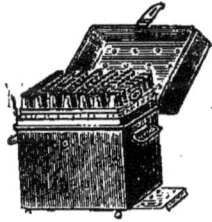

N° 26356.
Stérilisateur
pour cure-ongles.

STÉRILISATEUR POUR CURE-ONGLES.

Les cure-ongles sont disposés sur une sorte de chevalet en toile métallique que l'on introduit dans une enveloppe appropriée.

Petit modèle pour 12 cure-ongles.

N° 26351. Sans les cure-ongles. 26 fr. | N° 26352. Avec les cure-ongles. 31 fr.

Moyen modèle pour 25 cure-ongles.

N° 26353. Sans les cure-ongles. 40 fr. | N° 26354. Avec les cure-ongles. 48 fr.

Grand modèle pour 50 cure-ongles.

N° 26355. Sans les cure-ongles. 55 fr. | N° 26356. Avec les cure-ongles. 68 fr.

TROUSSE STÉRILISABLE POUR LA TOILETTE DU CHIRURGIEN

Elle renferme une paire de ciseaux à ongles, 2 brosses et 2 cure-ongles. L'ensemble s'accroche au mur et se développe entièrement pour permettre l'accès facile de tout le matériel.

N° 26357. Prix de la trousse complète. 50 fr. | N° 26358. Modèle analogue pr placer sur une table. 40 fr.

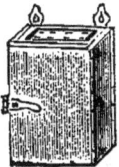

N° 26357. Trousse stérilisable.
(Modèle accrochable.)

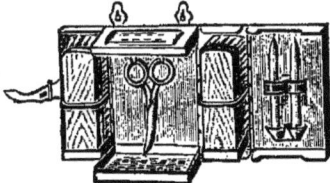

N° 26358. Trousse stérilisable
(se plaçant sur une table).

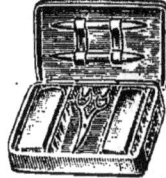

STÉRILISATEUR POUR SERVIETTES
avec compartiments indépendants.

Des plaques coulissantes, avec trous pour l'arrivée de vapeur, se trouvent disposées l'une à l'opposé des couvercles, l'autre sur la face arrière.

Les serviettes sont disposées enroulées.

A l'ouverture de chaque casier, la serviette se présente automatiquement (dans le modèle accrochable).

Modèle accrochable

(pouvant se manœuvrer au coude) avec contre-plaque nickelée se fixant au mur.

N° 26359. A 4 serviettes............. **75** fr.
— 26360. A 6 serviettes............. **85** fr.

Modèle se plaçant sur une table.

N° 26361. A 4 serviettes.............. **70** fr.
— 26362. A 6 serviettes............. **80** fr.

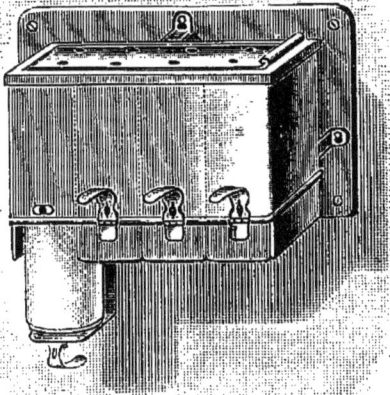

N° 26359. Stérilisateur pour serviettes.

STÉRILISATEUR DE GANTS
Modèle du Docteur GOSSET

L'appareil est construit en cuivre fort à angles arrondis.

Le couvercle et le fond sont munis tous les deux d'une plaque coulissante avec trous pour l'arrivée de vapeur.

Le stérilisateur est fourni avec 2 plateaux perforés superposables.

On peut garantir l'inviolabilité de la fermeture au moyen d'un fil plombé.

Dimensions : long. 0,40, larg. 0,15, haut. 0,01.

N° 26363. En cuivre poli. 60f | N° 26364. Nickelé... 70f

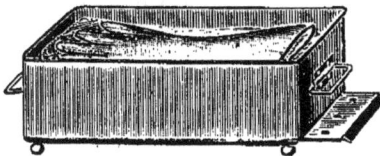

N° 26363. Stérilisateur de gants.

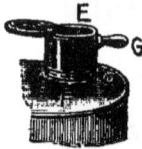

Rentrée d'air.

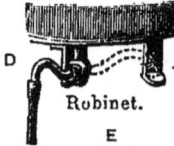

D

Robinet.

E

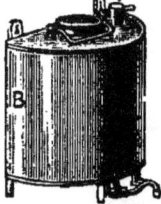

B

Nᵒˢ 26371 à 26373.

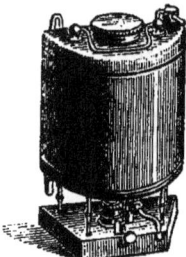

Nᵒˢ 26371 à 26381.

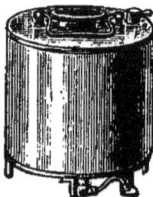

Nᵒ 26382.

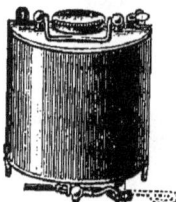

Boîte à eau stérilisée
avec robinet au coude.

BOITES A EAU STÉRILISÉE
(MODÈLES DÉPOSÉS)

Servant à la stérilisation de l'eau dans l'autoclave,
à sa conservation (sans contamination possible),
puis à son transport jusqu'au lieu d'emploi.

Nous recommandons les boîtes à eau dans les installations qui ne mettent pas déjà à la disposition des chirurgiens de l'eau stérilisée sous pression. Ces boîtes permettent de disposer, pour les lavages les plus délicats, d'eau stérilisée à l'autoclave (ces boîtes rendent aussi des services pour les opérations à faire au domicile des malades).

Ce sont des récipients que l'on remplit d'eau et que l'on stérilise par un séjour d'une demi-heure dans la vapeur à 120° ou 135°.

Les *boîtes à dos plat* peuvent s'accrocher au mur et *servir de laveur.*

Le robinet D, à genouillère, est terminé en olive pour recevoir un caoutchouc.

Dans les modèles confortables, le robinet de rentrée d'air E est ouvert ou fermé suivant que la manette G correspond aux lettres O ou F gravées sur le dessus de la boîte : on garnit d'ouate la chambre E, pour filtrer l'air avant sa rentrée. Le bouchon de remplissage à fermeture instantanée (avec caoutchouc assurant l'étanchéité), est de diamètre suffisant pour permettre le nettoyage.

Le corps des boîtes se fabrique soit en cuivre nickelé, étamé intérieurement, soit en nickel pur; mais la robinetterie est toujours en cuivre nickelé.

Les dimensions et la contenance de ces boîtes varient avec le modèle d'autoclave; toutefois nous recommandons de ne pas dépasser 8 à 10 litres pour que la boîte reste transportable.

Toutes nos boîtes à eau (sauf les nᵒˢ 16387 à 16393) sont construites pour la stérilisation dans des autoclaves verticaux, et, sauf avis contraire lors de la commande, les boîtes de 5 litres s'adaptent à l'autoclave de 0,25, celles de 6 litres à l'autoclave de 0,35 et celles de 8 litres et 10 litres à l'autoclave de 0,40.

BOITE A DOS PLAT, *modèle confortable.*
Prix en cuivre nickelé.

Nᵒ 26371. De 5 lit. **39ᶠ** | Nᵒ 26372. De 6 lit. **44ᶠ** | Nᵒ 26373. De 8 lit. **50ᶠ**

Prix en nickel pur.

Nᵒ 26376. De 5 lit. **55ᶠ** | Nᵒ 26377. De 6 lit. **66ᶠ** | Nᵒ 26378. De 8 lit. **83**

Sur demande (et sans que le prix soit modifié), ces boîtes à dos plat peuvent être disposées pour recevoir un réchaud mobile. On peut n'avoir qu'un réchaud pour une série de boîtes du même modèle.

Prix du réchaud à alcool.

Nᵒ 26379. Pour boîte de 5 lit. **11 fr.** | Nᵒ 26380. Pour boîte de 6 lit. **13 fr**
Nᵒ 26381. Pour boîte de 8 litres. **15 fr.**

BOITE DU DOCTEUR DELETREZ, *modèle cylindrique.*

Nᵒ 26382. Mêmes prix que les modèles à dos plat, de même capacité

BOITE AVEC ROBINET MANŒUVRABLE AU COUDE

Le robinet porte un levier qui coulisse dans des guides latéraux de manière à se loger sous la boîte et à ne pas perdre de place dans l'autoclave.

Quand on retire la boîte après stérilisation, il suffit de l'incliner légèrement pour que le levier prenne, de lui-même, la position de manœuvre au coude.

Nᵒ 26383. Supplément pour robinet manœuvrable au coude. **5 fr**

BOITES A EAU STÉRILISÉE

MODÈLES DÉPOSÉS.

Servant à la stérilisation de l'eau dans l'autoclave, à sa conservation
(sans contamination possible),
puis à son transport jusqu'au lieu d'emploi.

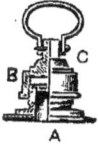

BOITE A EAU STÉRILISÉE, MODÈLE SIMPLIFIÉ

forme cylindrique, aplatie à l'arrière (pour autoclave vertical).

Le bouchon de remplissage A reçoit une rondelle B munie d'un petit trou d'air. On recouvre l'ensemble par un couvercle C (garni d'ouate stérilisée) que l'on visse à fond.

Pour permettre l'écoulement du liquide au moment de l'emploi, il suffit de dévisser le couvercle d'un quart de tour.

Prix en cuivre nickelé :

N° 26384. De 6ᵗ 33ᶠ | N° 26385. De 8ᵗ 39ᶠ | N° 26386. De 10ᵗ 44ᶠ

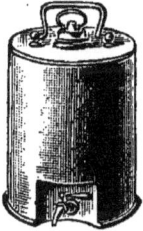

N°ˢ 26384 à 26386.
Boîte à eau.
Modèle simplifié.

BOITE A EAU POUR AUTOCLAVE HORIZONTAL
(Modèle confortable).

Elle est caractérisée par une forme spéciale, combinée pour obtenir une bonne utilisation de l'emplacement disponible; un anneau permet de l'accrocher au mur, pour servir de laveur.

Prix en cuivre nickelé :

N° 26387. De 6ᵗ 44ᶠ | N° 26388. De 8ᵗ 50ᶠ | N° 26389. De 10ᵗ 55ᶠ

Prix en nickel pur :

N° 26390. De 6ᵗ 66ᶠ N° 26391. De 8ᵗ 83ᶠ N° 26392. De 10ᵗ 100ᶠ
N° 26393. Supplément pour robinet manœuvrable au coude.. 5ᶠ

En faisant la commande, bien préciser le diamètre de l'autoclave horizontal auquel sont destinées les boîtes. A défaut d'indications, nous fournissons les boîtes de 6 litres pour autoclave de 0,35 et celles de 8 et 10 litres pour autoclave de 0,40.

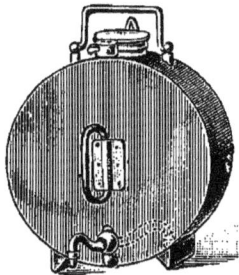

N°ˢ 26387 à 26393.
Boîte à eau stérilisée
pour autoclave horizontal.

RÉCIPIENT POUR STÉRILISER L'EAU
SUR UN FOYER QUELCONQUE

Cet appareil, en cuivre (étamé intérieurement), permet de stériliser l'eau sous pression, à 1 ou 2 kilos, puis de la refroidir, après stérilisation, au moyen d'une circulation d'eau froide dans une enveloppe extérieure.

Le couvercle est de diamètre suffisant pour qu'on puisse passer la main pour le nettoyage.

L'ensemble est complété par un manomètre, une soupape de sûreté, 1 robinet d'air filtré et 2 robinets de puisage (un en bas, l'autre en haut).

Une anse spéciale permet de se servir du récipient comme d'un arrosoir pour le lavage des plaies.

Prix de l'appareil ayant 5 litres de contenance utile.

N° 26394. En cuivre poli................. **160 fr.**
N° 26395. En cuivre nickelé........ ... **175 fr.**

Appareil analogue, de 5 litres, mais sans réfrigérant.

N° 26396. En cuivre poli................. **140 fr.**
N° 26397. En cuivre nickelé........... **155 fr.**

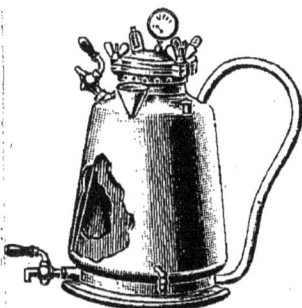

N°ˢ 26394 et 26395.
Récipient pour stériliser l'eau
sur un foyer quelconque.

Sur demande, prix d'appareils de contenance désirée.

RÉCIPIENTS A SAVON LIQUIDE
MODÈLES STÉRILISABLES
(DÉPOSÉS).

Ces appareils, d'une contenance habituelle de un litre, se construisent en cuivre nickelé, étamé intérieurement, avec oreilles permettant l'accrochage au mur ; ils comportent un bouchon de remplissage et un robinet d'air.

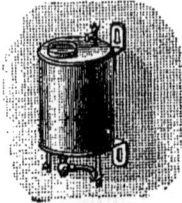

N° 26400. Récipient à savon liquide. (Modèle simple.)

MODÈLE SIMPLE AVEC ROBINET A GENOUILLÈRE
stérilisable à l'autoclave.

N° 26400. Prix sans glace........................ **28 fr.**
— 26401. Le même, avec glace transparente indiquant le niveau................... **33 fr.**

MODÈLES AU COUDE OU A PÉDALE

Le récipient proprement dit se stérilise à l'autoclave et, après stérilisation, on le raccorde facilement avec le robinet de commande (sans avoir besoin de faire aucun joint).

Le robinet peut, d'ailleurs, être stérilisé également soit qu'on le démonte pour le mettre à l'autoclave, soit qu'on le combine pour être raccordé avec une canalisation de vapeur.

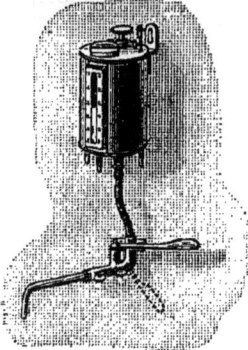

N°ˢ 26402 et 26407. Récipient à savon liquide avec robinet au coude.

Prix sans glace :

N° 26402. Appareil au coude, stérilisable à l'autoclave.... .... **44 fr.**
— 26403. Appareil à pédale, stérilisable à l'autoclave........................ **55 fr.**
— 26404. Appareil au coude, avec raccord de vapeur **50 fr.**
— 26405. — à pédale — **60 fr.**
Les prix ci-dessus, n°ˢ 26404 et 26405, s'entendent avec le seul robinet d'arrivée de vapeur.
N° 26406. Supplément pour 2 robinets d'arrêt (un
sous le récipient, l'autre sur le jet).. **17 fr.**
— 26407. Supplément pour glace indiquant le
niveau........................ **5 fr.**

MODÈLES STÉRILISABLES ÉLECTRIQUEMENT

N° 26408. Les divers récipients ci-dessus (N°ˢ 16400 à
16405) peuvent se stériliser directe-
ment par l'électricité en les raccordant
avec une prise de courant quelconque.
Supplément .... **33 fr.**

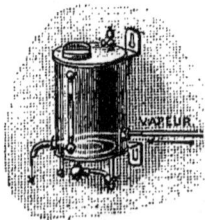

MODÈLES STÉRILISABLES
PAR UN COURANT de VAPEUR

N° 26409. Les divers récipients
peuvent encore renfermer
un serpentin dans lequel
peut circuler la vapeur ;
ils comportent alors une
soupape de sûreté.

Supplément........... **22 fr.**

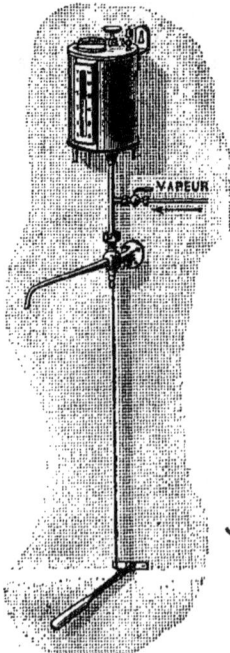

N°ˢ 26405 et 26407. Récipient à savon liquide avec robinet à pédale et raccord de vapeur.

N°ˢ 26400 à 26409. Récipient à savon liquide stérilisable par un courant de vapeur.

PERFECTIONNEMENTS
aux stérilisateurs par coction pour instruments.

Ces divers perfectionnements peuvent s'appliquer ensemble ou séparément à nos différents modèles (page 89).

NOUVEAU DISPOSITIF
pour la suppression des buées.
(DÉPOSÉ)

Le dispositif adopté permet d'éviter *complètement* le dégagement des buées de vapeur au pourtour du couvercle.

A cet effet, il suffit d'ouvrir le robinet A pour faire circuler un filet d'eau froide dans le petit canal B qui enveloppe en haut le corps du stérilisateur.

Le robinet C permet d'alimenter directement le stérilisateur avec l'eau de la ville. L'appareil est muni d'un tuyau de trop-plein.

N° 26410. Plus-value pour application de ce dispositif, y compris les 2 robinets d'eau, la tuyauterie et l'entonnoir d'écoulement..... **44 fr.**

Quand on ne dispose pas d'eau sous pression, on peut alimenter le petit canal B au moyen d'un barillet de 10 litres rempli d'eau.

ENVELOPPE de CHAUFFAGE
pour activer la stérilisation.

Supplément pour enveloppe de chauffage

Dans le stérilisateur de 0,50×0,23×0,12
N° 26411. Poli.. **28ᶠ** | N° 26412. Nickelé. **33ᶠ**

Dans le stérilisateur de 0,45×0,18×0,10
N° 26413. Poli.. **22ᶜ** | N° 26414. Nickelé. **28ᶠ**

Dans le stérilisateur de 0,40×0,15×0,09
N° 26415. Poli.. **17ᶠ** | N° 26116. Nickelé. **22ᶠ**

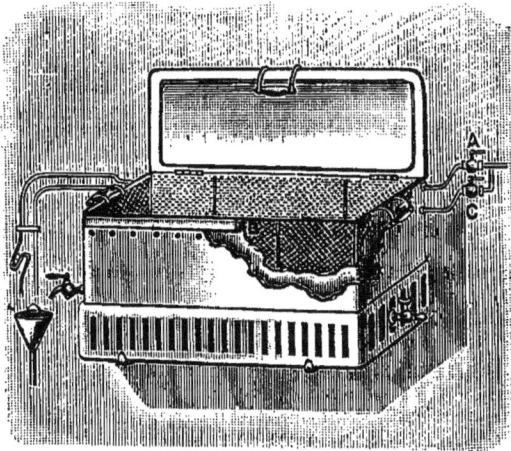

SERPENTIN DE RÉFRIGÉRATION

Nous pouvons munir les stérilisateurs d'un serpentin de réfrigération où l'on fait circuler un courant d'eau froide une fois la stérilisation terminée.

N° 26417. Supplément pour appareil avec serpentin de réfrigération........ **28 fr.**

PLATEAUX A INSTRUMENTS TRANCHANTS
avec chevalets extensibles.

L'addition de ces plateaux évite que pendant l'ébullition de la solution sodique les tranchants ne s'abiment par le déplacement des instruments, comme cela peut se produire dans les stérilisateurs ordinaires.

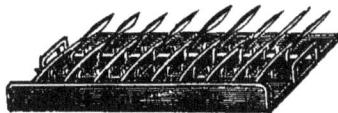

Grâce à l'élasticité des branches de chacun des chevalets, on peut disposer facilement, sur un même plateau, une série d'instruments dont les manches varient comme forme et comme dimensions.

Nᵒˢ 26418 à 26420.

Ces plateaux sont construits en cuivre nickelé.

N° 26418. Prix d'un plateau pour stérilisateur de 0,50×0,23×0,12.......... **44 fr.**
— 26419. —   —   —   de 0,45×0,18×0,10.......... **39 fr.**
— 26420. —   —   —   de 0,40×0,15×0,09.......... **33 fr.**

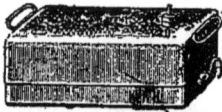

FIGURE 1.

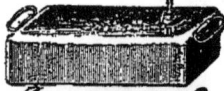

FIGURE 2.

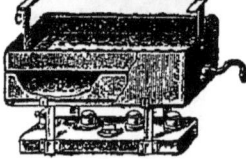

FIGURE 3.
Nᵒˢ 26424 à 26428.
STÉRILISATEUR UNIVERSEL.

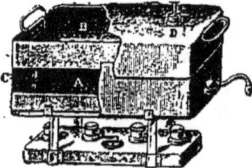

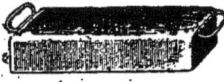

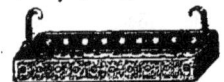

Nᵒˢ 26431 à 26446.

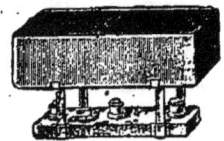

Nᵒˢ 26450 à 26454.

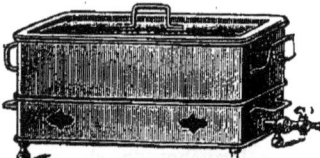

Nᵒˢ 26455 à 26459.

STÉRILISATEURS PAR COCTION
pour instruments.

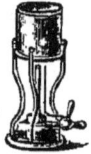

Bouilleur réduit, en cuivre nickelé avec bec Bunsen à veilleuse.

Nᵒ 26421 modèle cylindrique, diamètre 0,09, hauteur 0,13.................... **38 fr.**

Nᵒ 26422 modèle rectangulaire, de 0,15×0,07×0,065................ **44 fr.** Nᵒ26421.

Nᵒ 26423 modèle rectangulaire de 0,20×0,09×0,07 **50 fr.**

STÉRILISATEURS PORTATIFS
avec brûleur à alcool.

STÉRILISATEUR UNIVERSEL
pour instruments et pour pansements,
construit *en cuivre rouge brasé* (Déposé).

La figure 1 représente l'appareil fermé.

Dans la figure 2, les deux plateaux A et B sont garnis d'instruments. La figure 3 représente l'appareil garni d'instruments dans le plateau A, et de pansements dans le plateau B.

L'appareil s'emploie également pour obtenir de l'eau bouillie, que l'on puise par un robinet à genouillère.

Grand modèle de 0,42×0,18×0,12
Nᵒ 26424. Poli.... **105 fr.** | Nᵒ 26425. Nickelé. **138 fr.**

Petit modèle de 0,32×0,13×0,10
Nᵒ 26426. Poli..... **83 fr.** | Nᵒ 26427. Nickelé, **105 fr.**

Ces prix ne comprennent pas le thermomètre ni la gaine en peau.

Nᵒ 26428. Thermomètre........................ **7 50**

Prix de la gaine en peau.

Nᵒ 26429. pʳ grand modèle. **44 fr.** | Nᵒ 26430. pʳ petit modèle. **33 fr.**

STÉRILISATEUR SIMPLE POUR INSTRUMENTS

Le *modèle fort* est en cuivre rouge brasé, avec angles arrondis; le *modèle léger* a les angles vifs.

Modèle réduit de 0,30×0,11×0,08
Modèle fort. Nᵒ 26431, poli. **60 fr.** | Nᵒ 26432, nickelé **71 fr.**
Modèle léger. Nᵒ 26433, poli. **42 fr.** | Nᵒ 26434, nickelé **53 fr.**

Petit modèle, de 0,35 × 0,12 × 0,09
Modèle fort. Nᵒ 26435, poli. **66 fr.** | Nᵒ 26436, nickelé. **82 fr.**
Modèle léger. — 26437, poli. **44 fr.** | — 26438, nickelé. **60 fr.**

Moyen modèle, de 0,40 × 0,12 × 0,09.
Modèle fort. Nᵒ 26439, poli. **71 fr.** | Nᵒ 26440, nickelé. **88 fr.**
Modèle léger. — 26441, poli. **50 fr.** | — 26442, nickelé. **66 fr.**

Grand modèle, de 0,45 × 0,15 × 0,10.
Modèle fort. Nᵒ 26443, poli. **77 fr.** | Nᵒ 26444, nickelé. **93 fr.**
Modèle léger. — 26445, poli. **55 fr.** | — 26446, nickelé. **72 fr.**

STÉRILISATEUR ÉMAILLÉ CONFORTABLE (MODÈLE RECTANGULAIRE)
avec robinet de vidange.

Prix avec rampe à gaz.		Prix avec brûleur à alcool (brûleur en cuivre nickelé).	
Nᵒ 26450. Longʳ 0,30.	38 fr.	Nᵒ 26455. Longʳ 0,30.	46 fr.
— 26451. — 0,40.	46 fr.	— 26456. — 0,40.	53 fr.
— 26452. — 0,45.	51 fr.	— 26457. — 0,45.	60 fr.
— 26453. — 0,50.	53 fr.	— 26458. — 0,50.	66 fr.
— 26454. — 0,55.	57 fr.	— 26459. — 0,55.	74 fr.

BASSINE ÉMAILLÉE SIMPLE

forme poissonnière avec grille (sans robinet de vidange et sans brûleur).

Nᵒ 26460, de 0,40. **11 fr.** | Nᵒ 26462, de 0,50. **15 fr.**
— 26161, de 0,45. **13 fr.** | — 26463, de 0,55. **18 fr.**

STÉRILISATEURS PAR COCTION POUR INSTRUMENTS

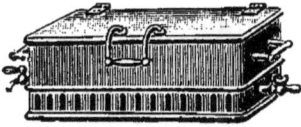

N° 26471 à 26477.

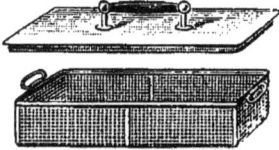

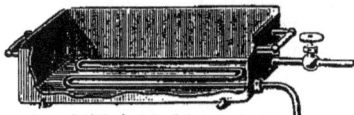

N°° 26471 à 26485 et 26488.

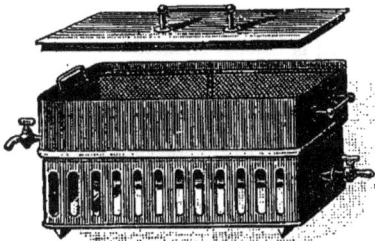

N°° 26471 à 26484 et 26493 à 26495.

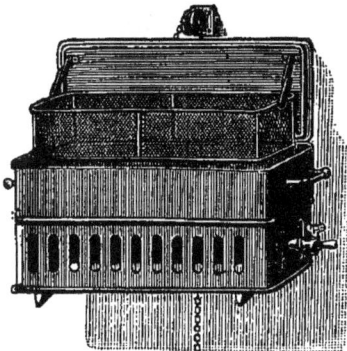

N°° 26471 à 26476 et 26491

STÉRILISATEUR EN CUIVRE ROUGE BRASÉ

Bassine étamée intérieurement (avec couvercle), panier en laiton étamé, robinet de vidange.

Prix avec brûleur à gaz.

Modèle confortable en cuivre renforcé.

avec angles arrondis et poignées latérales.
(Le panier, en cuivre étamé, est formé d'une ossature rigide avec garnissage en treillis.)

Première grandeur. Long. 0,50 ; larg. 0,23 ; prof. 0,12
N° 26471. Poli. **115 fr.** | N° 26472. Nickelé. **143 fr.**
Deuxième grandeur. Long. 0,45 ; larg. 0,18 ; prof. 0,10
N° 26473. Poli. **95 fr.** | N° 26474. Nickelé. **115 fr.**
Troisième grandeur. Long. 0,40 ; larg. 0,15 ; prof. 0,09
N° 26475. Poli. **77 fr.** | N° 26476. Nickelé. **93 fr.**
N° 26477. Suppl¹ pᵣ couvercle à charnière (manœuvrable à la main). **5 fr.**

Modèle léger
avec angles vifs et panier en toile métallique.
(Couvercle à charnière manœuvrable à la main.)
(Socle en tôle).

Première grandeur. Long. 0,50 ; larg. 0,23 ; prof. 0,12
N° 26478. Poli. **93 fr.** | N° 26479. Nickelé. **115 fr.**
Deuxième grandeur. Long. 0,45 ; larg. 0,18 ; prof. 0,10
N° 26480. Poli. **77 fr.** | N° 26481. Nickelé. **93 fr.**
Troisième grandeur. Long. 0,40 ; larg. 0,15 ; prof. 0,09
N° 26482. Poli. **66 fr.** | N° 26483. Nickelé. **83 fr.**
Quatrième grandeur. Long. 0,35 ; larg. 0,12 ; prof. 0,07
N° 26484. Poli. **55 fr.** | N° 26485. Nickelé. **72 fr.**

Suppléments applicables au prix des appareils correspondants chauffés au gaz.

N° 26486. Pour appareil chauffé à l'alcool.. **30 fr.**
— 26487. Pour appareil chauffé au pétrole. **35 fr.**
— 26488. Pour appareil chauffé simplement par serpentin de vapeur (sans purgeur)...... **17 fr.**
N° 26489. Pour appareil chauffé à volonté par le gaz ou par la vapeur (sans purgeur).... **33 fr.**
— 26490. Purgeur automatique (applicable aux stérilisateurs à vapeur)................. **40 fr.**
— 26491. Suppl¹ pᵣ appareil commandé par pédale (modèle déposé) compris l'enclanchement maintenant le couvercle ouvert. — (Prix compris supports). .... **45 fr.**
— 26492. *Le même,* mais sans enclanchement. **35 fr.**

Paire de supports à scellement pour les stérilisateurs
(Modèle spécial à écartement du mur).
N° 26493. Émaillés. **7 fr.** | N° 26494. Cuivre poli. **11 fr.**
N° 26495. Cuivre nickelé...... **13 fr.**

FOURNEAUX ÉMAILLÉS A GAZ

Ces fourneaux (avec rampe à 2 robinets) peuvent recevoir une bassine quelconque.

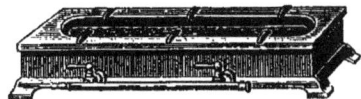

N° 26496.

N° 26496. Fourneau émaillé à 1 rampe. **24 fr.**
— 26497. A 2 brûleurs ovales............ **25 fr.**
— 16498. Tablette en lave émaillée, avec 2 supports émaillés pᵣ le fourneau. **28 fr.**

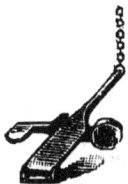

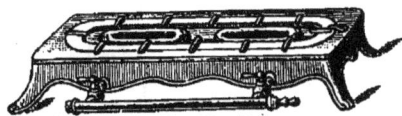

N° 26497.

Nᵒˢ 26501 à 26506.

Nᵒˢ 26501 à 26506 et 26508.

STÉRILISATEURS PAR COCTION
(pour instruments)
sur bâti métallique transportable.

Avec ces modèles, la stérilisation des instruments peut se pratiquer soit dans la salle d'opérations elle-même, soit dans le laboratoire annexé.

On approche l'appareil auprès du chirurgien au moment de l'opération.

Modèle **A.**

La bassine renforcée est en cuivre rouge brasé (étamé intérieurement), avec angles arrondis et robinet de vidange ; le panier est construit en laiton étamé, avec ossature très rigide et garnissage en treillis. Le trépied en métal est verni au four (dans les divers modèles).

Prix avec brûleur à gaz, couvercle à charnière manœuvrable à la main, socle en cuivre et bâti roulant.

Première grandeur. Long. 0,50, larg. 0,23, prof. 0,12.

Nᵒ 26501. Poli.... **160 fr.** | Nᵒ 26502. Nickelé. **190 fr.**

Deuxième grandeur. Long. 0,45, larg. 0,18, prof. 0,10.

Nᵒ 26503. Poli.... **140 fr.** | Nᵒ 26504. Nickelé. **160 fr.**

Troisième grandeur. Long. 0,40, larg. 0,15, prof. 0,09.

Nᵒ 26505. Poli.... **120 fr.** | Nᵒ 26506. Nickelé. **140 fr.**
— 26507. Supplément pour brûleur à alcool... **25 fr.**
— 26508.   —   pour appareil commandé par pédale.......... **40 fr.**

STÉRILISATEUR du Dʳ LUBET-BARBON
(MODÈLE DÉPOSÉ).

L'appareil comprend, d'une part, une bouilloire chauffée au gaz (ayant comme dimensions : long., 0,27 ; larg., 0,14 ; prof., 0,10) et commandée par pédale ; d'autre part, un récipient (de mêmes dimensions) renfermant de l'eau bouillie froide.

Après stérilisation dans la bouilloire, on met les instruments dans le récipient annexé jusqu'au moment de l'emploi.

L'ensemble, en cuivre poli, est monté sur un bâti roulant, en fer verni.

Nᵒ 26509. Prix du stérilisateur complet...... **165 fr.**
— 26510. Le même, avec la bouilloire et le récipient en cuivre nickelé....... **190 fr.**

Modèles analogues pour grande chirurgie :

Nᵒˢ 26509 à 26516.

	Numéros.		Numéros.	
De 0,40×0,15×0,09.	26511. Poli.	**185ᶠ**	26512. Nickelé.	**210ᶠ**
— 0,45×0,18×0,10.	26513. —	**215ᶠ**	26514. —	**245ᶠ**
— 0,50×0,23×0,12.	26515. —	**245ᶠ**	26516. —	**285ᶠ**

STÉRILISATEURS PAR COCTION
pour Instruments.

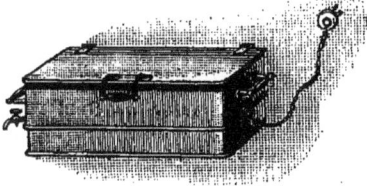

N°⁹ 26521 à 26526.
Stérilisateur électrique.

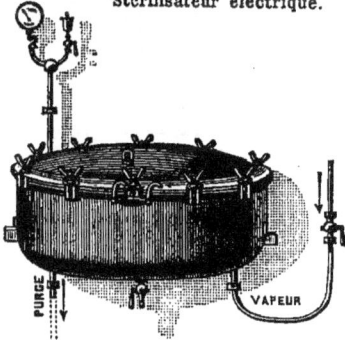

N°⁹ 26529 à 26531.
Stérilisateur à pression.

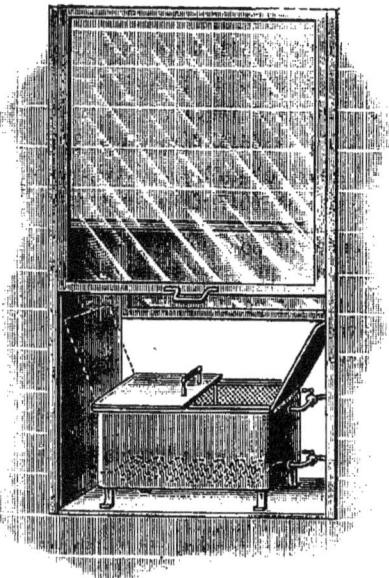

Stérilisateur logé dans le mur.
avec couvercle à deux battants.

STÉRILISATEUR ÉLECTRIQUE
en cuivre rouge brasé.

Bassine étamée intérieurement (avec couvercle à charnière), panier en laiton étamé, robinet de vidange.

Ces stérilisateurs sont établis avec 2 allures de chauffage : l'une servant à porter l'eau à l'ébullition, l'autre destinée à maintenir une faible ébullition.

En faisant la commande, préciser la nature du courant et son voltage.

Première grandeur. Long. 0,50; larg. 0,23; prof. 0,12.
N° 26521. Poli. **220 fr.** | N° 16522. Nickelé. **260 fr.**

Deuxième grandeur. Long. 0,45; larg. 0,18; prof. 0,10.
N° 26523. Poli. **200 fr.** | N° 16524. Nickelé. **225 fr.**

Troisième grandeur. Long. 0,40; larg. 0,15; prof. 0,09.
N° 26525. Poli. **180 fr.** | N° 16526. Nickelé. **205 fr.**

Paire de supports pour recevoir le stérilisateur.
N° 26527. En cuivre poli................. **11 fr.**
— 26528. En cuivre nickelé............. **13 fr.**

STÉRILISATEUR A PRESSION
avec fermeture hermétique à boulons articulés, couvercle à charnière

L'appareil est construit en cuivre rouge poli (avec manomètre et soupape de sûreté).
La pression peut atteindre jusqu'à 2 kilos.
Dimensions : long., 0,50; larg., 0,25; prof., 0,15.

N° 26529. Prix pour chauffage à la vapeur. **220 fr.**
— 26530 — — au gaz..... **245 fr.**
— 26531. — — au pétrole. **265 fr.**
— 26532. Supplément pour serpentin de réfrigération (applicable dans les 3 modèles)............ **28 fr.**

STÉRILISATEUR LOGÉ DANS LE MUR
avec couvercle à deux battants.

Cet appareil est combiné pour être logé dans une baie du mur entre la salle d'opérations et le laboratoire de stérilisation; on peut y laisser les instruments jusqu'au moment de l'emploi.

Un vasistas à coulisse permet de fermer la baie du côté de la salle d'opérations et de ne découvrir l'ouverture qu'au moment d'utiliser les instruments.

Du côté du laboratoire de sterilisation, le châssis vitré peut se construire fixe ou coulissant.

Une tablette en lave émaillée peut garnir le plancher de la baie.

Prix pour chaque cas particulier.

GRAND STÉRILISATEUR PAR COCTION
avec trois paniers pour instruments.
Modèle déposé.
Dimensions utiles : Longueur, 0ᵐ,50 ; largeur, 0ᵐ,32 ; profondeur, 0ᵐ,24.

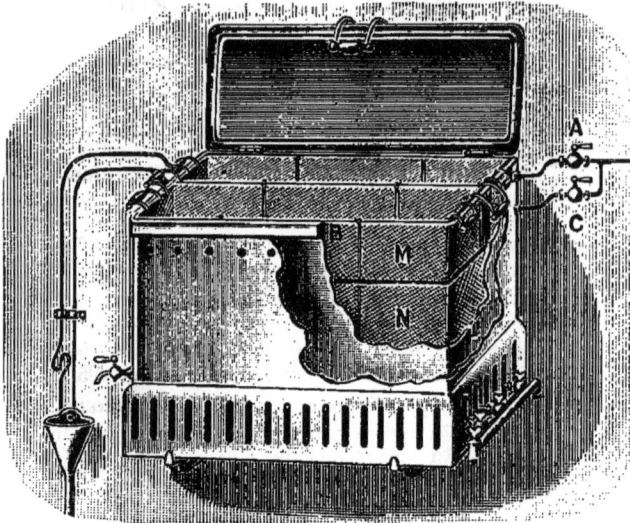

Cet appareil, confortable, permet de stériliser, d'un seul coup, un grand matériel opératoire.

Le panier du fond N occupe toute la surface disponible ; sa hauteur est de 0ᵐ,10.

Les 2 paniers supérieurs M sont juxtaposés ; leur hauteur est de 0ᵐ,06 : l'un d'eux est muni d'un plateau à chevalets pour instruments tranchants.

L'autre peut s'utiliser pour la stérilisation des gants ou des sondes.

L'appareil comporte le dispositif permettant la suppression des buées (voir page 89) ; il est alimenté directement par l'eau de la ville.

Nᵒˢ 26540 et 26541.

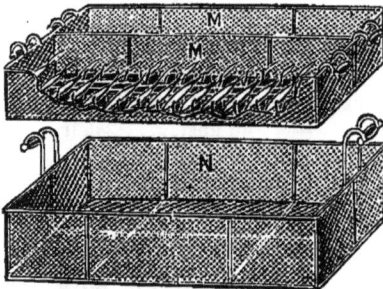

Prix de l'appareil chauffé au gaz, avec ses supports, (compris enveloppe extérieure en cuivre permettant de chauffer latéralement).

Nᵒ 26540. Cuivre poli... **330ᶠ** | Nᵒ 26541. Cuivre nickelé. **375ᶠ**

Le même, au pétrole.

Nᵒ 26542. Cuivre poli... **350ᶠ** | Nᵒ 26543. Cuivre nickelé. **395ᶠ**

Prix de l'appareil chauffé uniquement par la vapeur (sans purgeur).

Nᵒ 26544. Cuivre poli... **330ᶠ** | Nᵒ 26545. Cuivre nickelé. **375ᶠ**

Le même avec 2 systèmes de chauffage (gaz et vapeur).

Nᵒ 26546. Cuivre poli... **385ᶠ** | Nᵒ 26547. Cuivre nickelé. **440ᶠ**

Nᵒ 26548. Supplément pour purgeur automatique........... **40 fr.**

Nᵒ 26549. Supplément pour appareil avec serpentin de réfrigération (dans tous les modèles)..... .... **45 fr.**

SUPPORT ROULANT pour le transport des trois paniers.

L'appareil, en fer verni, est muni d'une cuvette en zinc (avec robinet de vidange) servant à recevoir les gouttes de liquide.

Nᵒ 26550. Prix du support roulant.. **65 fr.**
(*sans paniers*).

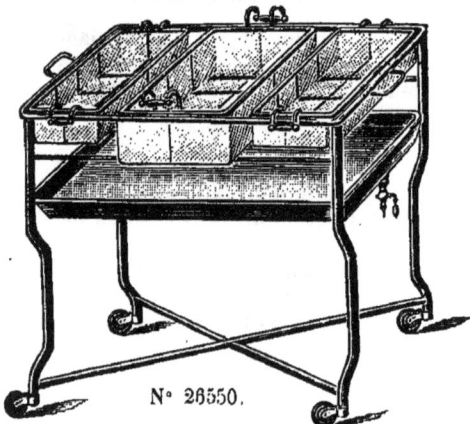

Nᵒ 26550.

STÉRILISATEURS A AIR SEC du Docteur POUPINEL
Modèles à double paroi, construits en cuivre rouge poli.

Les appareils, chauffés au gaz, sont fournis avec robinet à pointeau (le réglage est ainsi bien plus commode qu'avec l'ancien régulateur à mercure).

Tous les prix indiqués (nos 26553 à 26573) ne comportent pas de thermomètre et s'entendent avec boîtes en cuivre rouge poli.

N° 26551. Prix du thermomètre pour stérilisateur Poupinel à instruments...... **7 50**

STÉRILISATEURS A INSTRUMENTS

TUBES-TÉMOINS
pour stérilisateurs à air sec
(fusibles à 160°).
N° 26552. La douzaine. 3 fr.

Nous pouvons livrer ces appareils en deux genres de fabrication : la série forte (en cuivre renforcé) et la série courante.

Prix de l'appareil avec brûleur à gaz.

Petit modèle (pour oculistes et dentistes). Dimensions intérieures : 0,20 × 0,25 × 0,25.

Prix (sans boîte) :

N° 26553. Série forte.... **125 fr.**
— 26554. Série courante **110 fr.**

Moyen modèle. Dimensions intérieures : 0,40 × 0,25 × 0,25. Prix (avec une boîte) :

N° 26555. Série forte..... **235 fr.**
— 26556. Série courante. **200 fr.**
— 26557. Boîte de rechange.. **22 fr.**

Grand modèle. Dimensions intérieures : 0,50 × 0,35 × 0,40. Prix (avec une boîte) :

N° 26558. Série forte..... **330 fr.**
— 26559. Série courante. **300 fr.**
— 26560. Boîte de rechange... **33 fr.**
— 26561. Sup¹ p² brûleur à pétrole. **22 fr.**
— 26562.   —   alcool. **28 fr.**
— 26563. Sup¹ pour régulateur bimétallique pour hautes températures (applicable aux brûleurs à gaz)........... **72 fr.**

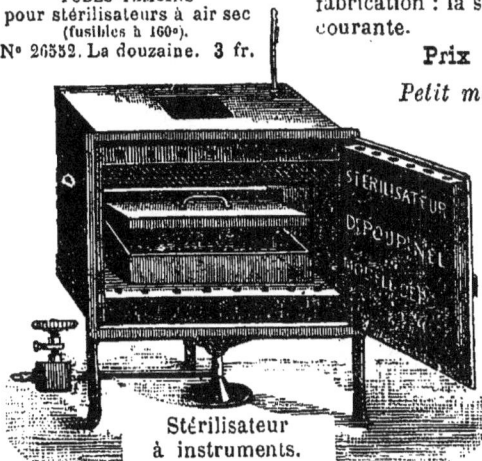

Stérilisateur
à instruments.

Nous pouvons fournir pour ces divers modèles de stérilisateurs des *boîtes en nickel pur*. Prix sur demande.

Tablettes en lave émaillée avec 2 supports
pour recevoir les stérilisateurs Poupinel.
N° 26564. Pr stérilis. petit modèle à inst. 40 fr.
— 26565.   —   moyen   — 45 fr.
— 26566.   —   grand   — 65 fr.
— 26567. Pour stérilisateur universel. 65 fr.

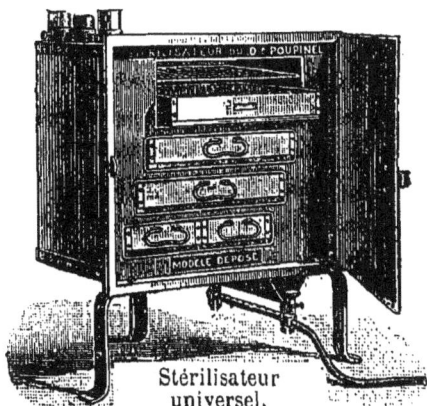

Stérilisateur
universel.

STÉRILISATEUR UNIVERSEL
pour instruments et pansements.

Dimensions extérieures : 0,43 × 0,43 × 0,42.

On met les instruments dans la boîte supérieure ; les pansements dans les autres boîtes.

Prix de l'appareil avec 3 grandes boîtes
(de 0,38 × 0,30) et 2 petites (de 0,38 × 0,15).
(Prix sans thermomètre)

N° 26571. Au gaz............ **425 fr.**
— 26572. Au pétrole....... **455 fr.**
— 26573. A l'alcool........ **465 fr.**
— 26574. Thermom^tre à maxima. **17 fr.**

Boîtes de rechange en cuivre poli.
N° 26575. Grande boîte...... **28 fr.**
— 26576. Petite boîte....... **17 fr.**

STÉRILISATEURS A AIR SEC POUR INSTRUMENTS
chauffés électriquement.

Il est pratique d'utiliser l'électricité pour les stérilisateurs à air sec, car leur fonctionnement n'exige qu'une dépense de courant relativement faible.

Les prix s'entendent sans thermomètre.

STÉRILISATEURS PORTATIFS

Modèle A

construit en nickel pur (avec plateau perforé).

N° 26581. De 0,25×0,10×0,07...　**145 fr.**
— 26582. De 0,30×0,15×0,07...　**180 fr.**
— 26583. De 0,45×0,12×0,09...　**290 fr.**

Modèle B
(en cuivre rouge poli).

N° 26584. *Petit modèle :*
Long. 0,20, larg. 0,08, haut. 0,08 ..　**120 fr.**
N° 26585. *Moyen modèle :*
Long. 0,30, larg. 0,09, haut. 0,10 ..　**165 fr.**
N° 26586. *Grand modèle :*
Long. 0,45, larg. 0,12, haut. 0,12 ..　**200 fr.**

STÉRILISATEUR PORTATIF du Dʳ PICQUÉ.

Construit en cuivre nickelé avec panier à coulisse. Une lampe témoin, logée dans la poignée, permet de s'assurer que le courant passe.

N° 26587. *Petit modèle*, avec panier
de 0,25×0,12×0,08....　**195 fr.**
— 26588. *Grand modèle*, avec panier
de 0,42×0,13×0,08....　**230 fr.**

Ce stérilisateur a fait l'objet d'une communication de M. le Dʳ Lorthioir à la Société belge de Chirurgie.

STÉRILISATEURS FIXES

A double enveloppe (en cuivre rouge poli).
Prix sans thermomètre ni avertisseur :

N° 26589. *Petit modèle.*
Dimensions intérieures. 0,20×0,25×0,25.
Prix sans boite..............　**245 fr.**
N° 26590. *Moyen modèle.*
Dimensions intérieures. 0,40×0,25×0,25.
Prix avec une boîte..........　**355 fr.**

N° 26591. *Grand modèle.*
Dimensions intérieures. 0,50×0,35×0,40
Prix avec une boite.......　**440 fr.**

N° 26592. Thermomètre pour
stérilisateur à air sec.....　**7 50**

N° 26593. *Avertisseur électrique D* indiquant que la température de stérilisation est atteinte et que l'on peut supprimer le courant. Prix avec la batterie de piles, sonnerie et commutateur..　**60 fr.**

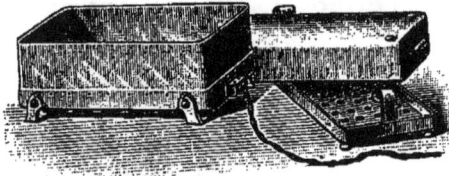
N° 26581 à 26583.
Stérilisateur portatif. (Modèle A.)

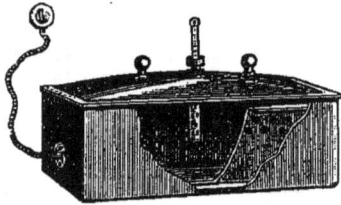
Nᵒˢ 26584 à 26586. Stérilisateur portatif. (Modèle B.)

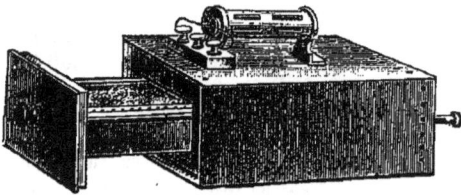
Nᵒˢ 26587 et 26588.
Stérilisateur portatif du Docteur PICQUÉ.

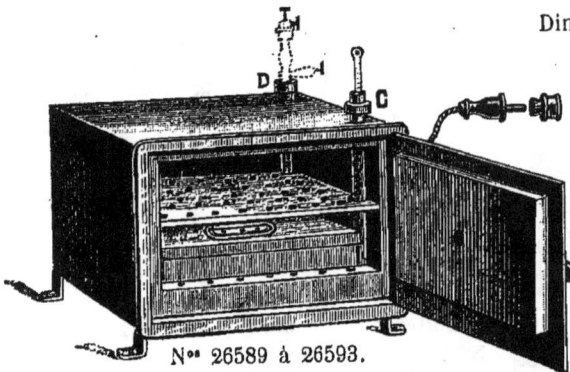
Nᵒˢ 26589 à 26593.
Stérilisateur fixe.

En faisant la commande, préciser la nature du courant et son voltage.

STÉRILISATEURS A AIR SEC CHAUFFÉS ÉLECTRIQUEMENT

En faisant la commande, préciser la nature du courant et son voltage.

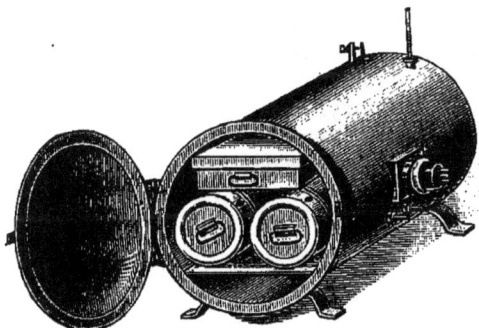

Nos 26594 et 26595. **Stérilisateur cylindrique**
pour instruments et pour pansements.

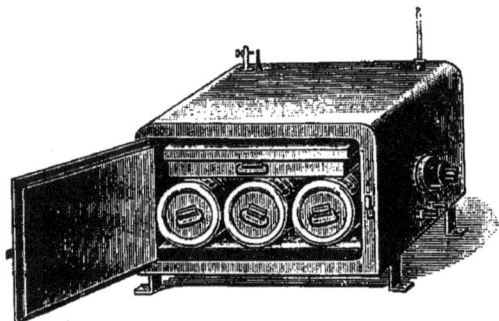

Nos 26596 et 26597. **Stérilisateur rectangulaire**
pour instruments et pour pansements.

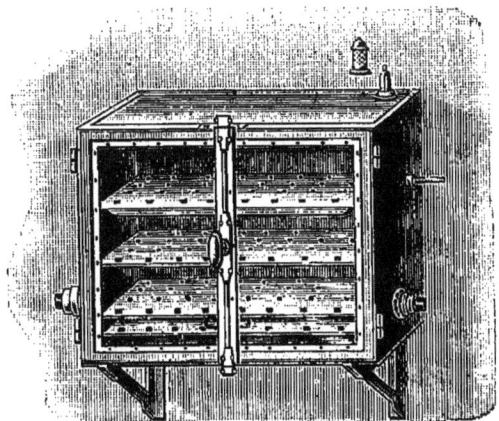

N° 26599. **Vitrine-étuve du Docteur JAYLE.**

STÉRILISATEURS COMBINÉS
POUR INSTRUMENTS ET POUR PANSEMENTS
(DÉPOSÉS).

Stérilisateur cylindrique.

Diamètre : 0ᵐ,35 ; longueur : 0ᵐ,40 avec une boîte de 0ᵐ,35×0ᵐ,24×0ᵐ,06 pour instruments et 4 boîtes : diamètre : 0ᵐ,13 ; longueur, 0ᵐ,15 pour pansements.

Prix de l'appareil complet
(avec thermomètre).

N° 26594. En cuivre poli... **385 fr.**
— 26595. En cuivre nickelé. **440 fr.**

Stérilisateur rectangulaire.

Dimensions intérieures :

Longueur : 0ᵐ,40 ; hauteur, 0ᵐ,28, profondeur, 0ᵐ,27 avec une boîte de 0ᵐ,35×0ᵐ,24×0ᵐ,06 pour instruments et 3 boîtes : diamètre : 0ᵐ,15 ; longueur, 0ᵐ,20 pour pansements.

Prix de l'appareil complet
(avec thermomètre).

N° 26596. En cuivre poli... **495 fr.**
— 26597. En cuivre nickelé. **550 fr.**

Tous ces stérilisateurs combinés sont construits avec 2 allures : l'une de chauffage, l'autre d'ontretien.

N° 26598. Supplément pour avertisseur avec thermomètre, sonnerie et interrupteur......... **65 fr.**

VITRINE-ÉTUVE DU DOCTEUR JAYLE
servant à stériliser les instruments,
puis à les réchauffer pendant la consultation.

C'est une armoire entièrement nickelée (avec porte vitrée à 2 battants) qui a comme dimensions intérieures : longueur, 0ᵐ,40, hauteur, 0ᵐ,31, profondeur, 0ᵐ,20 et qui est garnie d'étagères où l'on place les instruments.

L'appareil est construit avec 2 allures de chauffage : l'une servant à stériliser les instruments à 160° ou 180°, l'autre permettant de les maintenir tièdes (à 40° environ) pendant toute la durée de la consultation. Ces 2 allures sont commandées par des interrupteurs disposés sur le côté de l'étuve.

N° 26599. Prix de l'appareil complet avec thermomètre, consoles à scellement et lampe-témoin **880ᶠ**

STÉRILISATEURS A FORMOL

DISTRIBUTEUR-STÉRILISATEUR DE BROSSES
MODÈLE DÉPOSÉ

C'est un récipient en cuivre nickelé (avec façade en glace) renfermant une douzaine de brosses préalablement stérilisées; on accroche l'appareil contre un mur. En poussant avec le coude le levier L à la position L', on obtient la distribution des brosses. En mettant du trioxyméthylène dans le tiroir T, les brosses se maintiennent stérilisées pendant leur séjour dans l'appareil.

(Avoir bien soin de placer les brosses *le dos en bas*.)

N° 26601. Prix de l'appareil complet .... **140 fr.**
— 26602. Le même, commandé par pédale. **175 fr.**

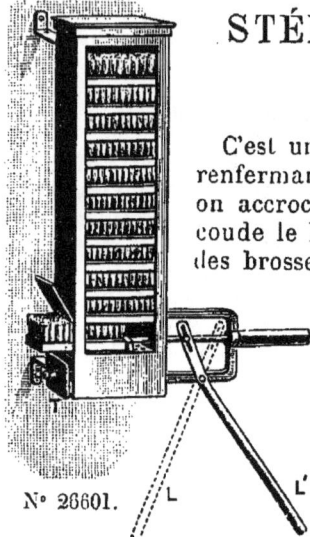

N° 26601.

STÉRILISATEURS POUR SONDES
Système *Maurice JOLIVET*
A L'ALDÉHYDE FORMIQUE NAISSANT
(MODÈLE DÉPOSÉ).

C'est un récipient rectangulaire A, en cuivre nickelé (avec porte à charnière) qui renferme 7 tiroirs (pouvant recevoir 150 à 200 sondes) et en dessous duquel sont disposées 2 lampes B remplies d'alcool méthylique.

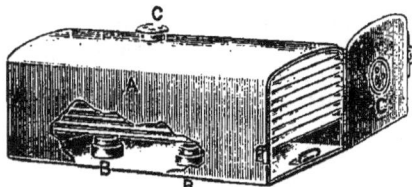

N° 26603. **Stérilisateur pour sondes.**
SYSTÈME MAURICE JOLIVET.

Chaque modèle est surmonté d'une pastille incombustible enduite d'une composition riche en platine qui transforme par oxydation l'alcool méthylique en aldéhyde formique.

2 soupapes C servent à faire un appel d'air au début de la mise en marche; puis on les referme.

Dimensions : long., 0ᵐ,45 ; larg., 0ᵐ,20 ; haut., 0ᵐ,20.

N° 26603. Prix complet.......................... **140 fr.**

Un appareil analogue a fait ses preuves depuis plusieurs années pour la stérilisation des instruments dentaires.

STÉRILISATEUR POUR BLOUSES ET TABLIERS
Modèle avec cylindre en glace

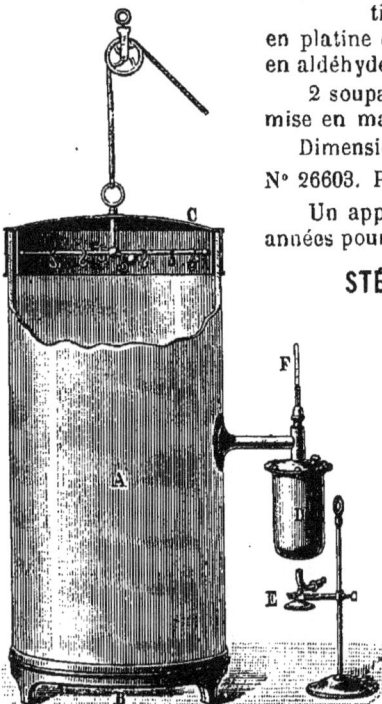

A. Cylindre en glace (hauteur 1 m.; diamètre 0.50).
B. Socle en fonte.
C. Couvercle en cuivre portant 4 barres où l'on accroche les vêtements.
D. Chaudière à formol. E. Brûleur à gaz. F. Thermomètre.

On verse dans la chaudière D 300 grammes de formol (solution à 40 %); on assure, au moyen d'ouate, une fermeture aseptique entre les pièces A, B et C, et on allume le brûleur E. On chauffe pendant 15 à 20 minutes pour saturer le cylindre de vapeurs formiques, puis on éteint le brûleur. On ne retire pas les vêtements avant une heure et demie (on peut même les laisser jusqu'au moment de leur emploi).

N° 26605. Prix de l'appareil complet ..... **310 fr.**
— 26606. Cylindre de rechange (en glace). **120 fr.**

N° 26605.

ÉTUVES A DOUBLE USAGE

ÉTUVE A LINGE

permettant de stériliser au formol les blouses et tabliers.

Modèle construit pour la Faculté de médecine de Toulouse

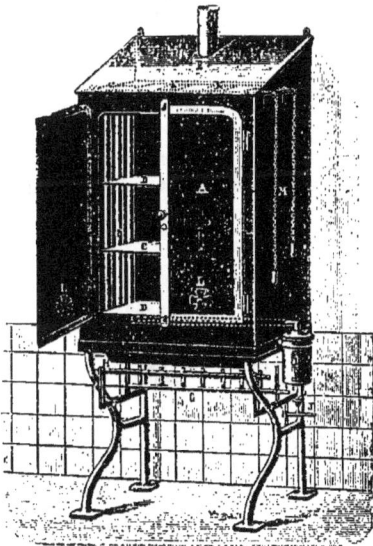

Pour chauffer le linge, on allume la grande rampe G. Au contraire, *pour stériliser au formol*, on enlève les tablettes B, C et D et on accroche les vêtements à la tringle supérieure ; on ferme les ventouses K et L et on allume la petite rampe H : on chauffe avec le brûleur J la chaudière I contenant 1 kilo 1/2 de solution formique à 40 °/₀.

Au bout de 2 heures, on éteint le brûleur J (mais pas la rampe H), on ouvre les ventouses L et on tire sur la chaîne M qui ouvre les volets K en laissant les gaz formiques s'échapper par la cheminée.

N° 26611. *Grand Modèle.*
avec coffre de 1,00 × 0,75 × 0,50 (monté sur pieds)............ **630 fr.**

N° 26612. *Modèle réduit et simplifié* (accrochable).
avec coffre de 0,70 × 0,40 × 0,30   **385 fr.**

N° 26611.

ÉTUVE A LINGE
(à deux portes superposées)
permettant de stériliser les cuvettes.

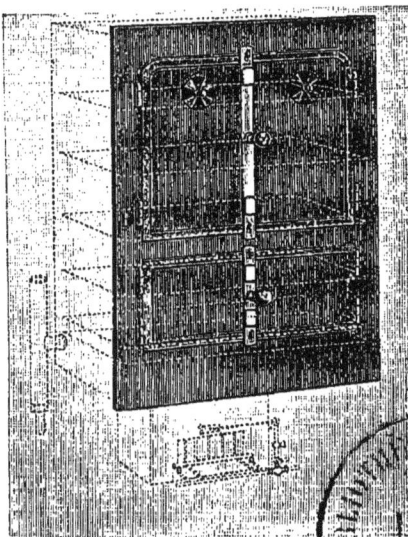

Le linge, placé en haut, est simplement chauffé (comme dans une étuve à linge ordinaire) ; au contraire, la partie basse de l'appareil étant portée à une température beaucoup plus élevée, permet d'y stériliser les cuvettes à pansements.

PREMIÈRE TAILLE
(avec coffre de 1,30 × 0,95 × 0,45 brûleur à gaz).

N° 26613. Étuve à travers le mur....   **525 fr.**
— 26614.   —   sur pieds.........   **495 fr.**
— 26615. Supplément pour brûleur à pétrole..   **55 fr.**

DEUXIÈME TAILLE
(avec coffre de 1,10 × 0,90 × 0,45, brûleur à gaz).

N° 26616. Étuve à travers le mur....   **465 fr.**
— 26617.   —   sur pieds.........   **440 fr.**
— 26618. Supplément pour brûleur à pétrole..   **45 fr.**

Tous les prix s'entendent sans thermomètre.

N° 26619. Supplément pour thermomètre coudé (visible de l'extérieur) et disposé dans la partie basse......   **45 fr.**

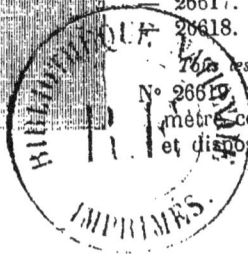

N° 26613.

M.

7

ÉTUVES CHAUFFE-LINGE

Construites en tôle galvanisée, puis bronzées au four

AVEC DISPOSITIF ENVOYANT DANS L'APPAREIL UN COURANT D'AIR CHAUD
(sauf dans l'étuve réduite qui est simplement chauffée par le fond).

Les produits de la combustion ne pénètrent pas dans le coffre à linge, et s'évacuent par un tuyau spécial.

Quand on dispose d'une canalisation de vapeur ou d'eau chaude, nous pouvons adapter une batterie de chauffe spéciale au fond de l'appareil. (Prix à étudier.)

Tous les prix s'entendent pour appareils sans thermomètre.

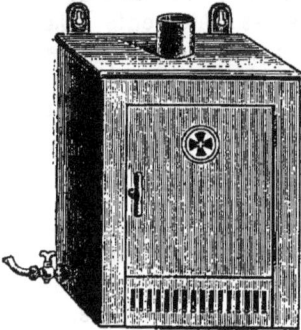

N° 26621.

ÉTUVE RÉDUITE (à une porte et à deux tablettes)
Coffre de 0,60 × 0,50 × 0,30. Prix avec rampe à gaz.
N° 26621. Modèle s'accrochant au mur........ **110 fr.**
— 26622. Modèle se plaçant à travers un mur. **125 fr.**
ÉTUVE PETIT MODÈLE (à deux portes et à deux tablettes)
Coffre de 0,60 × 0,50 × 0,35. Prix avec rampe à gaz.
N° 26623. Étuve sur pieds.................. **150 fr.**
— 26624. Étuve se plaçant à travers un mur. **165 fr.**
— 26625. Modèle analogue, chauffé simplement par le fond. *Diminution.............* **20 fr.**

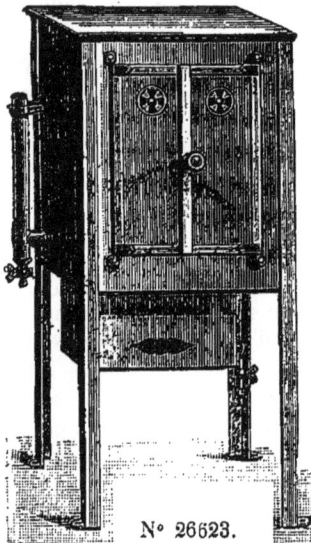

N° 26623.

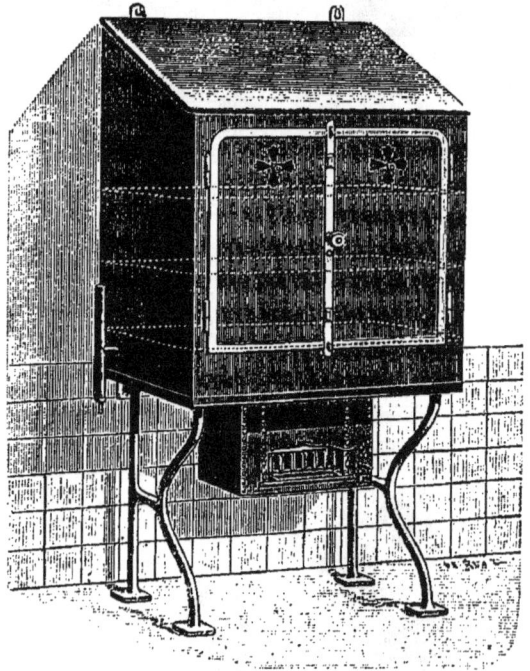

N° 26628.

ÉTUVE MOYEN MODÈLE (avec 2 tablettes à linge)
Coffre de 0,80 × 0,75 × 0,40. Prix avec brûleur à gaz.
N° 26626. Étuve sur pieds. 240 fr. | N° 26627. Étuve se plaçant à travers un mur. 265 fr.
ÉTUVE GRAND MODÈLE (avec 3 tablettes à linge)
Coffre de 1 m. × 0,95 × 0,44. Prix avec brûleur à gaz.
N° 26628. Étuve sur pieds. 350 fr. | N° 26629. Étuve se plaçant à travers un mur. 385 fr.
— 26630. Supplément pour brûleur à pétrole (étuve réduite et petit modèle).... 22 fr.
— 26631.   —   —   (moyen modèle et grand modèle). 33 fr.

Sur demande, prix d'étuves avec portes sur chaque face

Nous pouvons aussi construire des étuves entièrement en cuivre, ou avec simplement la façade en cuivre.

CHAUFFE-EAU INSTANTANÉS AU GAZ
avec robinet unique, commandant à la fois l'eau et le gaz.

Observation pour tous les chauffe-eau instantanés.

Avec tous ces appareils instantanés, *l'écoulement de l'eau doit rester libre :* il faut avoir bien soin de ne pas mettre de robinet sur le tuyau de sortie après le passage de l'eau dans l'appareil.

Cette observation ne s'applique pas au modèle à pression de la page 112.

CHAUFFE-EAU HORIZONTAL

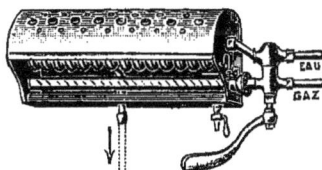

Débit : 1 litre à 1 litre 1/2 par minute à 37°

Prix de l'appareil commandé au coude
(compris l'allumeur, mais sans les robinets de réglage).

N° 26641. En cuivre bronzé.................. 60 fr.
— 26642. En cuivre nickelé.................. 65 fr.

N°ˢ 26641 et 26642.
Chauffe-eau horizontal
(sans robinets de réglage)
avec commande au coude.

Le même, commandé par pédale.

N° 26643. En cuivre bronzé.................. 80 fr.
— 26644.   —   nickelé.................. 95 fr.

CHAUFFE-EAU VERTICAL
MODÈLE DÉPOSÉ
avec enveloppe d'eau (formant isolant et activant le chauffage)

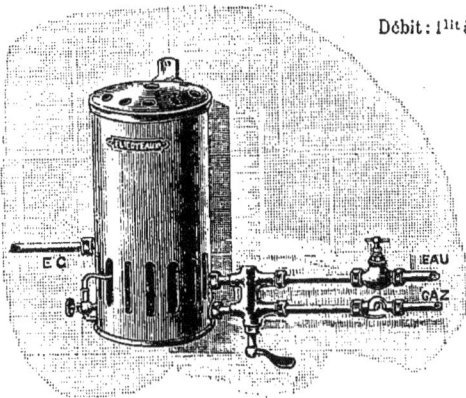

PETIT MODÈLE
Débit : 1ˡⁱᵗ à 1ˡⁱᵗ 1/2 par minute à 40°. Haut. tot. : 0,25 ; diam. : 0,115

Prix de l'appareil commandé au coude
(compris l'allumeur, mais sans les robinets de réglage).

N° 26645. En cuivre poli........... 75 fr.
— 26646.   —   nickelé....... 80 fr.

Le même, commandé par pédale
(voir page 101).

N° 26647. En cuivre poli......... 110 fr.
— 26648.   —   nickelé....... 100 fr.

GRAND MODÈLE
Débit : 2 litres à 2 litres 1/2 par minute à 40°.
Hauteur totale : 0,35 ; diamètre : 0,16.

Prix de l'appareil commandé au coude
(compris l'allumeur, mais sans les robinets de réglage).

N° 26649. En cuivre poli......... 100 fr.
— 26650.   —   nickelé...... 110 fr.

Le même, commandé par pédale
(voir page 101).

N° 26651. En cuivre poli......... 120 fr.
— 26652.   —   nickelé...... 130 fr.

N°ˢ 26645, 26649 et 26653.
Chauffe-eau vertical
avec robinets de réglage et commande au coude.

Les divers modèles de chauffe-eau à gaz (horizontal et vertical) se complètent ordinairement par deux robinets de réglage (un pour l'eau, l'autre pour le gaz).

N° 26653. *Paire de robinets de réglage* (eau et gaz) avec leurs raccords.. 13 fr.

Le robinet d'eau est à *cache-entrée* de manière que la clé puisse s'enlever, pour éviter tout déréglage ultérieur.

LAVABOS DE CONSULTATION
pour dispensaires, salles de pansements, cabinets médicaux, etc.

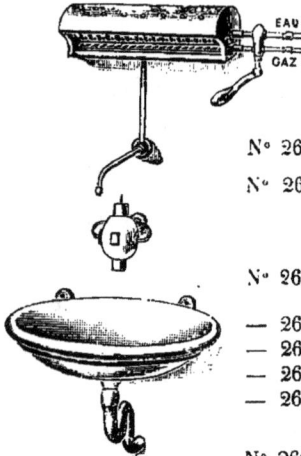

LAVABO MODÈLE A

Nº 26661. Chauffe-eau à gaz, horizontal, au coude	60 fr.
— 26662. Tuyau de départ en cuivre poli, avec jet	16 fr.
— 26663. Lavabo ovale en faïence de 0,47×0,35, avec ceinture en fer peint et siphon en plomb.	37 fr.
Nº 26664. Distributeur à main pour savon liquide....	22 fr.
Nº 26665. Total du lavabo Modèle **A**...............	**135** fr.

Nº 26665.
Lavabo Modèle A.

LAVABO MODÈLE B

Nº 26666. Chauffe-eau à gaz, vertical, petit modèle, au coude (en cuivre poli), sans robinets de réglage..	75 fr.
— 26667. Tuyau de départ en cuivre poli, avec jet..	16 fr.
— 26668. Lavabo ovale de 0ᵐ,47×0ᵐ,35, comme ci-dessus.	37 fr.
— 26669. Porte-brosse et porte-savon en faïence......	3 fr.
— 26670. Deux barillets de 5 lit. avec supports émaillés, robinets en ébonite.....................	25 fr.
Nº 26671. Total du lavabo Modèle **B**...............	**156** fr.

LAVABO MODÈLE C

Nº 26672. Chauffe-eau à gaz, vertical, grand modèle, nickelé, au coude......	**110** fr.
— 26673. Paire de robinets de réglage (eau et gaz)	**13** fr.
— 26674. Lavabo ovale en faïence, de 0ᵐ,59 × 0ᵐ,40, à gros bourrelet, avec support verni, rosaces nickelées, grille et siphon rond nickelés...	65 fr.
— 26675. Porte-savon et porte-brosse ovales en verre, monture émaillée.....	10 fr.
— 26676. Filtre simple avec barillet de 10 litres et support émaillé........	45 fr.
— 26677. Robinet et jet nickelés, à genouillère, avec appliques et tuyauterie.	47 fr.
— 26678. Deux barillets de 5 litres avec supports émaillés et robinets verre.	30 fr.
Nº 26679. Total du lavabo Modèle **C**........................	**320** fr.

LAVABO MODÈLE D

Nº 26681. Chauffe-eau à gaz, vertical, grand modèle, nickelé, à pédale......	**130** fr.
— 26682. Paire de robinets de réglage (eau et gaz).................	**13** fr.
— 26683. Tuyau de départ en cuivre nickelé, avec jet...	22 fr.
— 26684. Lavabo ovale de 0ᵐ,59×0ᵐ,40, comme ci-dessus..... .	65 fr.
— 26685. Tuyau nickelé de vidange avec embase...............	11 fr.
— 26686. Distributeur à pédale pour savon liquide................	45 fr.
— 26687. Deux barillets de 5 litres avec supports émaillés et robinets verre.	30 fr.
Nº 16688. Total du lavabo Modèle **D**........................	**316** fr.

LAVABO MODÈLE E

Nº 26690. Chauffe-eau à gaz, vertical, grand modèle nickelé, à pédale.......	**130** fr.
— 26691. Paire de robinets de réglage (eau et gaz).....................	**13** fr.
— 26692. Tuyau de départ en cuivre nickelé, avec jet.................	22 fr.
— 26693. Lavabo ovale de 0ᵐ,59 × 0ᵐ,40, comme ci-dessus..............	65 fr.
— 26694. Tuyau nickelé de vidange avec embase...... ...	11 fr.
— 26695. Porte-savon et porte-brosse ovales en verre, monture émaillée....	10 fr.
Nº 26696. Total du lavabo Modèle **E**........................	**251** fr.

LAVABOS DE CONSULTATION

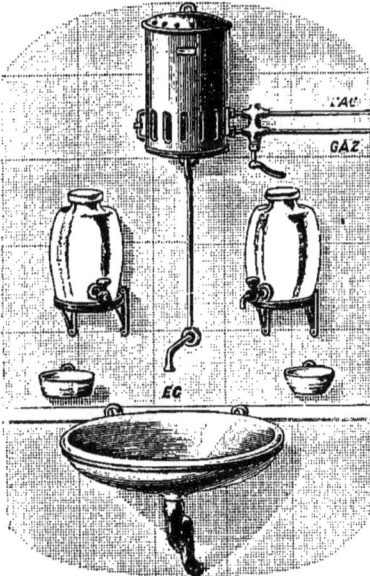

Nº 26671. Lavabo modèle B.

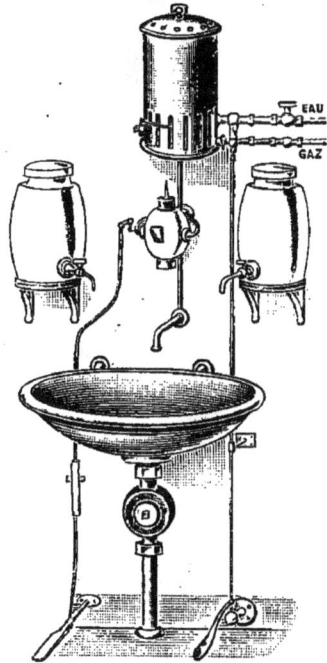

Nº 26688. Lavabo modèle D.

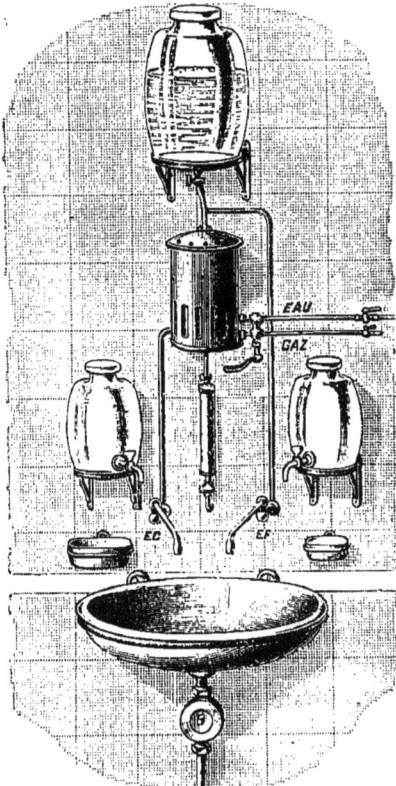

Nº 26679. Lavabo modèle C.

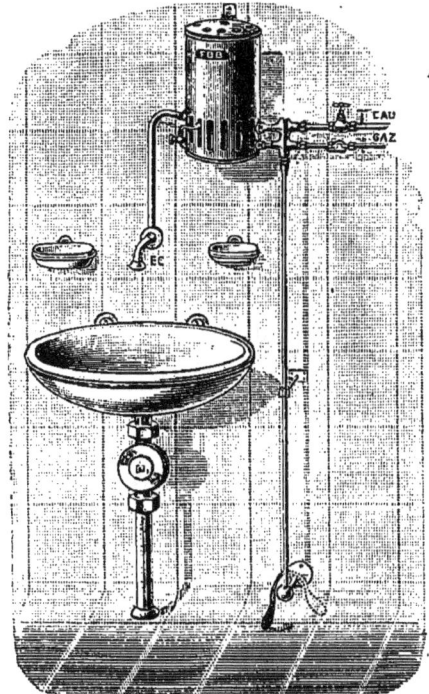

Nºs 26696. Lavabo modèle F.

CHAUFFE-EAU CONTINU
pour services de consultation.
MODÈLE DE L'HOPITAL TENON

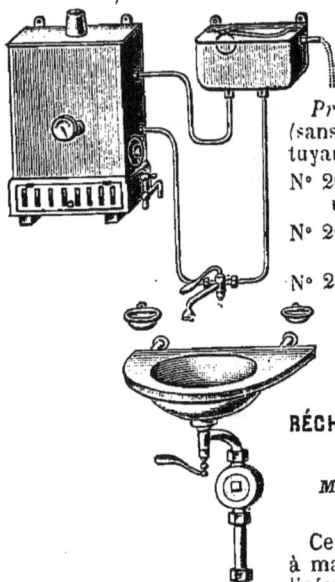

L'appareil, en cuivre, chauffé au gaz, est relié avec une bâche à flotteur.

Prix du chauffe-eau avec sa bâche (sans thermomètre et sans lavabo ni tuyauterie).

N° 26701. Modèle de 30 litres (pour un lavabo)............ **250 fr.**

N° 26702. Modèle de 50 litres (pour 2 lavabos)......... **320 fr.**

N° 26703. Supplément pour thermomètre coudé à cadran. **65 fr.**

N° 26704. Supplément pour thermomètre en verre avec étui métallique........... **16 fr.**

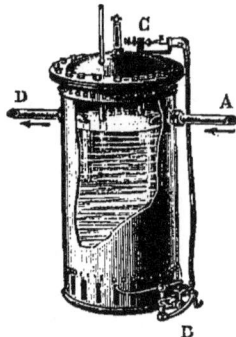

RÉCHAUFFEUR AVEC RÉGULATEUR BIMÉTALLIQUE

Nᵒˢ 26705-26706.

Modèle construit pour les Cliniques universitaires de Gand.
(DÉPOSÉ)

Ces appareils, munis d'une soupape de sûreté, sont destinés à maintenir chaude (en vase clos) de l'eau préalablement stérilisée; ils sont applicables quand l'eau chaude produite par un appareil central doit être conduite à une certaine distance.

Lavabo avec chauffe-eau continu.

L'eau à réchauffer arrive en A, traverse l'appareil chauffé par la rampe à gaz B (avec régulateur C); l'eau sort en D une fois réchauffée. L'appareil est muni d'un robinet de vidange.

N° 26705. Réchauffeur petit modèle. **275 fr.**

N° 26706. Réchauffeur grand modèle. **360 fr.**

APPAREIL A EAU CHAUDE
avec chauffe-linge.
Modèle adopté par la Cⁱᵉ P.-L.-M.

pour les salles de pansements installées dans les gares du réseau.

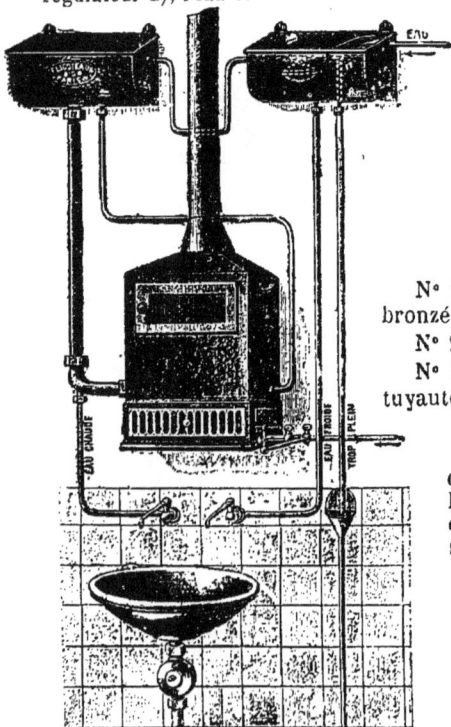

N° 26707. Appareil tubulaire en cuivre bronzé, avec rampe à gaz et chauffe-linge.... **345 fr.**

N° 26708. Bac à flotteur avec trop-plein. **50 fr.**

N° 26709. Réservoir de circulation, compris tuyauterie en cuivre bronzé le reliant au chauffage et au bac à flotteur...... **75 fr.**

N° 26710. Lavabo à écoulement libre, cuvette ovale de 0,56 × 0,45 en porcelaine, à gros bourrelet, support nickelé à écartement du mur, grille de vidange et siphon rond en cuivre nickelé............ **125 fr.**

N° 26711. Robinets nickelés, à genouillère (sur mascarons), 2 à 25 fr.. **55 fr.**

N° 26712. TOTAL (*non compris la plomberie*)........................ **650 fr.**

N° 26713. Cuvette de rechange (de 0,56 × 0,45 en porcelaine) à gros bourrelet................................. **55 fr.**

N° 26712.

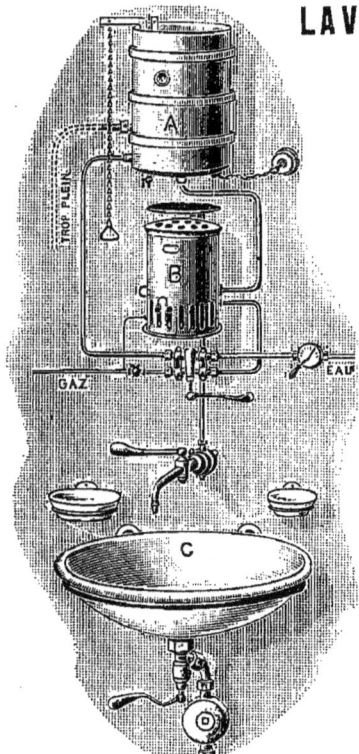

N° 16722.

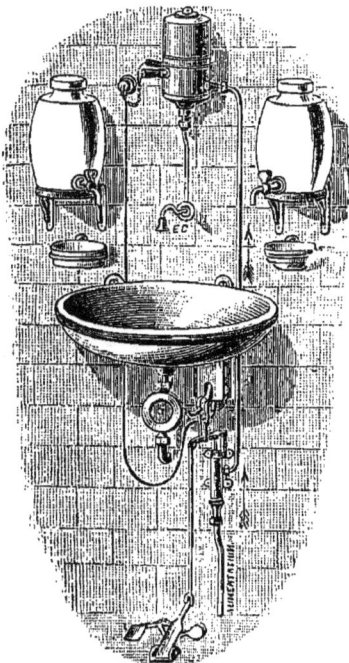

N° 26728.

LAVABOS UTILISANT L'ÉLECTRICITÉ
POUR SERVICES DE CONSULTATION

LAVABO AVEC STÉRILISATEUR
par les rayons ultra-violets.

Nous avons installé ces lavabos à Paris
pour M. le D' ZISLIN et M. le D' MOYRAND.

N° 26715. Stérilisateur d'eau WESTINGHOUSE
pour courant continu à 110 volts. **485 fr.**

— 26716. Chauffe-eau instantané au gaz,
grand modèle, en cuivre nickelé, avec robinet au coude,
commandant du même coup
l'eau et le gaz (compris 2 robinets de réglage).......... **123 fr.**

— 26717. Robinet de puisage, modèle nickelé, manœuvrable au coude.
(Prix avec applique). .... **31 fr.**

— 26718. Tuyauterie en cuivre nickelé reliant le stérilisateur, le chauffe-
eau et le robinet de puisage. **39 fr.**

— 26719. Lavabo, cuvette ovale en faïence
de 0m,59×0m,40 à gros bour-
relet, support en fer verni à
rosaces nickelées, siphon rond
en cuivre nickelé........... **65 fr.**

— 26720. Vidange au genou appliquée à
ce lavabo.................. **38 fr.**

— 26721. Porte-brosse et porte-savon en
verre sur monture nickelée.. **15 fr.**

N° 26722. *Prix d'ensemble*.............. **796 fr.**

LAVABO AVEC CHAUFFE-EAU ÉLECTRIQUE
commandé par pédale.

En appuyant sur la pédale, on ouvre l'arrivée d'eau
en même temps qu'on établit le courant qui chauffe l'eau à
son passage : en déclanchant la pédale, on arrête l'eau
et le courant.

N° 26723. Chauffe-eau électrique pour courant de 110 volts, compris interrupteur spécial et robinet
à pédale.................. **265 fr.**

— 26724. Jet nickelé monté sur applique à
raccord, compris tuyauterie de
raccordement du chauffe-eau. **19 fr.**

— 26725. Lavabo, cuvette ovale en faïence
de 0,59×0,40 à gros bourre-
let, avec support verni, grille
et siphon en cuivre nickelé... **65 fr.**

— 26726. Paire de barillets de 5 litres avec
supports émaillés et robinets
en verre................... **31 fr.**

— 26727. Porte-savon et porte-brosse en
verre, monture émaillée...... **10 fr.**

— 26728. *Prix d'ensemble*............. **390 fr.**

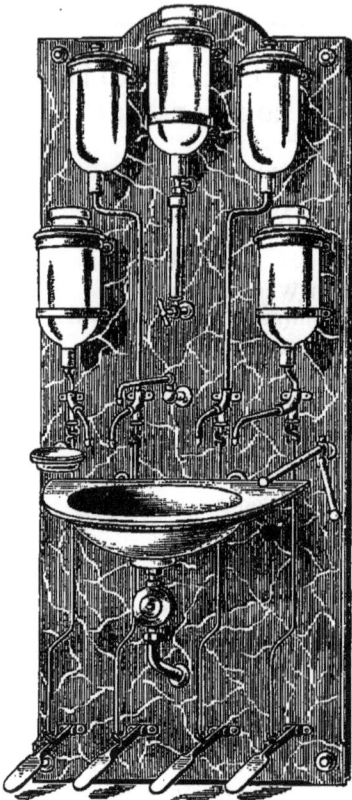

N° 26731.

LAVABOS POUR DENTISTES

Les divers modèles comportent une table en faïence de 0^m,70 × 0^m,53 avec cuvette ovale, siphon rond, supports et tuyauterie en cuivre nickelé.

LAVABO du Docteur CHAMPAGNE

avec filtre et 5 fontaines en verre, dont 4 commandées par pédale, porte-serviettes à 2 branches, porte-savon.

N° 26731. Prix sans le dossier............. **420 fr.**

LAVABO du Docteur ROUSSEL

avec chauffe-eau instantané à gaz, filtre et 3 barillets de 10 litres à supports nickelés.

N° 26732. Prix sans le dossier............. **330 fr.**

Dossier en marbre de 2^m,10 × 0^m,85 pour les lavabos ci-dessus.

N° 26733. Rouge griotte.. **270^f** | N° 26734. Rouge Languedoc **190^f**
N° 26735. Marbre blanc veiné............. **170 fr.**

LAVABO du Docteur SAUVEZ

avec bouilleur à gaz de 10 litres, stérilisateur pour instruments, boîte à eau avec couvercle en glace, 2 barillets de 10 litres avec robinets en verre, porte-serviettes à 2 branches, 5 tablettes d'opaline avec leurs supports, l'ensemble en cuivre nickelé, avec porte-savon et porte-brosse.

N° 26736. Prix sans le dossier............. **770 fr.**
N° 96737. Dossier en opaline de 1^m,80 × 1^m,60
avec trous de fixation et boulons
de scellement à rosaces nickelées **440 fr.**

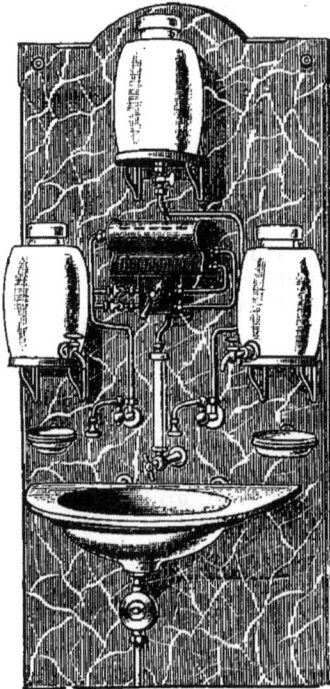

N° 26732.

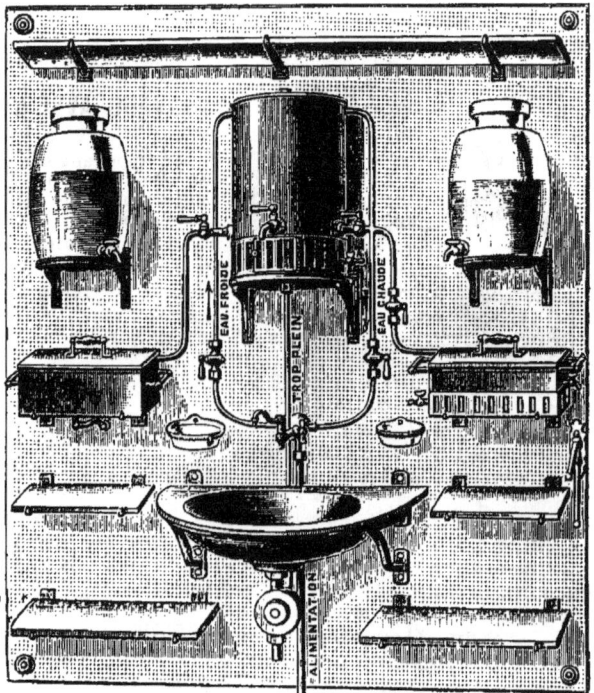

N°s 26736 et 26737.

LAVABO DU DOCTEUR SUAREZ DE MENDOZA
pour cabinets de consultation.

L'appareil comprend 2 bouilleurs demi-cylindriques, de chacun 10 litres, en cuivre nickelé, 4 barillets de 10 litres (avec robinets en verre et consoles nickelées), un mélangeur au coude, un lavabo avec table en faïence de $0^m,70 \times 0^m,53$, 2 robinets à genouillère, pour l'eau ordinaire, 2 récipients en verre commandés par pédale, 2 porte-brosses ovales en verre sur monture nickelée, 2 tablettes en glace de $0^m,20 \times 0^m,13$ avec supports nickelés, 2 porte-serviettes à genouillère, 2 tubes à sondes avec supports nickelés, dossier en marbre blanc veiné de $2^m,50 \times 1^m,10$, lampe électrique.

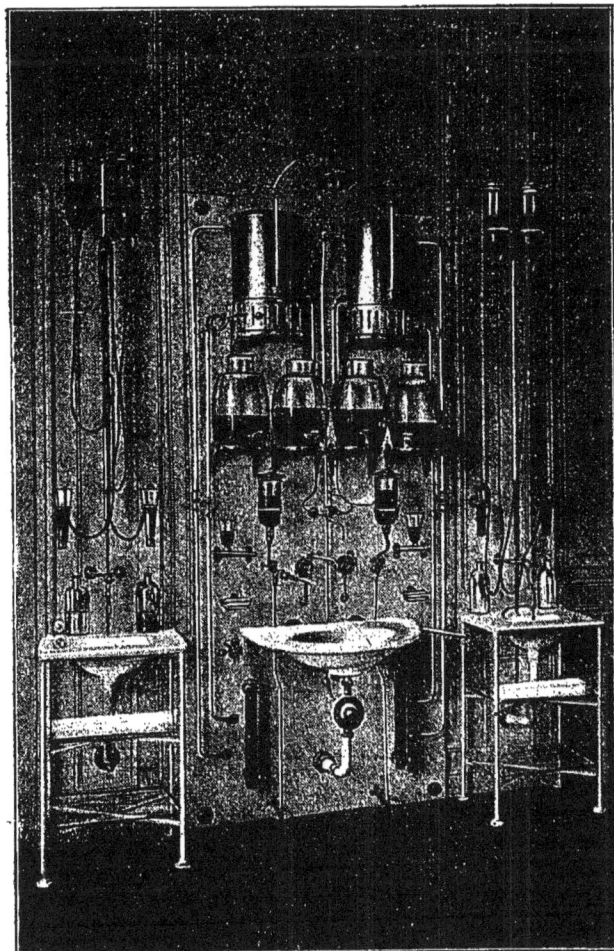

Latéralement sont disposés, contre le mur, 2 appareils à injections avec 2 laveurs de chacun 2 litres, avec élévation à système d'arrêt automatique.

Enfin, 2 étagères, en fer verni, comportent une tablette supérieure, en lave émaillée, de $0^m,45 \times 0^m,35$, avec cuvette en faïence de $0^m,21 \times 0^m,13$ et tablettes en glace.

N° 26738. Prix du lavabo complet sans le dossier......................... **1265 fr.**

— 26739. Dossier en marbre blanc veiné de $2^m,50 \times 1^m,50$............... **275 fr.**

LAVABOS DE CONSULTATION
pour cabinets médicaux.

Ces lavabos sont fournis avec dossier en lave émaillée et glace-miroir biseautée : les 2 flacons latéraux de 5 litres sont commandés par pédales ainsi que l'appareil à savon liquide. Un siphon en cuivre nickelé et 2 porte-brosses en verre sur monture nickelée complètent cet ensemble.

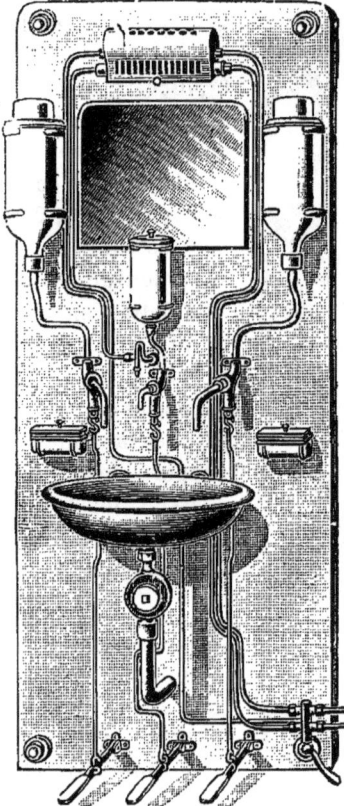 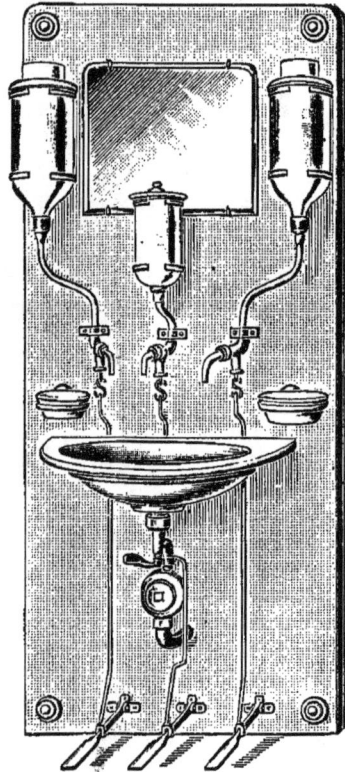

N° 26741.　　　　　　　　　　　N° 26743.

LAVABO DU Dr GUDIN
avec réchauffeur instantané à gaz
commandé par pédale.

N° 26741. **Lavabo du Docteur GUDIN,** avec cuvette ovale de 0,59×0,40 en faïence, dossier en lave émaillée de 2,10×0,90........ **640 fr.**

N° 26742. Le même, sans le dossier en lave...................... **440 fr.**

N° 26743. *Lavabo simplifié* avec table en faïence de 0,70×0,53 faisant corps avec la cuvette, vidange au genou, dossier en lave émaillée de 1,90×0,85................................. **465 fr.**

N° 26744. Le même, sans le dossier en lave. .... **330 fr.**

LAVABOS DE CONSULTATION
à eau bouillie
pour médecins, oculistes, laryngologistes et dentistes.

Chacun de ces modèles comporte deux bouilleurs à gaz (en cuivre étamé) avec niveau d'eau, une table en faïence de 0,70×0,53 faisant corps avec la cuvette, une grille et un siphon rond en cuivre nickelé; enfin porte-savon et porte-brosse en verre, sur monture nickelée.

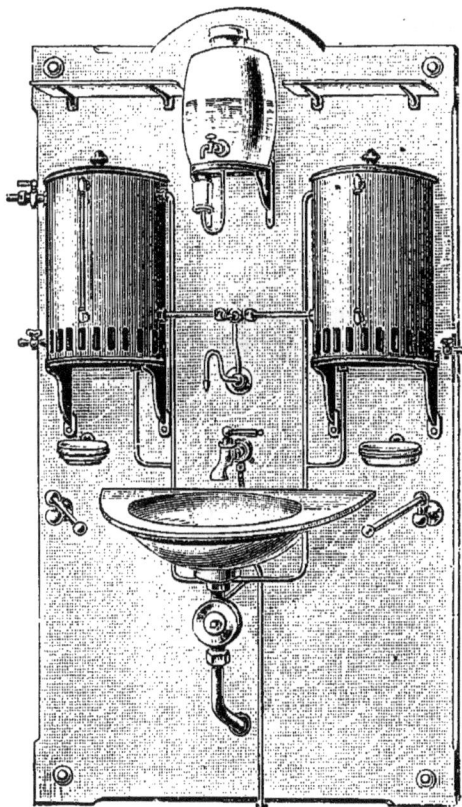

N° 26745.

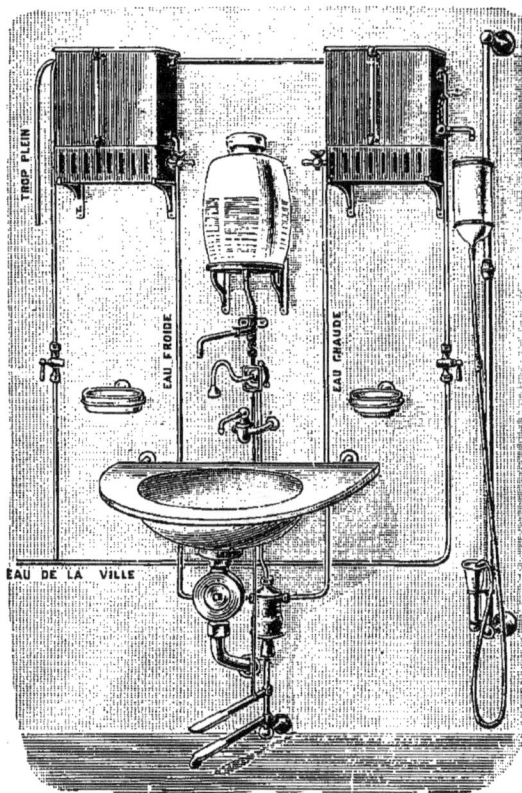

Nᵒˢ 26746-26747.

LAVABO du Dʳ BÉAL

Avec 2 bouilleurs nickelés (forme demi-cylindrique) de chacun 10 litres, sur supports nickelés, un barillet de 5 litres avec console nickelée et porte-verre, 2 tablettes en opaline de 0,30 × 0,13 avec supports nickelés, un robinet à 3 voies commandant la distribution d'eau bouillie (chaude et froide), un robinet pour l'eau ordinaire, deux porte-serviettes à genouillère, porte-savon et porte-brosse.

N° 26745.

Prix du lavabo avec sa tuyauterie nickelée (sans le dossier)............ **500 fr.**

Le dossier peut se faire en marbre, en opaline ou en lave émaillée.

Prix sur demande.

LAVABO du Dʳ MIGNON

Avec 2 bouilleurs rectangulaires en cuivre poli de chacun 10 litres, un barillet de 5 litres commandé par pédale (et monté sur console émaillée), mélangeur à pédale (avec système breveté de fermeture automatique), robinet nickelé à genouillère (monté sur arcade) pour l'eau ordinaire.

N° 26746. Prix avec la tuyauterie nickelée (mais sans laveur)............ **525 fr.**

N° 26747. Supplᵗ pʳ laveur de 2 lit. à hauteur variable (avec système d'arrêt automatique) compris robinet à genouillère monté sur le bouilleur et permettant le remplissage du laveur avec l'eau bouillie...................... **90 fr.**

LAVABOS A EAU BOUILLIE
pour petites installations

Modèle F
donnant de l'eau bouillie tiède

N° 26761. Bouilleur de 10 litres (demi-cylindrique) en cuivre poli (étamé intérieurement), avec rampe à gaz, niveau d'eau, et robinet d'alimentation .....   **88 fr.**

— 26762. Jet à genouillère, monté sur applique à raccord, compris tuyauterie (en cuivre poli) le reliant au bouilleur.................................   **22 fr.**

— 26763. Lavabo, cuvette ovale en faïence de 0,47 × 0,35 à gros bourrelet, avec ceinture en fer peint et siphon en plomb.......................   **37 fr.**

— 26764. Porte-savon et porte-brosse en faïence..........................   **3 fr.**

— 26765. Paire de barillets de 5 litres, avec supports émaillés et robinets en ébonite...   **25 fr.**

— 26766. Total du lavabo modèle F (disposé pour être alimenté par l'eau de la ville)...   **175 fr.**

N° 26767. Bouilleur analogue de 20 litres (demi-cylindrique) au gaz...........   **120 fr.**

N° 26768. *Diminution* pour bouilleur s'alimentant au broc..................   **5 fr.**

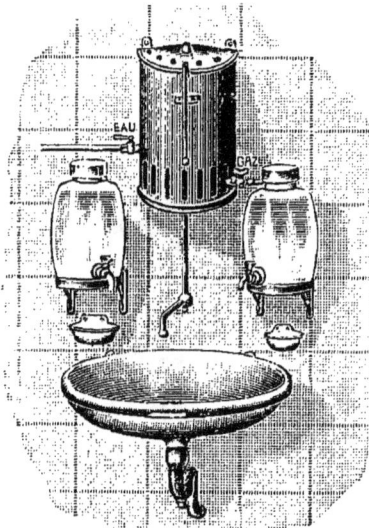
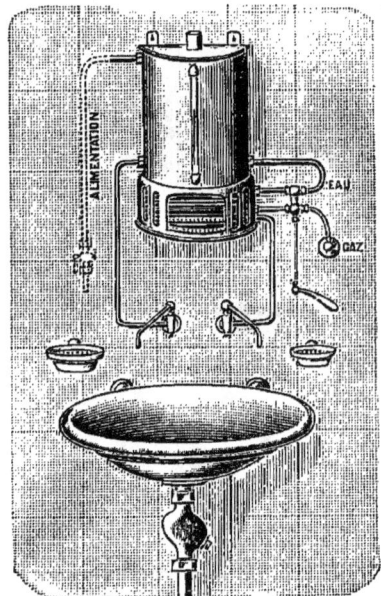

Modèle F.   Modèle G.

Modèle G
donnant de l'eau bouillie chaude et de l'eau bouillie refroidie

L'appareil (demi-cylindrique) comporte un dispositif spécial (commandé au coude), permettant de réchauffer instantanément l'eau préalablement bouillie.

N° 26771. Bouilleur à gaz de 10 litres (en cuivre poli) avec son réchauffeur instantané ....   **125 fr.**

— 26772. Robinets nickelés à genouillère et jet à genouillère, l'ensemble monté sur appliques à raccord, compris tuyauterie de raccordement au bouilleur.   **52 fr.**

— 26773. Lavabo cuvette ovale de 0,59 × 0,40 en faïence à gros bourrelet avec ceinture en fer verni et siphon ovalaire en cuivre nickelé.............   **60 fr.**

— 26774. Porte-savon et porte-brosse en verre sur monture émaillée..........   **10 fr.**

— 26775. Total du lavabo modèle G.......................................   **247 fr.**

— 26777. Bouilleur analogue de 20 litres avec réchauffeur instantané à gaz....   **175 fr.**

— 26778. Lavabo de 0,59 × 0,40 avec siphon en plomb et ceinture en fer peint.   **45 fr.**

LAVABOS A EAU BOUILLIE
pour petites installations

Modèle H
donnant de l'eau bouillie chaude et de l'eau bouillie refroidie

Nº 26781. Bouilleur à gaz de 20 litres, modèle cylindrique, en cuivre poli, compris
réservoir d'eau bouillie froide de 20 litres et robinet de communication.. **235 fr.**
— 26782. Robinet double à jet unique (en cuivre nickelé) manœuvrable au
coude, compris appliques et le raccordement au bouilleur et au réservoir.. **77 fr.**
— 26783. Lavabo, cuvette ovale en faïence faisant corps avec la table (de
0,55 × 0,40), support verni avec rosaces nickelées, siphon rond en cuivre
nickelé... .... **75 fr.**
— 26784. Supplément pour vidange à pédale (avec enclanchement).......... . **38 fr.**
— 26785. Porte-brosse et porte-savon en verre (monture émaillée) .. .. **10 fr.**
— 26786. Total pour le lavabo modèle H............... : .... **435 fr.**

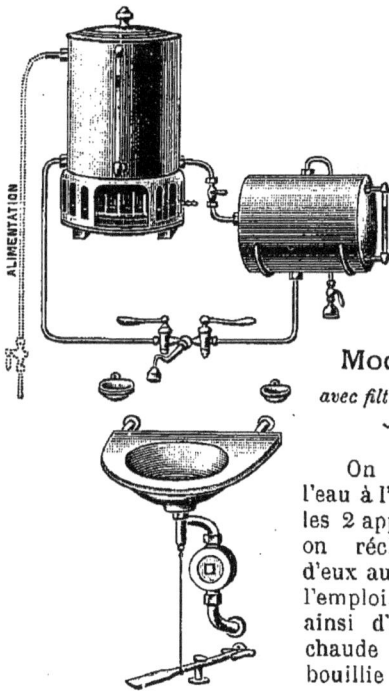

Modèle I.
avec filtre et barillet.

On fait bouillir
l'eau à l'avance dans
les 2 appareils, puis
on réchauffe l'un
d'eux au moment de
l'emploi : on dispose
ainsi d'eau bouillie
chaude et d'eau
bouillie refroidie.

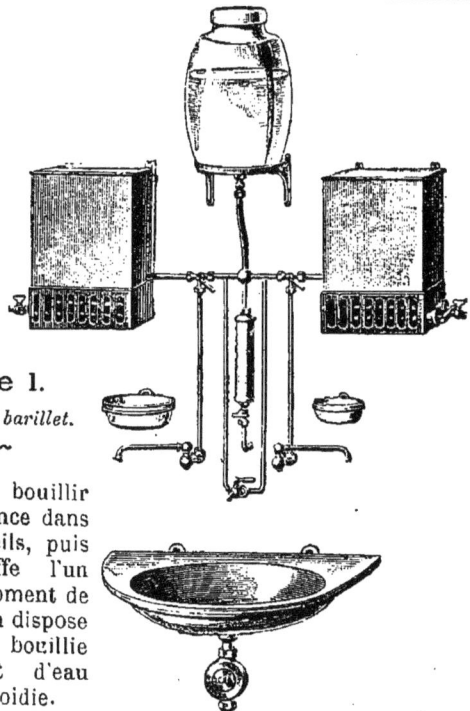

Modèle H.   Modèle I.

Nº 26787. Bouilleurs de 10 litres, en cuivre poli (forme rectangulaire), avec rampe
à gaz et niveau d'eau ; 2 à 95 fr..................................... **190 fr.**
— 26788. Lavabo, cuvette ovale en faïence faisant corps avec la table (de
0,70 × 0,53), support verni avec rosaces nickelées, siphon en cuivre poli.... **100 fr.**
— 26789. Paire de robinets à genouillère, en cuivre poli, montés sur applique
à raccord.. **42 fr.**
— 26790. Nourrice en bronze avec 2 robinets à 3 voies. .... **29 fr.**
— 26791. Robinet à rodage en cuivre poli, avec applique (pour l'eau filtrée).... **16 fr.**
— 26792. Porte-savon et porte-brosse en verre (monture émaillée)........... **10 fr.**
— 26793. Filtre simple avec barillet de 20 litres et support émaillé.. .... **55 fr.**
— 26794. Tuyauterie en cuivre poli.................................. **28 fr.**
— 26795. Total pour le lavabo modèle I.......... .... **470 fr.**

— 26796. Le même lavabo, de 0,70 × 0,53, mais avec bouilleurs rectangulaires
de chacun 20 litres .... **565 fr.**

APPAREIL A EAU BOUILLIE
(CHAUDE ET FROIDE)
pour petites installations.

Toutes les fois que l'emplacement le permet, nous recommandons de placer le bouilleur de l'autre côté du mur par rapport au lavabo.

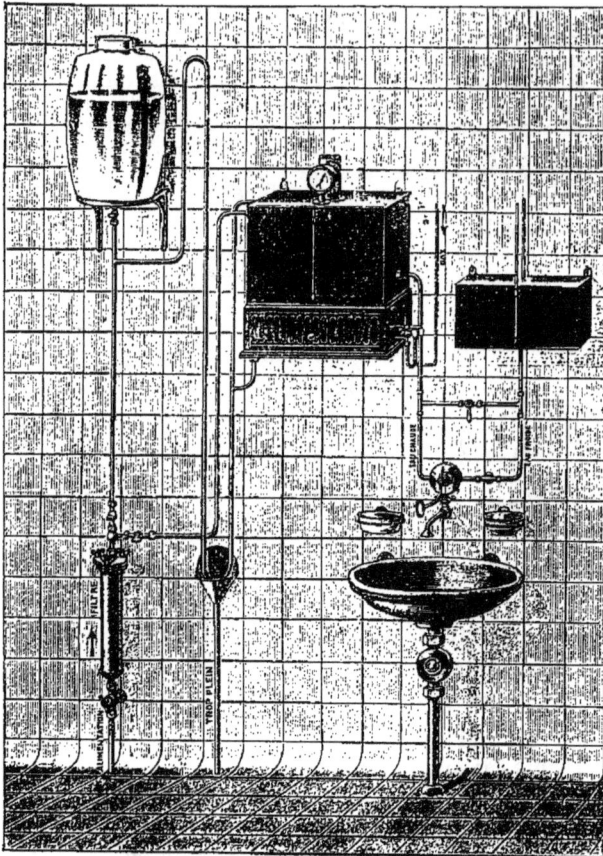

Lorsque cette disposition est appliquée, préciser l'épaisseur du mur si l'on désire que nous préparions la tuyauterie.

PRIX ÉLÉMENTAIRES

N° 26801. Dans le bouilleur à gaz, modèle de 20 litres, le réservoir d'eau bouillie froide peut se fournir de 40 litres, moyennant un supplément de **28 fr.**

Supplément pour brûleur à pétrole.

N° 26802.
Modèle de 20 litres.. **33 fr.**

N° 26803.
Modèle de 40 litres.. **55 fr.**

Supplément pour brûleur à alcool.

N° 26804.
Modèle de 20 litres.. **50 fr.**

N° 26805.
Modèle de 40 litres.. **90 fr.**

N° 26806.
Lavabo de 0^m,56 × 0^m,45 en porcelaine, avec support nickelé, grille et siphon en cuivre nickelé. **120 fr.**

N° 26807. Cuvette de rechange de 0,56 × 0,45.. **55 fr.**

PRIX DE L'INSTALLATION REPRÉSENTÉE CI-DESSUS

N° 26808. Bouilleur à gaz, de 20 litres, forme rectangulaire, en cuivre bronzé, relié avec un réservoir d'eau bouillie froide de 20 litres		320 fr.
— 26809. Thermomètre à cadran monté sur le bouilleur (facultatif)		55 fr.
— 26810. Lavabo à écoulement libre, cuvette ovale de 0,56 × 0,45 en porcelaine, support verni à écartement du mur, grille et siphon rond nickelés.		100 fr.
— 26811. Tuyau en cuivre nickelé, avec embase, pour la vidange du lavabo..		11 fr.
— 26812. Mélangeur au coude, avec pomme (en cuivre nickelé)		65 fr.
— 26813. Clapet de retenue, en cuivre nickelé		5 fr.
— 26814. Porte-savon et porte-brosse en verre, sur monture émaillée		10 fr.
— 26815. *Total sans le filtre ni le barillet* (compris thermomètre)		566 fr.
— 26816. Filtre à grand débit, à 3 bougies, enveloppe en cuivre nickelé		77 fr.
— 26817. Barillet de 45 litres avec support émaillé et robinet d'arrêt.		55 fr.
— 26718. Tuyauterie (et robinetterie) en cuivre nickelé, entre le filtre, le barillet et le bouilleur, compris dispositif de trop-plein et colliers		88 fr.
— 26819. *Total avec le filtre et le barillet* (compris la tuyauterie)		786 fr.

Cette même installation peut se faire avec un bouilleur de 40 litres.

N° 26820. Bouilleur à gaz de 40 litres, forme rectangulaire, en cuivre bronzé, relié avec un réservoir d'eau bouillie froide de 40 litres (sans thermomètre). **395 fr.**

APPAREIL A EAU BOUILLIE
(CHAUDE ET FROIDE)
avec deux bouilleurs indépendants.

On fait bouillir l'eau, à l'avance, dans chaque appareil (en prolongeant cette ébullition pendant 30 minutes environ), puis on laisse refroidir.

Quelques instants avant l'emploi, on allume une des rampes pour réchauffer l'eau dans un des récipients.

Toutes les fois que la chose est possible, nous recommandons de placer les bouilleurs de l'autre côté du mur par rapport aux lavabos.

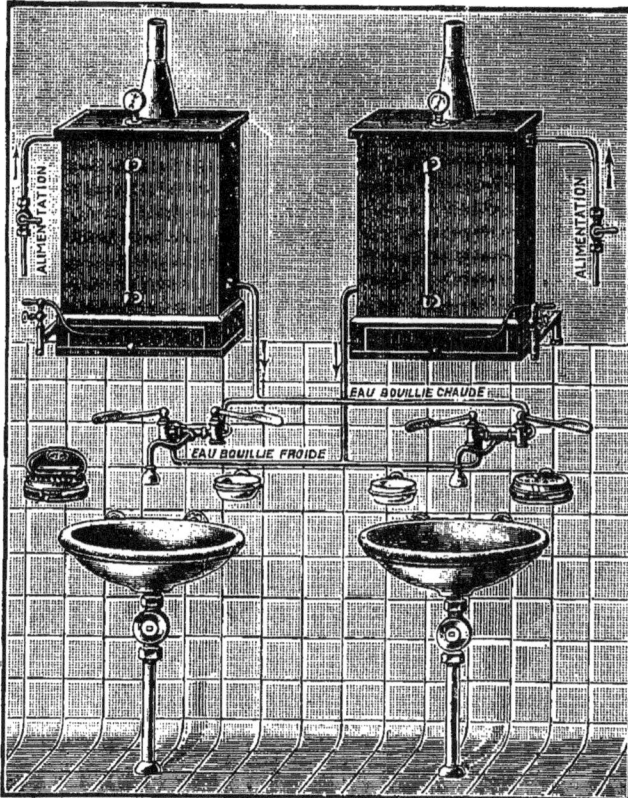

Lorsque cette disposition est appliquée, préciser l'épaisseur du mur si l'on désire que nous préparions la tuyauterie.

PRIX ÉLÉMENTAIRES
N° 26821.
Bouilleur à gaz de 60 litres, en cuivre bronzé (forme rectangulaire) avec niveau d'eau.
Prix sans thermomètre.
La pièce : **265 fr.**

N° 26822.
Supplément pour brûleur à pétrole.
Modèle de 40 litres   **55ᶠ**
N° 26823.
Modèle de 60 litres   **75ᶠ**
N° 26824.
Supplément pour brûleur à l'alcool.
Modèle de 40 litres   **90ᶠ**
N° 26825.
Modèle de 60 litres   **110ᶠ**
N° 26826.
Supplément par thermomètre à cadran monté sur un bouilleur........   **55 fr.**
N° 26827.
Cuvette ovale de 0,59 × 0,40 de rechange.   **23 f.**

PRIX DE L'INSTALLATION REPRÉSENTÉE CI-DESSUS :

N° 26831.	Bouilleurs de 40 litres, en cuivre bronzé (forme rectangulaire) avec rampe à gaz et niveau d'eau (Prix sans thermomètre) : 2 à 230 fr.	**460 fr.**
— 26832.	Lavabos à écoulement libre, cuvette ovale en faïence de 0,59 × 0,40, à gros bourrelet, support verni à écartement du mur, avec rosaces nickelées, grille et siphon en cuivre nickelé. Prix sans le tuyau de vidange. 2 à 65 fr..........................	**130 fr.**
— 26833.	Tuyaux en cuivre nickelé, avec embase, pour la vidange. 2 à 11 fr.	**22 fr.**
— 26834.	Robinets doubles nickelés, avec jet unique et pomme, modèle se manœuvrant au coude (compris appliques). 2 à 50 fr..............	**100 fr.**
— 26835.	Porte-savon, cuvette ovale en verre, grille et support en cuivre nickelé. 2 à 6 fr..........................	**12 fr.**
— 26836.	Boîtes à une brosse, forme ovale, stérilisables à l'autoclave. Prix de ces boîtes en cuivre nickelé, avec leurs supports nickelés. 2 à 18 fr.	**36 fr.**
— 26837.	Tuyauterie en cuivre nickelé pour la distribution d'eau bouillie (chaude et froide), compris les 2 robinets d'alimentation........	**75 fr.**
— 26838.	Total compris la tuyauterie (mais sans thermomètre)..............	**835 fr.**

CHAUFFE-EAU INSTANTANÉ A PRESSION
Modèle rectangulaire, avec serpentin intérieur et valve automatique.

Le gaz reste toujours en veilleuse et la rampe se rallume entièrement quand on tire de l'eau au moyen d'un robinet quelconque branché sur l'appareil.

Prix de l'appareil, chauffé au gaz, avec robinetterie nickelée :

Dimensions : Largeur, 0^m,27 ; largeur, 0^m,40 ; profondeur, 0^m,17.

(Débit approximatif : 5 litres d'eau tiède par minute.)

N° 26840. En cuivre oxydé...... **145 fr.** | N° 2?841. En cuivre nickelé...... **155 fr.**

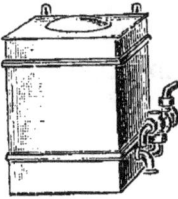

N°s 26842 à 26844.
Chauffe-eau instantané
à pression.

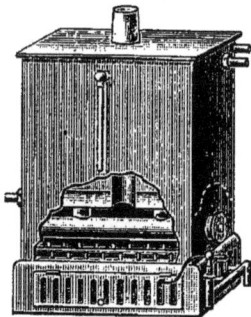

BOUILLEUR TUBULAIRE
NOUVEAU MODÈLE
Construit pour les hôpitaux de Paris :
(HOPITAL DE LA CHARITÉ, HOPITAL DES ENFANTS-MALADES
HOPITAL SAINT-ANTOINE)

L'appareil, en cuivre bronzé, renferme un tube central, de gros diamètre, avec regards de visite à chaque extrémité ; il est donc facile d'enlever les dépôts calcaires qui se produisent à l'usage.

L'appareil est fourni avec niveau d'eau.

Prix avec brûleur à gaz :

N° 26842. Modèle de 40 litres......... .... **285 fr.**
— 26843.　　— 　　60 — .... **330 fr.**
— 26844.　　— 　　8.) — .... **375 fr.**

Supplément pour brûleur à pétrole :

N° 26845. Modèle de 40 litres.................. **55 fr.**
— 26846.　　— 　　60 — .... **75 fr.**
— 2.847.　　— 　　80 — . . . . **100 fr.**

Supplément pour brûleur à l'alcool :

N° 26848. Modèle de 40 litres..... .... **90 fr.**
— 26849.　　— 　　60 — .... **110 fr.**
— 26850.　　— 　　80 — .... **130 fr.**

N°s 26842 à 26844.
Bouilleur tubulaire avec brûleur à gaz. (Nouveau modèle des hôpitaux de Paris.)

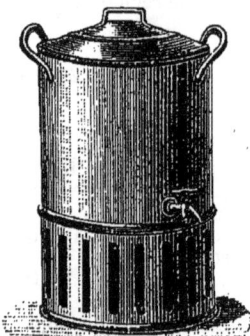

BOUILLEURS SIMPLES
AVEC ROBINET DE PUISAGE, RAMPE A GAZ ET SOCLE EN TOLE
(*Appareils de construction soignée*).

CONTENANCE	Chaudière en cuivre étamé polie extérieurement.		Chaudière en maillechort nickelé.		Supplément pour brûleur à pétrole.	
	N^{os}	Prix.	N^{os}	Prix.	N^{os}	Prix.
5 litres...	26851	50	26855	70	26859	5
10 —	26852	60	26856	85	26860	10
15 —	26853	75	26857	110	26861	15
20 —	26854	90	26858	135	26862	20

BOUILLEURS ÉMAILLÉS, *avec robinet.*

De 5 litres. N° 26863. Au gaz. **45 fr.** N° 26866. A l'alcool. **42 fr.**
De 10 — — 26864. — **53 fr.** — 26867. — **47 fr.**
De 15 — — 26865. — **60 fr.** — 26868. — **53 fr.**

N°s 26851 à 26858.
Bouilleur simple chauffé
au gaz.

APPAREILS A EAU BOUILLIE
pour les installations ne disposant pas du gaz.

Bouilleur au pétrole.

N° 26871. Quand l'appareil doit être alimenté par l'eau de la ville, le bouilleur est muni de raccords pour l'arrivée et le trop-plein. Supplément...... 9 fr.

Les appareils prévus sous les N°s 26875 et 26881 n'ont pas ces raccords, et doivent être remplis au broc.

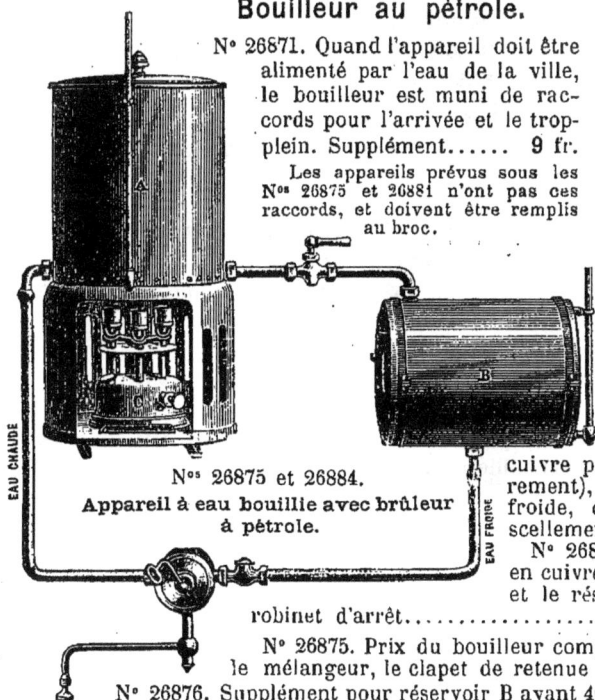

N°s 26875 et 26884.
Appareil à eau bouillie avec brûleur à pétrole.

robinet d'arrêt..............................

La chaudière, en cuivre étamé, est *à double enveloppe* avec niveau d'eau et couvercle; elle est reliée à un réservoir cylindrique horizontal B en cuivre étamé avec niveau d'eau.

Une fois l'eau bouillie dans la chaudière A, on ouvre le robinet de communication p' l'envoyer dans le réservoir B (où elle se refroidit).

Petit modèle avec chaudière de 20 litres.

N° 26872. Bouilleur de 20 lit. au pétrole (appareil en cuivre avec enveloppe en tôle) et supports à scellement............ 215 fr.

N° 26873. Réservoir de 20 litres (en cuivre poli, étamé intérieurement), pour l'eau bouillie froide, compris supports à scellement.............. 80 fr.

N° 26874. Communication en cuivre entre la chaudière et le réservoir B, compris robinet d'arrêt...................................... 25 fr.

N° 26875. Prix du bouilleur complet de 20 litres (sans le mélangeur, le clapet de retenue ni la tuyauterie).... 320 fr.

N° 26876. Supplément pour réservoir B ayant 40 litres de capacité.. 25 fr.

N° 26877. Supplément pour bouilleur avec enveloppe en cuivre..... 40 fr.

Grand modèle avec chaudière de 40 litres.

N° 26878. Bouilleur de 40 lit. au pétrole (app. en cuivre avec enveloppe en tôle). Prix compris supports à scellement.......................... 285 fr.

— 26879. Réservoir de 40 litres (en cuivre) compris supports à scellement.... 110 fr.

— 26880. Communication entre les appareils A et B compris robinet d'arrêt.. 25 fr.

— 26881. Prix de l'ensemble (sans le mélangeur, le clapet de retenue ni la tuyauterie). 420 fr.

— 26882. Supplément pour réservoir B ayant 80 litres de capacité........ 55 fr.

— 26883. Supplément pour bouilleur de 40 litres avec enveloppe en cuivre. 55 fr.

— 26884. Mélangeur au coude, compris clapet de retenue et tuyauterie le reliant au bouilleur et au réservoir. 100 fr.

BOUILLEUR A L'ALCOOL

Les appareils ci-dessous peuvent se construire pour chauffage à l'alcool. Le brûleur intensif est raccordé avec un petit réservoir que l'on remplit d'alcool et qui se trouve placé latéralement au bouilleur

N° 26885. *Bouilleur de 20 litres à l'alcool.* (Appareil en cuivre avec enveloppe en tôle), supports à scellement. Prix du bouilleur seul.......... 270 fr.

— 26886. Le même, *de 40 litres*..... 375 fr.

Supplément pour enveloppe en cuivre.

N° 26887. Bouilleur de 20 litres........ 40 fr.

— 26888. Bouilleur de 40 litres........ 55 fr.

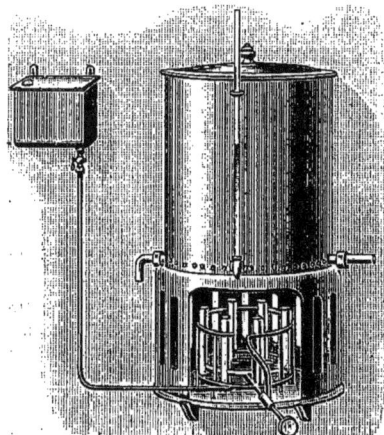

N°s 26885-26888. **Bouilleur à l'alcool.**

M.

8

ALIMENTATION ET VIDANGE DES LAVABOS D'OPÉRATIONS
(MODÈLES BREVETÉS OU DÉPOSÉS)

Les exigences de la méthode aseptique nous ont amenés, pour les lavabos, à combiner les systèmes d'alimentation et de vidange de manière que le chirurgien puisse les manœuvrer, sans que la main soit obligée d'intervenir.

On utilise, à cet effet, le coude, le genou ou le pied.

Tous les organes constituant l'alimentation de nos lavabos d'opérations peuvent se stériliser par la vapeur.

ROBINET DOUBLE A JET UNIQUE (avec pomme).
Modèle nickelé manœuvrable au coude.

N° 26901. Avec douilles à souder. **42 fr.** | N° 26902 . Avec 2 appliques...... **50 fr.**

MÉLANGEURS AU COUDE (avec pomme)
construits en bronze nickelé, avec disque gravé et 2 raccords en bronze (pour l'eau chaude et pour l'eau froide).

N° 26903. *Mélangeur avec levier se déplaçant horizontalement et jet fixe*..... **50 fr.**
— 26904. Le même, avec jet à genouillère................................... **60 fr.**
— 26905. *Mélangeur avec levier tournant et jet à genouillère*............... **65 fr.**
— 26906. MÉLANGEUR AU GENOU, compris distribution à col de cygne, pomme et applique (*Modèle de l'Hôpital Saint-Antoine, Service de M. le Docteur LEJARS*).. **80 fr.**

Alimentation à 2 pédales (pouvant former mélangeur).
En appuyant sur une pédale, on a de l'eau froide; en appuyant sur l'autre, on a de l'eau chaude; en appuyant à la fois sur les deux pédales, on a de l'eau tiède.
(Les 2 pédales sont suffisamment rapprochées pour qu'on puisse les actionner par le même pied.)

Prix des 2 robinets accouplés, compris distribution en cuivre nickelé, applique et col de cygne à pomme démontable.

N° 26907. Modèle avec leviers de manœuvre................................. **105 fr.**
— 26908. Modèle simplifié à commande directe............................. **95 fr.**

Appareils analogues à une seule pédale,
ne permettant pas de faire varier la température de l'eau.
N° 26909. Modèle à levier...... **55 fr.** | N° 26910. Modèle à commande directe. **50 fr.**

MÉLANGEURS A PÉDALE UNIQUE
construits en bronze nickelé.

N° 26911. *Mélangeur simple* à pédale tournante, compris distribution en cuivre nickelé, applique et col de cygne à pomme démontable.......... **75 fr.**
— 26912. Modèle analogue, mais avec le robinet placé au-dessus de la cuvette et commandé par articulation à rotule........................ **75 fr.**
Mélangeur à fermeture automatique (breveté).
En tournant la pédale (à droite ou à gauche), on règle la température. En appuyant sur cette pédale, on obtient l'écoulement; en cessant d'appuyer, l'écoulement s'arrête automatiquement. L'appareil peut se compléter d'une deuxième pédale, actionnée par le même pied (cette pédale additionnelle commandant soit un antiseptique, soit une solution savonneuse).
N° 26913. Prix du mélangeur à fermeture automatique, compris distribution en cuivre nickelé, applique et col de cygne à pomme démontable.. **110 fr.**
— 26914. Le même, mais avec 2 pédales superposées..................... **120 fr.**

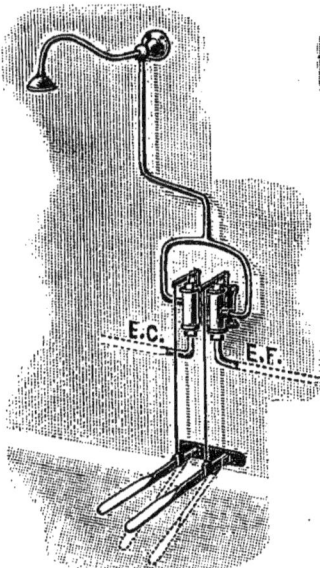

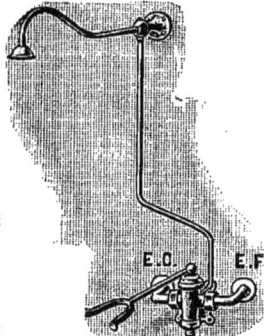

N° 26906.

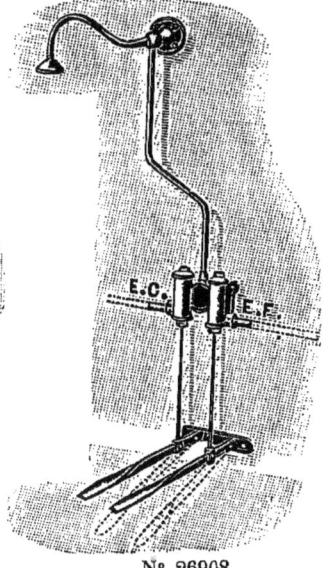

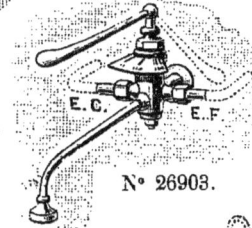

N° 26903.

N° 26907.

N° 26908.

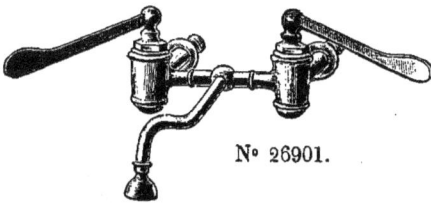

N° 26901.

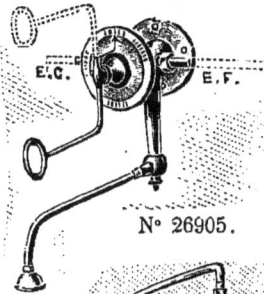

N° 26905.

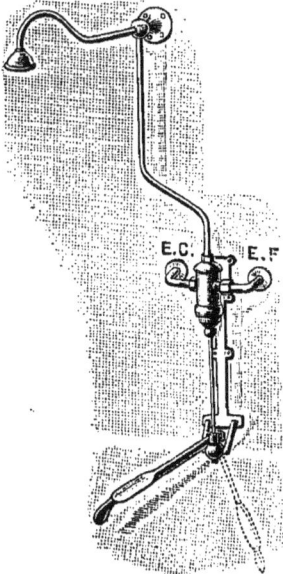

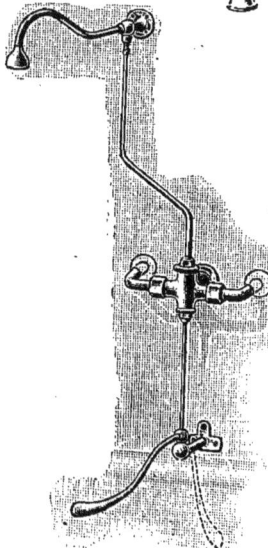

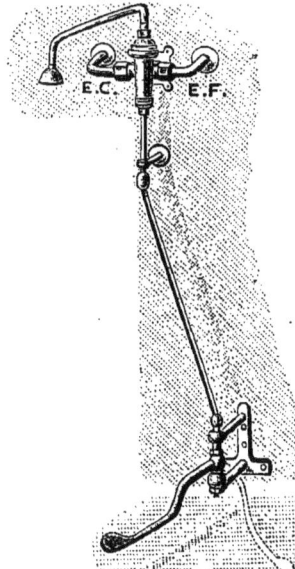

N° 26913.

N° 26911.

N° 26912.

ALIMENTATION ET VIDANGE DES LAVABOS D'OPÉRATIONS

(MODÈLES BREVETÉS OU DÉPOSÉS)

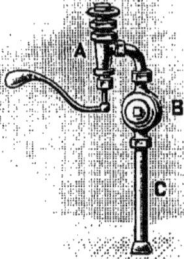

Les exigences de la méthode aseptique nous ont amenés, pour les lavabos, à combiner les systèmes d'alimentation et de vidange de manière que le chirurgien puisse les manœuvrer, sans que la main soit obligée d'intervenir.

On utilise, à cet effet, le coude, le genou ou le pied.

Nos modèles de vidange au genou ou au pied (construits en cuivre nickelé) permettent au chirurgien de conserver l'eau savonneuse dans la cuvette pendant le temps qu'il désire : pour vider, il suffit de manœuvrer le levier de commande. Dans ces divers modèles, la bonde peut s'enlever facilement pour permettre le nettoyage.

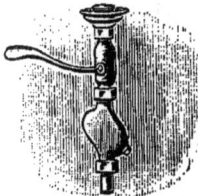

N° 26923.

VIDANGE AU GENOU, *modèle confortable*

avec levier se déplaçant horizontalement et siphon rond.

N° 26921. Prix de l'appareil A sans siphon...... **39 fr.**
— 26922. Le même, avec siphon rond en cuivre nickelé (A et B), sans tuyau........ **60 fr.**
— 26923. Vidange complète avec siphon rond et tuyau nickelé à embase (A, B et C).. **70 fr.**

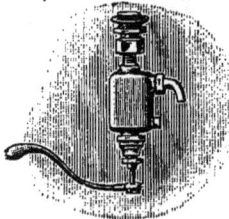

VIDANGE AU GENOU, *modèle simplifié*

avec levier tournant et siphon ovalaire.

N° 26924. Prix de l'appareil sans siphon...... **27 fr.**
— 26925. Le même, avec siphon ovalaire en cuivre nickelé (sans tuyau).......... **44 fr.**
— 26926. Tuyau de vidange (en cuivre nickelé) avec embase (figuré en C).......... **11 fr.**

N° 26925.

VIDANGE AU GENOU COMBINÉE AVEC SIPHON

(modèle breveté) avec *levier se déplaçant horizontalement.*

Prix sans tuyau de vidange :

N° 26927. *Modèle courant* avec sortie de 0,027.. **44 fr.**
— 26928. *Gros modèle* avec sortie de 0,035 et gros bouchon de dégorgement.......... **55 fr.**
— 26929. Tuyau de vidange (en cuivre nickelé) avec embase (figuré en C)....... .. **11 fr.**

N° 26927.

VIDANGE A PÉDALE

Prix de l'appareil en cuivre nickelé :

N° 26930. *Vidange à pédale sans dispositif d'enclanchement.* Prix sans siphon... .. **27 fr.**
— 26931. La même, avec siphon rond en cuivre nickelé (sans tuyau de vidange)..... **49 fr.**
— 26932. La même, avec siphon ovalaire en cuivre nickelé (sans tuyau de vidange).. **44 fr.**
— 26933. *Vidange à pédale avec enclanchement maintenant la vidange ouverte.*...... **38 fr.**
— 26934. La même, avec siphon rond en cuivre nickelé (sans tuyau de vidange)....... **60 fr.**

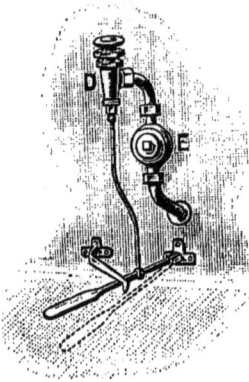

N° 26934.

NOUVEAUX ROBINETS
(POUR LAVABOS D'OPÉRATIONS)
évitant tout séjour de l'eau stérilisée entre le robinet et le jet.

Modèles construits pour l'Administration de l'Assistance publique à Paris.

Tous ces robinets, en cuivre nickelé, peuvent être stérilisés par la vapeur sous pression.

Un petit robinet d'arrêt, placé près de la pomme, permet de maintenir la pression de vapeur dans la canalisation pendant la stérilisation préalable.

La pomme elle-même (étant démontable) peut se stériliser à l'autoclave.

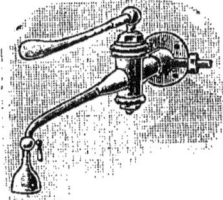
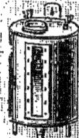

N° 26941.

Prix des robinets nickelés :

ROBINET SIMPLE AU COUDE

N° 26940. Avec douille en
bronze......... **31 fr.**

— 26941. Avec applique à
raccord....... **36 fr.**

ROBINET MÉLANGEUR AU COUDE

N° 26942. Prix............. **60 fr.**

ROBINET SIMPLE A PÉDALE

N° 26943. Prix............. **50 fr.**

ROBINET DOUBLE A PÉDALE
(Pouvant former mélangeur).

N° 26944. Prix............. **95 fr.**

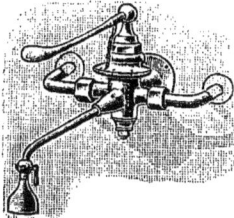
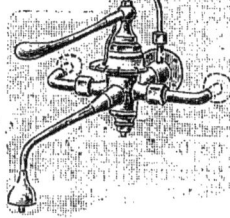

N° 26942.   N°° 26946 et 26950.

ROBINETS COMBINÉS
POUR L'EAU ET LE SAVON LIQUIDE

Le même robinet donne successivement le savon liquide en jet, puis l'eau en pluie.

Prix des robinets nickelés :

N° 26945. *Robinet simple au coude* distribuant au moyen d'une seule manette le savon liquide ou l'eau tiède. (Prix avec applique)........ **45 fr.**

N° 26946. *Robinet mélangeur au coude* distribuant au moyen d'une seule manette le savon, l'eau froide, l'eau tiède ou l'eau chaude........ **70 fr.**

Nous construisons des modèles analogues à pédale.

N° 26947. *Robinet simple à pédale......* **55 fr.**

N° 26948. *Robinet mélangeur à pédale............* **105 fr.**

Tous les prix de ces robinets combinés ne comprennent pas le récipient à savon liquide.

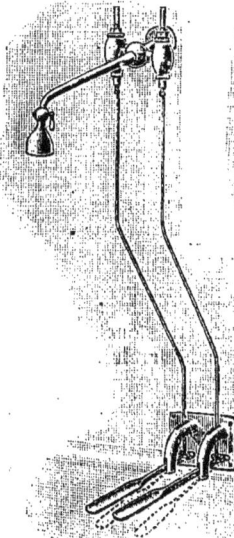
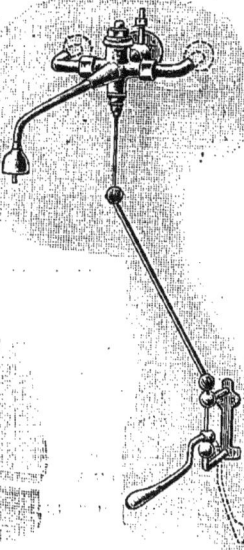

N° 26944.   N° 26948.

Prix du récipient stérilisable pour savon liquide :

N° 26949. Sans glace............. **34 fr.** | N° 26950. Avec glace............. **39 fr.**

(Pour le détail de ce récipient stérilisable, voir page 86.)

LAVABOS POUR SALLES D'OPÉRATIONS ET DE PANSEMENTS

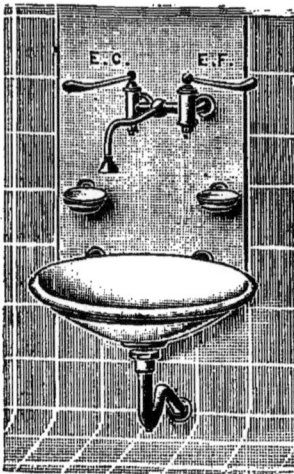

N° 26964.

Lavabo modèle K.

Lavabo simple, Modèle **K.**

N° 26961. Lavabo, cuvette ovale en faïence de 0ᵐ,59×0ᵐ,40, à gros bourrelet, avec ceinture en fer verni, rosaces nickelées et siphon oblique en cuivre verni..........................,............ **55 fr.**

— 26962. Porte-savon et porte-brosse en faïence........................... **3 fr.**

— 26963. Robinet double nickelé à jet unique (manœuvrable au coude) avec douilles en bronze................. **42 fr.**

— 26964. *Total du lavabo modèle K*..... **100 fr.**

— 26965. Le même avec cuvette de 0ᵐ,47 ×0ᵐ,35......................... **90 fr.**

Lavabo Modèle **L.**

N° 26966. Lavabo, cuvette ovale en faïence de 0ᵐ,59×0ᵐ,40 à gros bourrelet, avec ceinture en fer verni, rosaces nickelées et siphon ovalaire en cuivre nickelé........................... **60 fr.**

— 26967. Vidange au genou, modèle simplifié (en cuivre nickelé).......... **27 fr.**

— 26968. Mélangeur au coude, modèle simple (en cuivre nickelé)......... **50 fr.**

— 26969. Porte-savon et porte-brosse, cuvettes ovales en verre sur monture émaillée........................ **10 fr.**

— 26970. *Total du lavabo modèle L*..... **147 fr.**

— 26971. Supplément pour distributeur de savon liquide en remplacement du porte-savon..................... **15 fr.**

Lavabo Modèle **M.**

N° 26972. Lavabo, cuvette ovale en faïence de 0ᵐ,59×0ᵐ,40 à gros bourrelet, avec ceinture en fer verni, rosaces nickelées (sans siphon)............ **45 fr.**

— 26973. Vidange au genou combinée avec siphon (en cuivre nickelé)......... **44 fr.**

— 26974. Mélangeur au coude, à levier tournant (en cuivre nickelé)........ **65 fr.**

— 26975. Porte-savon et porte-brosse, cuvettes ovales en verre sur monture émaillée........................ **10 fr.**

— 26976. *Total du lavabo modèle M*..... **164 fr.**

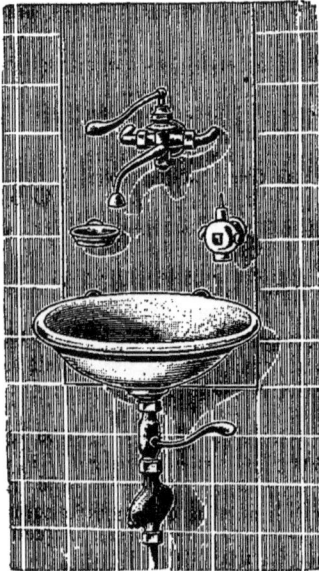

Nᵒˢ 26970 et 26971.

Lavabo modèle L.

LAVABOS POUR SALLES D'OPÉRATIONS ET DE PANSEMENTS

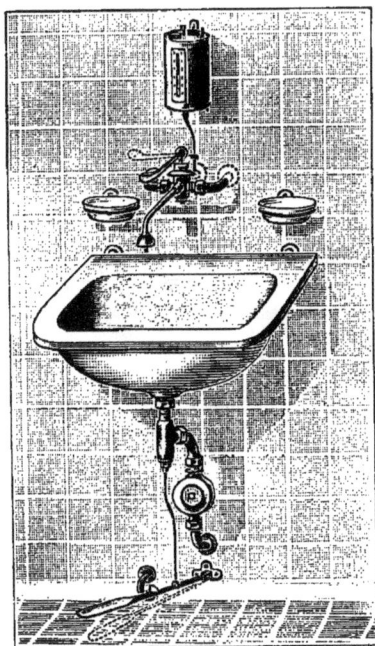

N° 26986. Lavabo modèle N.

Lavabo modèle N.

N° 26981. Lavabo en faïence de 0ᵐ,68×0ᵐ,54 avec cuvette de 0ᵐ,55 ×0ᵐ,35, dessus uni, support en fer verni avec rosaces nickelées................. **105 fr.**

— 26982. Vidange au pied combinée avec siphon (compris enclanchement maintenant la vidange ouverte).......... **60 fr.**

— 26983. Mélangeur au coude, donnant le savon liquide, l'eau froide, l'eau tiède ou l'eau chaude. **70 fr.**

— 26984. Récipient à savon liquide, modèle stérilisable, avec glace (construit en cuivre nickelé) **39 fr.**

— 26985. Paire de porte-brosses, modèle ovale en verre, compris supports en cuivre nickelé. **16 fr.**

— 26986. *Total du modèle N*......... **290 fr.**

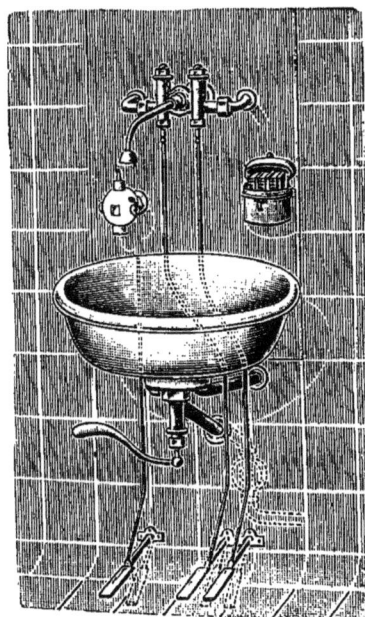

N° 26992. Lavabo modèle O.

Lavabo modèle O.

N° 26987. Lavabo, cuvette ovale en faïence, modèle profond : « BAIN DE BRAS », longueur 0ᵐ,62, largeur, 0ᵐ,47, ce lavabo simplement supporté par le fond. Prix avec support à scellement (sans siphon)................... **80 fr.**

— 26988. Vidange au genou en cuivre nickelé, modèle confortable. **39 fr.**

— 26989. Alimentation à pédales (pouvant former mélangeur) l'ensemble en cuivre nickelé.................... **92 fr.**

— 26990. Récipient en verre pour savon liquide, avec commande par pédale.............. **44 fr.**

— 26991. Boîte à 3 brosses, modèle en cuivre nickelé, stérilisable à l'autoclave (compris support)................... **28 fr.**

— 26992. *Total du lavabo modèle O..* **283 fr.**

LAVABOS POUR SALLES D'OPÉRATIONS ET DE PANSEMENTS

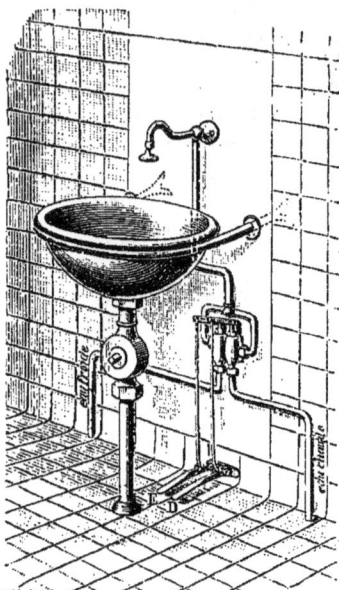

Nº 27003. Lavabo modèle P.

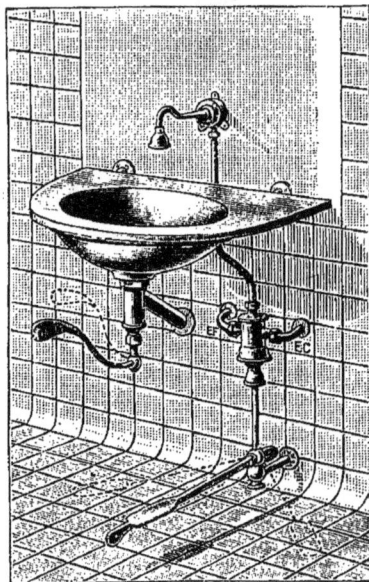

Nº 27007. Lavabo modèle Q.

LAVABO MODÈLE P.

Nº 27000. Lavabo, à écoulement libre, cuvette ovale en porcelaine de $0^m,56 \times 0^m,45$, à très gros bourrelet, ceinture en fer verni, rosaces nickelées, grille et siphon rond en cuivre nickelé.... **100 fr.**

— 27001. Tuyau en cuivre nickelé, avec embase, pour la vidange du lavabo. **11 fr.**

— 27002. Alimentation à 2 pédales (pouvant former mélangeur) compris distribution en cuivre nickelé entre les robinets et la pomme. **105 fr.**

— 27003. *Total du lavabo modèle* P................................... **216 fr.**

LAVABO MODÈLE Q.

Nº 27004. Lavabo, cuvette ovale en faïence faisant corps avec la table (de $0^m,70 \times 0^m,53$), support verni à écartement du mur avec rosaces nickelées.. **83 fr.**

— 27005. Vidange au genou en cuivre nickelé (modèle confortable),........ **39 fr.**

— 27006. Mélangeur à pédale unique à fermeture automatique (modèle breveté), compris distribution en cuivre nickelé à partir du robinet........................ .... **110 fr.**

— 27007. *Total du lavabo modèle* Q................................... **232 fr.**

Ces 2 modèles peuvent se compléter par une paire de porte-savon et de porte-brosse sur monture émaillée ou en cuivre nickelé.

Nº 27008. Prix avec monture émaillée. **11ᶠ** | Nº 27009. Prix avec monture nickelée. **15ᶠ**

LAVABOS POUR SALLES D'OPÉRATIONS ET DE PANSEMENTS

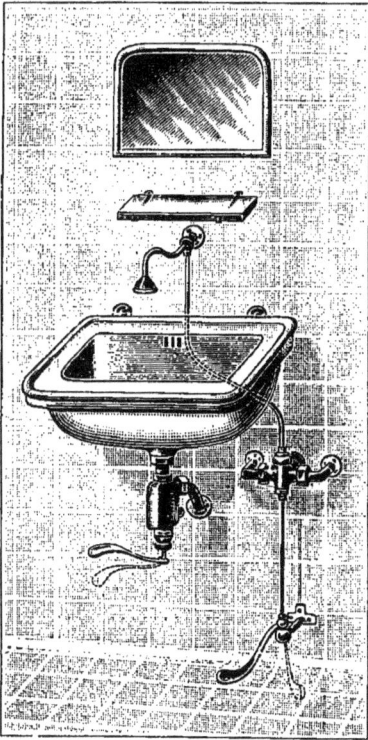

N° 27015. Lavabo modèle R.   N° 27028. Lavabo modèle S.

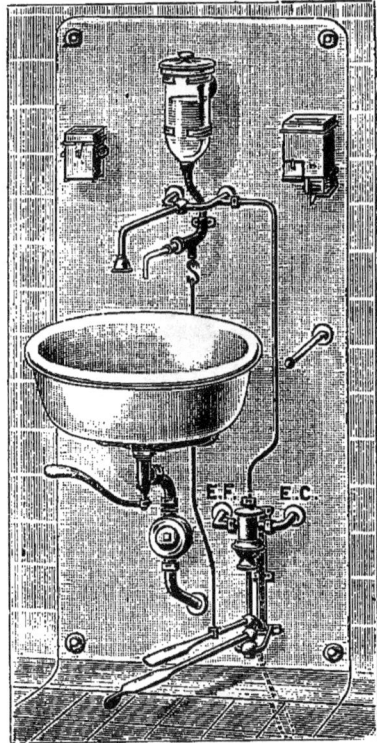

LAVABO MODÈLE R.

N° 27010. Lavabo rectangulaire, en grès émaillé blanc, longueur : 0m,53; largeur, 0m,46 avec cuvette de 0m,48×0m,30: (Prix compris support.) **100 fr.**
— 27011. Vidange au genou combinée avec siphon, en cuivre nickelé....... **44 fr.**
— 27012. Mélangeur à pédale tournante (compris distribution à partir du robinet)... **75 fr.**
— 27013. Tablette en glace de 0m,35×0m,13 avec 2 supports nickelés....... **11 fr.**
— 27014. Miroir de 0m,45×0m,30 avec cadre nickelé....... .... **50 fr.**
— 27015. *Total du lavabo modèle R*................................... **280 fr.**

LAVABO MODÈLE S.

N° 27021. Lavabo ovale, en grès émaillé blanc, modèle profond « BAIN DE BRAS ». Longueur : 0m,62; largeur, 0m,47. Ce lavabo simplement supporté par le fond. Prix avec support verni à scellement................. **105 fr.**
— 27022. Vidange au genou (modèle confortable avec siphon rond nickelé).... **60 fr.**
— 27023. Mélangeur à fermeture automatique à 2 pédales superposées, avec distribution nickelée et pomme montée sur arcade.............. **120 fr.**
— 27024. Récipient en verre pour savon liquide, commandé par la pédale du mélangeur... **33 fr.**
— 27025. Porte-serviette nickelé (modèle fixe)................................ **10 fr.**
— 27026. Boîte à 4 brosses, modèle stérilisable à l'autoclave (en cuivre nickelé). **39 fr.**
— 27027. Boîte stérilisable avec 12 cure-ongles (en cuivre nickelé)........... **31 fr.**
— 27028. *Total du lavabo modèle S* (sans dossier)..................... **398 fr.**

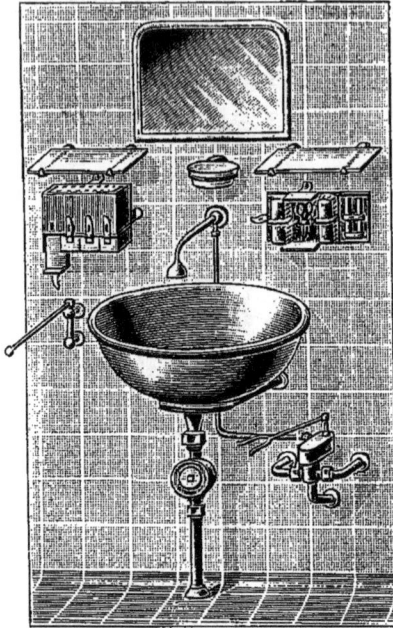

N° 27040. **Lavabo BAIN de BRAS stérilisable.**

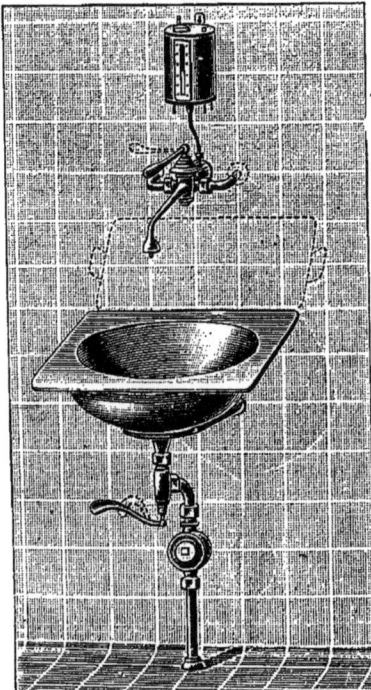

N° 27045. **Lavabo rectangulaire stérilisable.**

LAVABOS STÉRILISABLES
POUR SALLES D'OPÉRATIONS

Les cuvettes, simplement supportées par le fond, sont facilement démontables de manière qu'on puisse les stériliser dans un autoclave ayant au moins 0^m,50 de diamètre.

La vidange de la cuvette, de forme tronconique, s'emmanche rapidement dans une douille appropriée, permettant à l'écoulement de se faire sans aucune fuite.

N° 27031. *Lavabo ovale* BAIN DE BRAS de 0^m,62×0^m,47 en cuivre nickelé, avec douille spéciale et support à scellement (sans siphon) **150 fr.**

— 27032. Siphon rond nickelé avec tube à embase......... **33 fr.**

— 27033. Mélangeur au genou, compris distribution....... **80 fr.**

— 27034. Distributeur - stérilisateur pour 4 serviettes...... **75 fr.**

— 27035. Trousse stérilisable de toilette................. **50 fr.**

— 27036. Paire de tablettes en glace de 0^m,25 × 0^m,13 sur supports nickelés...... **20 fr.**

— 27037. Porte-savon ovale en verre, grille et support nickelés.............. **6 50**

— 27038. Porte-serviette à genouillère................. **13 fr.**

— 27039. Miroir de 0^m,45×0^m,30 avec cadre nickelé..... **50 fr.**

— 27040. Total du lavabo complet. **477 50**

N° 27041. *Lavabo ovale* BAIN DE BRAS de 0^m,62×0^m,47 en grès émaillé, modèle stérilisable avec douille spéciale et support à scellement (sans siphon ni accessoires)........... **120 fr.**

— 27042. *Lavabo rectangulaire* en cuivre nickelé de 0^m,60×0^m,45 avec cuvette ovale, douille spéciale et support à scellement... **135 fr.**

— 27043. Vidange au genou avec siphon rond et tuyau à embase.............. **70 fr.**

— 27044. Robinet mélangeur au coude distribuant, au moyen d'une seule manette, le savon, l'eau froide, l'eau tiède ou l'eau chaude, compris récipient stérilisable pour savon liquide **110 fr.**

— 27045. Total du lavabo complet.. **315 fr.**

N° 27046. Supplément pour couvercle nickelé, facilement démontable, s'adaptant au lavabo rectangulaire... **28 fr.**

LAVABOS A DEUX PLACES
POUR SALLES D'OPÉRATIONS ET DE PANSEMENTS

LAVABO FORME AUGE EN CUIVRE NICKELÉ

Nº 27051. Lavabo : longueur, 1ᵐ,30 ; largeur, 0ᵐ,45, compris siphon et supports nichelés... **300 fr.**

— 27052. Deux mélangeurs au coude, 2 tablettes en glace de 0ᵐ,30×0ᵐ,13 sur supports nickelés, 2 porte-brosses, un récipient stérilisable pour savon liquide .... Prix d'ensemble.... **170 fr.**

— 27053. *Total du lavabo forme auge*.............................,........ **470 fr.**

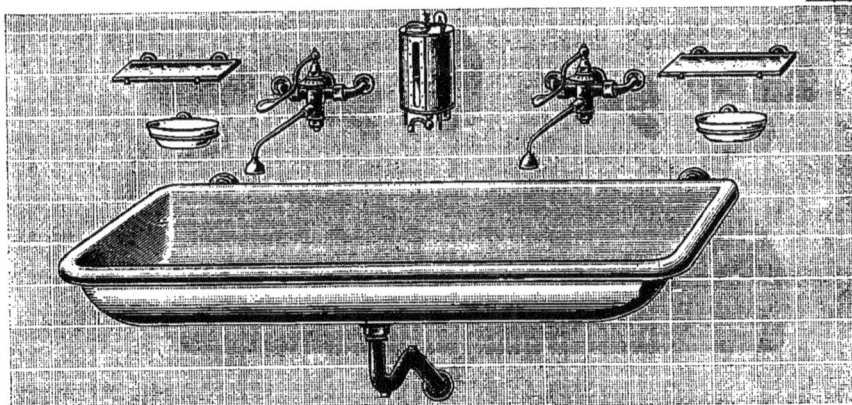

Nº 27153. Lavabo forme auge.

LAVABO EN GRÈS ÉMAILLÉ

Nº 27054. Lavabo à 2 cuvettes d'une seule pièce : longueur, 1ᵐ,30 ; largeur, 0ᵐ,53, avec cuvette rectangulaire de 0ᵐ,52×0ᵐ,37, compris supports à scellement... **275 fr.**

— 27055. Deux mélangeurs à pédale, 2 vidanges au genou, 2 porte-serviettes à genouillère, une tablette en glace de 0ᵐ,40×0ᵐ,20 avec supports nickelés, 2 porte-savon.................. Prix d'ensemble.... **290 fr.**

— 27056. *Total du lavabo en grès émaillé*............................... **565 fr.**

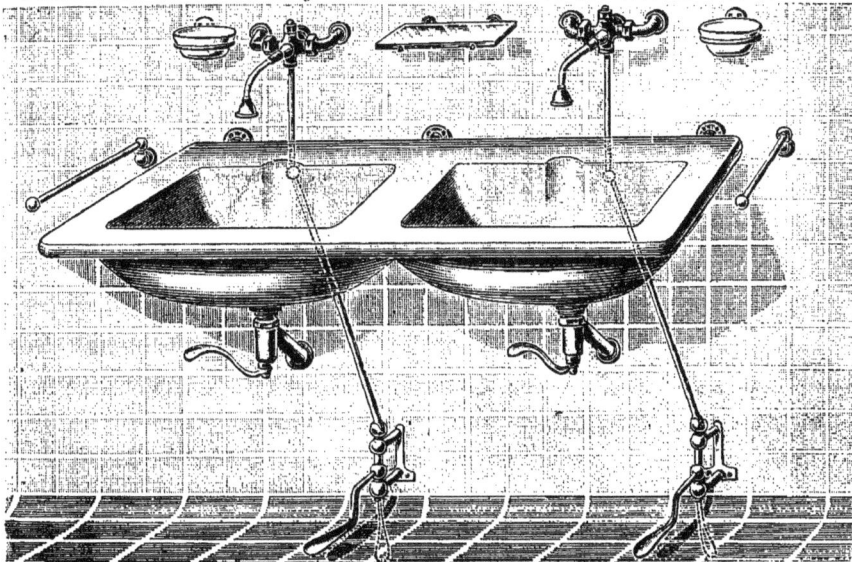

Nº 27056. Lavabo en grès émaillé.

ACCESSOIRES POUR LAVABOS

N° 27066.

PORTE-SAVON

N° 27061. *Forme ovale*, cuvette en verre, avec grille et support nickelés.. 6 50
— 27062. Le même, avec grille nickelée et support émaillé... 4 fr.
— 27063. Cuvette ovale en verre de rechange.............. 1 50

N° 27061-27062.

— 27064. *Forme rectangulaire*, cuvette en verre avec support en cuivre nickelé............................... 6 50
— 27065. Cuvette rectangulaire en verre (de rechange)....... 1 50
— 27066. *Porte-savon en faïence*......................... 1 25

N° 27064.

PORTE-BROSSES SE FIXANT AU MUR

N° 27067. *Modèle A*, composé d'une cuvette ovale en verre avec support nickelé................................ 8 50
— 27068. *Le même*, avec support émaillé.................. 6 fr.
— 27069. Cuvette en verre de rechange................... 2 fr.

N° 27073.

— 27070. *Modèle B*, composé d'une boîte en verre avec support nickelé et brosse fixée au couvercle............... 9 fr.
— 27071. *Le même*, sans support......................... 3 75
— 27072. *Modèle C*, composé d'une boîte en verre de 0,175 × 0,145 × 0,075, avec couvercle et support nickelés...................................... 20 fr.

N° 27070.

— 27073. Porte-brosse en faïence.................... 1 75

BOITES EN VERRE POUR BROSSES
(se posant sur une table).

N° 27074. *Petit modèle* (0,145 × 0,06 × 0,05) avec brosse à ongles vissée au couvercle............ .. 3 75
— 27075. *Moyen modèle* (0,175 × 0,105 × 0,075)..... 9 fr.

N° 27067-27068.

— 27076. *Grand modèle* (0,175 × 0,145 × 0,075)...... 11 50
Les boîtes moyen modèle et grand modèle sont munies d'un couvercle nickelé.

SABLIERS du Pr POZZI
permettant au chirurgien d'observer le temps nécessaire à chaque phase de la désinfection des mains.

N° 27072.

Prix de l'appareil avec support nickelé.
N° 27078. Modèle se fixant au mur..... .... 9 fr.
— 27079. Modèle transportable....................... 9 fr.

Porte-serviettes en cuivre nickelé.
Modèles renforcés.
Types fixes.
N° 27081. A 1 scellement (long. 0,40).................... 10 fr.
— 27082. A 2 scellements (long. 0,50)..... .... 19 fr.
— 27083. — (long. 0,75)........... 24 fr.

Types à genouillère (longueur 0,40).
N° 27084. A une branche.................... 13 fr.
— 27085. A deux branches........ .... 21 fr.
— 27086. A trois branches. .. .. 29 fr.

N° 27079. N° 27078.

N° 27081.

N° 27084.

N° 27082-27083.

Sur demande, nous pouvons fournir, aux mêmes prix, les porte-serviettes construits avec barres de verre.

POUR LES ACCESSOIRES DE TOILETTE, MODÈLES STÉRILISABLES, VOIR PAGES 82, 83 ET 86.

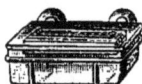
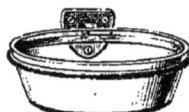
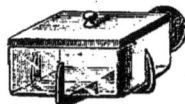
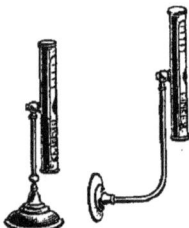
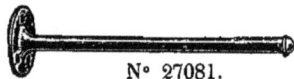
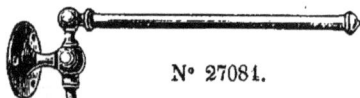
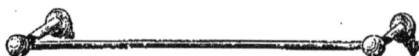

LAVABO D'OPÉRATIONS
MODÈLE DE LA NOUVELLE PITIÉ

La figure représente notre modèle de lavabo **Bain de bras** tel que nous venons de l'installer à l'Hôpital de la Nouvelle Pitié dans tous les services de Chirurgie, de Consultation et de Maternité (MM. les docteurs ARROU, THIÉRY, WALTHER, POTOCKI), sous la Direction de M. ROCHET, architecte, et de M. DESBROCHERS DES LOGES, ingénieur de l'Assistance publique.

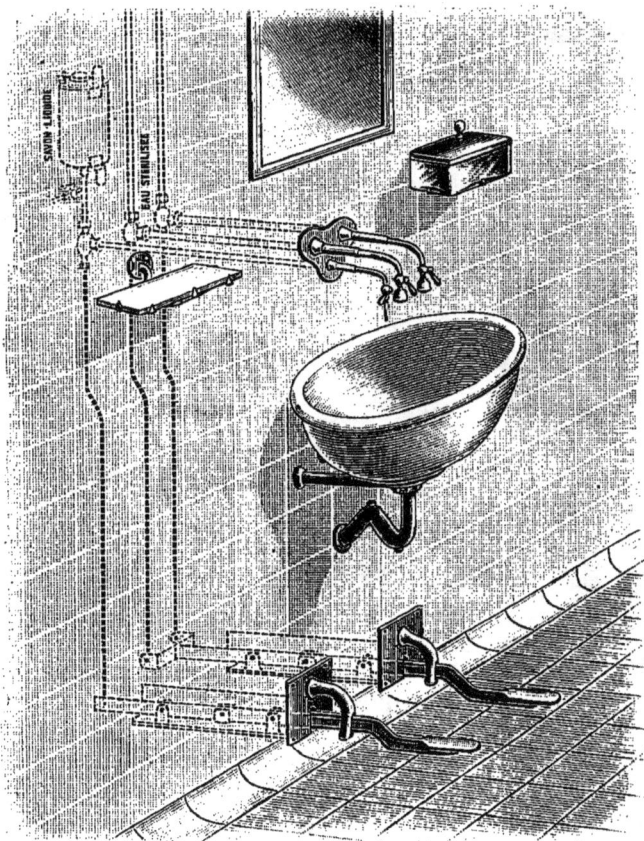

Dans la salle d'opérations on n'aperçoit que les pédales et les jets alimentant les lavabos en eau stérilisée et en savon liquide. On a disposé de l'autre côté du mur les robinets et tout le mécanisme.

Les pédales sont renforcées et munies de guidages.

La tuyauterie peut être stérilisée par la vapeur sous pression jusqu'aux jets des robinets.

Une cuvette en verre (avec couvercle en cuivre nickelé) destinée à recevoir les brosses ainsi qu'une tablette en glace sur supports nickelés complètent cet ensemble.

Dans plusieurs services on a disposé une vidange au genou sous la cuvette.

VIDOIRS EN GRÈS

avec chasse dans le siphon ou sans chasse.

Ces modèles conviennent particulièrement pour les salles d'opérations.

Les cuves sont parfaitement lisses et n'ont pas de rugosités comme les vidoirs à effet d'eau.

Chaque appareil est fourni avec regard de visite et raccords en cuivre.

N° 27140. Prix du **vidoir ovale** de 0,65 × 0,45 *avec pied-siphon en grès blanc* **130** fr.

(Vidoir proprement dit *sans accessoires.*)

N° 27141. Modèle analogue en grès ivoire. **130^r**

N° 27142. Cuve seule (à emboîtement). **65^r**

— 27143. *Vidoir ovale en grès* (ivoire) de 0,65 × 0,45 *avec pied-siphon en fonte* (sans accessoires).. **120 fr.**

— 27144. Le même, *avec siphon en plomb* et support à scellement. **120 fr.**

N° 27145.

Cuve seule en grès (pour joint à brides). **75 fr.**

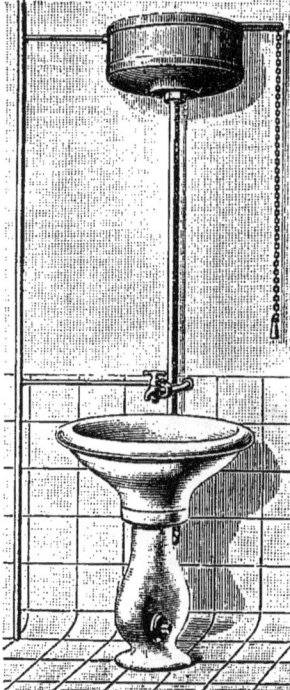

N°s 27140, 27170 et 27173.

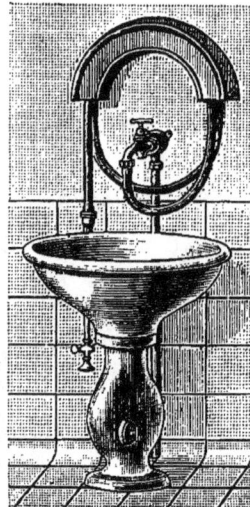

N°s 27140, 27148 et 27152.

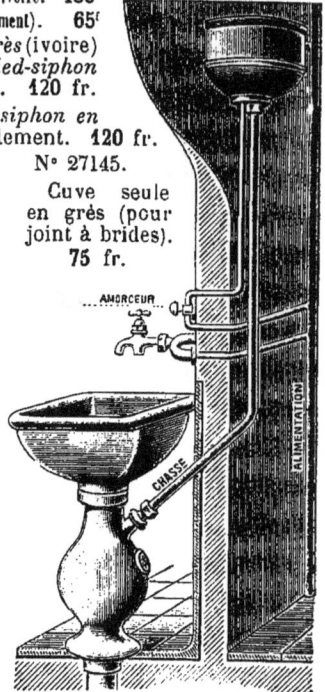

N°s 27146, 27171 et 27173.

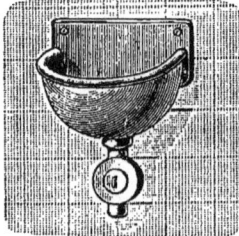

N° 27146. Prix du **vidoir rectangulaire** de 0,50 × 0,45 avec son pied-siphon en grès blanc (vidoir proprement dit).............................. **105 fr.**

N° 27147. Cuve seule (rectangulaire) en grès blanc. **55 fr.**

Tous ces modèles se posent avec chasse dans le siphon, ou bien, au contraire, sans chasse d'eau. Dans les deux cas, il faut installer un robinet de lavage au-dessus du vidoir.

N°s 27155 et 27157. **Vidoir-applique.**

Robinet de lavage monté sur mascaron compris 2 mètres de tuyau caoutchouc, lance, avec jet et robinet d'arrêt.

Le même, mais sur arcade.............................

Sellette porte-tuyau construite en cuivre rouge..........

POLI		NICKELÉ	
N^{os}	Prix.	N^{os}	Prix.
27148	45	27149	55
27150	50	27151	60
27152	33	27153	45

Vidoir-applique en grès porcelainé; émaillé blanc.

Première grandeur : Longueur 0.45 ; saillie 0.32 ; hauteur 0.35.

N° 27154. Sans siphon.......... **41 fr.** | N° 27155. Avec siphon en grès.... **55 fr.**

Deuxième grandeur : Longueur 0.41 ; saillie 0.28 ; hauteur 0.35.

N° 27156. Sans siphon.......... **31 fr.** | N° 27157. Avec siphon en grès.... **44 fr.**

VIDOIRS EN GRÈS
avec effet d'eau au pourtour de la cuve.
Ces modèles ne conviennent que pour les pavillons de malades.

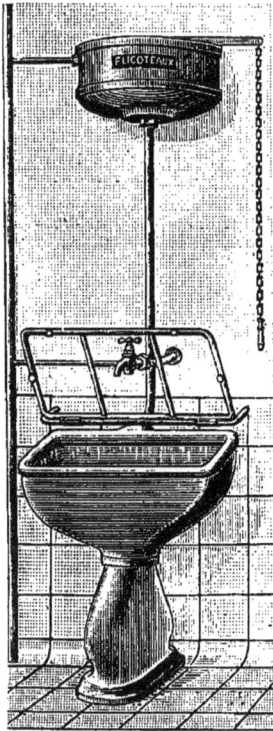

Nᵒˢ 27164, 27169, 27170 et 27173.

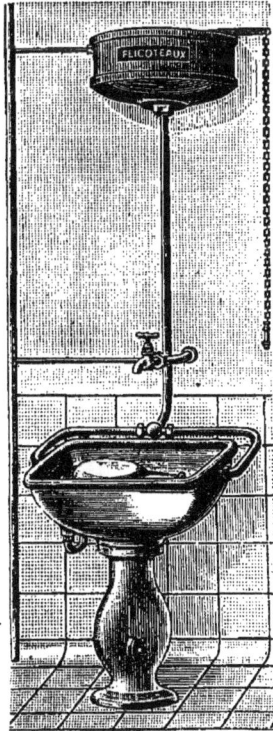

Nᵒˢ 27162, 27163, 27170, 27172 et 27173.

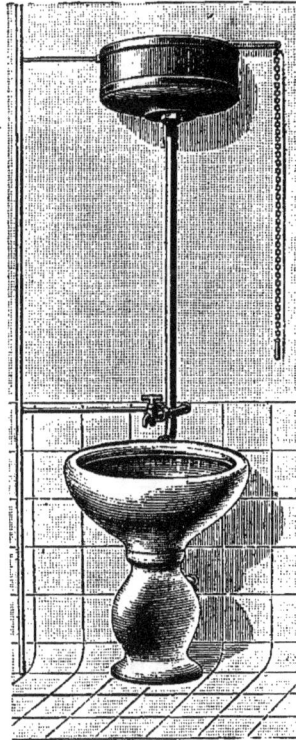

Nᵒˢ 27164, 27170 et 27173.

Prix des vidoirs proprement dits (cuve et siphon).
Vidoirs rectangulaires.

N° 27161. *Modèle simple*, avec cuve de 0,60 × 0,50 (émaillé blanc)........... **100 fr.**
Modèle permettant le lavage des bassins (type de l'hôpital Cochin). Ce vidoir (ton ivoire) exige un réservoir de chasse de 15 litres.
N° 27162. Prix du vidoir avec les effets d'eau métalliques, mais sans tuyauterie. **155 fr.**
— 27163. Tuyauterie en cuivre ABC avec nourrice en bronze à 3 raccords.... **40 fr.**
— 27164. **Vidoir ovale** avec cuve de 0,65 × 0,45 (modèle à effet d'eau, ton ivoire). **160 fr.**

GRILLE DE VIDANGE
en cuivre étamé pour vidoir ovale.

N° 27165. Prix : **7 fr.**

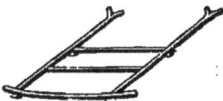

N° 27166.

Vidoir n° 27162 avec tuyauterie n° 27163.

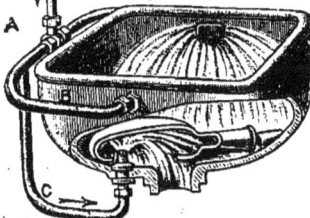

GRILLES EN FER GALVANISÉ
(avec tampons en caoutchouc) se plaçant au-dessus des vidoirs.

1° *Grilles fixes :*
N° 27166. Pour vidoir ovale. **17 fr.**
— 27167.   —   rectangulaire. **28 fr.**

2° *Grilles à charnières :*
N° 27168. Pour vidoir ovale. **28 fr.**
— 27169.   —   rectangulaire. **39 fr.**

Accessoires pour vidoirs.

N° 27170. Réservoir à tirage de 10 litres Prix......................... **44 fr.**
— 27171. Réservoir à bouton amorceur de 10 litres...... .... **55 fr.**
— 27172. Supplᵗ pʳréservʳ: de 15 lit. **5 fr.**

N° 27173. Robinet nickelé de 15 ᵐ/ₘ sur arcade......................... **27 fr.**
N° 27174. Le même sur mascaron. **22 fr.**
— 27175. Raccord coudé pour alimentation de vidoir ovale à chasse d'eau . . **27 fr.**

LAVABOS FIXES POUR ANTISEPTIQUES
permettant la stérilisation chimique des mains du chirurgien.

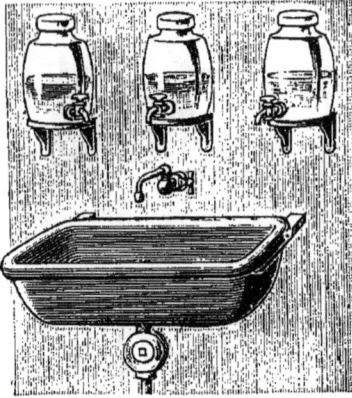

N° 27181. Modèle E.

Suivant la méthode classique, cette stérilisation chimique comprend quatre lavages successifs avec les solutions suivantes :

1° Permanganate de potasse ;
2° Bisulfite de soude (pour enlever la coloration laissée par le permanganate) ;
3° Alcool ;
4° Sublimé.

Ce dernier lavage se pratique souvent dans des porte-capsules placés à proximité de la table d'opérations.

Modèle E
avec auge en grès de 0,55 × 0,40, compris 2 barillets de 5 litres avec robinets en ébonite et consoles émaillées.
L'auge est en grès émaillé ton ivoire.

N° 27181. Prix de l'appareil complet avec robine nickelé à genouillère et siphon en grès... **115 fr**
N° 27182. Le même, avec 2 barillets... **105 fr**
N° 27183. Prix de l'auge en grès, seule, avec soi siphon et ses supports... **55 fr**

Modèle F
avec table en lave émaillée.

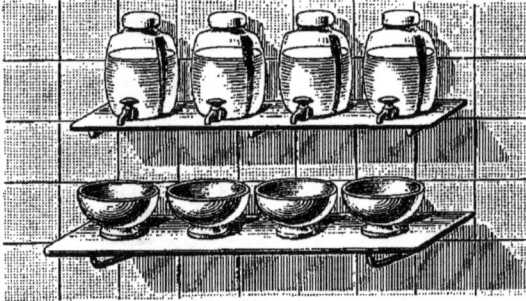

N° 27187. Modèle F.

N° 27184. Table en lave émaillée de 1,25 × 0,50 avec consoles... **65 fr**
N° 27185. Tablette en glace de 0,20 compris supports émaillés et 4 barillets de 10 litres avec robinets en verre... **72 fr**
N° 27186. Quatre cuvettes de 0,28 en porcelaine... **18 fr**
N° 27187. Total... **155 fr**
N° 27188. Le même, mais ave 4 barillets de 5 litres et robinet en ébonite... **135 f**
N° 27189. Le même, avec tab en lave de 1,00×0,50; 3 barille de 5 litres, consoles émaillé et 3 cuvettes... **115 f**

Modèle G
avec évier en lave émaillée, barillet munis de robinets en verre.

N° 27191. Évier en lave émaillée de 1,25 × 0,40 (avec siphon rond en grès) et bâti métallique. **170 f**
N° 27192 Tablette en glace de 0,20 compris supports nickelés et 4 barillets de 10 litres avec robinets en verre... **75 f**
N° 27193. Total (sans robinet de lavage)... **245 f**
N° 27194. Robinet nickelé à g nouillère (à pression), monté s mascaron... **27 f**
N° 27195. *Supplément pour in cription vitrifiée sur les barille* Prix pour chaque barillet. **11**

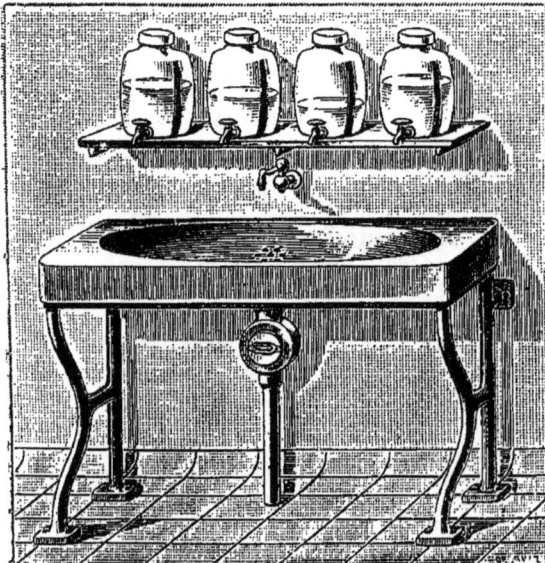

Nᵒˢ 27193 et 27194. Modèle G.

LAVABOS FIXES POUR ANTISEPTIQUES

permettant la stérilisation chimique des mains du chirurgien.

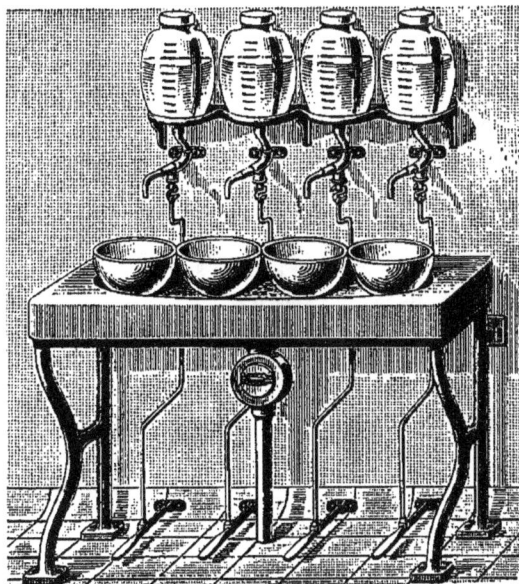

N° 27203. Modèle H.

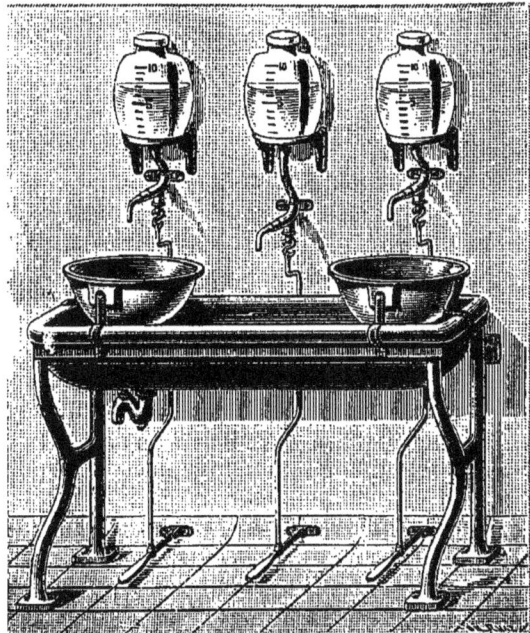

N° 27207. Modèle I.

Dans les modèles confortables commandés par pédale, nous adaptons à la tubulure inférieure du barillet un tuyau en excellent caoutchouc qui traverse une gaine (en cuivre nickelé) portant le système obturateur : le jet est en verre; la gaine se sépare en deux pour remplacer facilement le caoutchouc. — Cette fermeture est bien préférable à celle obtenue avec de simples pinces.

Modèle H (déposé).

avec évier en lave émaillée, barillet commandés par pédales.

N° 27200. Évier en lave émaillée de 1,25 × 0,40 avec siphon en grès et bâti métallique........ **170 fr.**

N° 27201. Quatre cuvettes en cristal ayant 0,25 de diamètre....... **34 fr.**

N° 27202. Série de 4 barillets de 10 litres (à dos plat) commandés par pédales (modèle confortable) et montés sur support en fonte émaillée.. **150 fr.**

N° 27203. Total........ **354 fr.**

N° 27204. *Le même, mais avec la commande simplifiée à pédales....* **315 fr.**

Modèle I

avec auge en grès émaillé, 2 cuvettes basculantes et 3 barillets commandés par pédales.

N° 27205. Auge en grès avec 2 cuvettes basculantes, siphon et bâti métallique............... **200 fr.**

N° 27206. Série de 3 barillets de 10 litres (à dos plat) commandés par pédales (modèle confortable) et montés sur consoles émaillées, 3 à 35.. **114 fr.**

N° 27207. Total........ **314 fr.**

N° 27208. *Le même, mais avec la commande simplifiée à pédales....* **280 fr.**

N° 27209. *Avec la commande à pédale, on peut très simplement disposer les barillets de l'autre côté du mur par rapport au lavabo : il suffit que le caoutchouc* soit allongé et traverse une gaine logée dans la cloison. Supplément par barillet pour traversée d'un mur... **16 fr.**

Indiquer l'épaisseur bien exacte du mur à traverser en tenant compte des enduits ou revêtements.

PORTE-FLACONS A RENVERSEMENT
pour services de chirurgie.

Les flacons (de 10 litres environ) sont mobiles autour d'un axe horizontal; l'ensemble est monté sur un bâti en fer verni.

Cette disposition permet de faire basculer commodément chaque flacon pour remplir les cuvettes de solutions antiseptiques.

Une petite coupe en verre, montée sur l'appareil, permet d'y déposer le bouchon du flacon, pendant qu'on bascule ce dernier.

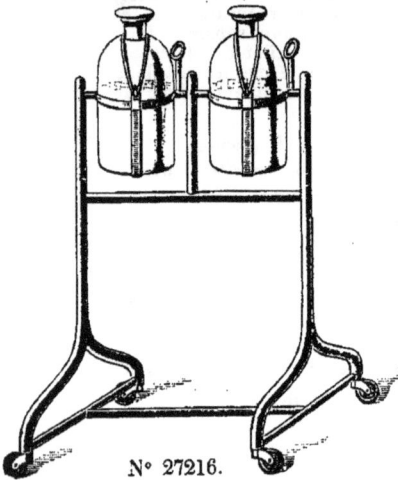

N° 27216.

Porte-flacon roulant.

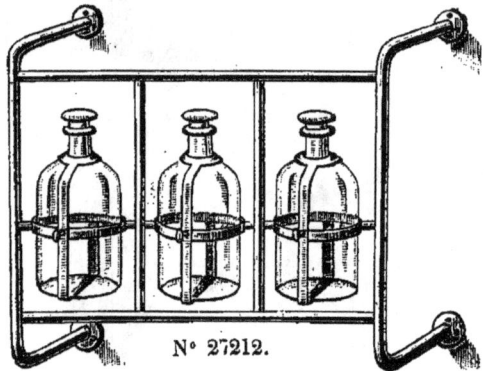

N° 27212.

Pour éviter les graves ennuis qui se présentaient pour le remplacement de la verrerie dans les anciens appareils, nous employons aujourd'hui des flacons bien réguliers fabriqués dans un moule spécial. *Tous nos nouveaux flacons sont interchangeables.*

APPAREIL FIXÉ AU MUR

1° **Modèle avec tous les flacons au même niveau.**

N° 27211, à 2 flacons. **82 fr.** | N° 27212, à 3 flacons. **100 fr.**
N° 17213, à 4 flacons......... **120 fr.**

2° **Modèle avec flacons en 2 rangées superposées.**

N° 27214, à 6 flacons. **150 fr.** | N° 27215, à 8 flacons. **190 fr.**

APPAREIL MOBILE

(monté sur roulettes caoutchoutées)
avec tous les flacons au même niveau.

N° 27216. Appareil à 2 flacons..		**100 fr.**
— 27217.	—	3 —	**120 fr.**
— 27218.	—	4 —	**155 fr.**
— 27219.	—	6 —	**215 fr.**
— 27220.	—	8 —	**280 fr.**

N° 27221. Flacon de rechange.., **9 fr.**

Les appareils à 4, 6, 8 flacons peuvent être fournis aux mêmes prix avec flacons disposés en 2 séries superposées.

Modèle simplifié à 2 flacons avec socle en fonte :

N° 27222. Prix avec roulettes caoutchoutées. **75 fr.**
— 27223. — sans — — , **65 fr.**

Porte-flacons combiné avec appareil à injections.

Modèle à 2 flacons avec double tablette en glace et un laveur de 5 litres à élévation avec système d'arrêt automatique.

N° 27224. Prix de l'appareil complet....... **190 fr.**

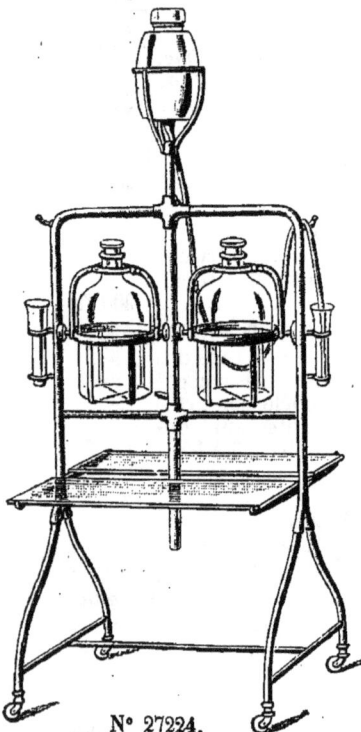

N° 27224.

Porte-flacon combiné avec appareil à injections.

APPAREILS ROULANTS POUR ANTISEPTIQUES

MODÈLES DÉPOSÉS
(commandés par pédales)
permettant la stérilisation chimique des mains du chirurgien.

Prix avec capsules en cristal de 0,25 :

Modèle confortable.

N° 27231. à une capsule....	110 fr.
— 27232. à deux —	175 fr.
— 27233. à quatre —	310 fr.

Modèle simplifié.

N° 27234. à une capsule....	100 fr.
— 27235. à deux —	155 fr.
— 27236. à quatre —	265 fr.

Prix avec cuvettes en porcelaine de 0,28 :

Modèle confortable.

N° 27237. à une capsule....	105 fr.
— 27238. à deux —	170 fr.
— 27239. à quatre —	300 fr.

Modèle simplifié.

N° 27240. à une capsule....	95 fr.
— 27241. à deux —	150 fr.
— 27242. à quatre —	260 fr.

L'alimentation par pédale s'obtient au moyen d'un tuyau en excellent caoutchouc qui traverse une gaine portant le système obturateur ; le jet est en verre.

Dans les modèles confortables, la gaine est en cuivre nickelé et peut se séparer en deux pour permettre le remplacement facile du caoutchouc : la pédale est aussi en cuivre nickelé dans ces modèles.

Cuvettes de rechange :

N° 27243. En cristal........	7 50
— 27244. En porcelaine....	4 50

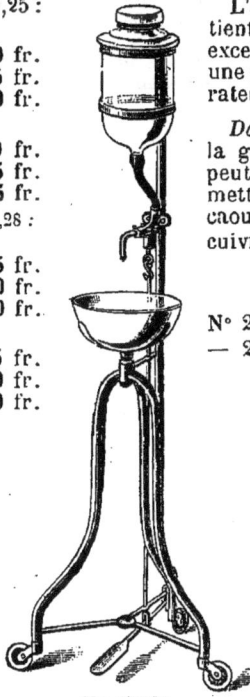

N° 27231.

La méthode classique pour la désinfection des mains comprend les lavages successifs dans 4 liquides :

1° Permanganate de potasse ;

2° Bisulfite de soude ;

3° Alcool ;

4° Sublimé.

Ce dernier lavage se pratique souvent dans les porte-capsules qui sont placés à proximité du chirurgien. On emploie aussi le lavage à l'acide phénique, au lysol, etc.

——

La contenance des flacons est de cinq litres.

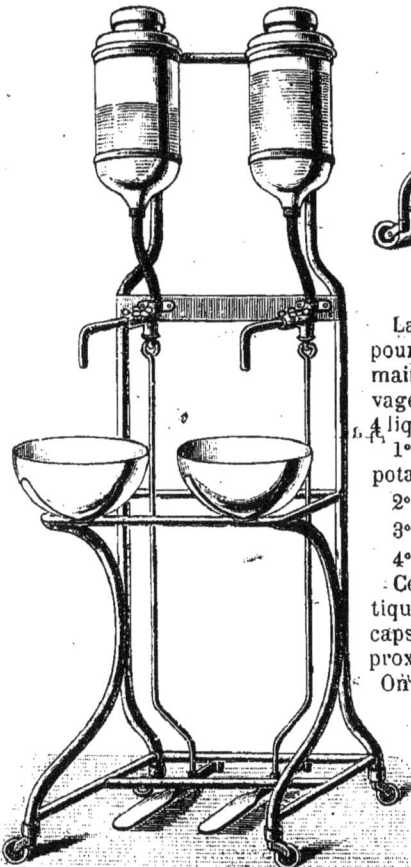

N° 27232.

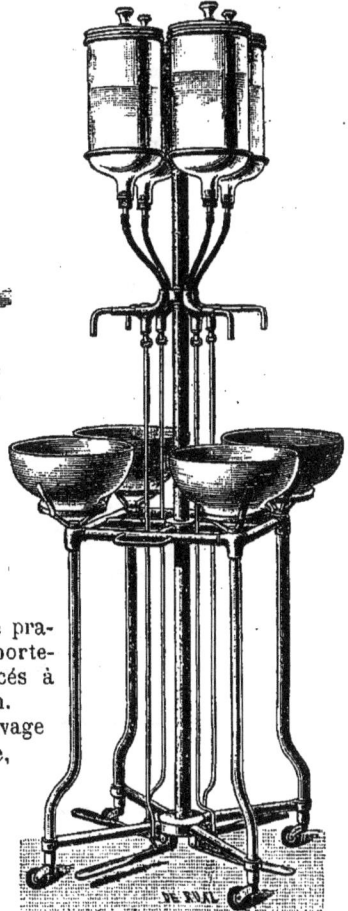

N° 27239.

BAINS DE BRAS POUR CHIRURGIENS
Modèles déposés.

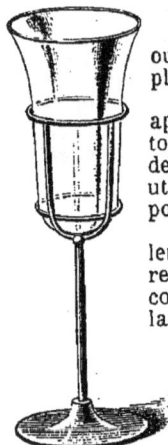

Ce sont des bassins en verre (placés verticalement ou horizontalement) dans lesquels le chirurgien peut plonger tout l'avant-bras.

Sauf avis contraire lors de la commande, tous ces appareils sont construits en mettant comme hauteur totale *un mètre*, de manière à être utilisés dans la position debout.

Exceptionnellement, ces appareils peuvent se construire pour la position assise.

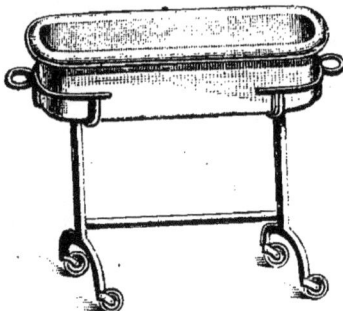

N° 27255.—Bain de bras vertical
modèle simple
(sur socle en fonte).

N° 27257.
Bain de bras
horizontal.

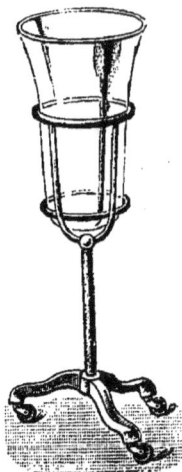

N° 27256. Bain de bras
vertical modèle simple
(sur trépied roulant).

Bain de bras du Prof^r SEGOND
MODÈLE DÉPOSÉ
construit pour l'hospice de la Salpêtrière
(Pavillon Osiris).

L'appareil, monté sur bâti roulant en fer verni, comprend 2 bassins profonds et une capsule ovale en verre.

N° 27251. Prix de l'appareil, sur roulettes caoutchoutées. **120 fr.**
N° 27252. Bassin profond en verre. **17 fr.**
— 27253. Capsule ovale de rechange. **7 50**

Bain de bras double, modèle simplifié,
avec 2 bassins verticaux.
N° 27254. Prix de l'appareil complet. **100 fr.**

Bain de bras simple, modèle vertical.

N° 27255. Avec socle en fonte galvanisée (et vernie au four). **45 fr.**
N° 27256. Avec trépied muni de roulettes caoutchoutées..... **50 fr.**

Bain de bras, modèle horizontal,
avec cuve en verre à gros rebord,
bâti en fer verni avec roulettes caoutchoutées.
poignées en cuivre nickelé.

N° 27257. L'appareil complet....... **70 fr.**
— 27258. Cuve en verre de rechange. **22 fr.**

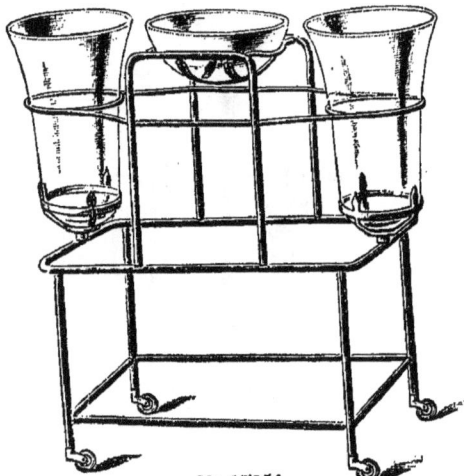

N° 27251.
Bain de bras du Prof^r SEGOND.

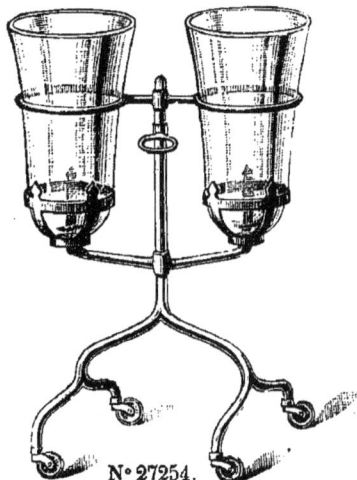

N° 27254.
Bain de bras double (simplifié), avec bassins verticaux.

PORTE-CAPSULE
en cristal ou en porcelaine
pour services de chirurgie.
(MODÈLES DE CONSTRUCTION TRÈS SOIGNÉE)

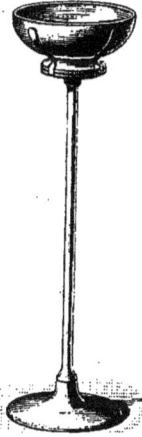

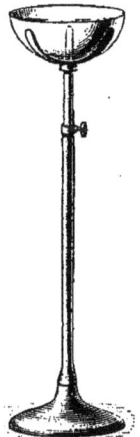

Ces appareils se placent à proximité de la table d'opérations et permettent au chirurgien de se tremper les mains dans le sublimé. *Les capsules* peuvent se remplacer, pendant le cours d'une séance opératoire; elles *sont très commodes à prendre sans crainte de les contaminer.* Le bâti est verni au four.

Nos capsules *en cristal* sont de première qualité et ne supportent aucune comparaison avec la fabrication en verre ordinaire ou en demi-cristal.

Prix des appareils montés sur socle en fonte vernie.

Porte-capsule simple, à hauteur fixe.

N° 27261. Avec capsule en cristal de 0,25.... **22 fr.**
— 27262.   —   en porcelaine de 0,28. **19 fr.**

Porte-capsule simple, à hauteur variable.

La tige nickelée est parfaitement ajustée dans son fourreau et le système de serrage est formé d'un véritable frein.

N° 27263. Avec capsule en cristal de 0,25..... **31 fr.**
— 27264.   —   en porcelaine de 0,28. **27 fr.**

Porte-capsule double, à hauteur fixe.

N° 27265. Avec capsules en cristal de 0,25.... **38 fr.**
— 27266.   —   en porcelaine de 0,28. **32 fr.**

Pour éviter la rouille, qui pourrait se produire à la suite des lavages à grande eau, il est préférable de galvaniser le socle en fonte dans les divers modèles de porte-capsule; on peut encore monter ces appareils sur trépied.

N° 27262.

N° 27263.

N° 27267. Supplément pour socle en fonte galvanisée...................... **4 50**
— 27268.   —   pour trépied simple en fonte vernie................. **3 fr.**
— 27269.   —   pour trépied monté sur roulettes caoutchoutées........ **11 fr.**

Porte-capsule avec support fixé au mur, et capsules en cristal de 0,25.

Modèle à une capsule. N° 27271. Verni.... **20 fr.** | N° 27272. Nickelé....... **26 fr.**
Modèle à deux capsules. — 27273. Verni.... **35 fr.** | — 27274. Nickelé....... **44 fr.**
Capsule de rechange... — 27275. En cristal. **7 50** | — 27276. En porcelaine. **4 50**

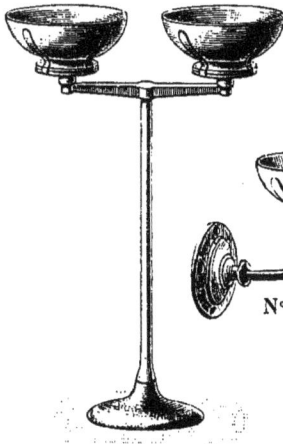

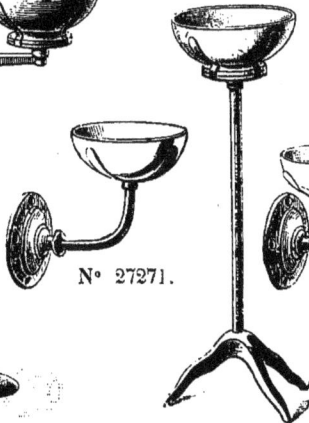

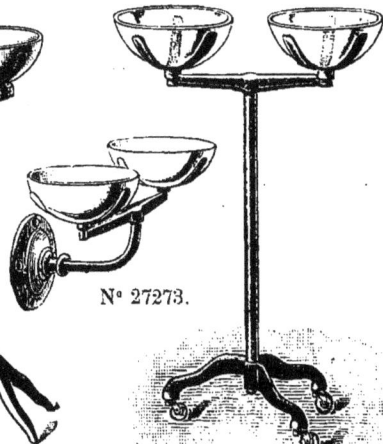

N° 27271.   N° 27273.

N° 27266.   N° 27262 et 27268.   N°° 27265 et 27269.

TRANSPORT DES MALADES A LA SALLE D'OPÉRATIONS

MONTE-MALADES

La cabine a ses parois en tôle, avec grillage à la partie supérieure ; ses dimensions sont 2ᵐ,20 × 1ᵐ (ce qui suffit pour loger le chariot avec la personne qui accompagne le malade). La cabine A est suspendue par une chaîne B et équilibrée par un contrepoids C; l'appareil est complété par un parachute de sûreté.

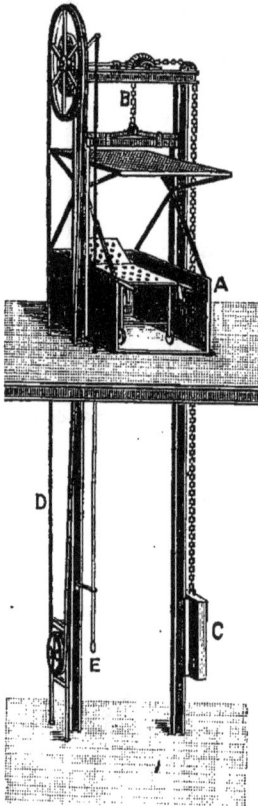

Les garde-fous se construisent sur place, et ne sont pas compris dans nos prix.

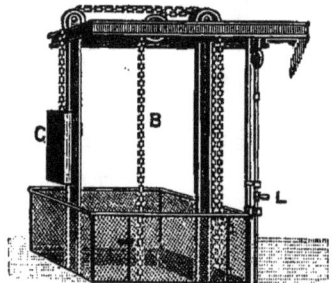

Quand on désire que nous nous chargions de la pose du monte-malades, ce travail d'installation est facturé en supplément.

I. Modèle manœuvré à bras.

(Type installé pour la Maison de santé de Périgueux).

Il suffit de tirer sur la corde D pour faire monter l'appareil, ou sur la corde E pour le faire descendre. Si on cesse d'actionner la corde, la cage s'arrête automatiquement.

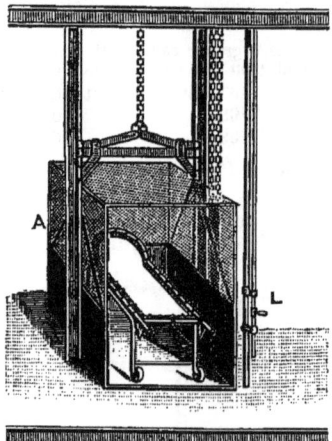

N° 27291. Fourniture d'un monte-malades dont la course totale ne dépasse pas une hauteur de 4 mètres.... **1 875 fr.**

N° 27292. Supplément par mètre de course en plus de 4ᵐ... **65 fr.**

N° 27291.

II. Modèle actionné par l'électricité.

N° 27293.

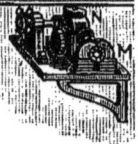

(Type installé pour M. le Dʳ PAUCHET d'Amiens).

L'électromoteur M est accouplé avec le treuil N d'une construction tout à fait spéciale.

Pour faire monter ou descendre la cabine, il suffit d'agir sur l'un des leviers L qui commandent un rhéostat inverseur, à freinage électrique : la cabine s'arrête d'elle-même, quand elle atteint l'étage désiré.

N° 27293. Fourniture d'un monte-malades électrique (disposé pour courant continu de 110 volts), dont la course ne dépasse pas 4 mètres. **4600 fr.**

N° 27294. Supplément par étage à desservir en plus................... **330 fr.**

BRANCARDS ET LITS ROULANTS

CADRE PORTE-MALADE (Longueur 1ᵐ,50 ; largeur 0ᵐ,55.)

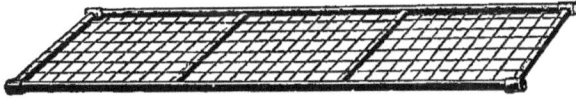

Construit en tubes
et fils d'acier.

Nᵒ 27301. Prix de l'appareil
verni au four. 55 fr.

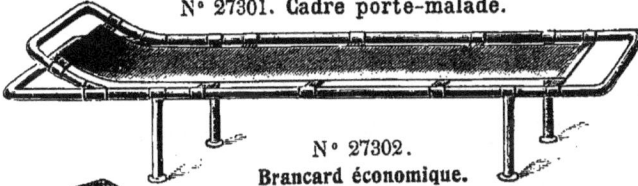

Nᵒ 27301. Cadre porte-malade.

BRANCARD ÉCONOMIQUE

Long. 1ᵐ,80 | Larg. 0ᵐ,50.
Avec bâti en tubes.

Nᵒ 27302. Prix de
l'appareil verni
au four....... 83 fr.

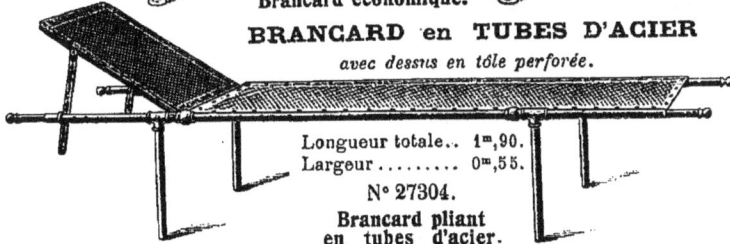

**Nᵒ 27302.
Brancard économique.**

BRANCARD en TUBES D'ACIER

avec dessus en tôle perforée.

Prix du bran-
card en tubes
d'acier.

Nᵒ 27303.
Brancard simple
100 fr.

Nᵒ 27304.
Brancard pliant
125 fr.

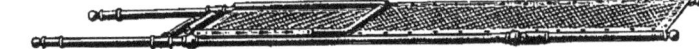

Longueur totale.. 1ᵐ,90.
Largeur......... 0ᵐ,55.

**Nᵒ 27304.
Brancard pliant
en tubes d'acier.**

Nᵒ 27305. *Brancard pliant modèle simple*, avec plate-forme en toile et longerons en bois. **45 fr.**
— 27306. Modèle analogue, avec traverses articulées..................... **55 fr.**

CHARIOT-BRANCARD ÉCONOMIQUE avec plate-forme démontable en toile.
poignées nickelées et roues caoutchoutées
(Cet appareil est verni au four, couleur gris fer.)

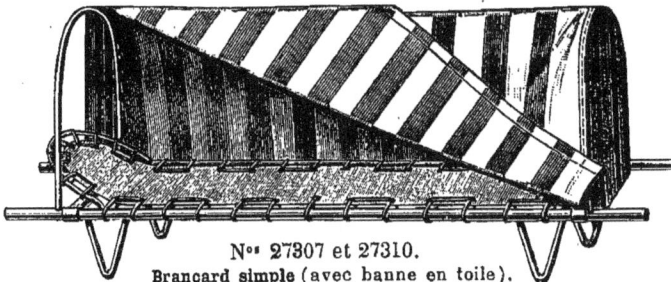

Le brancard
est en tubes d'acier
*avec
poignées nickelées.*

PRIX SANS BANNE
Nᵒ 27307.

Brancard simple.
90 fr.

Nᵒ 27308.

**Prix du chariot
formant brancard.**
160 fr.

Nᵒ 27309.

Chariot simplifié
avec dessus fixe.
130 fr.

Nᵒ 27310.

SUPPLÉMENT
*pour banne mobile
en toile* disposée
sur monture métal-
lique...... **40 fr.**

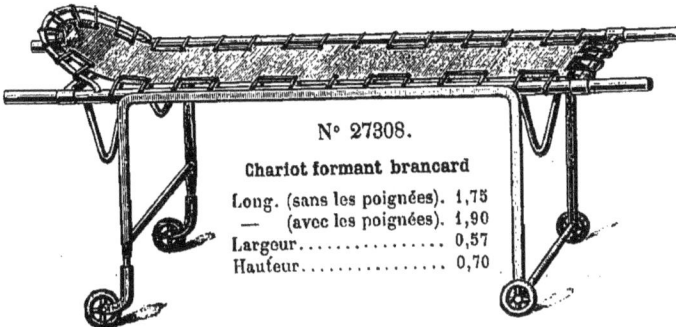

**Nᵒˢ 27307 et 27310.
Brancard simple (avec banne en toile).**

**Nᵒ 27308.
Chariot formant brancard**

Long. (sans les poignées). 1,75
— (avec les poignées). 1,90
Largeur.............. 0,57
Hauteur............. 0,70

CHARIOTS A MALADES

Modèles entièrement métalliques.

avec roues caoutchoutées.

Longueur...... 1^m,80   Largeur...... 0^m,50   Hauteur normale..... 0^m,75

(modifiables sur demande).

Modèle M

avec dessus fixe en tôle pleine (2 roues fixes et 2 roues pivotantes).

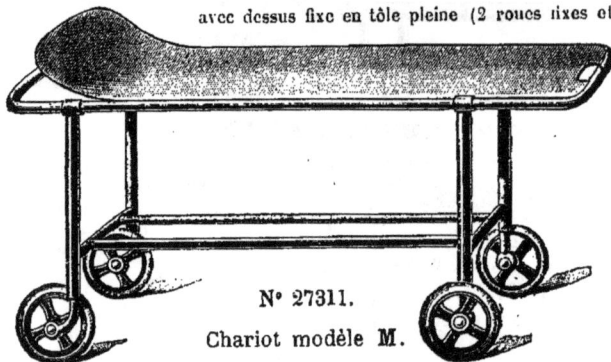

N° 27311.

Chariot modèle M.

Prix du chariot modèle M.

N° 27311. *140 fr*

Avec bâti en fer... ~~140 fr.~~

N° 27312.

Avec bâti en tubes

d'acier........... 160 fr.

Modèle N

avec 4 roues pivotantes.

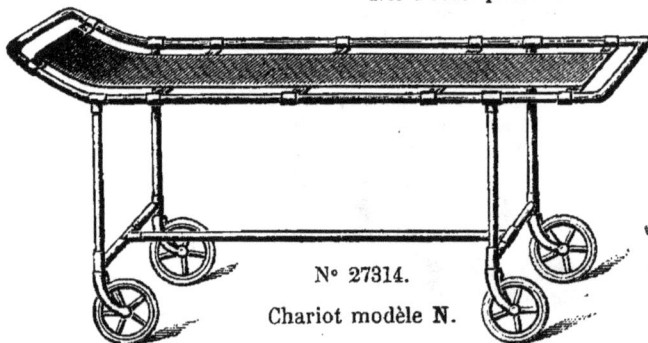

N° 27314.

Chariot modèle N.

Prix du chariot modèle N.

Prix avec dessus fixe.

N° 27313. Avec bâti en fer..... ... **155** fr.

N° 27314. Avec bâti en tubes d'acier. **175** fr.

Le même, mais avec brancard démontable.

N° 27315. Avec bâti en fer......... **175** fr.

N° 27316. Avec bâti en tubes d'acier. **200** fr.

Sur demande, le modèle N peut se construire avec 2 roues fixes et 2 roues pivotantes.

Modèle O

avec dessus fixe et 4 roues en fer (2 grandes roues fixes et 2 petites pivotantes).

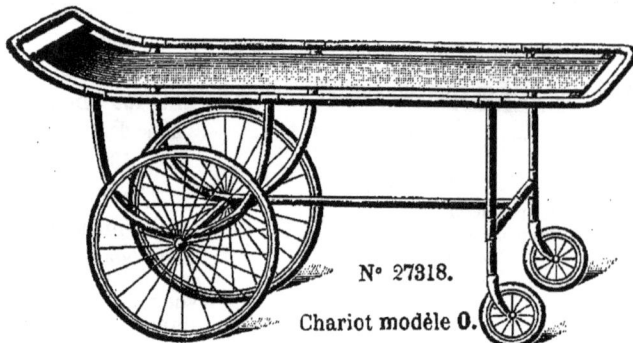

N° 27318.

Chariot modèle O.

Prix du chariot modèle O

N° 27317. Avec bâti en fer........ **230** fr.

N° 27318. Avec bâti en tubes d'acier **260** fr.

N° 27319.

Supplément pour chariot modèle O construit avec brancard démontable.

40 francs.

CHARIOTS A MALADES
Modèles légers avec bâti en tubes d'acier et roues en fer caoutchoutées.

Modèle P
avec dessus en tôle perforée et 4 petites roues pivotantes.

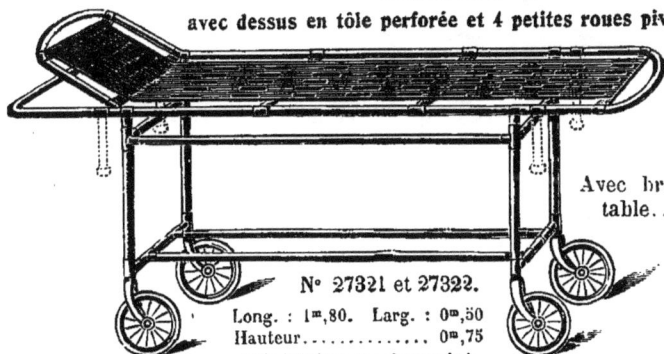

N° 27321.

Avec dessus
fixe....... **230 fr.**

N° 27322.

Avec brancard démon-
table............... **260 fr.**

N° 27321 et 27322.
Long. : 1m,80. Larg. : 0m,50
Hauteur............. 0m,75
(*Modifiables sur demande.*)

Sur demande, le mo-
dèle P peut se cons-
truire avec 2 roues
fixes et 2 roues pivo-
tantes.

N° 27323. Prix du brancard seul. **105 fr.**

Modèle Q
avec dessus en tôle perforée et dossier à crémaillère.

(2 roues moyennes fixes et
2 petites roues pivotan-
tes.)

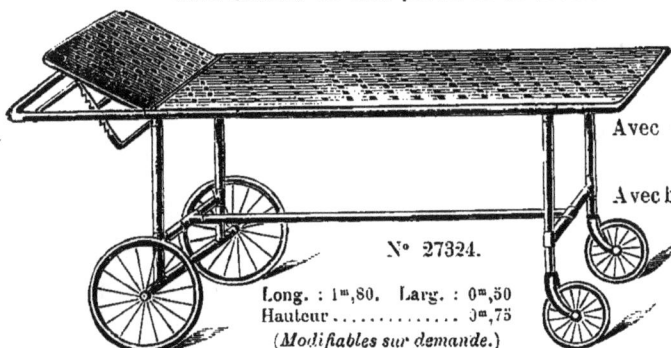

N° 27324.

Avec dessus fixe..... **250 fr.**

N° 27325.

Avec brancard démon-
table........ **285 fr.**

N° 27324.
Long. : 1m,80. Larg. : 0m,50
Hauteur............. 0m,75
(*Modifiables sur demande.*)

Sur demande, le mo-
dèle Q peut se cons-
truire avec 4 roues
pivotantes.

CHARIOT DU PROFESSEUR SEGOND

MODÈLE DÉPOSÉ
Construit pour la Salpêtrière.
(*Pavillon Osiris*).

Longueur (sans les poignées) 1m,65
Longueur (avec les poignées) 1m,85
Largeur : 0m,55; Hauteur : 0m,75

N° 27326.

La plate-forme est constituée par 2 plateaux A et B (en
bois verni) qui reposent simplement sur 2 traverses métalliques C, venant s'emboîter
sur les montants D (en tubes
d'acier), avec poignées nickelées.
2 poignées latérales disposées sur chacun des plateaux A
et B facilitent leur enlèvement.
N° 27326. Prix....... **285 fr.**
N° 27327. *Modèle simplifié*.
avec la plate-forme indi-
visible............ **220 fr.**

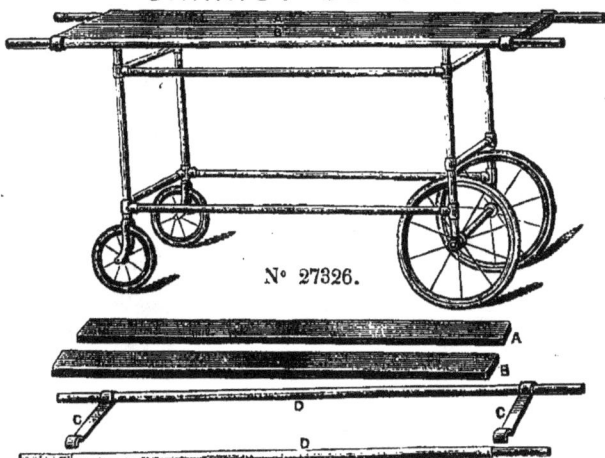

CHARIOTS-BRANCARDS
entièrement métalliques et vernis au four (roues caoutchoutées).

Modèle R
avec dessus en tôle perforée et 4 roues pivotantes.

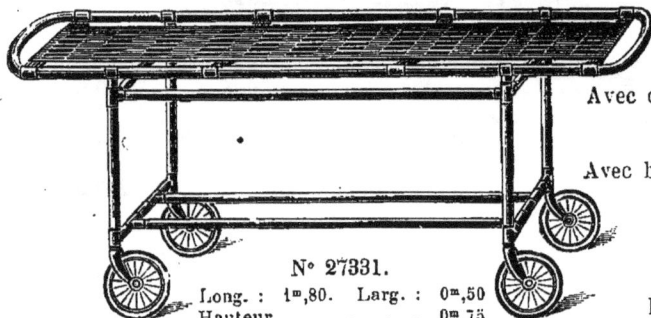

N° 27331.

Avec dessus fixe......... **220** fr.

N° 27332.

Avec brancard démontable. **245** fr.

N° 27331.
Long. : 1^m,80. Larg. : 0^m,50
Hauteur............... 0^m,75
(Modifiables sur demande).

Sur demande, le modèle peut se construire avec 2 roues fixes et 2 roues pivotantes.

Modèle S (*forme brouette*).
Dimensions du chariot : longueur, 1^m,85 ; largeur, 0^m,45 ; hauteur, 0^m,75.

Dimensions de la plate-forme :
Longueur...... 1^m,80.
Largeur....... 0^m,50.

Le chariot comporte 2 grandes roues en fer caoutchoutées et 2 petits galets ; la plate-forme (qui est mobile) se compose d'un cadre en tubes avec grillage en fils d'acier.

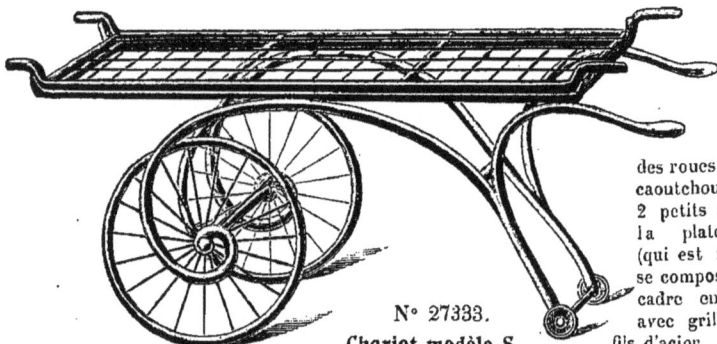

N° 27333.
Chariot modèle S.

N° 27333. Prix de l'appareil complet. **270**^f | N° 27334. Prix du brancard seul. **90**^f
— 27335. Supplément pour bâti à ressorts................. **90**^f

BRANCARD AVEC CHARIOT PLIANT
MODÈLE DÉPOSÉ.
Le brancard est en tubes d'acier
avec poignées nickelées.

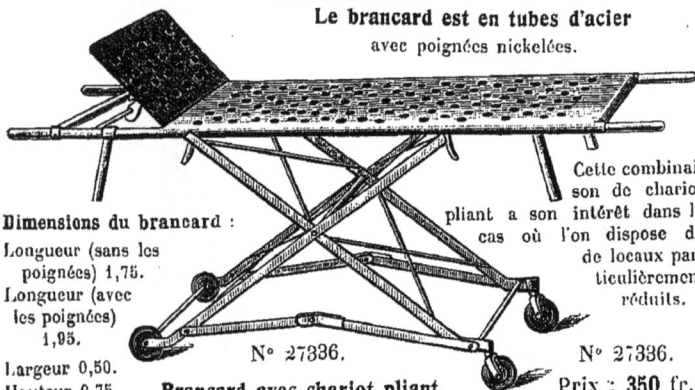

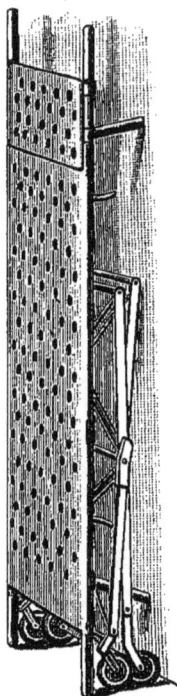

Dimensions du brancard :
Longueur (sans les poignées) 1,75.
Longueur (avec les poignées) 1,95.
Largeur 0,50.
Hauteur 0,75.

Cette combinaison de chariot pliant a son intérêt dans le cas où l'on dispose de de locaux particulièrement réduits.

N° 27336.
Brancard avec chariot pliant.

N° 27336.
Prix : **350** fr.

Chariot plié.

CHARIOTS A BRANCARD DÉMONTABLE

Modèles extra-légers construits en tubes d'acier avec roues en fer caoutchoutées.

(Plate-forme rétrécie du côté des pieds et formée de bandelettes métalliques).

TYPES DÉPOSÉS

Longueur..... 1m,80 Largeur minima.. 0m,50 | Largeur maxima.. 0m,55 Hauteur habituelle 0m,75

Ces appareils peuvent se diriger commodément dans les couloirs étroits et les passages difficiles.

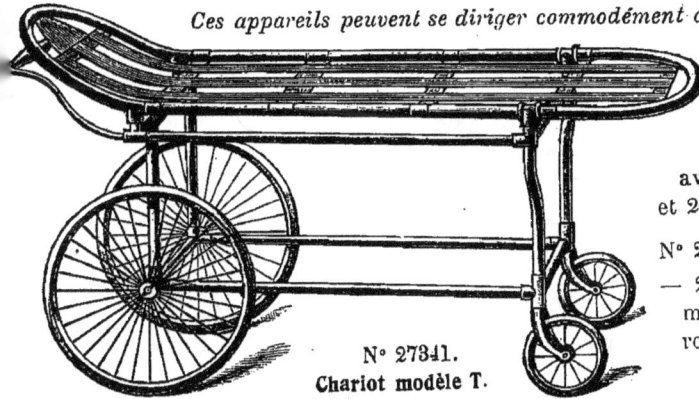

N° 27341.
Chariot modèle T.

Modèle T

avec 2 grandes roues fixes
et 2 petites roues pivotantes.

N° 27341. Prix...... **290 fr.**

— 27342. Le même,
mais avec 4 petites
roues pivotantes... **265 fr.**

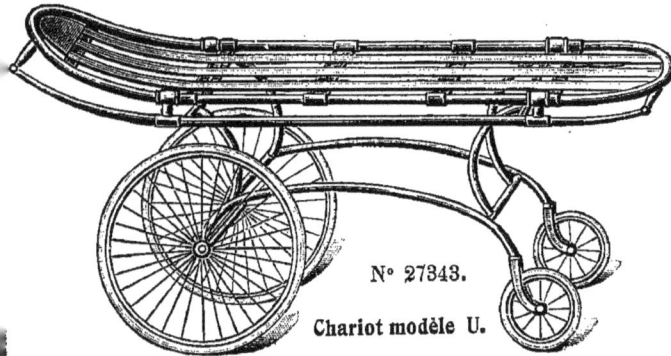

N° 27343.
Chariot modèle U.

Modèle U

avec bâti cintré.

2 grandes roues fixes
et 2 petites roues pivotantes.
Construit pour le D' GOSSET.
N° 27343.
Prix............... **320 fr.**
N° 27344.
Le même, avec 4 pe-
tites roues pivo-
tantes.......... **290 fr.**

Modèle V

à six roues.
2 grandes roues fixes
et 4 petites pivotantes.
N° 27345.
Prix............. **315 fr.**

Dans ces divers modèles,
on peut alléger encore le
brancard en utilisant des
bandelettes d'aluminium.

N° 27346.
Supplément pour plate-
forme avec bandelettes
d'aluminium...... **35 fr.**

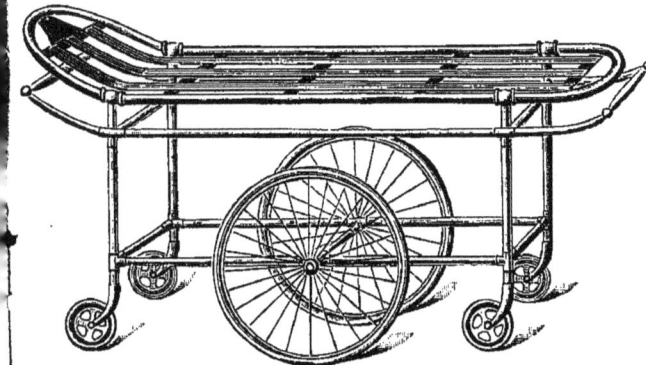

N° 27345. **Chariot modèle V.**

Prix du brancard seul :

N° 27347. Avec bandelettes de tôle. **130f** | N° 27348. Avec bandelettes d'aluminium. **165f**

CHARIOTS POUR MALADES

MODÈLES DÉPOSÉS
avec bâti en tubes d'acier et roues caoutchoutées.

CHARIOT A HAUTEUR VARIABLE
Modèle du docteur BIRAGHI

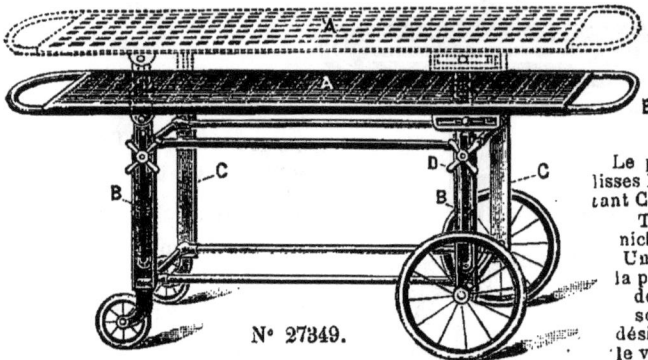

Longr (sans les poignées).. 1,75
Largeur.................. 0,50
Hauteur, variable de 0,70 à 1,10

La plate-forme peut s'élever ou s'abaisser, de manière à correspondre, comme niveau, soit avec le lit du malade, soit avec la table d'opérations.

Le plateau A est relié avec 4 coulisses B glissant chacune dans un montant C formé d'un fer à U.

Toutes les parties coulissantes sont nickelées.

Une seule infirmière suffit pour élever la plate-forme chargée; à cet effet, on desserre le volant nickelé D, on soulève la poignée E à la hauteur désirée, puis on resserre fortement le volant D.

On procède d'une manière analogue pour l'autre extrémité.

Chariot du docteur BIRAGHI.

Nº 27349.
Prix de l'appareil :
395 fr.

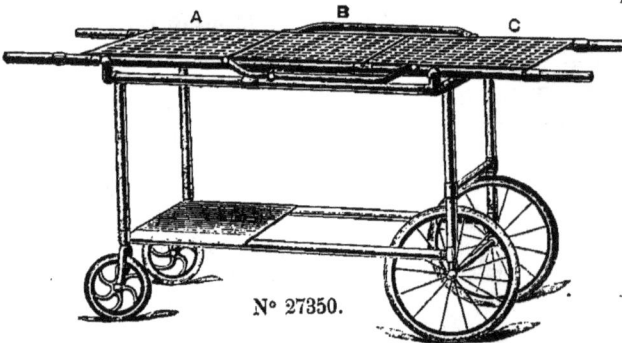

Position du chariot-brancard.

CHARIOT
A TRANSFORMATIONS
servant de brancard ou de fauteuil.

Longr (sans les poignées) : 1,75
Largeur : 0,50

Cet appareil se dispose :

1º en chariot-brancard;
2º en brancard;
3º en fauteuil roulant.

La plate-forme se compose de 3 plateaux articulés A, B, C.

Pour constituer le fauteuil, on rabat le plateau A sur B de manière à former le siège en A'; le plateau C, maintenu relevé par une crémaillère, donnera le dossier C'.

Deux parallélogrammes articulés, qui se relèvent avec le dossier, forment accoudoirs.

Le bâti est en tubes d'acier, les poignées sont nickelées.

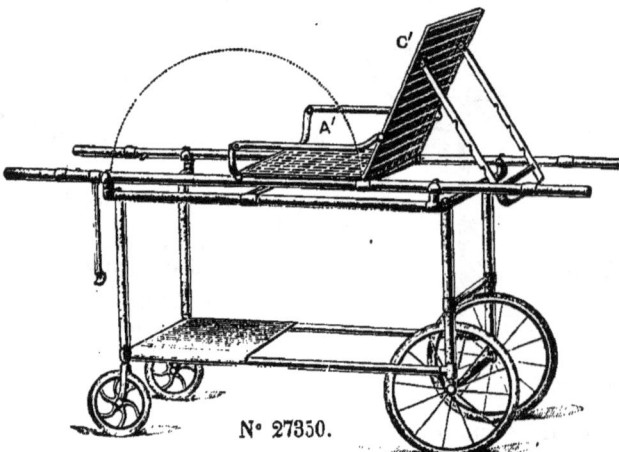

Position en fauteuil roulant.

Nº 27350.
Prix de l'appareil :
320 fr.

FAUTEUILS ROULANTS ET PORTOIRS
modèles entièrement métalliques vernis au four.

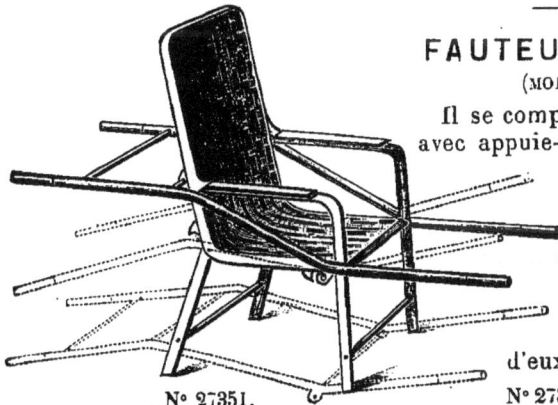

Nº 27351.

FAUTEUIL-PORTOIR
(MODÈLE DÉPOSÉ)

Il se compose d'un fauteuil (en tôle perforée) avec appuie-bras et de 2 longerons (coudés et jumelés) qui peuvent s'accrocher au fauteuil dans 2 positions : l'une pour le transport en palier, l'autre pour la montée ou la descente dans les escaliers. — Quand on pose le fauteuil à terre, les longerons tombent d'eux-mêmes et s'enlèvent facilement.

Nº 27351. Fauteuil-portoir complet. **125 fr.**

FAUTEUIL ROULANT
MODÈLE CONFORTABLE
Construit pour la fondation ophtalmologique Ad. de Rothschild, à Paris.
(Déposé).

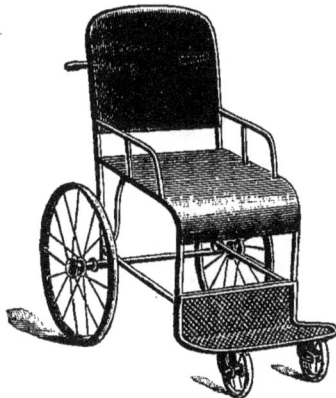

Nº 27352.

L'appareil, très facile à diriger, est muni de roues caoutchoutées ; celles d'avant sont montées à pivot, celles d'arrière sont fixes et de grand diamètre. Le marchepied est garni de caoutchouc.

Le fauteuil se dirige au moyen de deux poignées (en cuivre nickelé) qui sont fixées à l'arrière du dossier.

Nº 27352.
Prix du fauteuil roulant confortable avec marchepied fixe............................. **245 fr.**

Nº 27353.
Supplément pour marchepied articulé (facilitant l'usage du fauteuil à certains malades)... **35 fr.**

FAUTEUIL ROULANT
MODÈLE SIMPLIFIÉ

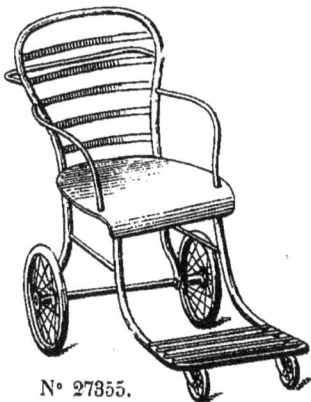

Nº 27355.

Cet appareil comporte des roues caoutchoutées de diamètre réduit. Le marchepied (qui reste fixe) est muni de barreaux en fer demi-rond.

Nº 27355.
Prix du fauteuil roulant simplifié...... **165 fr.**

TABLES DE LAVAGE
pour la préparation du malade.
(MODÈLES DÉPOSÉS.)

La plate-forme est en zinc avec écoulement central dans un seau de 10 litres; elle repose sur un bâti en fer verni au four.

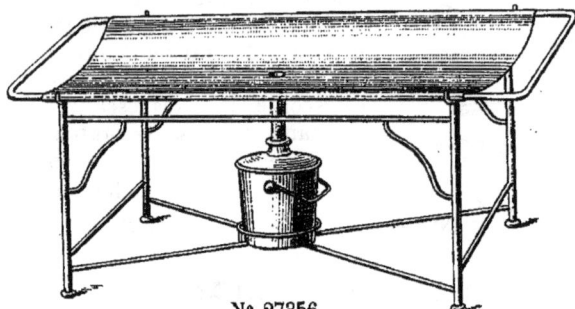

N° 27356.
Table modèle A.

MODÈLE **A**
formant brancard.

N° 27356.
Sans roues.......... **165** fr.

N° 27357.
Avec 2 roues caoutchou-
tées............... **185** fr.

N° 27358.
Avec 4 roues caout-
choutées.......... **200** fr.

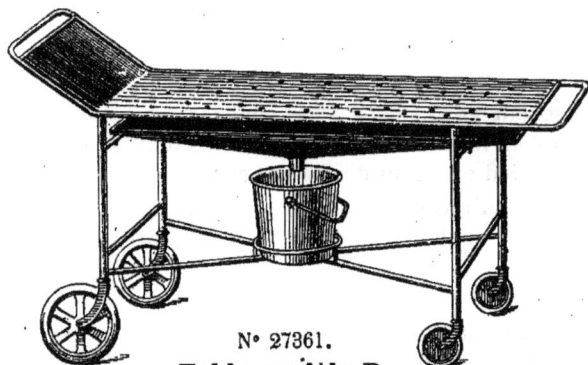

N° 27361.
Table modèle B.

MODÈLE **B**
avec dossier fixe et plateau perforé.

Le collecteur d'écoulement peut s'enlever pour le nettoyage.

N° 27359.
Sans roues.......... **200** fr.

N° 27360.
Avec 2 roues caout-
choutées........... **220** fr.

N° 27361.
Avec 4 roues caout-
choutées.......... **230** fr.

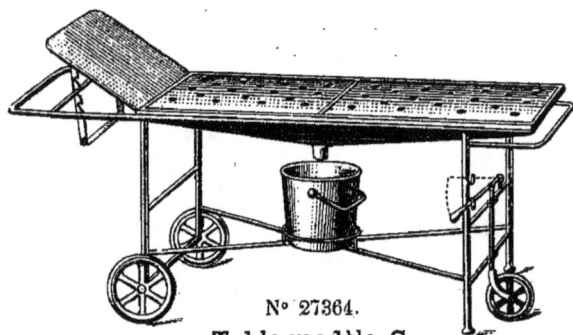

N° 27364.
Table modèle C.

MODÈLE **C**
avec dossier articulé et plateau perforé en 2 pièces.

Le plateau se démonte pour nettoyer le collecteur.

N° 17366. Sans roues. **220** fr.

N° 27362.
Avec 2 roues caout-
choutées.......... **240** fr.

N° 27363.
Avec 4 roues caout-
choutées.......... **250** fr.

N° 27364.
Avec 3 roues et sys-
tème d'immobilisation. **275** fr.

Sur demande, et moyennant supplément, ces tables peuvent se compléter par l'addition de porte-jambes ou d'étriers.

TABLE "LA FRANÇAISE"

(MODÈLE DÉPOSÉ)

très simple de construction et de maniement.

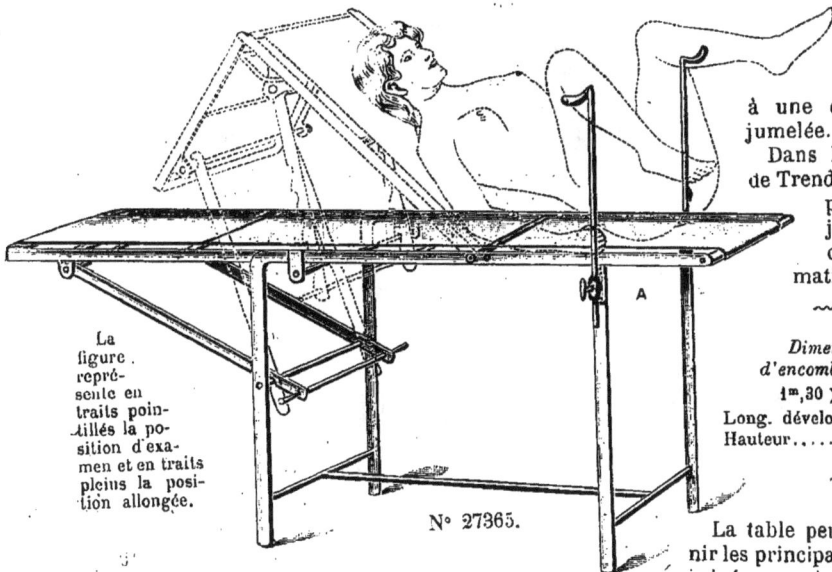

Le mécanisme se réduit à une crémaillère jumelée.

Dans la position de Trendelenburg le plateau des jambes se coude automatiquement.

La figure représente en traits pointillés la position d'examen et en traits pleins la position allongée.

N° 27365.

Dimensions d'encombrement :
1m,30 × 0m,50
Long. développée.. 1m,75
Hauteur.......... 0m,85

La table permet d'obtenir les principales positions exigées par la pratique de la médecine et de la chirurgie : position d'examen, position allongée, position déclive.

N° 27365.

Prix de la table vernie au four, compris supports de jambes.

205 francs.

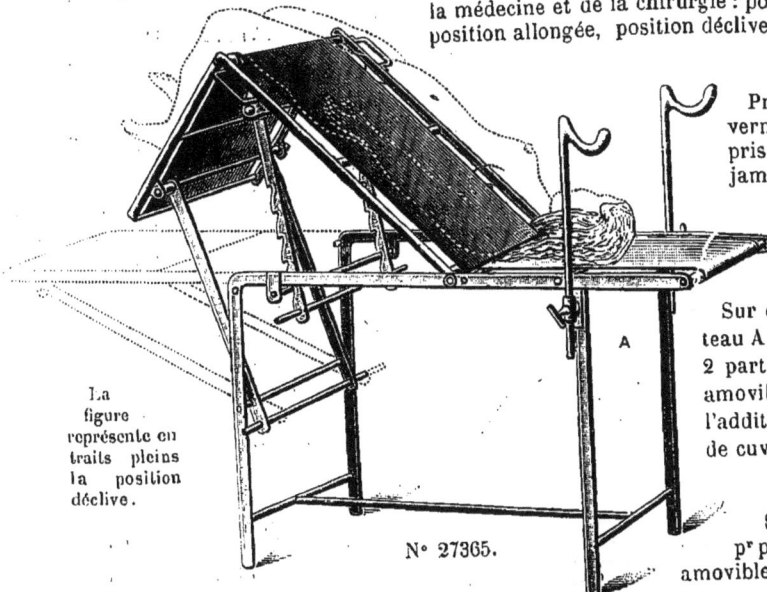

La figure représente en traits pleins la position déclive.

N° 27365.

Sur demande, le plateau A peut se diviser en 2 parties dont l'une est amovible, ce qui permet l'addition d'alèzes ou de cuvettes.

N° 27366.
Supplément pr petit plateau amovible.......... **15** fr.

N° 27367. Matelas de feutre (en 3 parties), recouvert en moleskine blanche..... **40 fr.**

TABLE DU Dᴿ SALVA MERCADÉ
modèle entièrement métallique
se relevant contre le mur.

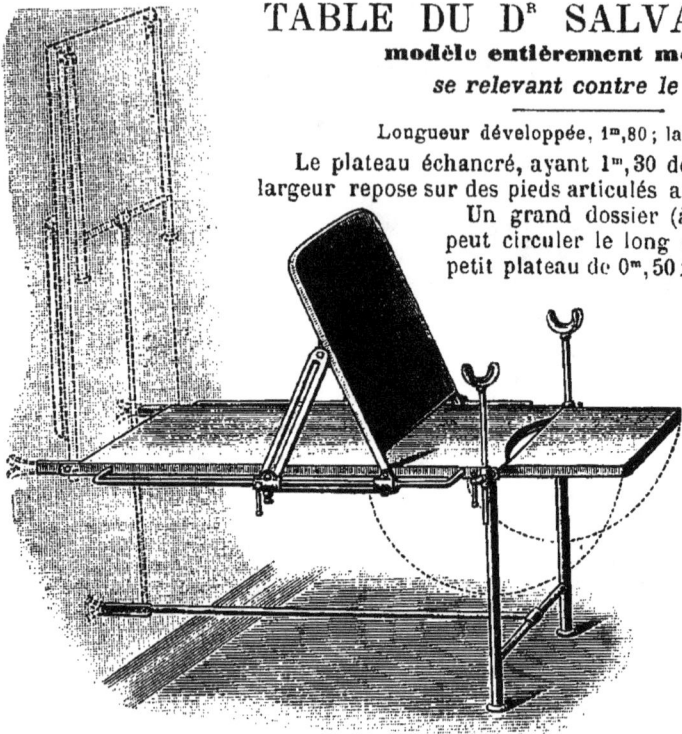

Longueur développée, 1ᵐ,80 ; largeur, 0ᵐ,60.

Le plateau échancré, ayant 1ᵐ,30 de longueur et 0ᵐ,60 de largeur repose sur des pieds articulés avec traverses.

Un grand dossier (à inclinaison variable) peut circuler le long de la plate-forme. Un petit plateau de 0ᵐ,50×0ᵐ,60 forme rallonge.

N° 27370.

Prix de la table vernie au four avec douilles nickelées (sans genouillère).

Prix........ **250 fr.**

N° 27571.

Paire de genouillères. nickelées.. **40 fr.**

N° 27372.

Table complète **290** fr.

N° 27373.

Matelas en feutre recouvert de moleskine blanche.

Prix........ **40 fr.**

N° 27372.

TABLE COMMANDÉE PAR PÉDALE
(MODÈLE DÉPOSÉ).

La plate-forme est analogue à celle de la table **Pratique** (voir page 148).

L'inclinaison s'obtient en appuyant sur une pédale mobile qu'il suffit d'abandonner pour immobiliser la table.

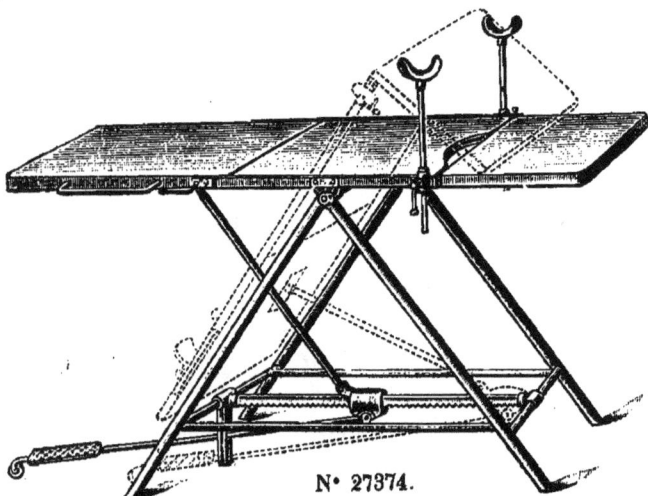

N° 27374. Prix de la table vernie au four avec genouillères nickelées. **310 francs.**

N° 27375. Supplément pʳ plateaux en plaqué nickel........ **85 fr.**

N° 27376. Supplément pʳ plateaux en maillechort **165 francs.**

N° 27377. Porte-épaules en fer verni avec coulisses nickelées..... **40 fr.**

N° 27378. Porte-épaules en cuivre nickelé. **60 fr.**

N° 27379. Matelas de feutre (en 3 parties) recouvert de moleskine blanche......· **40 fr.**

N° 27374.

TABLES D'EXAMEN ET DE PANSEMENTS
MODÈLES DÉPOSÉS
entièrement métalliques, avec garnitures nickelées.

TABLE " MINIMA "
DONNANT LES POSITIONS DÉCLIVE ET PROCLIVE

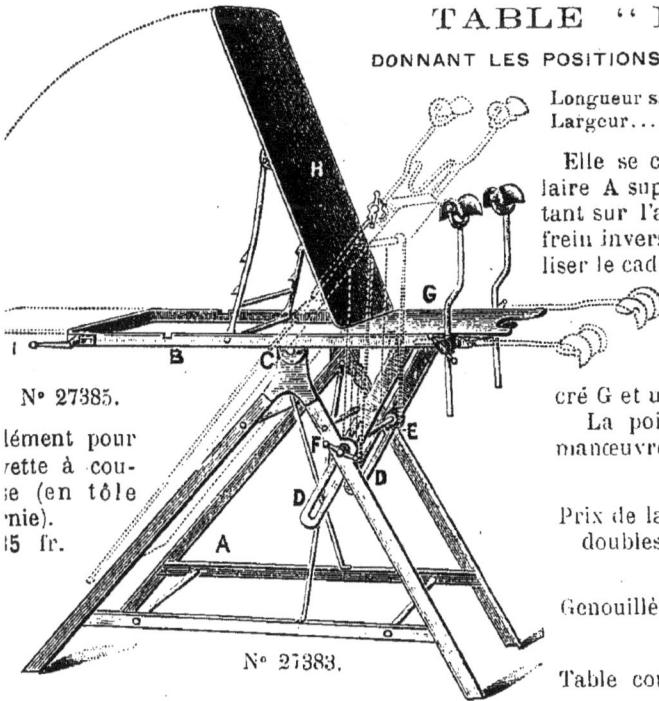

Longueur sans les genouillères...... 1,15
Largeur....... 0,45 | Hauteur..... 0,85

Elle se compose d'un bâti triangulaire A supportant un cadre B pivotant sur l'axe C. Deux coulisses D (à frein inverse E) permettent d'immobiliser le cadre B, à l'inclinaison désirée, en serrant la manivelle F.

La plate-forme (montée sur le cadre B) est constituée par un plateau échancré G et un grand dossier H.

La poignée latérale I facilite la manœuvre de la table.

N° 27385.

lément pour
rette à cou-
se (en tôle
nie).
15 fr.

N° 27383.

N° 27381.

Prix de la table avec douilles
doubles (sans genouillères). **165 fr.**

N° 27382.

Genouillères oscillantes..... **45 fr.**

N° 27383.

Table complète........... **210 fr.**

N° 27384. Matelas de feutre (en 2 parties) recouvert de moleskine blanche..... **30 fr.**
On peut disposer sur cette table les divers accessoires des pages 162 et 163.

Dimensions de la table du Dr Lebreton :
Longueur développée........... 1m,70
  —   d'encombrement...... 0m,90
Largeur..................... 0m,50
Hauteur..................... 0m,80

TABLE
du Docteur LEBRETON

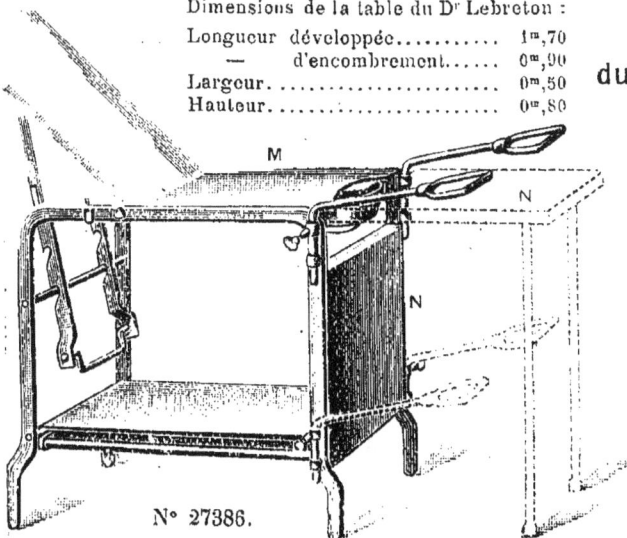

Une cuvette ovale en verre (à coulisse) est destinée à recevoir les liquides.

Les talonnières peuvent s'emmancher sur 2 séries de douilles (permettant diverses positions des jambes).

Le plateau M reste horizontal. La rallonge N (une fois relevée) repose sur 2 pieds lui assurant une rigidité bien meilleure qu'un simple accrochage.

N° 27386. Prix avec une paire de talonnières.. **200 fr.**

N° 27386.

N° 27387. Matelas de feutre (en 3 parties) recouvert de moleskine blanche..... **40 fr.**

M   10

TABLE « MODESTE »
Modèle 1911
donnant la position déclive

Bien que le mécanisme essentiel se réduise à u
crémaillère jumelée, et à une bielle double,
table permet de donner les 3 principales position
allongée, d'examen et décliv

La position de Trendelenbu
s'obtient en appuyant sur
dossier qui coude automa
quement le plateau des jamb
ce dernier plate
est amovible.

Les douilles, à 2 dir
tions, permettent d'utili
à volonté des porte-cuisses
des talonnières, ou d'autres acc
soires. (Voir pages 162 et 163.)

La table, entièrement métalliq
est vernie au four; tous les orga
assurant les articulations sont ni
lés.

Longueur, position réduite....	0 8
— — allongée...	1 7
Hauteur......................	0 9
Largeur......................	0 5

N° 27393 et 27394.

N° 27391. Prix de la table (sans accessoires), avec douilles verticales. **250**
N° 27392. Paire de croissants nickelés........................... **22**
N° 27393. Prix de la table, compris croissants................... **272**
N° 27394. Supplément pour épaulières avec leurs douilles......... **40**

Le bâti en tubes (sans aucun raccord) répond à toutes les exigences de l'asep
On peut ménager à l'extrémité du siège u
échancrure (pour faciliter l'examen)
disposer en dessous une cuvette c
lissante.

N° 27395. Supplément pour écha
crure simple (y compris mo
fication de l'articulation)... **30**

N° 27396. Supplément pour échancrure a
cuvette en verre à coulisse.. **50**

On peut rendre la *table mobile*
adaptant 2 roulettes aux pieds d'av
et une poignée à l'arrière.
N° 27397.
Supplément pour table roulante. **30**
La table peut se compléter par un ma
las de feutre (en trois parties) recou
en moleskine blanche, matelas que l
fixe sur des boutons latéraux.
N° 27398. Supplément pour table a
matelas divisé.............. **40**

N° 27391 et 27394

TABLE " LUTÈCE "
donnant la position déclive.

La plate-forme se compose de 3 plateaux articulés : A, B et C.

Le plateau A forme grand dossier dans la position d'examen ; il se rabat horizontalement dans la position allongée (avec faculté d'obtenir diverses positions intermédiaires).

L'ensemble formé par les plateaux A et B oscille autour de l'axe D, et l'on fixe la table à l'inclinaison désirée en manœuvrant le volant E.

Une poignée latérale F facilite le relèvement du sujet.

Le plateau C, rabattu pour la position d'examen, se relève par une double crémaillère pour obtenir la position allongée.

Longueur d'encombrement : 0m,90.
Largeur : 0m,48.
Longueur, position allongée : 1m,80.
Hauteur : 0m,85.

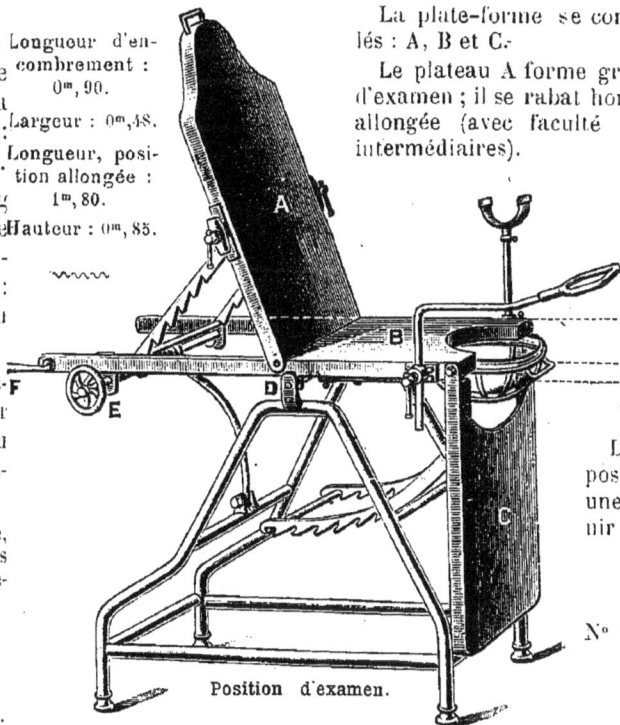
Position d'examen.

Cette table, d'une construction très robuste, assurant toute stabilité, se manœuvre très facilement.

Le bâti est en tubes d'acier soudés à l'autogène. Les crémaillères et les parties à frottement sont nickelées.

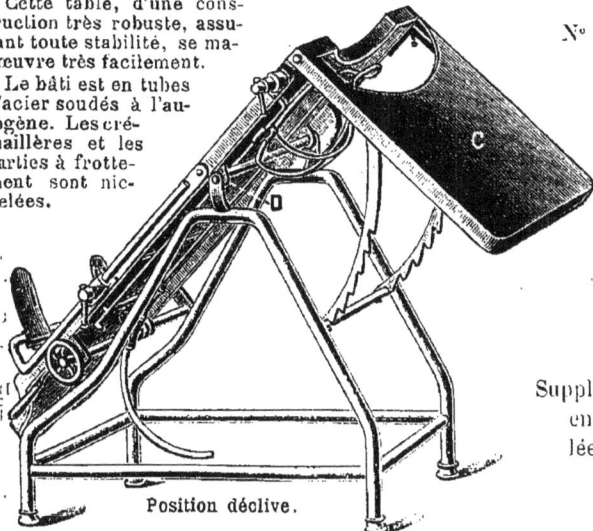
Position déclive.

No 27401. Prix de la table vernie au four (avec garnitures nickelées) compris une paire de porte-cuisses (sans épaulières ni cuvette)........ **285 fr.**

No 27402. La même, avec étriers en remplacement des porte-cuisses...........;... **285 fr.**

No 27403.

Supplément pour épaulières nickelées à coulisse (avec les douilles).... **45 fr.**

No 27404.

Supplément pour cuvette ovale en verre avec armature nickelée à coulisse.

35 francs.

No 27405. Supplément pour plateaux en plaqué nickel............. **80 fr.**
— 27406. — — en maillechort............... **160 fr.**
— 27407. Matelas de feutre (en 3 parties) recouvert de moleskine blanche.................................... **40 fr.**

TABLE « PRATIQUE »
Modèle 1911.
donnant les positions déclive et proclive

Longueur, position réduite. 0ᵐ,85	Longueur, position allongée.. 1ᵐ,75
Largeur.................. 0ᵐ,50	Hauteur habituelle........ 0ᵐ,85
	(modifiable sur demande)

Le bâti porte 3 plateaux métalliques A, B et C, articulés en D et E; le plateau principal A oscille autour de son axe : on fixe la table, à l'inclinaison désirée, en serrant un frein puissant F commandé par une double manivelle G.

Une poignée latérale X permet de bien maintenir le plateau principal, pendant la manœuvre d'inclinaison.

Le plateau B forme dossier ou sert de rallonge; le plateau C forme rallonge, ou bien retient les jarrets dans la position de Trendelenburg. Ces différentes positions des plateaux B et C correspondent aux divers crans d'arrêt dans lesquels se logent les butées H et I.

Les barbacanes ménagées dans le plateau C (ainsi que les anneaux latéraux) permettent de fixer des lacs, pour retenir les jambes.

Cet appareil, d'une construction très robuste, assurant toute stabilité, se manœuvre très facilement. Le bâti est en tubes d'acier. L'ensemble, entièrement métallique, est verni au four, mais *tous les organes assurant les articulations sont nickelés*.

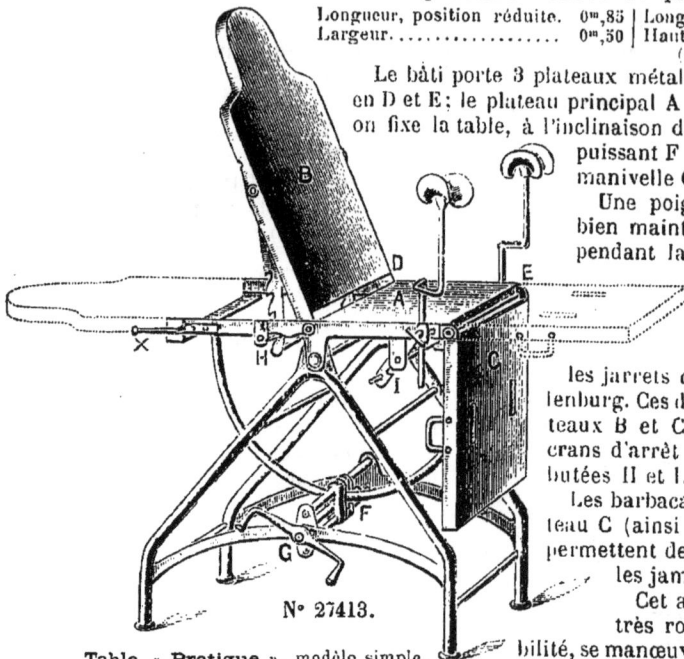

N° 27413.

Table « **Pratique** », modèle simple.

N° 27411. Prix de la table sans genouillères (avec les douilles). **270 fr.**
N° 27412. Genouillères larges en bronze nickelé. .... **40 fr.**
N° 27413. Table complète, avec genouillères........... **310 fr.**

Les 3 plateaux peuvent se mettre en maillechort, en plaqué nickel, ou en glace.

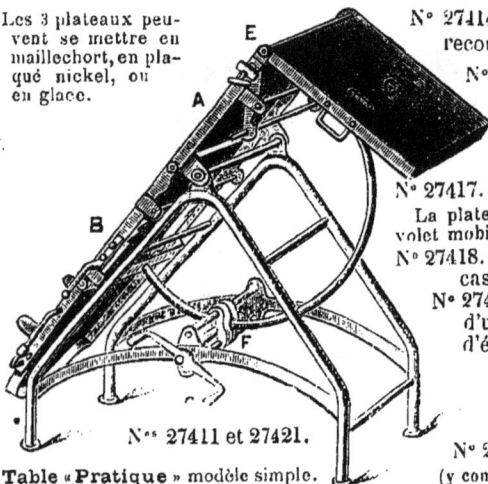

N° 27414. *Matelas* en feutre (en 3 parties) recouvert d'une moleskine blanche. **40 fr.**
N° 27415. Supplément pour plateaux en plaqué nickel. **85 fr.**
N° 27416. Suppl' pour plateaux en maillechort.. **165 fr.**
N° 27417. Suppl' pour plateaux en glace. **90 fr.**

La plate-forme peut se modifier en y adaptant un volet mobile (permettant de faciliter les bandages).
N° 27418. Suppl' pour volet mobile, dans le cas d'une plate-forme métallique. **40 fr**
N° 27419. Suppl' pour volet mobile, dans le cas d'une plate-forme en glace (sans dispositif d'écoulement)................ **40 fr.**

On peut encore ménager à l'extrémité du plateau A une échancrure qui facilite l'examen.

Nᵒˢ 27411 et 27421.

Table «**Pratique**» modèle simple.

N° 27420. Suppl' pour table à échancrure (y compris modification de l'articulation E). **30 fr.**

Les divers modèles de Table « Pratique » peuvent se compléter par un *porte-épaules* circulant sur coulisses nickelées.
N° 27421. Prix en fer verni....... **40 fr.** | N° 27422. Prix en cuivre nickelé.. **60 fr.**

VARIANTES de la TABLE " PRATIQUE "

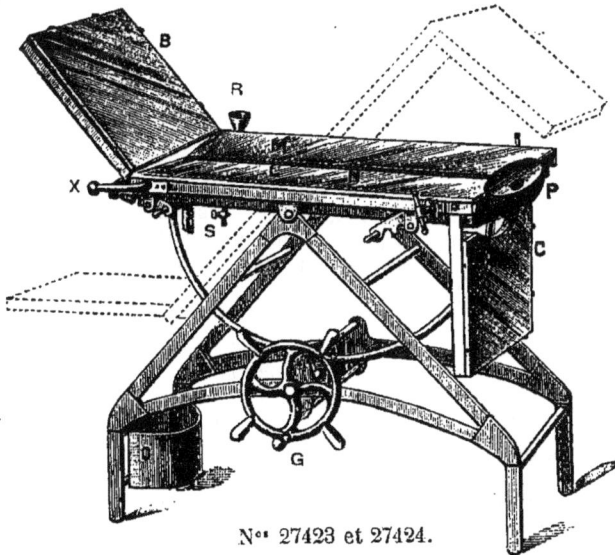

Nᵒˢ 27423 et 27424.

Table « Pratique » avec dessus en glace, système d'écoulement et chauffage à eau chaude.

Observations. — 1º La Table « Pratique » (comme ses variantes) permet l'inclinaison tout aussi bien à l'avant qu'à l'arrière, donnant ainsi les positions déclive ou proclive.

2º Le volet mobile n'est pas applicable dans les tables à écoulement ou à eau chaude.

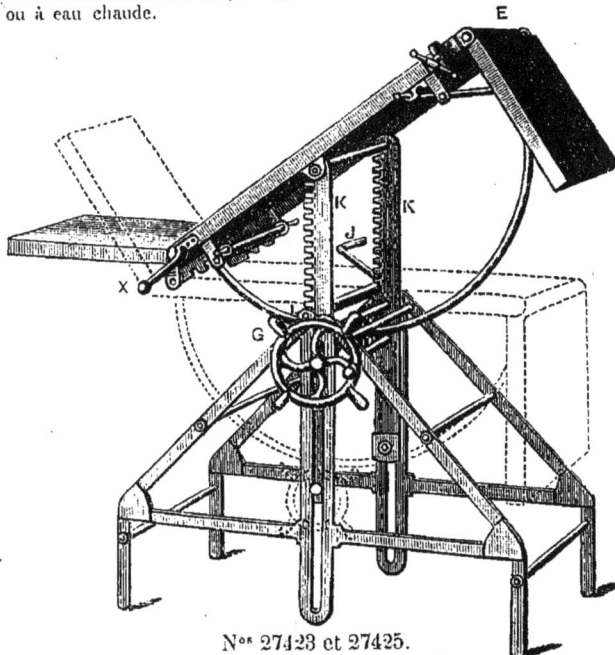

Nᵒˢ 27423 et 27425.

Table « Pratique » à élévation.

DISPOSITIFS D'ÉCOULEMENT
et de chauffage
dans le cas de la plate-forme en glace.

En B et en C, la glace est d'une seule pièce ; au milieu, les deux glaces L et M sont inclinées vers l'axe.

Les liquides s'écoulent par la rigole N dans le seau en zinc verni O : la cuvette P permet l'écoulement des liquides dans la position d'examen.

Nº 27423. Table (à hauteur fixe) avec plate-forme en glace et écoulement.

Prix sans les genouillères :
470 fr.

On peut placer, sous le plateau principal, deux récipients jumelés (à eau chaude) que l'on remplit par un entonnoir latéral R et que l'on vide par le robinet S.

Nº 27424. Supplément pʳ dispositif d'eau chaude :
110 fr.

Table à élévation
MODÈLE DÉPOSÉ

permettant d'élever le centre de gravité du sujet dans toutes les positions. du plateau principal.

Le bâti reste fixe, mais la hauteur de l'axe, par rapport au sol, varie de $0^m,85$ à $1^m,10$; on obtient ainsi pour l'articulation E une hauteur maxima de $1^m,40$. L'ascension s'effectue par une manivelle J qui commande les deux crémaillères K.

Nº 27425.
Supplément pour table à élévation...... **110 fr.**

Dans nos modèles actuels, la plate-forme de la table affecte les dispositions portées sur les figures de la page ci-contre nº 148, et le bâti est en tubes d'acier (contrairement à ce qu'indiquent les figures).

TABLE DU PROFESSEUR MONPROFIT

à élévation, à rotation et à inclinaison

(MODÈLE DÉPOSÉ)

Cette table se compose de trois plateaux A, B et C, articulés par les tourillons D et E qui sont munis d'arcs dentés dans lesquels viennent s'engrener automatiquement des cliquets jumelés F et G.

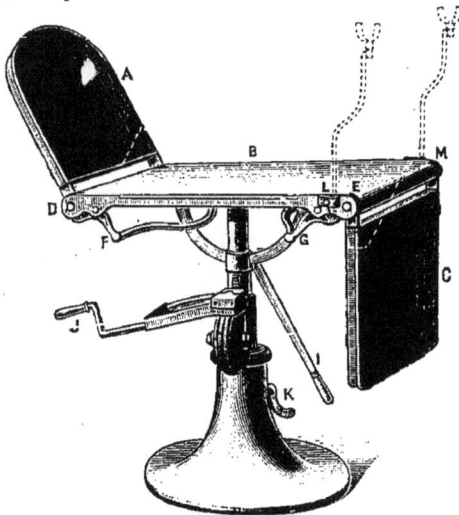

La manivelle I commande un frein qui permet de donner à la table toutes les inclinaisons (à l'avant ou à l'arrière) jusqu'à la position de Trendelenburg, sans que le patient ressente aucune secousse.

La manette tournante J permet de régler la table à la hauteur désirée.

La petite pédale K sert de frein pour immobiliser le mouvement de rotation.

Le plateau B ayant ses extrémités très arrondies, de manière à supprimer toute arête vive, le parfait entretien de l'appareil se trouve assuré en même temps qu'on améliore sur l'articulation EM la position des jambes sur le plateau coudé.

N°s 27431 à 27433.

Long^r : position réduite..	0,70
— — allongée.	1,75
Largeur..............	0.45
Hauteur minima........	0,82
— maxima........	1,10

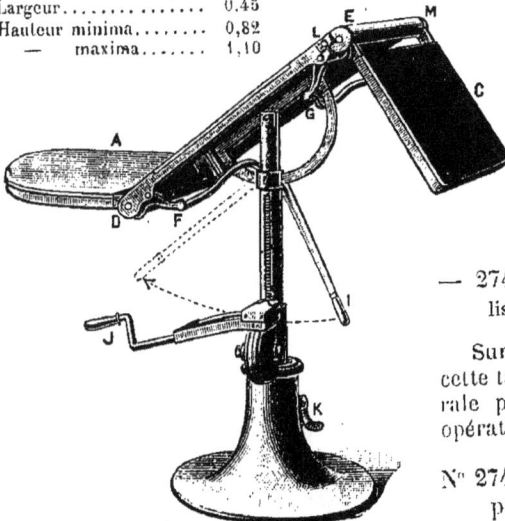

PRIX DE LA TABLE

(compris croissants)

N° 27431. Avec dessus en tôle vernie..... **715 fr.**

— 27432. Avec dessus en plaqué nickel.. **800 fr.**

— 27433. Avec dessus en maillechort.... **890 fr.**

— 27434. Porte-épaules (à coulisses) en cuivre nickelé..... **60 fr.**

Sur demande, nous pouvons construire cette table avec dispositif d'inclinaison latérale pour le plateau B, ce qui facilite les opérations des reins.

N° 27435. Supplément pour disposition d'inclinaison latérale avec support du torse.. **85 fr.**

N°s 27431 à 27433.

TABLE du Docteur TUFFIER

à élévation et à rotation

(MODÈLE DÉPOSÉ)

En service à l'hôpital Beaujon.

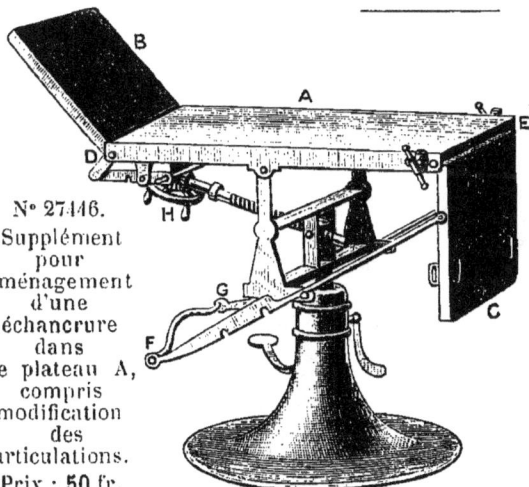

Nº 27446.
Supplément
pour
aménagement
d'une
échancrure
dans
le plateau A,
compris
modification
des
articulations.
Prix : 50 fr.

Longueur :	position réduite	0ᵐ,85.
—	allongée	1ᵐ,75.
Largeur		0ᵐ,50.
Hauteur minima		0ᵐ,85.
— maxima		1ᵐ,12.

Nous pouvons construire cette table avec dispositif d'inclinaison latérale, pour faciliter les opérations sur les reins. La vis sans fin, permettant l'inclinaison, est commandée par un volant latéral.

Nº 27447. Supplément pour inclinaison latérale avec support du torse.
130 francs.

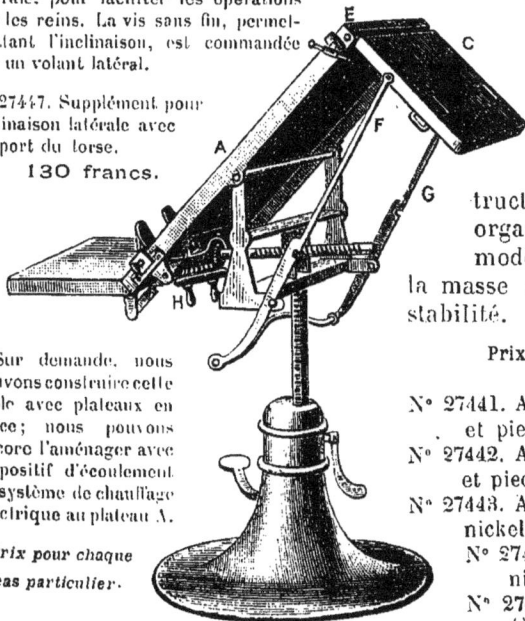

Sur demande, nous pouvons construire cette table avec plateaux en glace ; nous pouvons encore l'aménager avec dispositif d'écoulement et système de chauffage électrique au plateau A.

Prix pour chaque cas particulier.

Le bâti porte trois plateaux A, B, C, articulés en D et E.

Les positions respectives des plateaux A et C sont rendues solidaires grâce aux bielles jumelles F et G ; par suite, en manœuvrant le volant H, le plateau A s'incline et le plateau C vient *automatiquement* se couder par rapport au premier : on obtient ainsi, avec cette seule manœuvre, la position de Trendelenburg.

La table repose sur un pied central (lourd et uni) qui renferme un système d'ascenseur à huile manœuvré par pédales et permettant d'élever ou d'abaisser l'ensemble de l'appareil.

Une petite pédale commande un frein immobilisant le mouvement de rotation.

Cet appareil, d'une construction robuste, dépourvu de tout organe délicat, se manœuvre commodément, en complète sécurité : la masse du socle assure une parfaite stabilité.

Prix de la table sans genouillères ni porte-épaules.

Nº 27441. Avec dessus en maillechort
et pied très lourd........... **1200 fr.**
Nº 27442. Avec dessus en maillechort
et pied ordinaire............. **1150 fr.**
Nº 27443. Avec dessus en plaqué
nickel et pied ordinaire...... **1100 fr.**
Nº 27444. Paire de genouillères
nickelées................. **45 fr.**
Nº 27445. Porte-épaules nickelé
(à coulisses)............. **60 fr.**

Nºˢ 27441 à 27445.

TABLE BREVETÉE

A COMMANDE UNIQUE

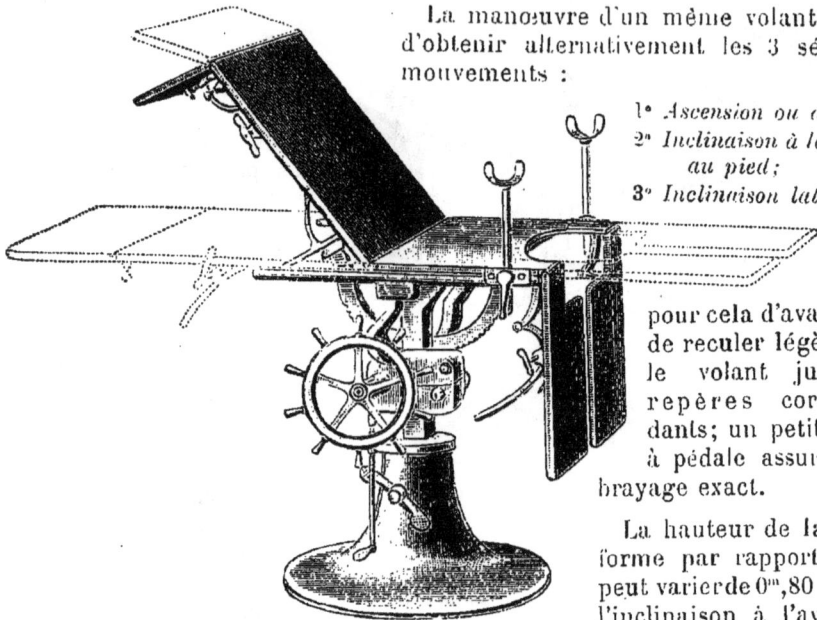

FIGURE 1.

La manœuvre d'un même volant permet d'obtenir alternativement les 3 séries de mouvements :

1° *Ascension ou descente;*
2° *Inclinaison à la tête ou au pied;*
3° *Inclinaison latérale.*

Il suffit pour cela d'avancer ou de reculer légèrement le volant jusqu'aux repères correspondants; un petit verrou à pédale assure l'embrayage exact.

La hauteur de la plate-forme par rapport au sol peut varier de 0ᵐ,80 à 1ᵐ,10 ; l'inclinaison à l'avant ou à l'arrière atteint 45°, donnant ainsi la position de Trendelenburg et la position proclive.

L'inclinaison latérale atteint 30° environ; elle peut s'obtenir dans n'importe quelle position des plateaux.

L'ensemble de l'appareil peut tourner sur un socle très lourd : une pédale latérale assure le blocage.

La plate-forme a ses cadres en tubes étirés; les divers plateaux sont amovibles pour faciliter le nettoyage.

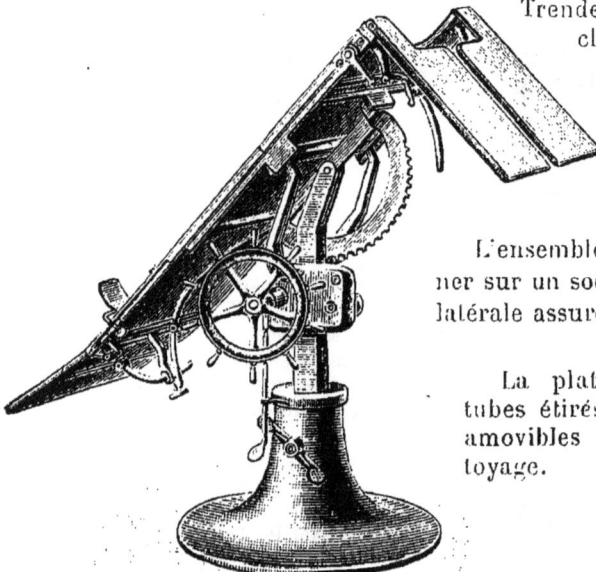

FIGURE 2.

TABLE BREVETÉE
A COMMANDE UNIQUE

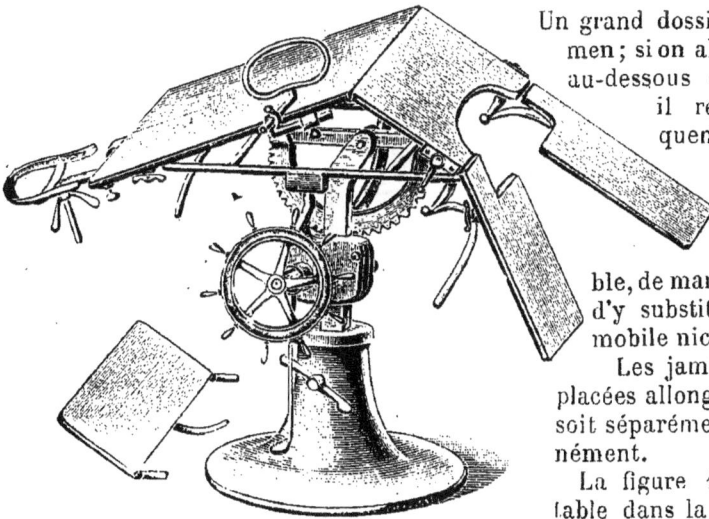

FIGURE 3.

Un grand dossier facilite l'examen ; si on abaisse ce dossier au-dessous de l'horizontale, il relève automatiquement la région rénale à la hauteur désirée.

Le plateau de tête est amovible, de manière à permettre d'y substituer une têtière mobile nickelée.

Les jambes peuvent être placées allongées ou fléchies, soit séparément, soit simultanément.

La figure 1 représente la table dans la position d'examen et la position allongée.

La figure 2 représente la position de Trendelenburg.

La figure 3 donne la position rénale, et montre la table inclinée latéralement.

La figure 4 représente les positions proclive, herniaire et de Rose.

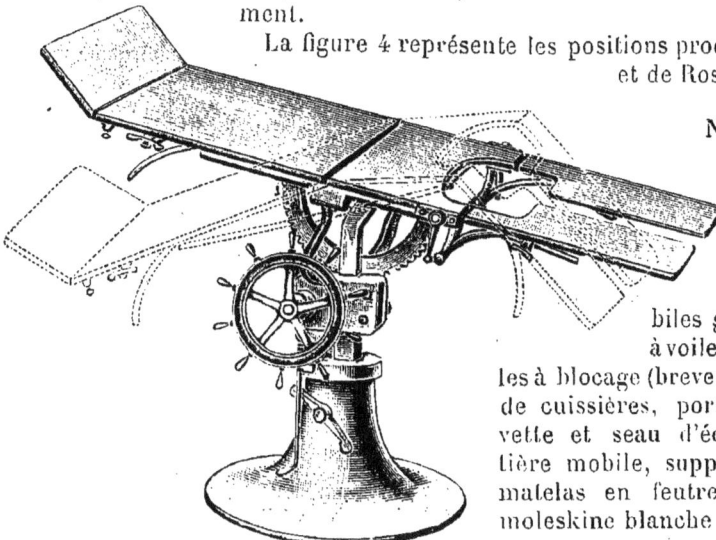

FIGURE 4.

N° 27451

Prix de la table vernie blanc (au four) avec plateaux mobiles garnis de toiles à voiles compris douilles à blocage (brevetées), une paire de cuissières, porte-épaules, cuvette et seau d'écoulement, têtière mobile, support de côté et matelas en feutre recouvert de moleskine blanche :

1550 francs.

N° 27452. Supplément pour plateaux en maillechort (le bâti restant verni blanc)..................................... **165 fr.**

N° 27453. Supplément pour bâti nickelé avec cadres supportant les divers plateaux.................................... **165 fr.**

APPAREIL ORTHOPÉDIQUE
Du Docteur PAUL BARBARIN

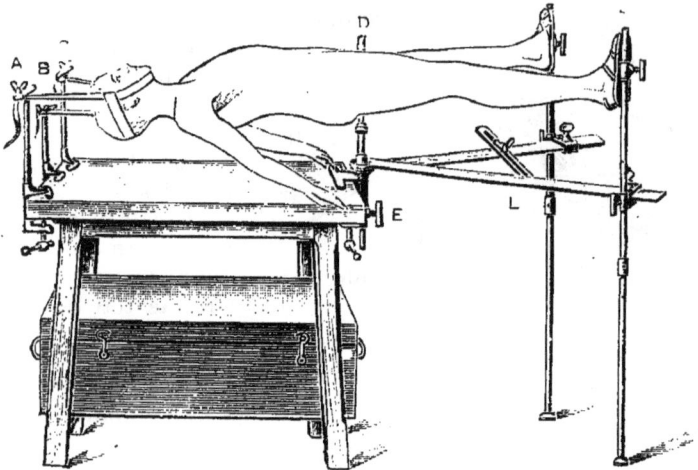

Nᵒˢ 27461 et 27464. **Appareil en service.**

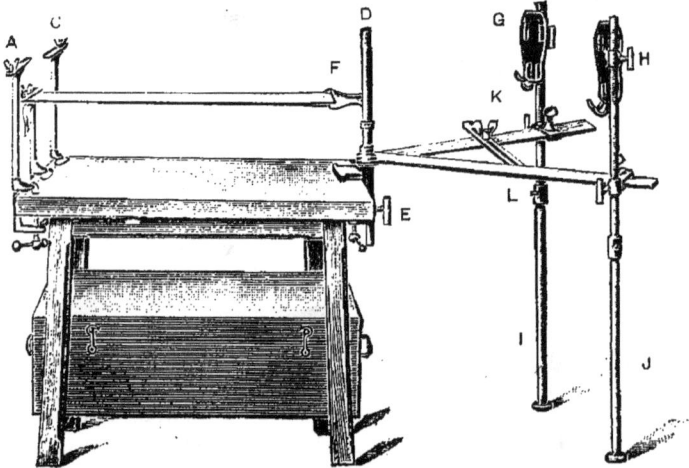

Nᵒˢ 27461 et 27464. **Appareil monté** (sur table en bois).

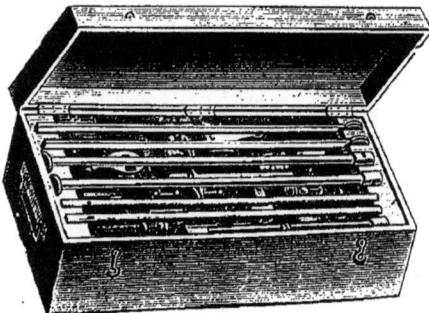

Nᵒ 27462. **Caisse renfermant l'appareil plié.**

L'appareil est utilisé pour la pose des plâtres dans le mal de Pott, la coxalgie, la luxation congénitale, etc., il permet l'emploi facile de l'anesthésie générale.

Il comprend 3 montants A, B, C (dont les bases formant étau peuvent se fixer sur n'importe quelle table) et un support D coulissant dans l'étau E de manière à faire varier la hauteur du pelvi-support.

2 semelles G et H tournant dans l'horizontale et la verticale, (mobiles en hauteur), sont fixées sur 2 montants I et J qui peuvent circuler sur les 2 branches K et L d'un compas fixé sur le pelvi-support.

L'ensemble, construit en acier forgé et nickelé, peut se démonter pour se loger dans une boîte ayant :
$0^m,80 \times 0^m,35 \times 0^m,26$.

Cet appareil est complété par une sangle spéciale pour la tête.

Nᵒ 27461. Prix de l'appareil orthopédique (sans la boîte)...... **420 fr.**

— 27462. Boîte en noyer ciré.......... **105 fr.**

— 27463. — en chêne ciré.......... **80 fr.**

— 27464. Table en bois laqué (facultative)................. **70 fr.**

TABLE DE M. LE DOCTEUR WILLEMS
pour chirurgie infantile
MODÈLE DÉPOSÉ.

Longueur des plateaux
    développés.... 1ᵐ,50

Largeur........ 0ᵐ,40

Hauteur pouvant
    varier de 0ᵐ,75 à 1ᵐ,05

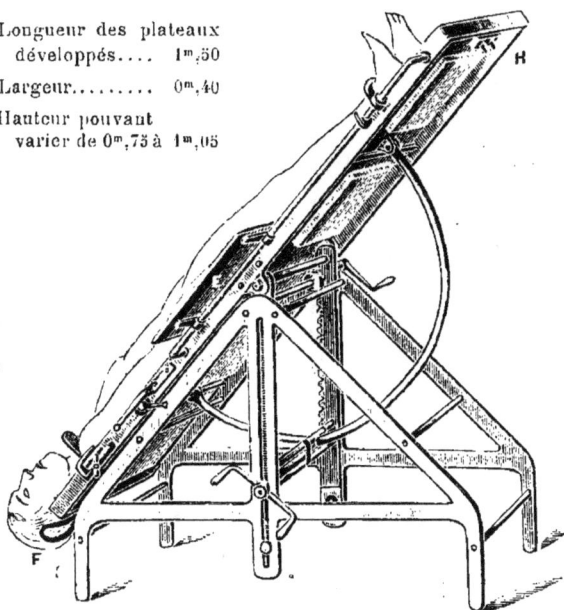

Table du Dʳ WILLEMS. (Position déclive.)

L'appareil se compose d'un bâti (à élévation) supportant 2 plateaux A et B; ce dernier porte des coulisses latérales C sur lesquelles peuvent circuler soit un double collier D), soit un plateau amovible E (utilisé pour les opérations sur les membres). La table est complétée par un porte-tête à coulisse F en acier capitonné de cuir.

Dans la position déclive, le malade est retenu par le double collier capitonné D qui emprisonne les pieds à la hauteur des chevilles ; d'autre part, le porte-tête se trouve réglé à la longueur voulue.

Dans la position de suspension par la tête, le plateau B est horizontal et le plateau A est fixé verticalement au moyen d'un frein à manette G ; le porte-tête enserre le front, soutient l'occiput et sangle le maxillaire inférieur, de manière à laisser la face complètement libre pour l'opération du bec-de-lièvre.

Sur demande, le plateau B peut se chauffer électriquement au moyen de la prise de courant H.

Prix de la table (sans chauffage électrique) avec bâti verni au four.

Nᵒ 27465. Avec plateaux en tôle vernie au four.. **575 fr.**

Nᵒ 27466. Avec plateaux en plaqué nickel....... **660 fr.**

Nᵒ 27467. Avec plateaux en maillechort.......... **735 fr.**

Nᵒ 27468. Supplément pour chauffage électrique. **165 fr.**

Nᵒ 27469. Supplément pour bâti entièrement nickelé **250 fr.**

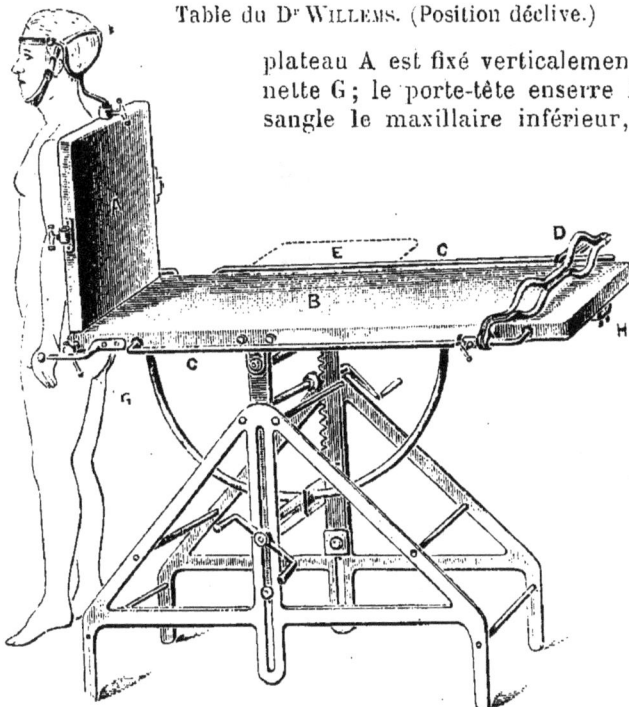

Table du Dʳ WILLEMS. (Position de suspension par la tête).

TABLE CAPITONNÉE

A BATI MÉTALLIQUE

Dimensions habituelles (modifiables sur demande).

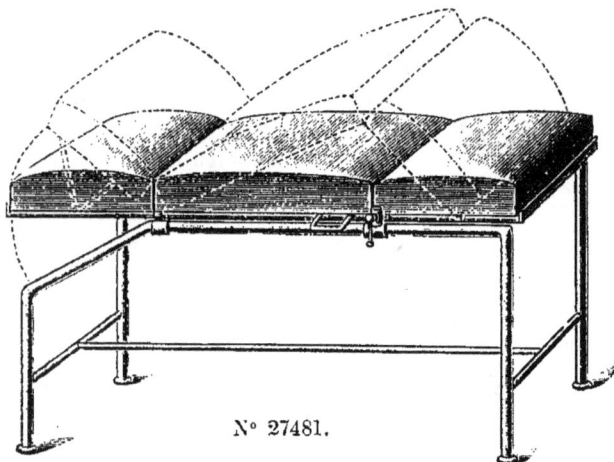

Longueur............ 1m,80
Largeur............. 0m,60
Hauteur............. 0m,85

Cette table donne les positions allongée et déclive.

Le plateau de tête se relève pour faciliter l'examen.

N° 27481.

Prix de la table avec ses coussins en moleskine grise et son bâti verni au four (compris croissants nickelés).

310 francs.

N° 27481.

TABLE A SPÉCULUM

modèle entièrement métallique avec bâti en tubes.

L'appareil comporte un grand dossier à inclinaison variable et un escabeau articulé pouvant se replier sous la table. Des douilles doubles (à blocage) permettent d'y adapter soit des croissants, soit des talonnières.

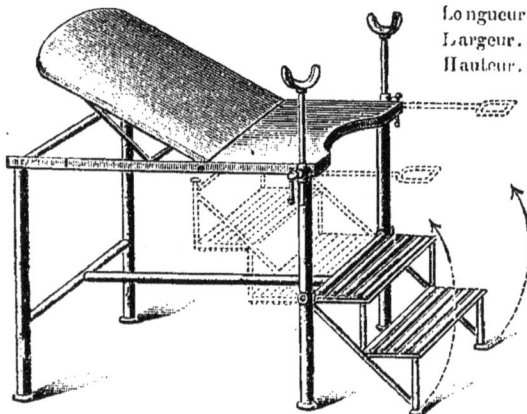

Longueur de la table proprement dite..... 1m,10
Largeur................................. 0m,55
Hauteur................................. 0m,85

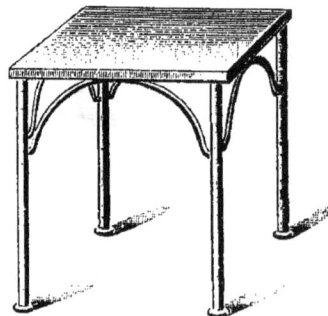

N° 27482.   N° 27484.

N° 27482. Prix de la table proprement dite avec une paire de croissants....... **190 fr.**
— 27483. Le même, avec talonnières et sans croissants..................... **190 fr.**
— 27484. Guéridon mobile servant de rallonge (long., 0m,70; larg., 0m,55).... **45 fr.**

MATELAS EN FEUTRE *(recouvert de moleskine blanche) se fixant sur des boutons latéraux.*

N° 27485. Matelas pour la table proprement dite.......................... **26 fr.**
— 27486. Matelas pour le guéridon servant de rallonge.................... **14 fr.**
— 27487. Supplément pour cuvette (en faïence) sur coulisses nickelées (sans seau)... **30 fr.**

TABLES POUR PANSEMENTS

Modèles entièrement métalliques.

La construction avec pieds en tubes et arcs-boutants assure une complète rigidité à la table.

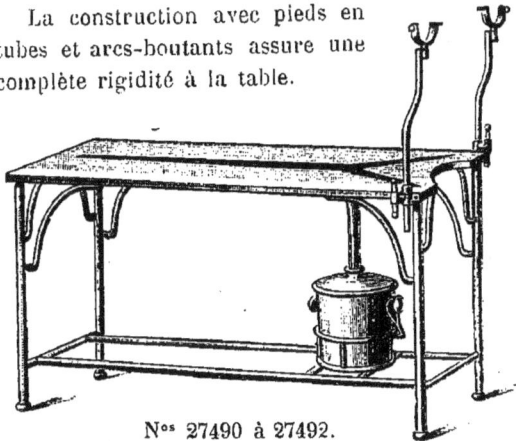

Nᵒˢ 27490 à 27492.

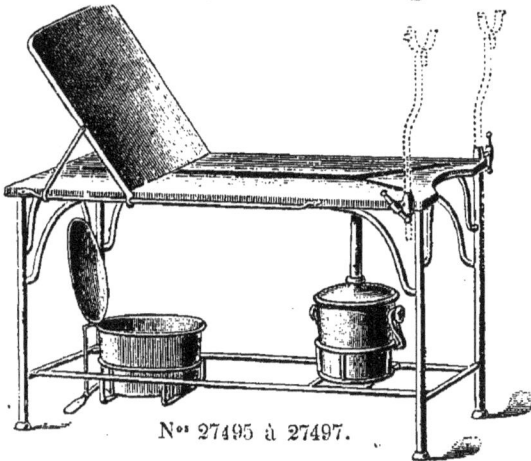

Nᵒˢ 27495 à 27497.

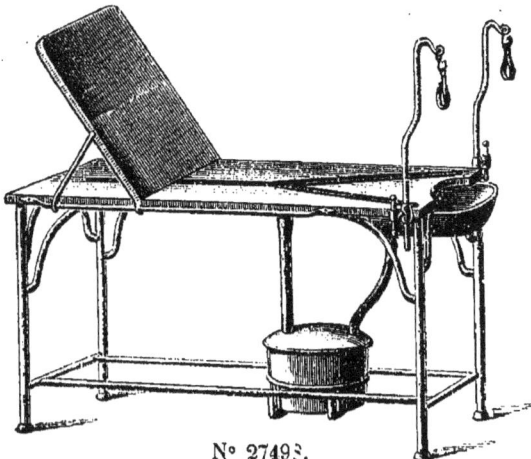

Nᵒ 27498.

Le dessus en tôle vernie est muni de rigoles aboutissant à une tubulure reliée avec un seau en faïence de 10 litres.

La longueur est de 1ᵐ,80 ou de 1ᵐ,50 (suivant les modèles), la largeur de 0ᵐ,50 : enfin la hauteur habituelle (modifiable sur demande) est de 0ᵐ,85.

MODÈLE SIMPLE
(sans dossier)

Prix sans croissants ni douilles.

Nᵒ 27490. *Modèle courant*, longueur 1ᵐ,50.......... **160 fr.**

Nᵒ 27491. *Grand modèle*, longueur 1ᵐ,80.......... **175 fr.**

Nᵒ 27492. Supplément pour croissants nickelés (compris douilles).......... **40 fr.**

MODÈLE AVEC DOSSIER A COULISSE
et seau à pansements.

C'est la table précédente (grand modèle, longueur 1ᵐ,80) complétée par un dossier inclinable en tôle vernie (circulant sur des guides nickelés) : on peut y adjoindre un bassin en tôle galvanisée destiné à recevoir les pansements usés.

Prix avec les douilles,
sans les croissants.

Nᵒ 27493. Table complète avec dessus en tôle vernie (sans seau à pansements).......... **230 fr.**

Nᵒ 27494. *La même*, avec seau à pansements, couvercle à main **250 fr.**

Nᵒ 27495. *La même*, avec seau à pédale pour les pansements **265 fr.**

Nᵒ 27496. Supplément pour dessus en lave émaillée........ **80 fr.**

Nᵒ 27497. Paire de croissants. **22 fr.**

MODÈLE AVEC CUVETTE A COULISSE
et seau métallique.

Nᵒ 27498. Table avec dessus en tôle vernie, cuvette en faïence et porte-jambes américains...... **300 fr.**

On peut compléter les 2 modèles de table à dossier coulissant par un plateau de 0.40×0.25 utilisé pour les opérations sur l'avant-bras : ce plateau s'adapte sur l'une ou l'autre coulisse latérale.

Nᵒ 27499. Adjonction de ce plateau métallique.......... **30 fr.**

TABLES D'EXAMEN ET DE PANSEMENTS
avec plate-forme en glace ou en lave émaillée.

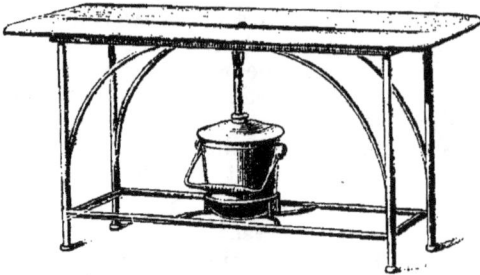

Table à pansements
MODÈLE DE L'HOPITAL BRETONNEAU

La plate-forme en lave émaillée est creusée pour former rigole avec écoulement dans un seau en faïence.

N° 27301. Table pour enfants (de 1ᵐ,40 × 0ᵐ,50).... **220 fr.**

N° 27302. Table pour adultes (de 1ᵐ,80 × 0ᵐ,50).................. **250 fr.**

Table à pansements
avec plate-forme en glace.

Modèle construit pour l'Université de Gand.

Longueur : 1,80, largeur : 0,50.

N° 27303. Avec bâti en fer verni........ **275 fr.**

N° 27304. Avec bâti nickelé ....00 fr.

N° 27305. Supplément pour croissants avec leurs douilles........ **40 fr.**

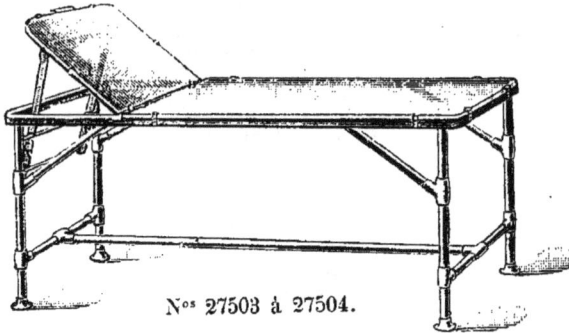

Nᵒˢ 27503 à 27504.

Table du Professeur JEANNEL
avec plate-forme en lave émaillée.
MODÈLE CONSTRUIT POUR LA FACULTÉ DE MÉDECINE DE TOULOUSE

La table proprement dite de 1,40 × 0,50 comporte une rigole d'écoulement avec seau en faïence, elle est munie de porte-jambes américains. La rallonge A de 0,60 × 0,30 permet les opérations sur l'avant-bras ; la rallonge B de 0,50 × 0,50 est utilisée dans le cas où le sujet doit être étendu.

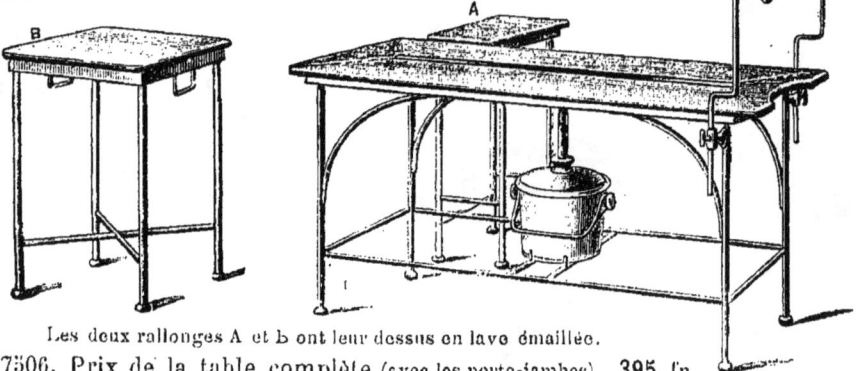

Les deux rallonges A et B ont leur dessus en lave émaillée.

N° 27306. Prix de la table complète (avec les porte-jambes). **395 fr.**

OBSERVATION. — Pour les modèles comportant des pièces creusées en lave émaillée, le délai de fabrication est d'au moins deux mois.

TABLES CHAUDES
pour opérations et pansements.
(Modèles déposés)

Long., position allongée : 1.90
Largeur : 0,50
Hauteur habituelle : 0,85.

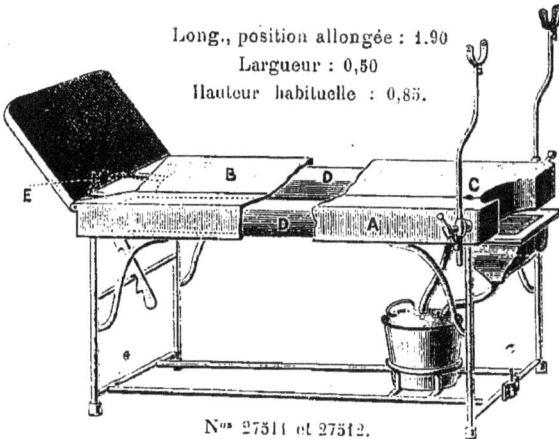

Nᵒˢ 27511 et 27512.
Table à eau chaude (modèle simple).

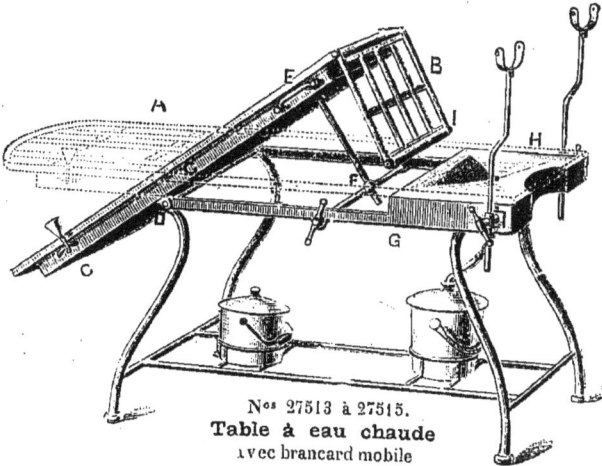

Nᵒˢ 27513 à 27515.
Table à eau chaude
avec brancard mobile
et seau à pansements).

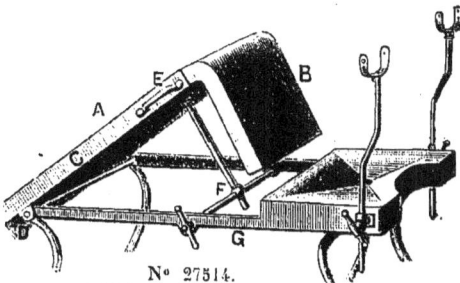

Nᵒ 27514.
Table à eau chaude
(avec plateau coudé).

I. TABLES A EAU CHAUDE
1ᵒ Modèle simple.

Le bâti métallique supporte une caisse A en tôle vernie dont le dessus B est en déclivité vers l'axe et en légère pente vers une tubulure C, aboutissant dans un seau.

Cette plate-forme de 1ᵐ,50 × 0ᵐ,50 est complétée par une rallonge F (ayant 0ᵐ,40 de long') qui permet de relever la tête.

A l'intérieur de la caisse A sont logées 2 bouillottes accouplées D que l'on remplit par le robinet-entonnoir E (ce même robinet est utilisé pour la vidange).

Nᵒ 27511.

Prix de la table proprement dite
(sans échancrure ni écoulement)
compris croissants..... **245 fr.**

Nᵒ 27512. Suppl' pʳ table échancrée avec bassin d'écoulement et seau .... **40 fr.**

2ᵒ Modèle articulé
donnant la position de Trendelenburg.

L'appareil comprend :

1ᵒ Un plateau mobile AB de 1,80 × 0,50 formant brancard.

2ᵒ Une bouillotte C, de 1,25 × 0,45, montée à bascule sur l'axe D : cette bouillotte est manœuvrée par les deux poignées E et immobilisée par le frein F.

3ᵒ Un bâti G dont la partie antérieure est rehaussée et emboutie pour former écoulement dans un seau en faïence. Quand on redresse la plate-forme, le plateau B vient en H, glissant sur le rouleau I placé à son extrémité.

Un seau métallique pour pansements complète l'appareil.

Nᵒ 27513. Prix de la table (avec croissants)......... **345 fr.**

Nᵒ 27514. *La même, mais sans brancard mobile* (avec un plateau coudé qui est utilisé comme dossier dans la position d'examen)........ **290 fr.**

Nᵒ 27515.   Supplément pour seau à pansements ... . **15 fr.**

II. TABLES A CHAUFFAGE ÉLECTRIQUE

Les modèles ci-dessus (tables à eau chaude) peuvent être transformés pour y adapter des rhéostats spéciaux maintenant la température de l'appareil à 50ᵒ environ. (Indiquer la nature du courant et le voltage.)

Nᵒ 27516. Supplément pour table avec chauffage électrique....... **165 fr.**

TABLE D'OPÉRATIONS PLIANTE

légère et solide, facile à démonter et à développer

LA TABLE SE PLIE EN DEUX COLIS :

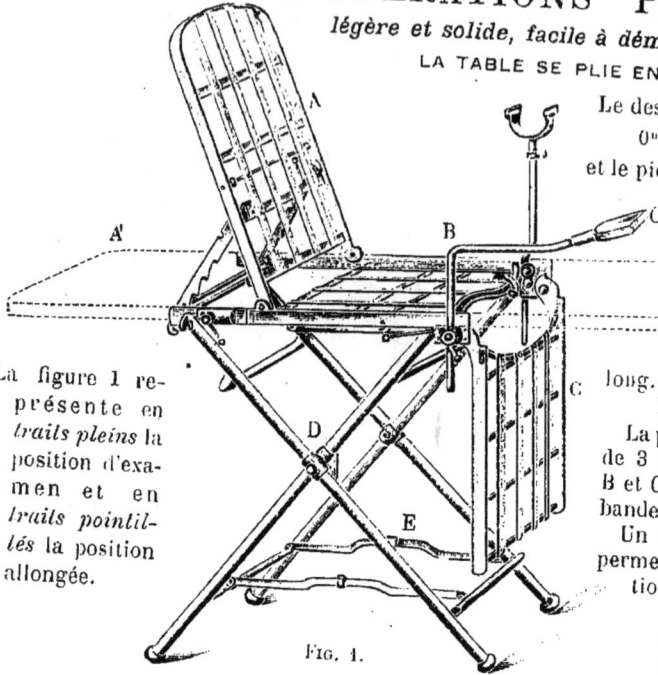

FIG. 1.

Le dessus forme un colis de :
0^m,90 × 0^m,55 × 0^m,12
et le pied 1^m,15 × 0^m,50 × 0^m,06.

Poids respectifs des colis :
(approximatifs)
13^k,5, 10^k,5

Dimensions de la table allongée :
long. : 1^m,70, larg. : 0^m,45 :
hauteur : 0^m,85.

La plate-forme se compose de 3 plateaux articulés : A, B et C avec cadre en fer et bandelettes en tôle d'acier.

Un mécanisme très simple permet d'obtenir les 3 positions classiques :

Examen;
Table allongée;
Position déclive.

La figure 1 représente en *traits pleins* la position d'examen et en *traits pointillés* la position allongée.

La plate-forme repose sur un bâti pliant D (en tubes d'acier).

L'écartement des pieds se trouve maintenu par 2 traverses articulées E.

Le dessus peut s'utiliser comme brancard pour le transport du malade.

N° 27521.

Prix de la table vernie au four (avec articulations nickelées) compris une paire de porte-cuisses.................... **220 fr.**

N° 27522.

La même, avec talonnières (en remplacement des porte-cuisses).... **220 fr.**

N° 27523.

Supplément pour épaulières nickelées (à coulisse) avec les douilles. **35 fr.**

N° 27524.

Supplément pour cuvette émaillée coulissante (sans seau)..... **15 fr.**

N° 27525.

Gaine en toile pour l'ensemble des 2 colis... **45 fr.**

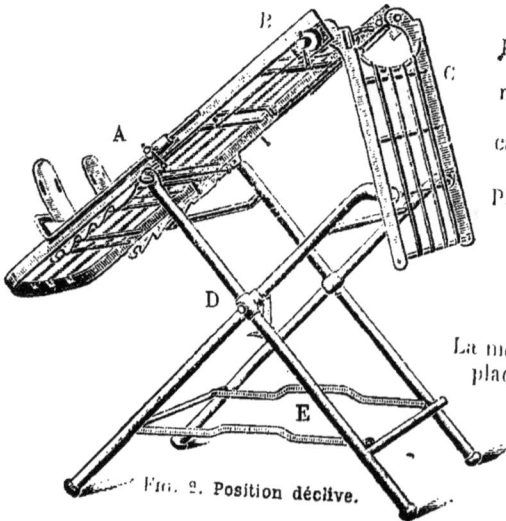

FIG. 2. Position déclive.

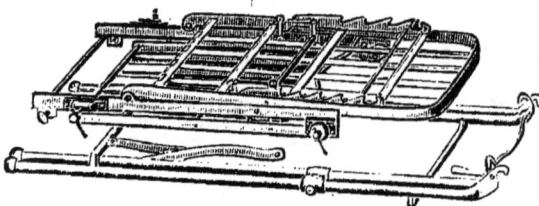

FIG. 3. Table pliée.

TABLES PLIANTES POUR OPÉRATIONS

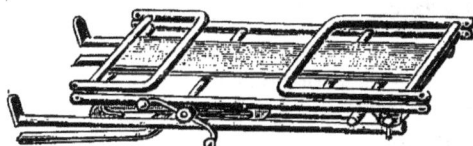

N°27531. Table pliée.

N° 27531. Table vernie au four (avec les croissants). **245ᶠ**

N° 27532. La même, nickelée, avec dessus en aluminium.... **385ᶠ**

N° 27533. Gaine en moleskine.. **28ᶠ**

N° 27534. Gaine en cuir. **110ᶠ**

N° 27531.

TABLE DU PROFESSEUR MONPROFIT

Cette table donne la position allongée et la position déclive.

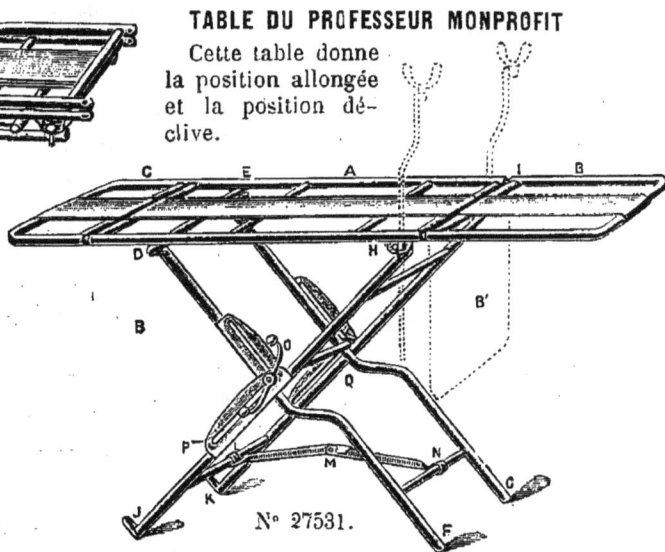

N° 27531.

Dimensions du colis . 1ᵐ,15×0ᵐ50×0ᵐ,10

Poids approximatif de la table (sans les croissants) : 15 kilos.

MODÈLE de la MARINE FRANÇAISE
ADOPTÉ POUR LES BATIMENTS D'ESCADRE

Ce modèle a été créé par notre Maison en 1910.

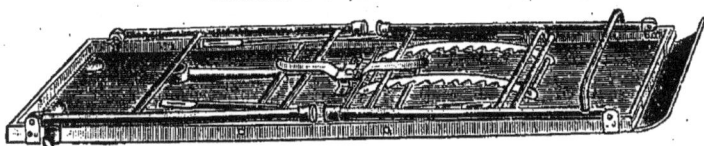

N° 27535.

Table pliante (Modèle de la Marine).

Dimensions :
Longueur développée, 1ᵐ,80
Largeur : 0ᵐ,50
Hauteur : 0ᵐ,82

TABLE de la MARINE

Le bâti comporte un plateau fixe et un plateau articulé : ce dernier, étant contre-coudé, permet d'obtenir la position de Trendelenburg.

N° 27535.

Prix de la table, vernie au four, avec ses porte-jambes nickelés.

310 fr.

Encombrement de la table pliée :

Longueur. 1ᵐ,65
Largeur... 0ᵐ,63
Hauteur... 0ᵐ,24

Poids approximatif : 30 kgs.

11

ACCESSOIRES POUR TABLES D'OPÉRATIONS

Ces modèles sont fournis nickelés et les prix sont établis à la paire.

Croissants.

Nº 27541. Sans douilles ni sangles......	**22** fr.
— 27542. Avec — et sans sangles.	**39** fr.
— 27543. Supplément pour sangles.....	**5** fr.

Genouillères larges
en bronze nickelé.

Nº 27544. Sans les douilles............	**39** fr.
— 27545. Avec douilles ordinaires......	**55** fr.

Genouillères oscillantes.
en bronze nickelé.
(Modèle déposé.)

Nº 27546. Sans les douilles............	**45** fr.
— 27547. Avec douilles à 2 directions..	**65** fr.

Supports de jambes
en acier nickelé.

27548. Sans les douilles............	**22** fr.
— 27549. Avec douilles ordinaires.....	**39** fr.

Porte - jambes américains
avec sangles et anneaux.

Modˡᵉ VERTICAL. Nº 27551. Sans les douilles	**22** fr.
— — 27552. Avec les douilles	**39** fr.
— CONTRE-COUDÉ. Nº 27553. Sans les douilles	**24** fr.
— — 27554. avec les douilles	**41** fr.

Porte-jambes américains à coulisse.
(Déposé)

La longueur qui se réduit à 0ᵐ,65 pour le transport ou le rangement peut être allongée jusqu'à 1ᵐ,15.

Nº 27555. Sans les douilles............	**44** fr.
— 27556. Avec douilles ordinaires......	**61** fr.

Relève-jambes.

Nº 27558. Sans les douilles............	**28** fr.
— 27559. Avec douilles ordinaires......	**45** fr.

Talonnières horizontales.

Nº 27560. Sans les douilles............	**17** fr.
— 27561. Avec douilles ordinaires.....	**34** fr.

Talonnières coudées.

Nº 27562. Sans les douilles............	**17** fr.
— 27563. Avec les douilles............	**34** fr.

Porte-jambes talonnières
à longue tige

mobiles en tous sens et s'emmanchant à volonté dans des douilles verticales ou dans des douilles horizontales.
Ils permettent l'allongement complet de la jambe dans la verticale ou l'horizontale.

Nº 27564. Sans les douilles............	**45** fr.
— 27565. Avec douilles à 2 directions..	**65** fr.

Semelles fixes.

Nº 27566. Sans les douilles............	**33** fr.
— 27567. Avec douilles ordinaires.....	**50** fr.

Semelles à glissière.

Nº 27568. Sans les douilles............	**50** fr.
— 27569. Avec douilles ordinaires......	**67** fr.

Fixe-genoux

maintenant l'écartement des jambes pour les opération sur les organes génitaux.

Nº 27570. Avec croissants, tige nickelée et courroie....................	**55** fr.

Gouttières porte-jambes.
Gouttières coudées, modèle simple
(pouvant occuper seulement la position horizontale ou la position verticale).

Nº 27571. Sans les douilles............	**40** fr.
— 27572. Avec douilles à 2 directions ..	**60** fr.

Gouttières coudées à articulation.

Nº 27573. Sans les douilles............	**60** fr.
— 27574. Avec les douilles.	**77** fr.

Gouttières à deux branches, à inclinaison variable.

Nº 27575. Sans les douilles............	**100** fr.
— 27576. Avec douilles à 2 directions.	**120** fr.

Jambières-cuissières.
avec mouvement de rotule.
(Modèle déposé)

S'emmanchant à volonté dans des douilles verticales ou dans des douilles horizontales *et permettant d'obtenir toutes les inclinaisons désirables.*

Grâce à sa forme spéciale, cette gouttière peut s'appliquer à volonté sous le mollet ou sous la cuisse.

Nº 27577. Sans les douilles............	**95** fr.
— 27578. Avec douilles à 2 directions..	**115** fr.

DOUILLES A BLOCAGE
à grande manette.
Modèle donnant un excellent serrage.

Nº 27579. Paire de douilles à blocage....	**40** fr.
— 27580. Les douilles à blocage peuvent être fournies en remplacement des douilles ordinaires, dans tous les modèles précédents moyennant supplément de....................	**22** fr.
— 27581. *Douilles à inclinaison variable,* permettant de faire varier l'inclinaison des croissants (une fois ceux-ci en place). La paire.	**39** fr.
— 27582. *Étaux simples* à barrette. La paire	**22** fr.
— 27583. *Étaux à 2 directions* se fixant indistinctement à une table ou à un lit. La paire.	**28** fr.
— 27584. *Étaux avec mouvement d'inclinaison,* permettant de faire varier l'inclinaison des croissants (une fois ceux-ci en place). La paire......	**55** fr.
— 27585. *Alèze du Pʳ Pozzi,* avec plateau de 0,48 × 0,42, entonnoir en tôle émaillée et courroie..............	**46** fr.
— 27586. Modèle analogue, avec entonnoir plus large supprimant les joues.	**46** fr.
— 27587. *Alèze accrochable* en tôle émaillée avec dossier de 0,35 × 0,05....	**33** fr.
(Cette dernière ne se fabrique que sur commande).	
— 27588. *Alèze en caoutchouc* (longueur 0,45), avec tube d'écoulement......	**39** fr.
— 27589. *Pelvisupport* nickelé (à tablette démontable).................	**39** fr.

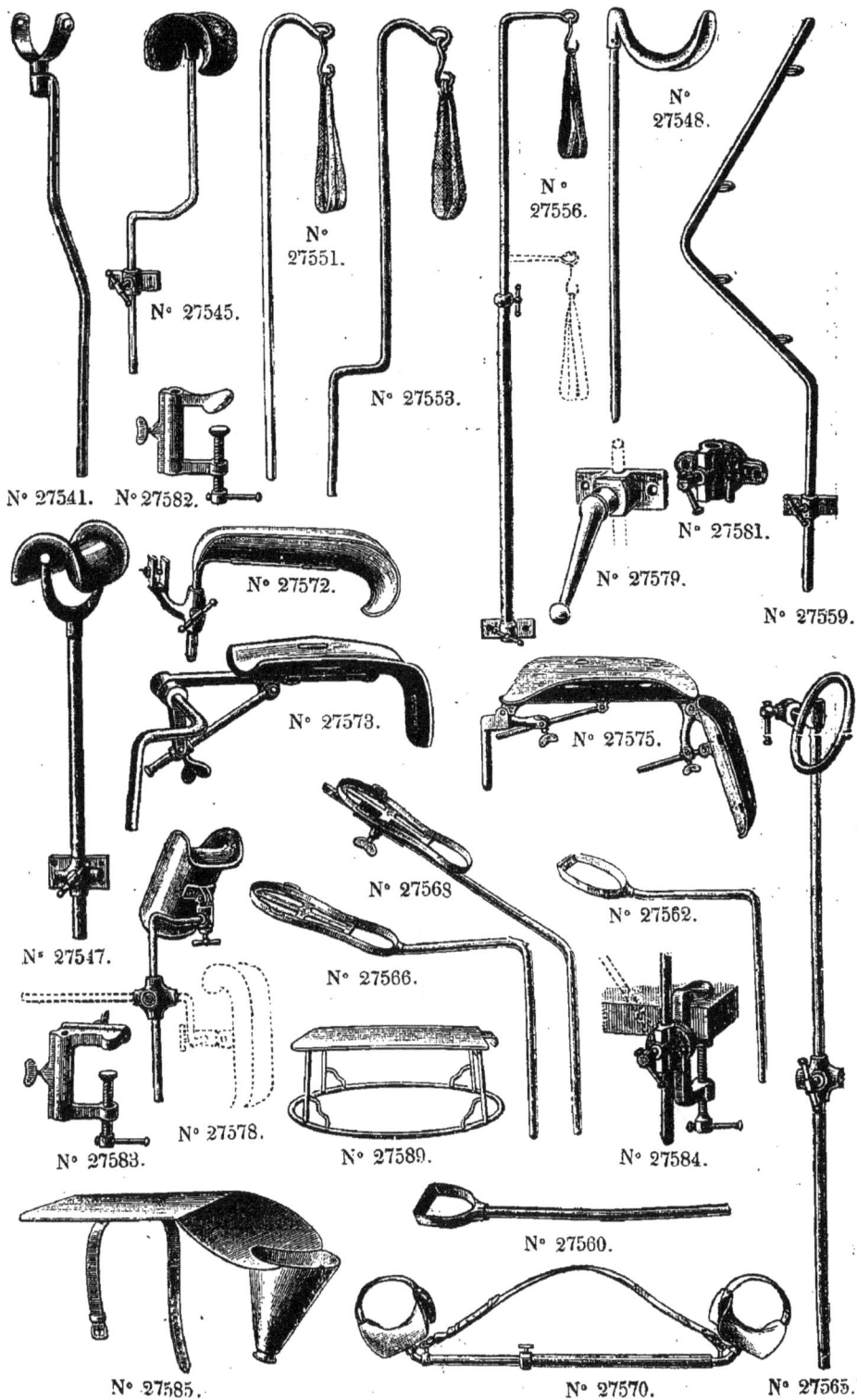

N° 27548.

N° 27556.

N° 27551.

N° 27545.

N° 27553.

N° 27541. N° 27582.

N° 27581.

N° 27579.

N° 27559.

N° 27572.

N° 27573.

N° 27575.

N° 27547.

N° 27568.

N° 27562.

N° 27566.

N° 27578.

N° 27583.

N° 27589.

N° 27584.

N° 27560.

N° 27585.

N° 27570.

N° 27565.

MEUBLES DIVERS POUR PANSEMENTS ET OPÉRATIONS
(Modèles déposés).

ÉTAGÈRE ROULANTE POUR MATÉRIEL OPÉRATOIRE
(Masque à chloroforme, blouses, tabliers, essuie-mains, etc.).

Ce meuble, en fer verni, comporte 2 plateaux métalliques de 0^m,50 × 0^m,40 (le supérieur en tôle, l'intermédiaire en cuivre nickelé), une tablette à barreaux, une tablette en glace de 0^m,40 × 0^m,25, une cuvette en verre de 0^m,39 × 0^m,21 ; enfin, en bas, une glace-miroir.

4 crochets supérieurs et 2 porte-serviettes latéraux complètent cet ensemble.

N° 27591. Prix de l'appareil avec roulettes caoutchoutées.................. **220 fr.**

TABLE POUR LA PRÉPARATION DES BANDES PLATRÉES

Ce meuble, en fer verni, avec roulettes caoutchoutées, comporte un grand bassin ovale en faïence, une capsule articulée en cristal, **un plateau métallique**, une tablette supérieure en tôle et une tablette inférieure à barreaux.

N° 27592. Prix de la table complète....... **155 fr.**

TABLE POUR BANDAGES ET PANSEMENTS

Elle comporte une série de plateaux métalliques que l'on peut déplacer longitudinalement sur le cadre supérieur, de manière à faciliter les bandages.

Le dossier est à inclinaison variable.

Dimensions habituelles de la table :

Long. : 1^m,80 ; larg. : 0^m,50 ; Haut. : 0^m,85.

N° 27593. Prix de l'appareil....... **200 fr.**

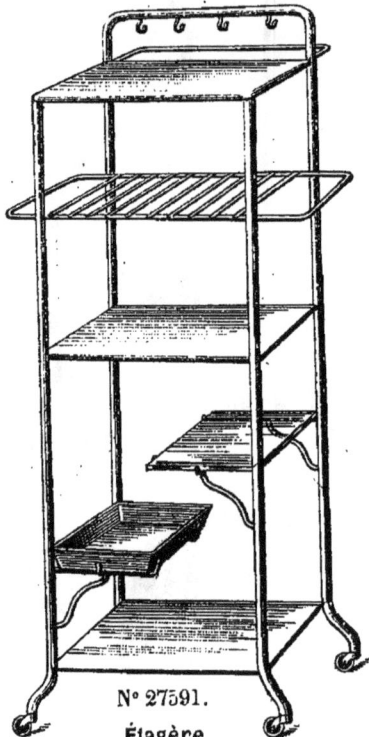

N° 27591.
**Étagère
pour matériel opératoire.**

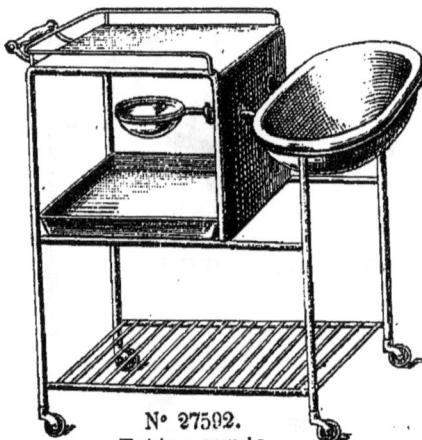

N° 27592.
**Table pour la
préparation des bandes plâtrées.**

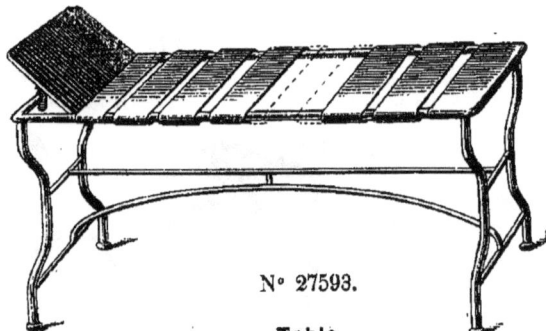

N° 27593.
**Table
pour bandages et pansements.**

TABOURETS ET TABLES D'OPÉRATIONS
pour ophtalmologistes et laryngologistes
(MODÈLES ENTIÈREMENT MÉTALLIQUES)

CHAISE RENFORCÉE A GRAND DOSSIER
Modèle de l'hôpital de Versailles.

N° 27600. Prix sans appui-tête...................... **25 fr.**
— 27601. La même, avec appui-tête nickelé................. **45 fr.**

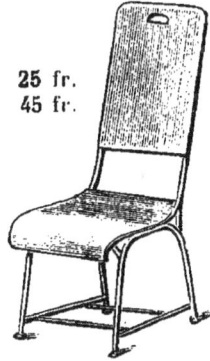

N° 27600.

TABOURET A HAUTEUR FIXE
pour Service de Consultation.

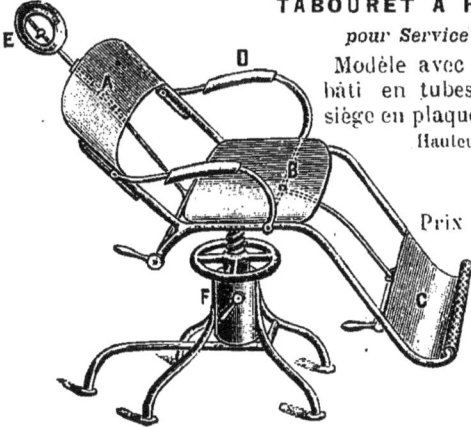

Modèle avec appuis-bras fixe, bâti en tubes, verni au four, siège en plaqué nickel.

Hauteur habituelle du siège : 0ᵐ.43.

N° 27602.
Prix sans têtière.   **95ᶠ**

N° 27603.
Avec têtière mobile en tous sens..... **115ᶠ**

TABOURET A ÉLÉVATION ET A ROTATION

Le mouvement de rotation et celui d'élévation sont complètement indépendants.

N° 27605.

N° 27604. Prix du tabouret à élévation et à rotation avec têtière mobile en tous sens................. **170 fr.**

FAUTEUIL A ÉLÉVATION ET A ROTATION
avec 2 plateaux inclinables.

Le plateau B est fixe; les 2 plateaux A et C sont à inclinaison variable. 2 appui-bras réglables D et un appui-tête E (à coulisse) complètent l'appareil. Le volant F commande l'élévation du siège.

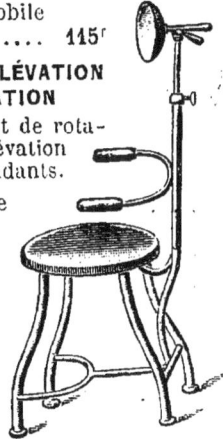

N° 27603.

N° 27605. Prix de l'appareil verni au four avec appui-tête nickelé......... **345 fr.**

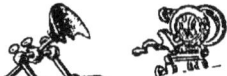

N° 27608. **TABLE A 2 PANNEAUX ARTICULÉS**
Modèle construit pour la Fondation ophtalmologique Ad. de Rothschild
Longueur 1,55 ; largeur 0,53×0,47 ; hauteur moyenne 0,72.
N° 27606. Prix de l'appareil, verni blanc, avec appui-tête nickelé............... **250 fr.**

N° 27607. *Le même*, avec serre-tête nickelé **310ᶠ**

N° 27608. Serre-tête seul. **120 fr.**

N° 27609.
Supplément pour table avec les plateaux en glace.. **40 fr.**

N° 27610.
Supplément pour bâti entièrement nickelé. **130 francs.**

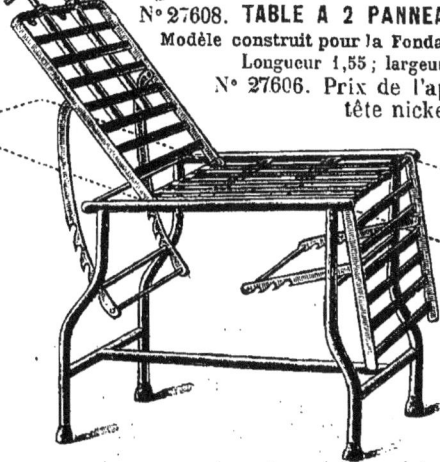

N° 27606.

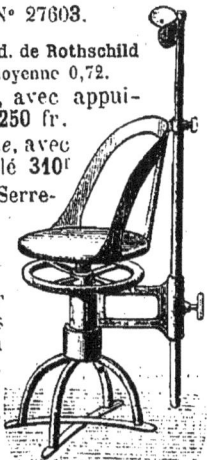

N° 27604.

CHEMIN DE ROULEMENT POUR SALLE D'OPÉRATIONS
Modèle construit pour la Faculté de Bahia.
(Clinique chirurgicale.)

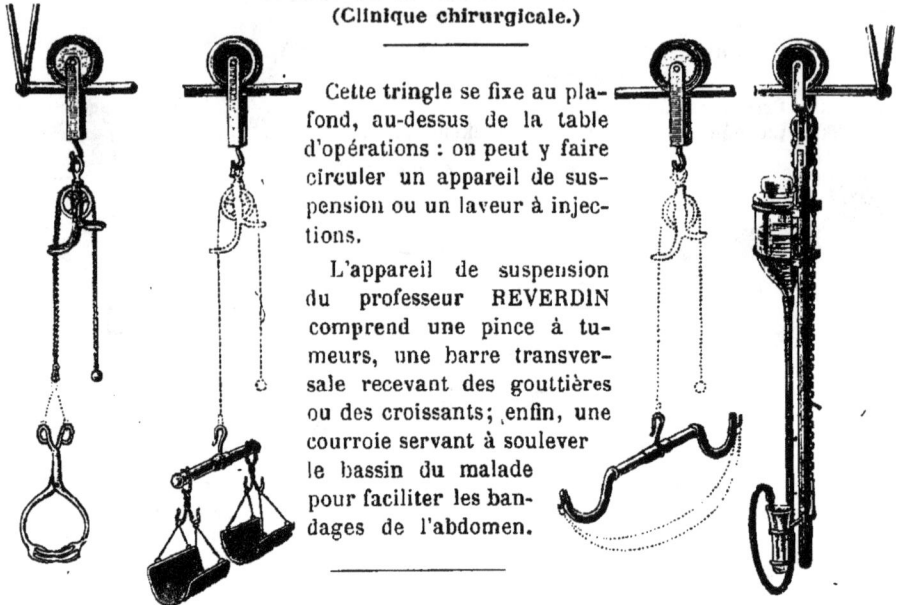

Cette tringle se fixe au plafond, au-dessus de la table d'opérations : on peut y faire circuler un appareil de suspension ou un laveur à injections.

L'appareil de suspension du professeur REVERDIN comprend une pince à tumeurs, une barre transversale recevant des gouttières ou des croissants; enfin, une courroie servant à soulever le bassin du malade pour faciliter les bandages de l'abdomen.

N° 27611. **Chemin de roulement,** entièrement nickelé (longueur : 3^m,50) avec ses supports en fer verni. Prix sans accessoires................ **140 fr.**
— 27612. **Appareil de suspension,** du Pr Reverdin, avec ses accessoires (sans le chemin de roulement)................................ **295 fr.**
— 27613. **Appareil à injections** (de 5 litres) avec double poulie............ **110 fr.**
— 27614. **Tringle complète,** avec tous ses accessoires.................... **545 fr.**

BALUSTRADES ET SERVANTES CIRCULAIRES
se plaçant entre l'opérateur et les spectateurs.

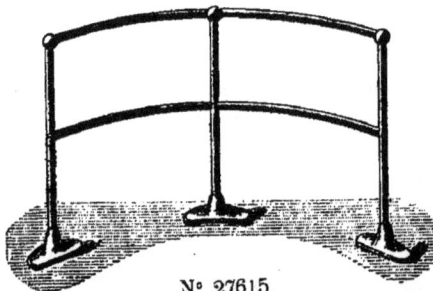

N° 27615.

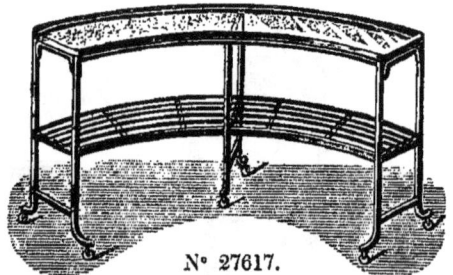

N° 27617.

Ces appareils sont construits avec un rayon moyen de 1^m,65 et par longueur de 1 mètre environ (mesurée suivant la corde de l'arc).

BALUSTRADE SIMPLE (hauteur : 1^m,00).
N° 27615. Vernie au four........ 95 fr. | N° 27616. Nickelée, avec patins galvanisés.. **175 fr.**

SERVANTE CIRCULAIRE (hauteur : 0^m,90),
avec tablette supérieure en glace (longueur moyenne : 1^m,60) et étagère à mi-hauteur.
Prix avec roulettes caoutchoutées et étagère en fer demi-rond :
N° 27617. Avec la glace en 2 pièces. 200 fr. | N° 27618. Avec la glace en une pièce **235 fr.**
— 27619. Supplément dans le cas d'étagère en glace à mi-hauteur.......... **65 fr.**

AMPHITHÉATRES ROULANTS
permettant d'assister aux opérations.

Avec cette disposition, les élèves peuvent suivre parfaitement les opérations sans déranger le professeur : d'autre part, l'ensemble étant monté sur roulettes peut se déplacer lors du nettoyage de la salle.

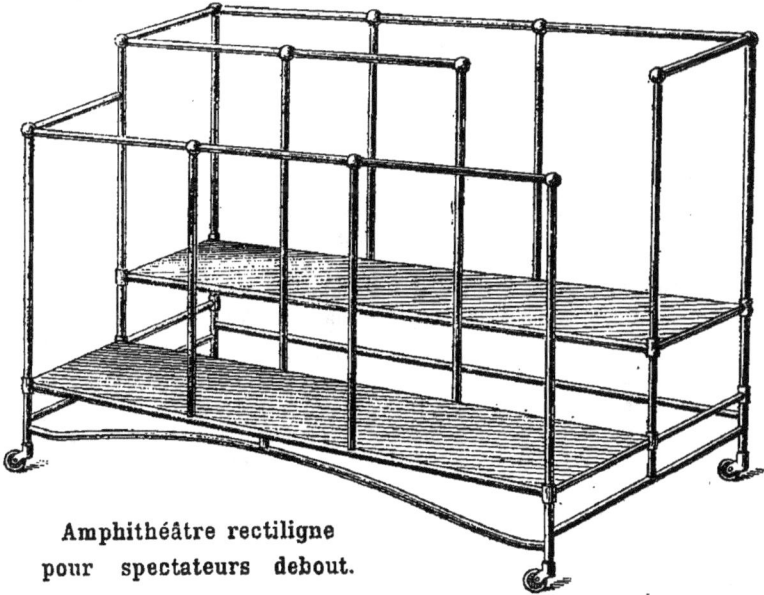

**Amphithéâtre rectiligne
pour spectateurs debout.**

Ces appareils, d'une construction métallique, s'étudient pour chaque cas particulier suivant le nombre des spectateurs à prévoir et suivant la disposition des locaux ; indiquer également si l'on désire que les spectateurs puissent s'asseoir ou s'ils doivent rester debout.

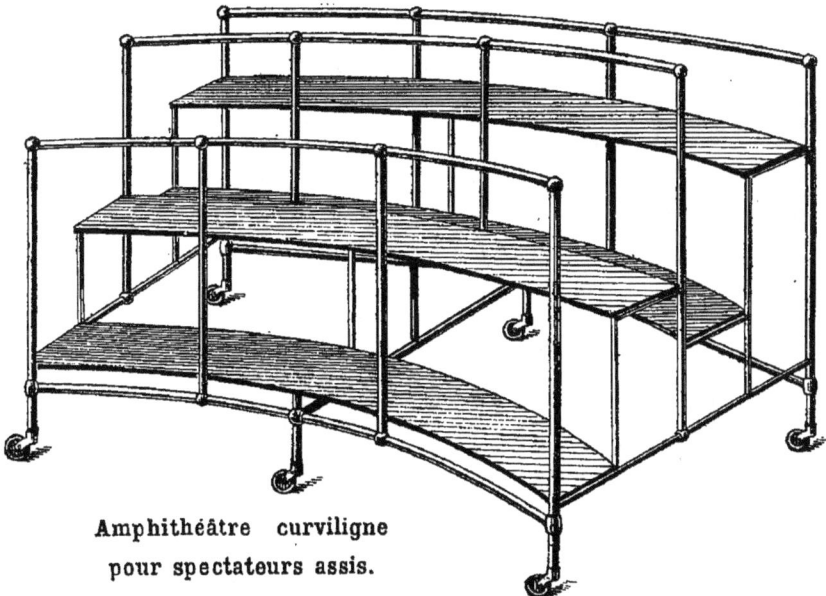

**Amphithéâtre curviligne
pour spectateurs assis.**

TABOURETS ET ESCABEAUX POUR OPÉRATIONS

modèles entièrement métalliques vernis au four.

(DÉPOSÉS).

Tabourets pour opérateur

I. Modèles à hauteur fixe.

N° 27621. Avec siège en tôle vernie. 17 fr.
— 27622. Avec siège réduit en aluminium. 22 fr.
— 27623. Avec grand siège en plaqué
nickel.................. 25 fr.

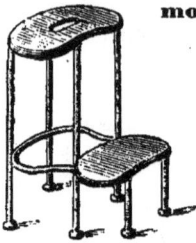

N° 27635.

II. Modèles à hauteur variable

Prix sans dossier :

1° TABOURETS A VIS

N° 27624. Avec siège réduit en aluminium.. 28 fr.
— 27625. Avec grand siège en plaqué nickel. 31 fr.

2° TABOURETS A ÉLÉVATION INSTANTANÉE

(Hauteur variable de 0ᵐ,42 à 0ᵐ,62).
Modèle robuste.

N° 27626. Avec siège réduit en aluminium.............. 31 fr.
N° 27627. Avec grand siège en plaqué nickel. 34 fr.
— 27628. Supplément pʳ bâti nickelé dans
les divers modèles de tabourets. 22 fr.
— 27629. Supplément pʳ dossier nickelé. 13 fr.

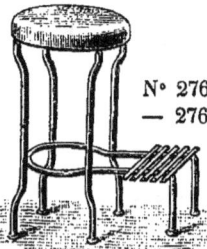

N°ˢ 27631 et 27632.

Tabourets de chloroformisation

(pour l'aide chargé d'anesthésier le malade).

I. Modèles à hauteur fixe.

N° 27631. *Tabouret haut* avec appui-
pieds, avec siège réduit en aluminium...................... 44 fr.
— 27632. Avec grand siège en plaqué nickel. 47 fr.
— 27633. *Tabouret bas* avec siège en aluminium.................. 22 fr.
N° 27634. *Tabouret bas* avec siège en
plaqué nickel............ 25 fr.
— 27635. *Tabouret à 2 étages* (verni
blanc)............... 37 fr.

II. Modèle à hauteur variable, avec appui-pieds à barreaux.

N° 27638. Avec siège en aluminium. 63 fr.
— 27639. — plaqué nickel 66 fr.

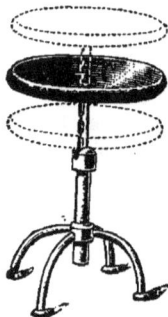

N°ˢ 27626-27627.

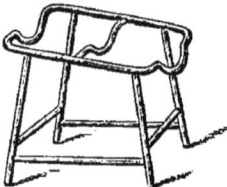

N° 27645.

Escabeaux pour le malade

1° *Modèles à une marche.*

N° 27641. Dessus en tôle vernie. 11ᶠ
— 27642. — en fer ¹/₂ rond. 18ᶠ

2° *Modèles à deux marches.*

N° 27643. Dessus en tôle vernie. 20ᶠ
— 27644. — en fer ¹/₂ rond. 25ᶠ

Supports de jambe

N° 27645. Modèle confortable.. 22ᶠ
— 27646. — simplifié. . . 15ᶠ

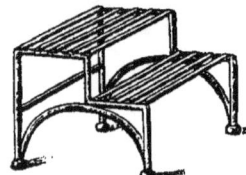

N° 27644.

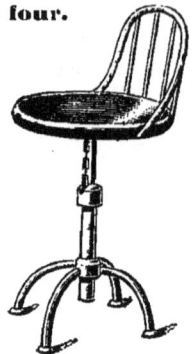

N°ˢ 27627 et 27629.

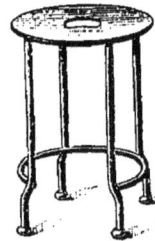

N° 27621.

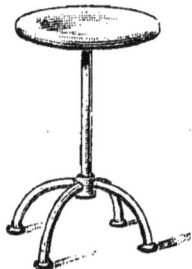

N°ˢ 27622 et 27623.

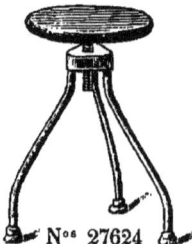

N°ˢ 27624
et 27625.

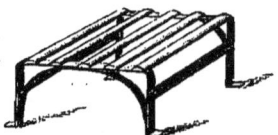

N° 27642.

COFFRES A PANSEMENTS USÉS
POUR SALLES D'OPÉRATIONS ET DE PANSEMENTS
(MODÈLES DÉPOSÉS.)

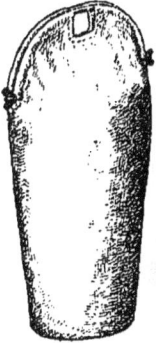
Panier du N° 27649.

I. SACS EN TISSU LAVABLE
sur bâti métallique roulant.

MODÈLE SIMPLE. TRONC CONIQUE
construit pour le docteur Gosset.
Diam. en haut., 0m,40, prof. 0m,65.
N° 27650. Prix complet..... 55 fr.
PRIX DU SAC DE RECHANGE :
— 27651. Sans armature... 8 fr.
— 27652. Avec armature.. 13 fr.

MODÈLE A QUATRE FACES
Mesures du haut : 0,38×0,38, prof. 0,65.
N° 27653. Prix sans couvercle. 55 fr.
— 27654. Prix avec couvercle à pédale......... 88 fr.
— 27655. Sac de rechange (sans couvercle ni armature)............... 8 fr.
— 27656. Le même, avec armature. 13 fr.
— 27657. Sac et couvercle (sans armature)..... 10 fr.
— 27658. Le même avec armature. 21 fr.

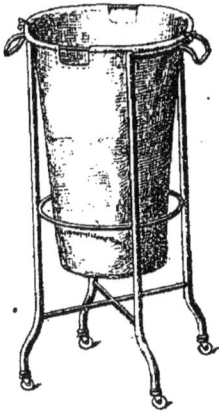
N° 27652.
Sac démonté du bâti.

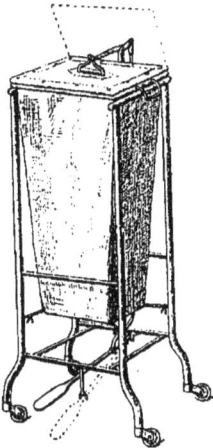
N° 27650.
Sac sur son bâti.

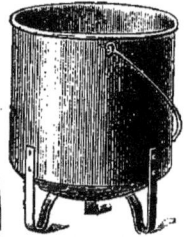
N° 27659.
Disposition A.

II. SEAUX MÉTALLIQUES A PÉDALE
Mesures utiles : diam. 0,35, haut. 0,50.
La pédale peut se placer soit à l'arrière (disposition A), soit à l'avant (disposition B).
Les fonds sont emboutis pour faciliter le nettoyage.

SEAU DOUBLE
Le seau intérieur a son fond perforé pour permettre la séparation des liquides. Grâce à un emmanchement à baïonnette, les 2 seaux peuvent à volonté être rendus solidaires ou indépendants.
Les 2 seaux sont galvanisés; l'extérieur est verni au four.
N° 27659. Disposition A. 60f
— 27660. — B. 65f

SEAU A PÉDALE
Modèle simplifié
avec un seul récipient contenant un fond perforé mobile.
N° 27661. Disposition A. 50f
— 27662. — B. 55f

SEAU BASCULANT
avec couvercle à pédale et bâti muni de roulettes caoutchoutées.
N° 27663. Disposition A. 75f
— 27664. — B. 80f

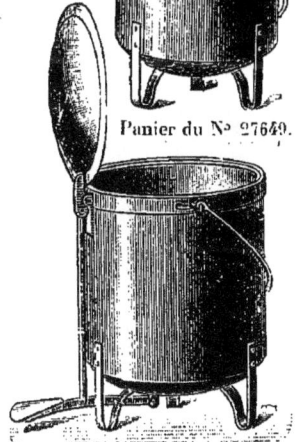
N° 27660. Disposition B.

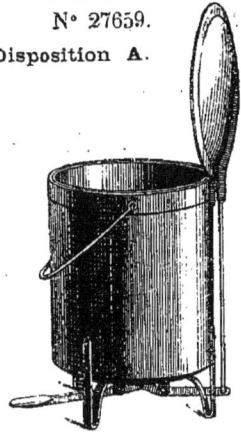
N° 27654.
Sac à pédale.

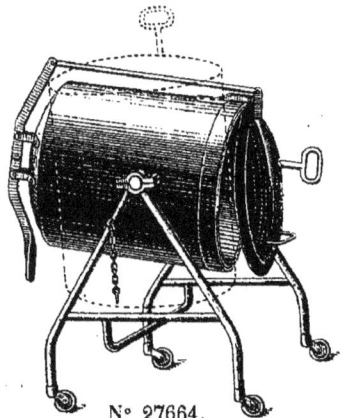
N° 27664.
Seau basculant.

GUÉRIDONS D'ANESTHÉSIE
pour services de chirurgie.

La hauteur habituelle est de 0ᵐ,80, mais elle peut se modifier sur le désir des Clients.

Les roulettes sont caoutchoutées.

Modèle AB
*avec plateau compartimenté
de 0,40 × 0,35.*

Prix de l'appareil :

Nᵒ 27671.

Avec bâti verni et plateau
en zinc... ..... **45 fr.**

Nᵒ 27672.

avec bâti en cuivre nic-
kelé et plateau en mail-
lechort........ **105 fr.**

Modèle AC

avec 2 tablettes en glace,
l'une de 0ᵐ,35 × 0ᵐ,30,
l'autre de 0ᵐ,40 × 0ᵐ,35.
Prix de l'appareil :

Nᵒ 27673.

Avec bâti verni.. **60 fr.**

Nᵒ 27674. Le même, avec bâti en cuivre nickelé........... **105 fr.**

Modèle AD

avec un plateau de 0ᵐ,40 × 0ᵐ,35 en glace, galerie en cuivre et un plateau inférieur
Prix de l'appareil à hauteur fixe.

Nᵒ 27675. Avec bâti verni........ **55 fr.** | Nᵒ 27676. Avec bâti nickelé...... **90 fr.**

*Prix de l'appareil
à hauteur variable.*
(Système d'arrêt automatique).

Nᵒ 27677.

Avec bâti verni.... **80 fr.**

Nᵒ 27678.

Avec bâti nickelé.. **120 fr.**

Modèle AF

avec plateau compartimenté
de 0ᵐ,45 × 0ᵐ,40, une étagère et une tablette inférieure.

Prix de l'appareil.

Nᵒ 27679.

Avec bâti verni et plateau
en zinc.......... **65 fr.**

Nᵒ 27680.

Avec bâti en cuivre nickelé,
plateau en maillechort et
étagère en glace. **135 fr.**

Nᵒˢ 27671-27672. Modèle AB.

Nᵒˢ 27673-27674. Modèle AC.

Nᵒˢ 27675 à 27678.
Modèle AD.

Nᵒˢ 27679-27680. Modèle AF.

TABLES ROULANTES POUR INSTRUMENTS
Modèles économiques (déposés).

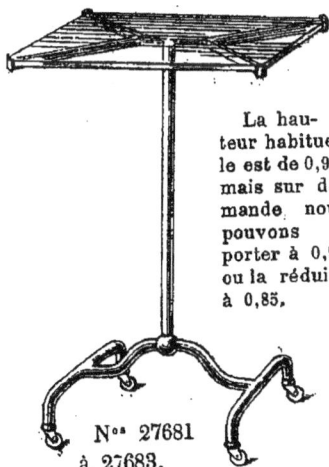

La hauteur habituelle est de 0,90, mais sur demande nous pouvons la porter à 0,95 ou la réduire à 0,85.

Nᵒˢ 27681 à 27683.

Modèle AG
avec une tablette en glace de 0ᵐ,50 × 0ᵐ,40.

Prix de l'appareil verni au four :

Nᵒ 27681. Avec roulettes en gaïac. 38 fr.
— 27682. Avec roulettes caoutchoutées. 44 fr.
— 27683. Prix en cuivre nickelé avec roulettes caoutchoutées. 77 fr.

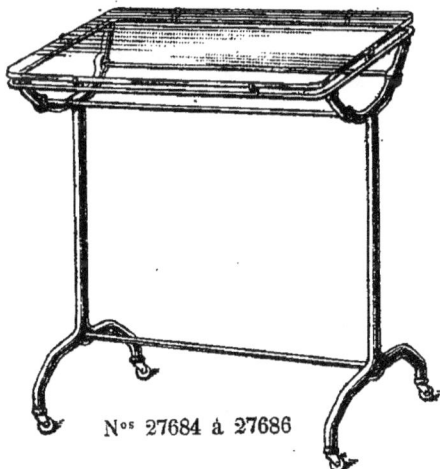

Nᵒˢ 27684 à 27686.

Modèle AK
avec une tablette en glace de 0ᵐ,55 × 0ᵐ,40.

Prix de l'appareil verni au four :

Nᵒ 27684. Avec roulettes en gaïac. 50 fr.
— 27685. Avec roulettes caoutchoutées. 55 fr.
— 27686. Prix en cuivre nickelé avec roulettes caoutchoutées. 100 fr.

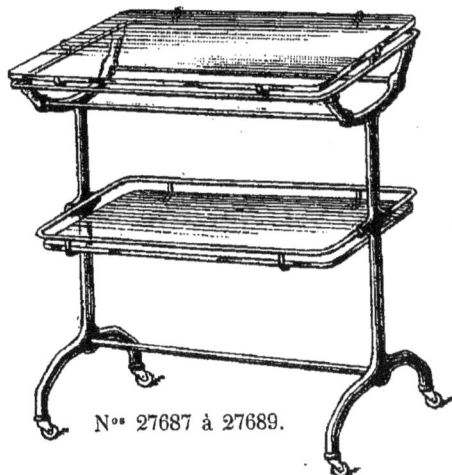

Nᵒˢ 27687 à 27689.

Modèle AL
avec tablette supérieure en glace de 0ᵐ,55 × 0ᵐ,40 et tablette inférieure en verre cathédrale.

Prix de l'appareil verni au four :

Nᵒ 27687. Avec roulettes en gaïac. 65 fr.
— 27688. Avec roulettes caoutchoutées. 70 fr.
— 27689. Prix en cuivre nickelé avec roulettes caoutchoutées. 125 fr.

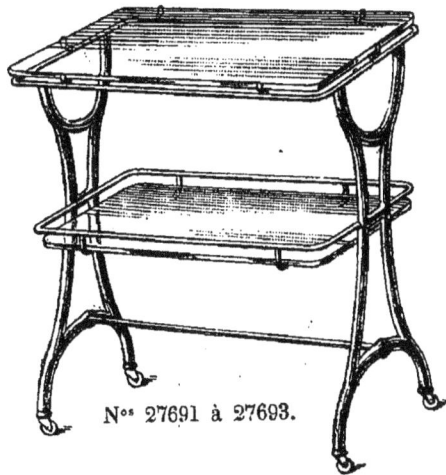

Nᵒˢ 27691 à 27693.

Modèle AM
avec tablette supérieure en glace de 0ᵐ,60 × 0ᵐ,45 et tablette inférieure en verre cathédrale.

Prix de l'appareil verni au four :

Nᵒ 27691. Avec roulettes en gaïac. 70 fr.
— 27692. Avec roulettes caoutchoutées. 75 fr.
— 27693. Prix en cuivre nickelé avec roulettes caoutchoutées. 145 fr.

TABLES ROULANTES POUR INSTRUMENTS

(La hauteur habituelle est de 0,90, mais elle peut se modifier sur le désir des Clients).

Les roulettes sont caoutchoutées.

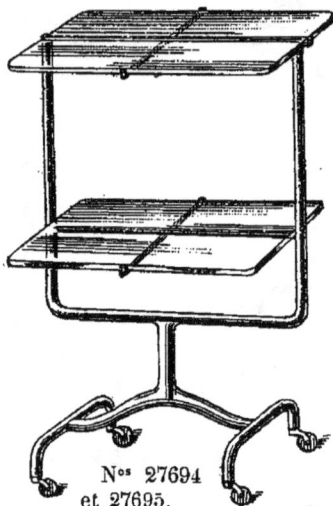

N°s 27694
et 27695.

Modèle AN

avec 2 tablettes en glace de 0,55 × 0,40.

N° 27694. Avec bâti en fer verni.   **65 fr.**
— 27695. Avec bâti en cuivre nickelé.   **120 fr.**

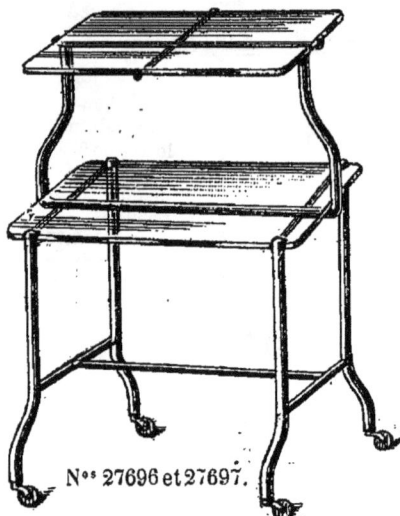

N°s 27696 et 27697.

Modèle AP

avec deux tablettes en glace
(une de 0,60 × 0,45 et une de 0,50 × 0,35).

N° 27696. Avec bâti en fer verni.   **85 fr.**
— 27697. Avec bâti en cuivre nickelé.   **140 fr.**

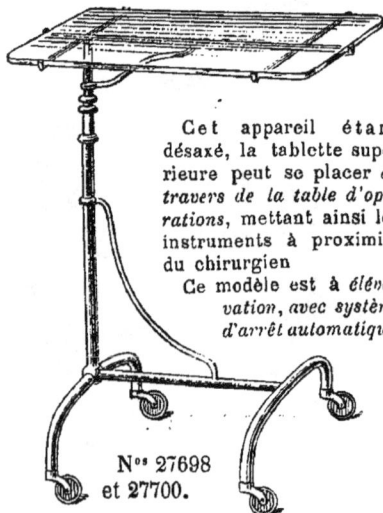

Cet appareil étant désaxé, la tablette supérieure peut se placer *en travers de la table d'opérations*, mettant ainsi les instruments à proximité du chirurgien

Ce modèle est à *élévation*, avec système d'arrêt automatique.

N°s 27698
et 27700.

Table désaxée (à élévation)

se plaçant en travers de la table d'opérations.

N° 27698. En fer verni............   **65 fr.**
— 27699. En cuivre nickelé......   **120 fr.**
— 27700. Supplément pour plateau en cuivre nickelé remplaçant la tablette en glace.........   **22 fr.**

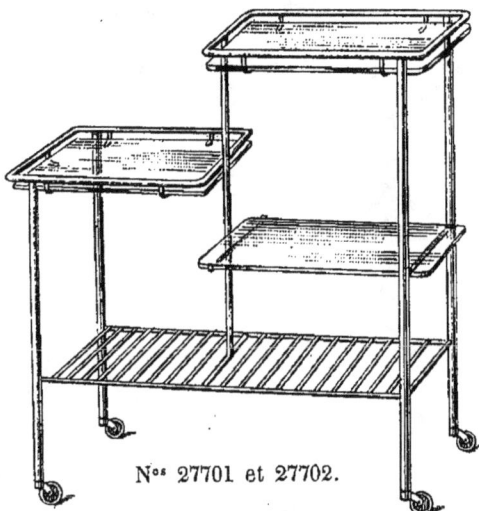

N°s 27701 et 27702.

Modèle AR

*avec trois tablettes en glace de 0,35 × 0,35
et une tablette inférieure à barreaux.*

N° 27701. En fer verni............   **90 fr.**
— 27702. En cuivre nickelé......   **155 fr.**

Dans le modèle en fer verni nous pouvons, sur demande, mettre la tablette inférieure en tôle.

TABLES ROULANTES POUR INSTRUMENTS

MODÈLES DÉPOSÉS, **avec roulettes caoutchoutées.**

(La hauteur habituelle est 0,90, mais elle peut se modifier sur le désir des Clients)

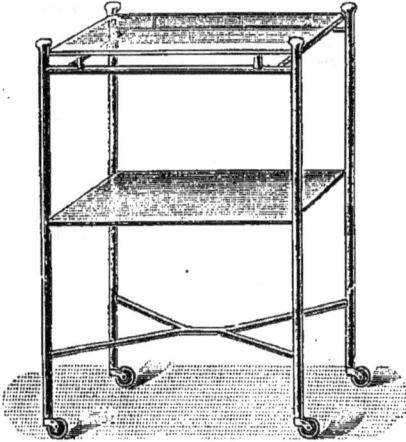

Nᵒˢ 27800 à 27802.

Modèle B A

avec une tablette en glace de 0,60 × 0,45
et une tablette métallique.

Nᵒ 27800. Avec bâti en fer verni....   60ᶠ
— 27801.   — en cuivre nickelé. 130ᶠ
— 27802. Supplément pour tablette du
milieu en glace............ 13 fr.

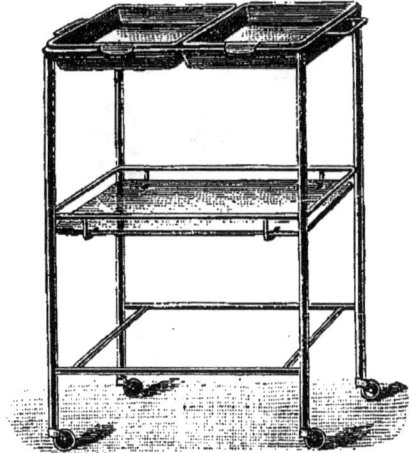

Nᵒˢ 27803 à 27805.

Modèle B E

avec 2 cuvettes émaillées de 0,40 × 0,25 et une
tablette en glace à galerie, poignées nickelées.

Nᵒ 27803. Avec bâti en fer verni....   75ᶠ
— 27804.   — en cuivre nickelé. 135ᶠ
— 27805. Supplément pour tablette inférieure en glace............. 13 fr.

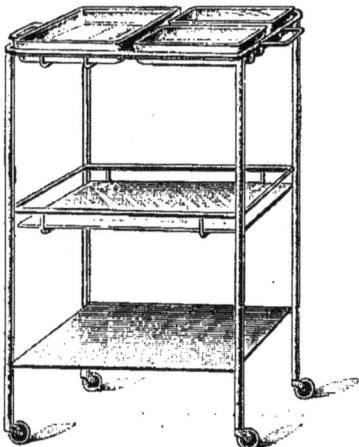

Nᵒ 27806 et 27807.

Modèle B I

avec une tablette en glace et une en métal,
une cuvette verre de 0,40 × 0,20 et 2 cuvettes
porcelaine de 0,20 × 0,14, poignées nickelées.

Nᵒ 27806. Avec bâti en fer verni.....   95ᶠ
— 27807.   — en cuivre nickelé. 175ᶠ

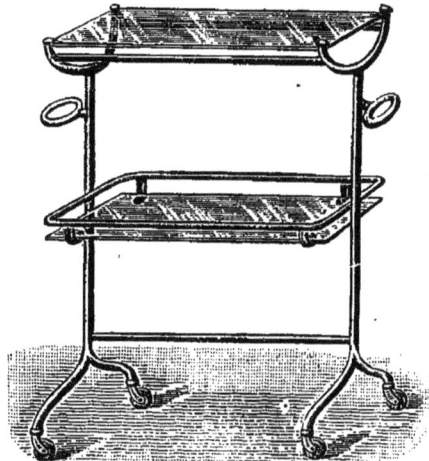

Nᵒˢ 27808 et 27809.

Modèle B O

avec montants contre-coudés et deux tablettes
en glace (dont une avec galerie), poignées nickelées.
Dimensions de la tablette supérieure : 0,70×0,50.

Nᵒ 27808. Avec bâti en fer verni. 100 fr.
— 27809. Avec bâti en cuivre nickelé. 175 fr.

TABLES ROULANTES POUR INSTRUMENTS
Modèles déposés.

(La hauteur habituelle est 0,90, mais elle peut se modifier sur le désir des Clients.)

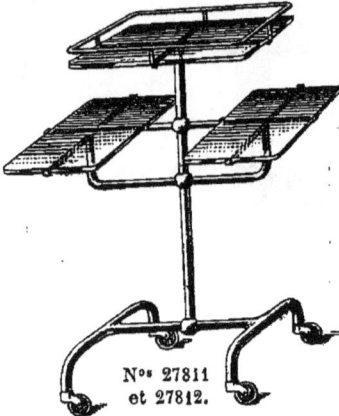

N°s 27811 et 27812.

Modèle CA

avec 3 tablettes en glace de 0,40×0,25
(la tablette supérieure à galerie).

N° 27811. L'appareil verni..... **70 fr.**
N° 27812. Le même, en cuivre
nickelé.................. **120 fr.**

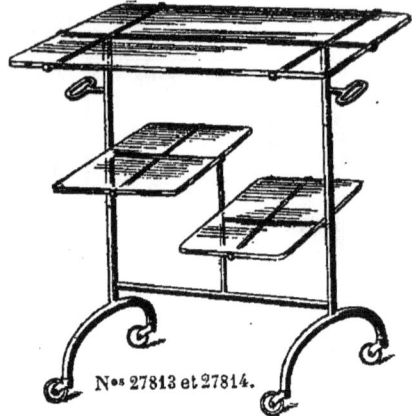

N°s 27813 et 27814.

Modèle CE

avec 3 tablettes en glace
(une de 0,65×0,40 et deux de 0,40×0,25),
poignées en cuivre nickelé.

N° 27813. en fer verni........ **90 fr.**
N° 27814. en cuivre nickelé.... **155 fr.**

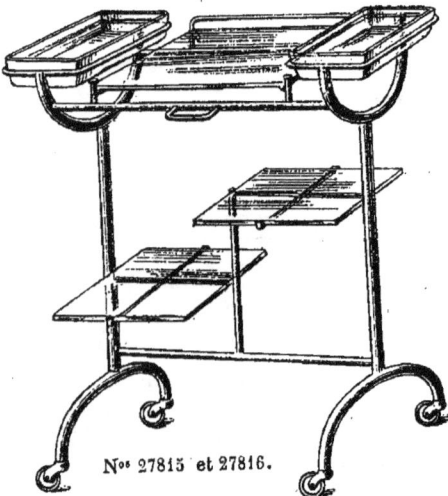

N°s 27815 et 27816.

Modèle CI

avec 3 tablettes en glace
(une de 0,40×0,30 et 2 de 0,40×0,25) et
2 cuvettes en verre de 0,39×0,21.

N° 27815. en fer verni........ **110 fr.**
N° 27816. en cuivre nickelé ... **180 fr.**

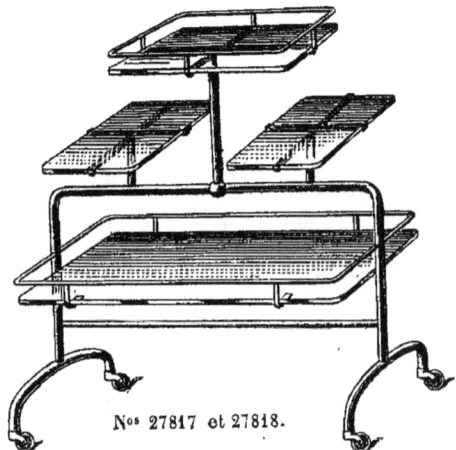

N°s 27817 et 27818.

Modèle CO

avec 4 tablettes en glace
(3 de 0,40×0,25 et une de 0,65×0,45).

N° 27817. en fer verni......... **105 fr.**
N° 27818. en cuivre nickelé ... **175 fr.**

TABLES ROULANTES POUR INSTRUMENTS
MODÈLES DÉPOSÉS.
(La hauteur habituelle est 0,90, mais elle peut se modifier sur le désir des Clients.)

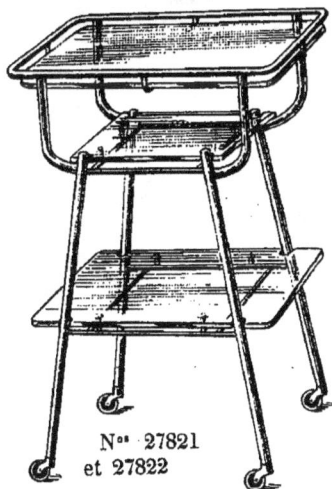

N°ˢ 27821
et 27822

Modèle DA
avec 3 tablettes en glace.

(Dimensions de la tablette supérieure :
0ᵐ,50 × 0ᵐ,40).

N° 27821. En fer verni......... **90 fr.**
— 27822. En cuivre nickelé..... **155 fr.**

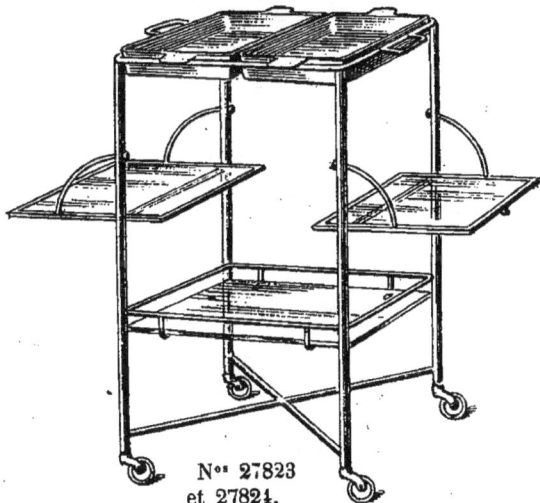

N°ˢ 27823
et 27824.

Modèle DE
avec 2 cuvettes émaillées de 0ᵐ,40 × 0ᵐ,25.
2 abattants en glace
et une tablette inférieure en glace.

N° 27823. En fer verni......... **115 fr.**
— 27824. En cuivre nickelé..... **180 fr.**

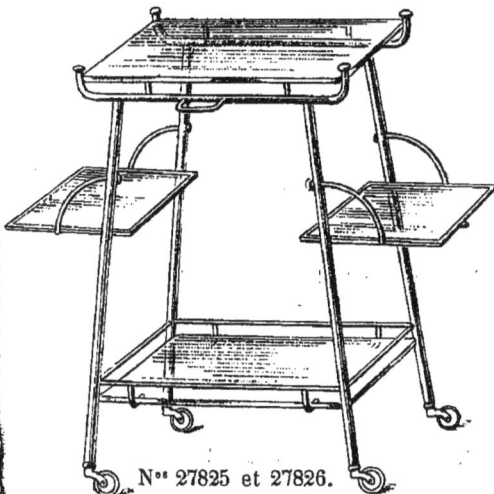

N°ˢ 27825 et 27826.

Modèle DI
avec 2 tablettes en glace et 2 abattants
en glace.
(Dimensions de la tablette supérieure :
0ᵐ,50 × 0,ᵐ35).

N° 27825. En fer verni......... **110 fr.**
— 27826. En cuivre nickelé..... **180 fr.**

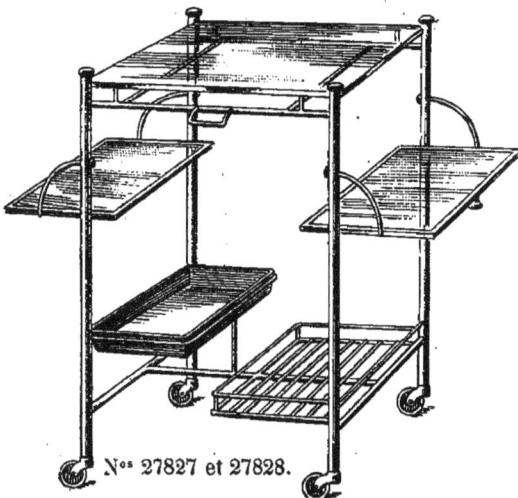

N°ˢ 27827 et 27828.

Modèle DO
avec une tablette en glace de 0ᵐ,50 × 0ᵐ,35,
2 abattants en glace,
une cuvette en verre de 0ᵐ,34 × 0ᵐ,19.
et une tablette inférieure à barreaux.

N° 27827. En fer verni......... **120 fr.**
— 27828. En cuivre nickelé..... **190 fr.**

PORTE-CUVETTES
POUR SALLES DE PANSEMENTS OU DE CONSULTATION

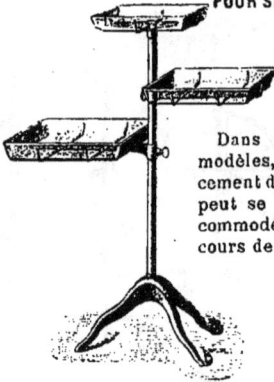

Dans ces divers modèles, le remplacement des cuvettes peut se faire très commodément en cours de service.

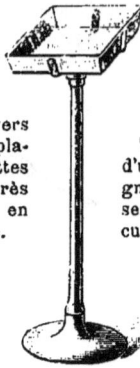

Tous ces appareils sont d'une construction soignée : les cuvettes reposent sur des supports en cuivre nickelé.

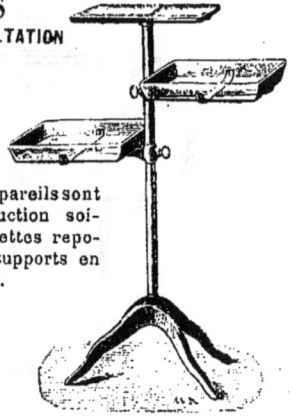

APPAREIL A 3 CUVETTES
bâti nickelé et pied bronzé.

I. *Avec cuvettes en verre.*

Nᵒ 27831, à 3 cuvettes de 0,25 × 0,19.
Prix : **83 fr.**

Nᵒ 27832, à 3 cuvettes de 0.28 × 0,23.
Prix : **100 fr.**

Nᵒ 27833, avec une cuvette de 0,25 × 0,19, une de 0,28 × 0.23 et une de 0,41 × 0,34...... **105 fr.**

II. *Avec cuvettes en porcelaine.*

27834, avec 3 cuvettes de 0,24 × 0,18.............. **90 fr.**

Nᵒ 7835, avec 3 cuvettes de 0,30 × 0,24.............. **105 fr.**

Nᵒ 27836. Supplément pour roulettes caoutchoutées.... **10 fr.**

APPAREIL A UNE CUVETTE
bâti verni et monture nickelée.
(MODÈLE FIXE)

I. *Avec cuvette en verre.*

Nᵒ 27837, cuvette de 0,28 × 0,23.
Prix : **28 fr.**

Nᵒ 27838, cuvette de 0,34 × 0,28.
Prix : **32 fr.**

Nᵒ 27839, cuvette de 0,39 × 0,21.
Prix : **35 fr.**

II. *Avec cuvette en porcelaine.*

Nᵒ 27840, cuvette de 0,30 × 0,24. **30ᶠ**
— 27841,   —   0,33 × 0,27. **35ᶠ**
— 27842,   —   0,36 × 0,31. **41ᶠ**
— 27843. Supplément pour socle en fonte galvanisée.... **4 50**
— 27844. Supplément pour trépied avec roulettes caoutchoutées **11ᶠ**

APPAREIL A 2 CUVETTES
avec tablette supérieure
en glace ou en opaline.

Cette tablette remplace la cuvette supérieure des modèles nᵒ 27831 au nᵒ 27836.

Supplément pour tablette de 0,30 × 0,24.

Nᵒ 27845, en glace....... **2 fr.**
— 27846, en opaline..... **3 »**

Supplément pour tablette de 0,36 × 0,30.

Nᵒ 27847, en glace....... **3 fr.**
— 27848, en opaline..... **5 50**
— 27849. Supplément pour roulettes caoutchoutées.... **10 »**

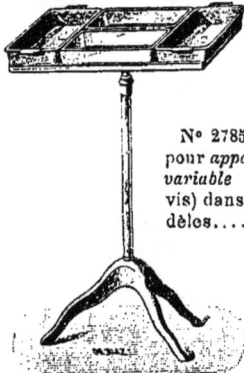

Nᵒ 27850 Supplément pour *appareil à hauteur variable* (avec frein à vis) dans les divers modèles......... **13 fr.**

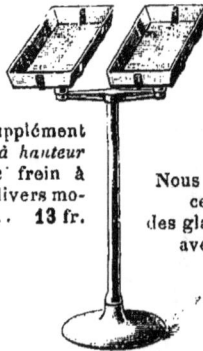

Nous employons pour ces appareils des glaces de St-Gobain avec bords polis.

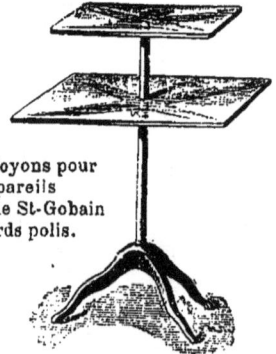

Nᵒˢ 27851 à 27853.

Nᵒ 27855-27856.

Nᵒ 27859.

MODÈLE A UNE TABLETTE
de 0,58 × 0,36 avec pied bronzé et bâti verni.

Nᵒ 27851, avec tablette en glace. **60 fr.**
— 27852,   —   en opaline. **70 fr.**
— 27853. Série de 4 cuvettes (2 en cuivre nickelé de 0,38 × 0,175 et 2 en verre de 0,25 × 0,19).. **60 fr.**
— 27854. Supplᵗ pʳ roulettes. **10 fr.**

MODÈLE A 2 CUVETTES
en verre de 0,39 × 0,21 avec bâti verni et monture nickelée.

Nᵒ 27855. Prix : **55 fr.**
— 27856. Supplémᵗ pour socle galvanisé. **4 50**
— 27857. Supplémᵗ pour trépied roulant **10 fr.**

TABLE-GUÉRIDON
avec tablettes en glace, croisillons nickelés et pied bronzé.

Nᵒ 27858, à une tablette de 0,60 × 0,45.
Prix : **80 fr.**
— 27859, à deux tablettes (0,48 × 0,30 et 0,60 × 0,45)...... **95 fr.**
— 27860. Supplᵗ pʳ roulettes.. **10 fr.**

GUÉRIDONS DE CHIRURGIE SPÉCIALE
POUR INSTRUMENTS ET POUR PANSEMENTS
Ces modèles sont destinés aux oculistes, laryngologistes et dentistes
et comportent des roulettes caoutchoutées.

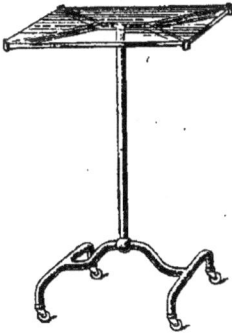

Modèle EB
avec tablette en glace de 0,40 × 0,35.

N° 27881. Avec bâti verni au four **33 fr.**
— 27882. — en cuivre nickelé. **70 fr.**

Modèle EC
avec et une tablette glace de 0,45 × 0,35.
Prix sans roulettes.

N° 27883. Avec bâti verni au four .... **50 fr.**
— 27884. Avec bâti en cuivre nickelé. **95 fr.**

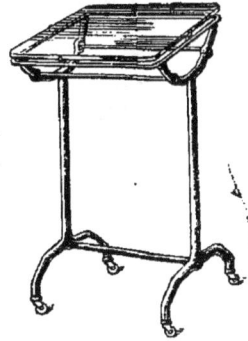

N° 27881.
Modèle EB.

N° 17883.
Modèle EC.

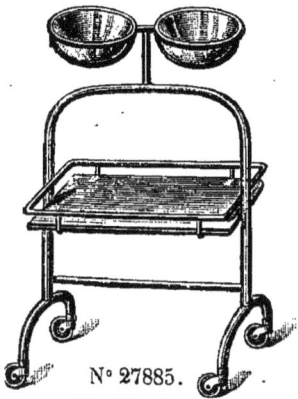

Modèle ED
(déposé)
avec 2 capsules en cristal de 0,19
et tablette en glace de 0,45 × 0,30
(à galerie).

N° 27885. Avec bâti verni.. **75 fr.**
— 27886. — nickelé. **135 fr.**
— 27887. Capsule de rechange. **6 50**

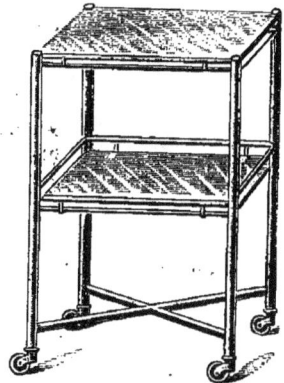

Modèle EF
avec 2 tablettes en glace de 0,40 × 0,30
(la tablette inférieure à galerie)
N° 27888. Avec bâti verni.. **60 fr.**
— 27889. — nickelé. **115 fr.**

N° 27885.
Modèle ED.

N° 27888.
Modèle EF.

Modèle EG
avec 2 tablettes en glace de 0,40 × 0,35
(à galerie)
et bras articulé muni
d'une capsule en cristal
de 0,19.

N° 27890. Avec bâti verni. **75 fr.**
— 27891. Avec bâti nickelé. **135 fr.**
— 27892. Capsule de rechange. **6 50**

Modèle EK
avec 2 tablettes en glace
de 0,45 × 0,30

N° 27893. Avec bâti verni. **70 fr.**
— 27894. Avec bâti nickelé. **120 fr.**

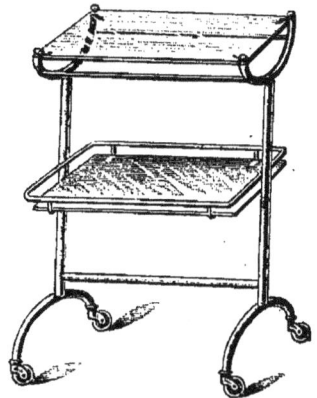

N° 27890.
Modèle EG.

N° 27893.
Modèle EK.

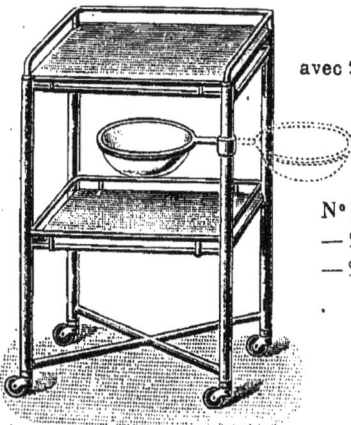

M

12

GUÉRIDONS ROULANTS
(MODÈLES DÉPOSÉS)

Modèle EL

avec 2 capsules ovales en verre de 0,32 × 0,24,
tablette en opaline, galerie,
poignées et garnitures nickelées.

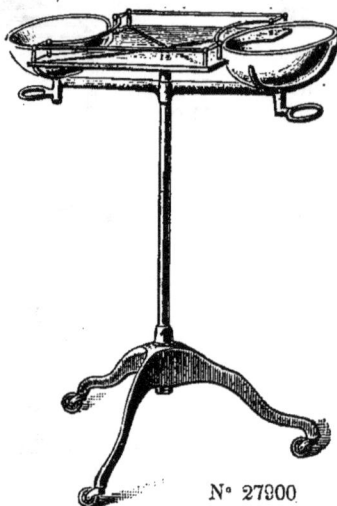

N° 27900

N° 27900. Avec bâti verni....... 160 fr.
— 27901. — en cuivre nickelé. 215 fr.
— 27902. Capsule de rechange.. 7 50

Modèle EM

avec galerie nickelée,
2 capsules rondes en cristal de 0,20,
une tablette en glace et une tablette en métal.

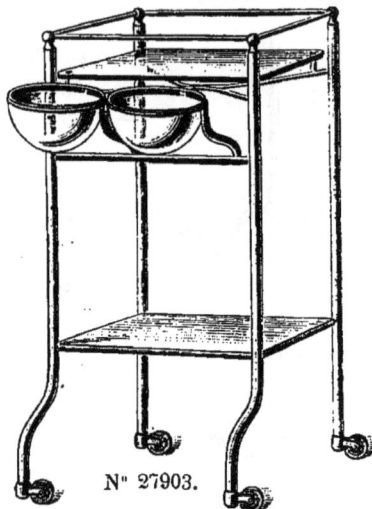

Nⁿ 27903.

N° 27903. Avec bâti en fer verni.. 80 fr.
— 27904. — en cuivre nickelé... 165 fr.
— 27905. Capsule de rechange.. 6 50

Guéridon du Profʳ Segond.

Avec une tablette en glace de 0,55 × 0,38 ; une
cuvette en faïence (ou en métal) de 0,50 × 0,35 ; une
cuvette en verre de 0,42 × 0,33 et une seule capsule
ovale en verre de 0,32 × 0,24. La tablette inférieure se fait en métal ou en glace.

Modèle EN

Avec 2 tablettes en glace (celle supérieure
de 0ᵐ,40 × 0ᵐ,30) et miroir inférieur.
4 roues caoutchoutées
dont 2 pivotantes. Poignée en faïence.

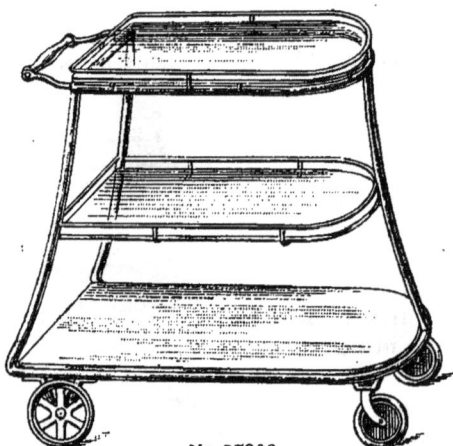

N° 27906.

N° 27906. Avec bâti verni....... 135 fr.
— 27907. — en cuivre
nickelé............. 210 fr.

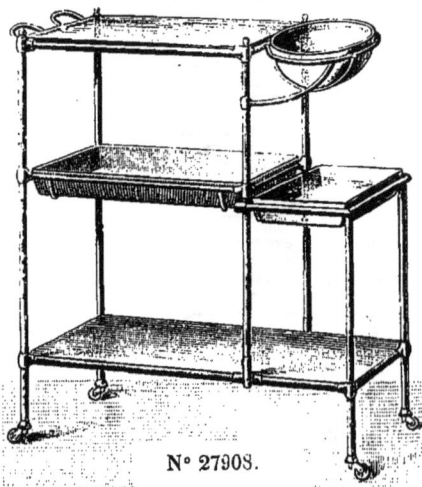

N° 27908.

Prix avec tablette inférieure en métal.

N° 27908. Avec bâti en fer verni.... 205 fr.
— 27909. — en cuivre nickelé. 350 fr.
— 27910. Supplémᵗ pʳ tablette inférᵉ en glace. 20 fr.

GUÉRIDONS POUR PANSEMENTS
ET POUR INSTRUMENTS
(MODÈLES DÉPOSÉS)

Modèle EP, avec 2 tablettes en glace de 0,60 × 0,50 et 2 boîtes à charnières en cuivre poli (diamètre 0m,22) pour pansements.

N° 27911, avec appareil à injections de 5 litres et système d'arrêt automatique.................. .... **235 fr.**

— 27912. *Le même*, sans appareil à injections............ **180 fr.**

Modèle ER, *construit pour la Fondation ophtalmologique Ad. de Rothschild*, avec 3 cuvettes en verre (une de 0,34 × 0,28 et deux de 0,34 × 0,19) et 2 capsules en cristal de 0,25

N° 27913. Prix en fer verni...... **135 fr.**
— 27914. Prix en cuivre nickelé.. **240 fr.**

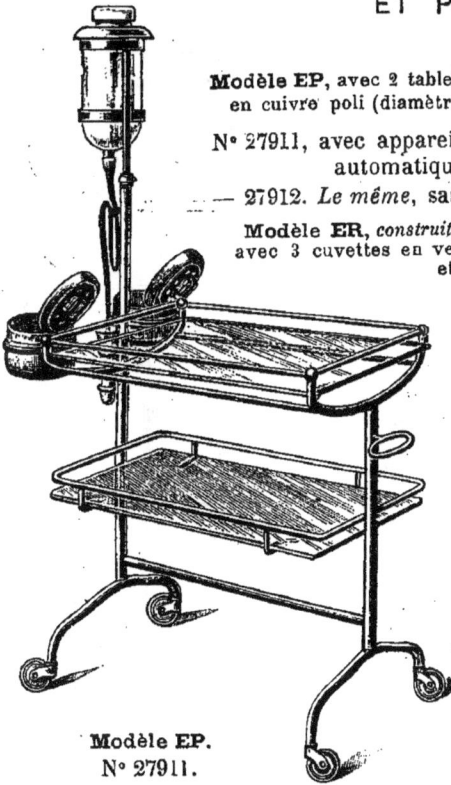

Modèle EP.
N° 27911.

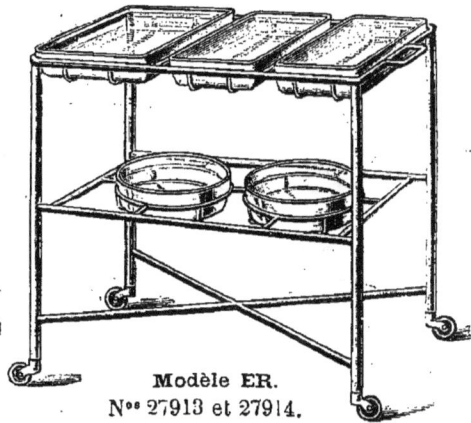

Modèle ER.
N°° 27913 et 27914.

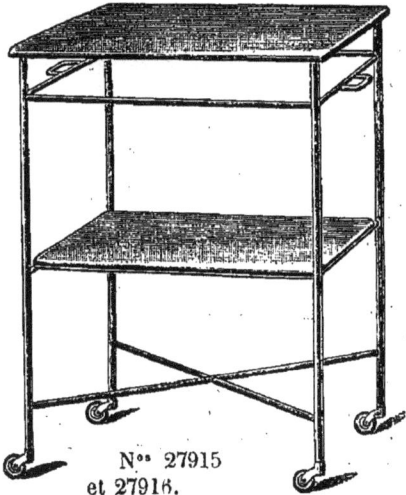

N°° 27915
et 27916.

Modèle ES.
avec 2 tablettes en lave émaillée
(une de 0,60 × 0,45 et une de 0,55 × 0,40)
poignées en cuivre nickelé.
Hauteur : 0m,90.
N° 27915. Avec bâti en fer verni.... **95 f**
— 27916.. — en cuivre nickelé. **175 f**

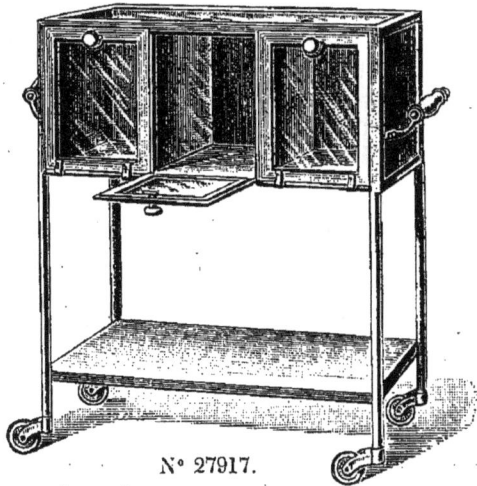

N° 27917.

Modèle ET
Longueur 0m,70; Largeur : 0m,38.
avec les abouts vitrés, cloisons en verre double,
dessus en glace, trois abattants vitrés,
tablette inférieure en tôle,
poignées en faïence.
N° 27917. Prix en fer verni........ **200 fr.**

MEUBLES TOURNANTS
pour instruments et pour pansements (MODÈLES DÉPOSÉS).

Ces appareils sont montés sur bâti en métal verni, avec tige et garnitures nickelées.
La rotation se produit immédiatement au-dessus du socle à 3 branches.
Les roulettes sont caoutchoutées.

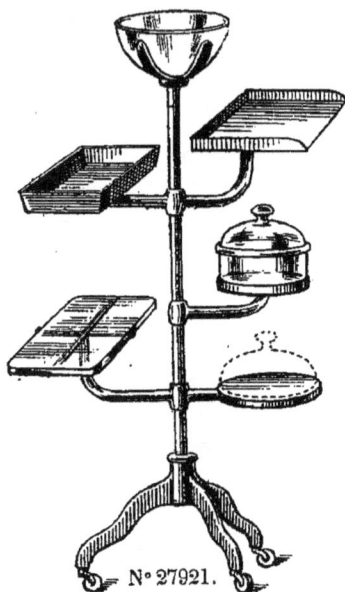

N° 27921.

Modèle FA.

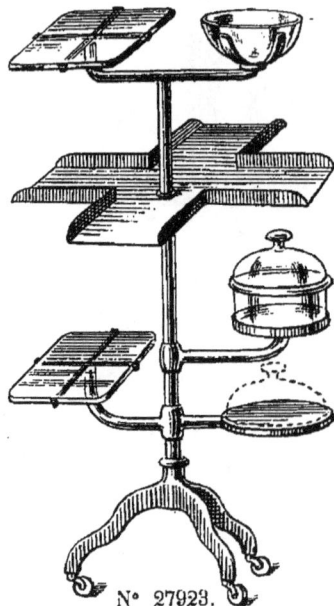

N° 27923.

Modèle FI.

Modèle FA.

Il comprend une capsule cristal de 0,25, un plateau en cuivre nickelé de $0^m,25 \times 0^m,18$ à rebords, une cuvette rectangulaire en verre de $0^m,25 \times 0^m,19$. un cristallisoir (diam.0,20), une tablette en glace de $0^m,28 \times 0^m,20$ enfin un support destiné à recevoir le couvercle du cristallisoir.

N° 27921. Prix de l'appareil complet. **130 fr**

Modèle FE.

avec capsule ovale en verre de $0^m.32 \times 0^m,24$, 2 tablettes en glace de $0^m,30 \times 0^m,22$, une cuvette en verre de $0^m,29 \times 0^m,23$, tablette inférieure à barreaux.

N° 27922. Prix complet. **120 francs.**

Modèle FI.

avec une capsule cristal de $0^m,22$, deux tablettes en glace de $0^m,25 \times 0^m,20$, un plateau en cuivre nickelé à 4 compartiments, un cristallisoir (diam. $0^m,20$) et un support destiné à recevoir le couvercle du cristallisoir.

N° 27923. Prix complet. **155 francs.**

Modèle FO.

avec 2 tablettes en glace de $0^m,40 \times 0^m,30$, une cuvette rectangulaire en verre de $0^m,25 \times 0^m,19$, une capsule en cristal de $0^m,22$, une tablette en glace de $0^m,30 \times 0^m,18$ avec tiroir en cuivre nickelé.

N° 27924. Prix complet. **150 francs.**

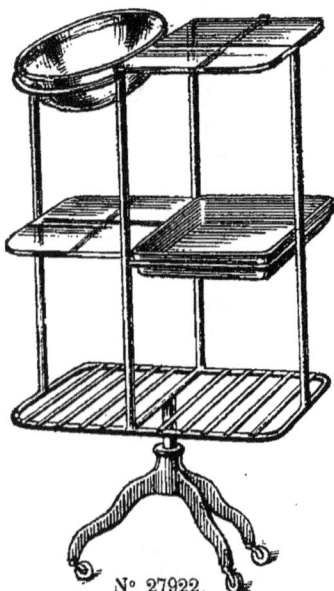

N° 27922.

Modèle FE.

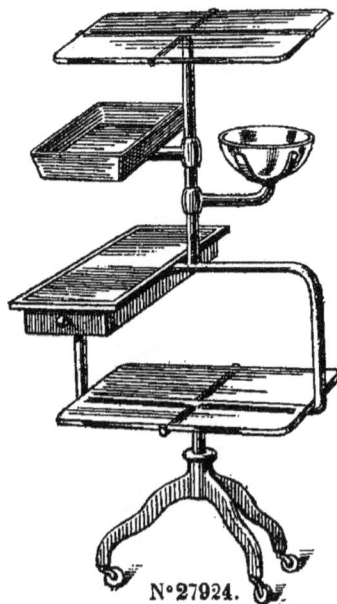

N° 27924.

Modèle FO.

TABLES ROULANTES
pour instruments et pour pansements
(MODÈLES DÉPOSÉS)
(La hauteur habituelle est de 0^m,90, mais elle peut se modifier sur le désir des Clients).
Tous ces meubles sont vernis au four; les roulettes sont caoutchoutées.

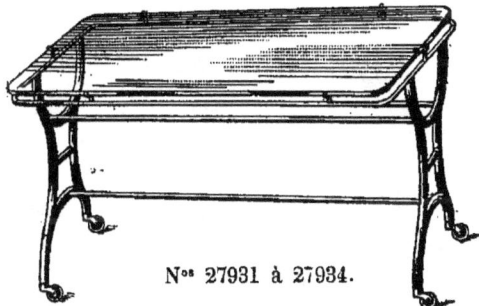

N°s 27931 à 27934.

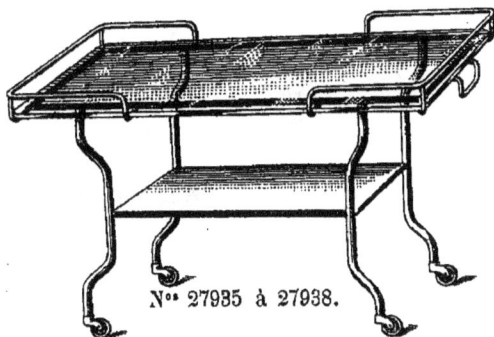

N°s 27935 à 27938.

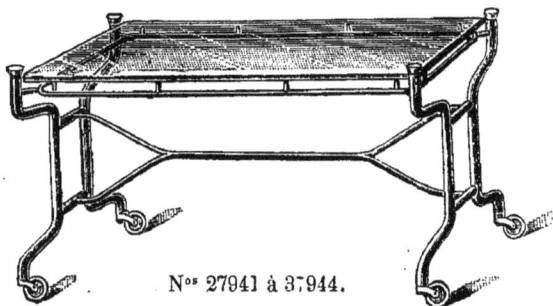

N°s 27941 à 37944.

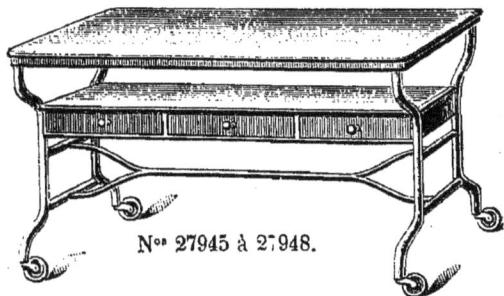

N°s 27945 à 27948.

TABLE SIMPLE
avec pieds en fonte et plateau
en glace.

glace de

N° 27931.	0,60 × 0,45.	50 fr.
— 27932.	0,80 × 0,50.	65 fr.
— 27933.	1,00 × 0,50.	90 fr.
— 27934.	1,20 × 0,50.	110 fr.

TABLE A 2 RAYONS
avec dessus en glace
et tablette inférieure en tôle vernie
Bâti en fer.
(poignées nickelées)

glace de

N° 27935.	0,60 × 0,45.	75 fr.
— 27936.	0,80 × 0,50.	100 fr.
— 27937.	1,00 × 0,50.	120 fr.
— 27938.	1,20 × 0,50.	145 fr.

TABLE MODÈLE DE GAND
avec plateau en glace.
Bâti en fer.

glace de

N° 27941.	0,75 × 0,50.	105 fr.
— 27942.	1,00 × 0,50.	130 fr.
— 27943.	1,25 × 0,50.	160 fr.
— 27944.	1,50 × 0,60.	190 fr.

Sur demande, prix de tables
avec dessus en opaline pour
les trois séries ci-dessus.

TABLE A TIROIRS
avec dessus en lave émaillée, tablette
et tiroirs métalliques.
Bâti en fer.

lave de

N° 27945.	0,75 × 0,50.	160 fr.
— 27946.	1,00 × 0,50.	180 fr.
— 27947.	1,25 × 0,50.	215 fr.
— 27948.	1,50 × 0,60.	245 fr.

Sur demande, prix de tables
analogues sur mesures spéciales
avec dessus en lave émaillée en
glace ou en opaline.

CHARIOTS A PANSEMENTS
MODÈLES DÉPOSÉS
Avec roues caoutchoutées.

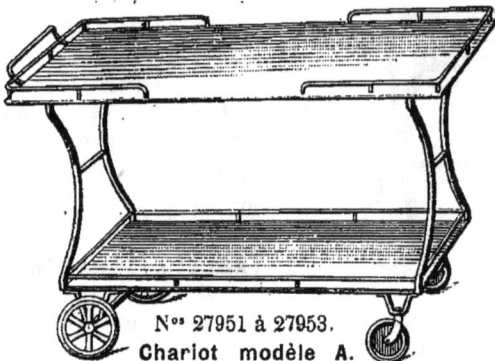

Nᵒˢ 27951 à 27953.
Chariot modèle A.

Modèle A

Type simple.

Dimensions du plateau supérieur :
0ᵐ,85 × 0ᵐ,50.

Nᵒ 27951.

Avec les 2 plateaux en glace. **155 fr.**

Nᵒ 27952.

Avec la tablette supérieure
en glace et la tablette inférieure en tôle vernie...... **135 fr.**

Nᵒ 27953.

Avec les 2 tablettes en tôle
vernie.................... **120 fr.**

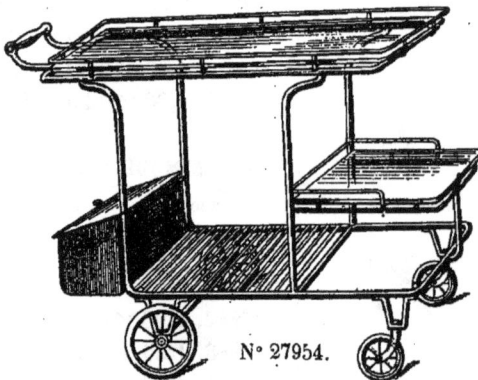

Nᵒ 27954.

Chariot modèle B.

Modèle B

avec 2 tablettes en glace
(une de 0ᵐ80, × 0ᵐ,50 et une de
0ᵐ,45 × 0ᵐ,35).

une tablette inférieure à barreaux
et un récipient pour pansements
souillés.

Nᵒ 27954.

Prix de l'appareil complet.. **245 fr.**

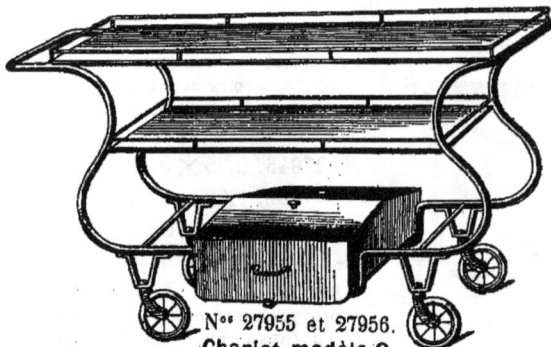

Nᵒˢ 27955 et 27956.
Chariot modèle C.

Modèle C

Avec une tablette en glace
de 0ᵐ,85×0ᵐ,50, une ta-
blette en tôle et un récipient pour pansements
souillés.

Nᵒ 27955.

Prix..................... **190 fr.**

Nᵒ 27956.

Le même, avec les 2 tablettes
en tôle vernie........... **170 fr.**

CHARIOTS A PANSEMENTS
MODÈLES DÉPOSÉS
Avec roues caoutchoutées.
APPAREILS DE CONSTRUCTION TRÈS SOIGNÉE

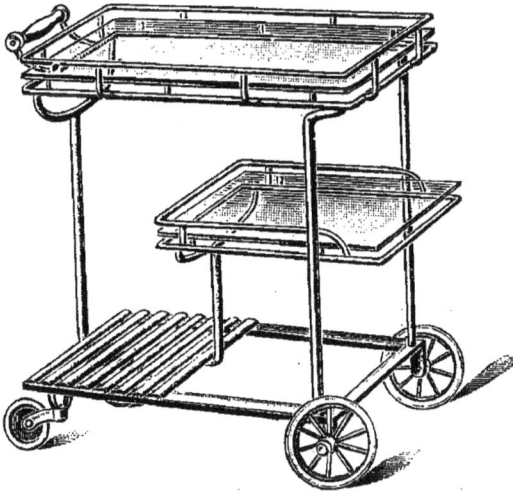

Nᵒˢ 27961 et 27962. Chariot modèle D.

Modèle D

Avec une tablette en glace
de : 0m,80 × 0m,50 ;
une tablette en glace
de 0m,45 × 0m,40
et une tablette inférieure à barreaux, poignée en faïence.

Nᵒ 27961.
Chariot en fer verni avec galeries en cuivre poli....... 210 fr.

Nᵒ 27962.
Chariot entièrement nickelé.. 340 fr.

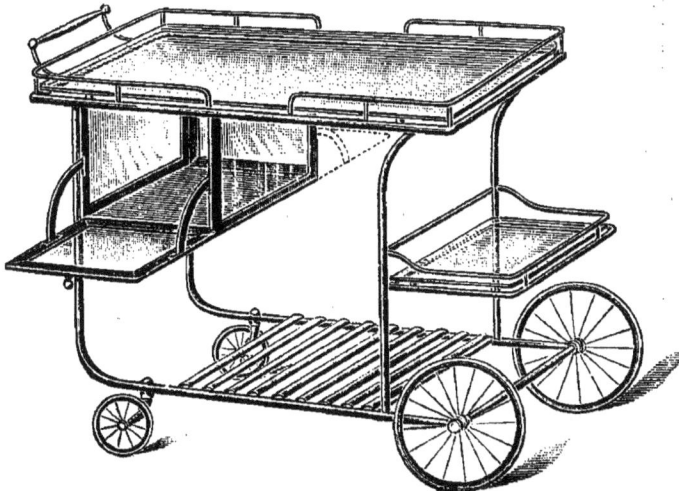

Nᵒˢ 27963 et 27964. Chariot modèle E.

Modèle E

Avec une tablette en glace
de : 0m,85 × 0m,50 ;
une vitrine en cuivre nickelé
avec 2 abattants latéraux,
une tablette en glace
de : 0m,45 × 0m,30 ;
une tablette inférieure
à barreaux,
poignée en faïence.

Nᵒ 27963.
Chariot en fer verni
avec vitrine et
galeries en cui-
vre nickelé..... 300 fr.

Nᵒ 27964. Le même chariot entièrement nickelé......................... 430 fr.

VITRINES EN BOIS LAQUÉ
pour instruments.
(MODÈLES DESTINÉS AUX INSTALLATIONS MODESTES)

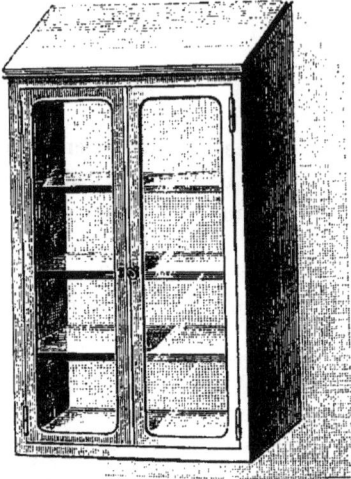

N° 28003.
Vitrine à 2 portes et à 3 tablettes.

Ces vitrines ont leur dessus incliné pour faciliter le nettoyage.

Les *tablettes* sont *en glace* de Saint-Gobain; les portes sont toujours garnies de verre double.

Les faces latérales et le dessus peuvent aussi être garnis de verre double; mais souvent on se contente de vitrer les portes.

Sauf avis contraire, ces vitrines sont laquées en *blanc*.

La hauteur indiquée est celle de la face s'adossant au mur.

I. Vitrines accrochables.

Modèle à une porte et à 2 tablettes.
Haut. : 0,90 ; larg. : 0.50 ; prof. : 0,30.

N° 28001, avec vitrage à la porte seulement......... **75 fr.**

— 28002, avec vitrage dessus et latéralement....... **100 fr.**

Modèle à 2 portes et à 3 tablettes.
Haut. : 1,25 larg. : 0,80 ; prof. : 0,35.

N° 28003, avec vitrage aux portes seulement......... **135 fr.**

— 28004, avec vitrage dessus et latéralement....... **160 fr.**

II. Vitrines sur pieds.

Vitrine à une porte et à 4 tablettes.
Haut. (sans les pieds) : 1,50 ; larg. : 0,60 ; prof. : 0,35.

N° 28005, avec vitrage à la porte seulement......... **175 fr.**

— 28006, avec vitrage dessus et latéralement....... **205 fr.**

Vitrine à 2 portes et à 5 tablettes.
Hauteur (sans les pieds): 1,65 ; larg. : 1,00 ; prof. : 0,35.

N° 28007, avec vitrage aux portes seulement......... **235 fr.**

— 28008, avec vitrage dessus et latéralement....... **270 fr.**

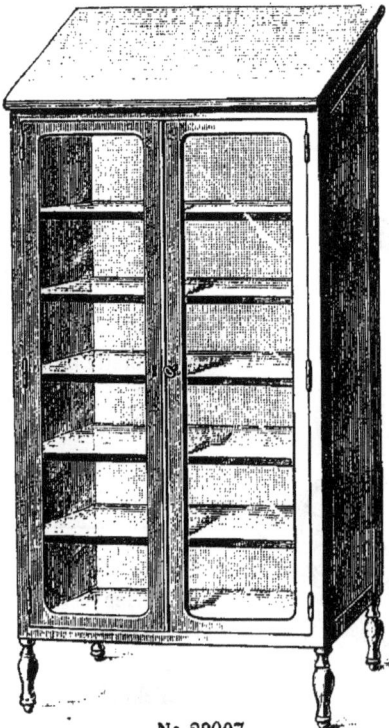

N° 28007.
Vitrine à 2 portes et à 5 tablettes.

VITRINES EN FER VERNI
pour instruments.
(MODÈLES DÉPOSÉS)

Ces modèles sont particulièrement destinés aux services de consultation. Les portes et les côtés sont garnis de verre double, les tablettes sont en glace de Saint-Gobain.

VITRINE SURÉLEVÉE (avec étagère).

Dimensions du corps de la vitrine : largeur, 0m,80 ; hauteur, 0m,80 ; profondeur, 0m,35. Hauteur totale compris pieds et étagère : 1m,85.

L'étagère, le dessus de la vitrine et la tablette inférieure sont en tôle vernie.

No 28011. Prix de la vitrine surélevée en fer verni................. **385 fr.**

— 28012. La même, *en cuivre nickelé*, avec les parois garnies de glace, l'étagère et la tablette inférieure en glace........ **575 fr.**

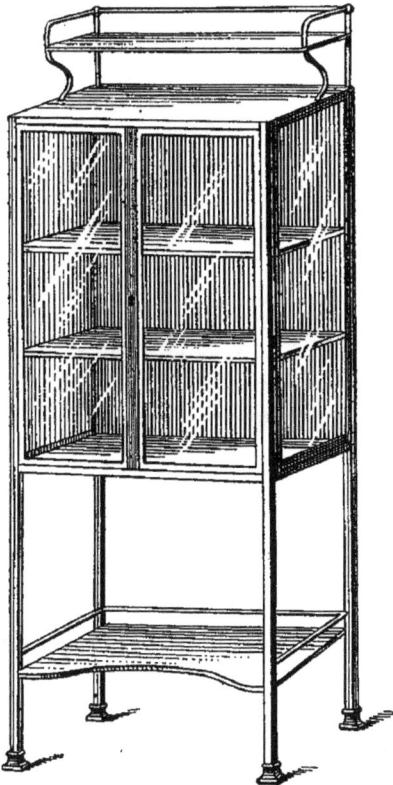

No 28011. Vitrine surélevée.   No 28013. Vitrine à deux compartiments.

VITRINE A DEUX COMPARTIMENTS

Dimensions du meuble : largeur, 0m,90 ; profondeur, 0m,35. Hauteur totale (compris pieds) : 1m,80.

Les faces latérales du corps supérieur sont en verre bombé. Le compartiment inférieur est muni d'une tablette intermédiaire en tôle.

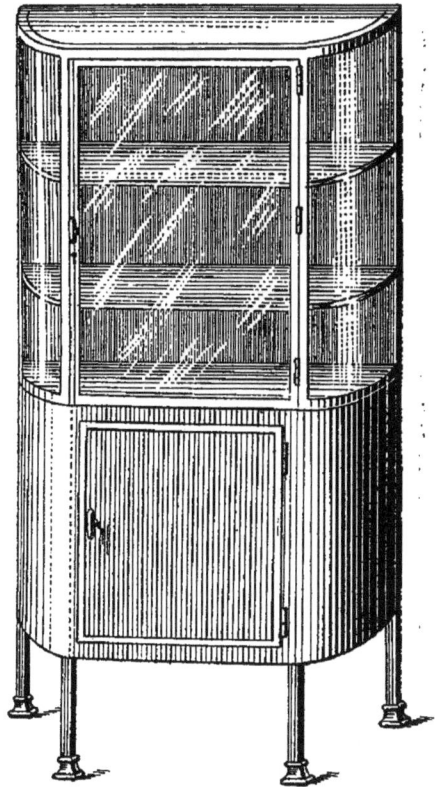

No 28013. Prix de la vitrine à deux compartiments........ **500 fr.**

VITRINES EN FER VERNI
pour instruments.
(MODÈLES DÉPOSÉS)

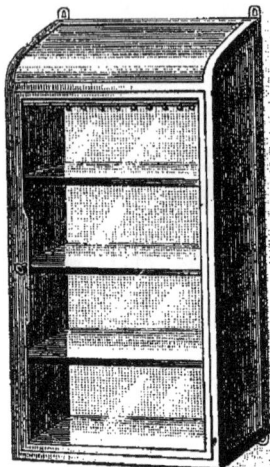

Ces vitrines ont leurs portes garnies de verre double, le dessus est arrondi ou incliné, pour faciliter le nettoyage. — Les *tablettes en glace* de Saint-Gobain reposent sur des tenons garnis de caoutchoucs.

Une tringle nickelée, placée à la partie supérieure, est munie de crochets (permettant de suspendre les instruments).

I. Vitrines accrochables (à une porte).
avec dessus arrondi

Nº 28021. *Modèle à 2 tablettes.* Haut. : 0,90; larg. : 0,40; prof. : 0,30. . . . . **155 fr.**

— 28022. *Modèle à 3 tablettes.* Haut. : 1,05; larg. : 0,50; prof. : 0,35. . . . . **190 fr.**

II. Vitrines sur pieds.

Nº 28023. *Vitrine à une porte* et 4 tablettes. Haut. (sans les pieds) : 1,45; larg. : 0,55, prof. : 0,35. **260 fr.**

— 28024. *Vitrine à deux portes* et 5 tablettes. Haut. (sans les pieds) : 1,60; larg. : 0,85; prof. : 0,35. **365 fr.**

Vitrine modèle de Gand.
Avec dessus incliné.

Nº 18022.
Vitrine accrochable.

Avec vitrage sur le dessus et sur les côtés, bâti avec angles arrondis, modèle à 2 portes et 4 tablettes. Haut. (sans les pieds) : 1,55; larg. : 1,00; prof. : 0,50. Une fermeture spéciale, avec bandelettes de caoutchouc, assure l'étanchéité. Deux tringles nickelées avec crochets permettent de suspendre les instruments.

Nº 28025. Prix de la vitrine. **570 fr.**

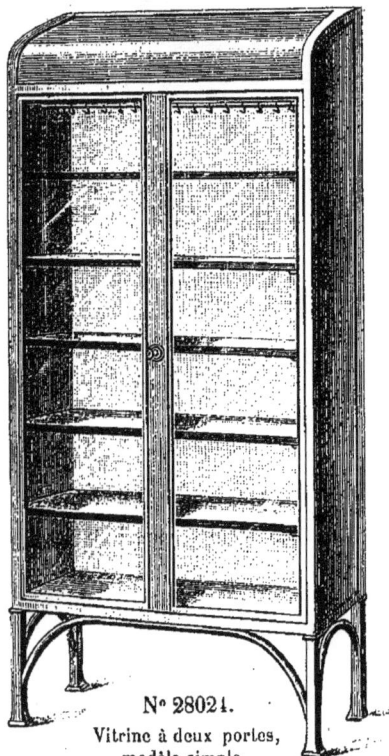

Nº 28024.
Vitrine à deux portes,
modèle simple.

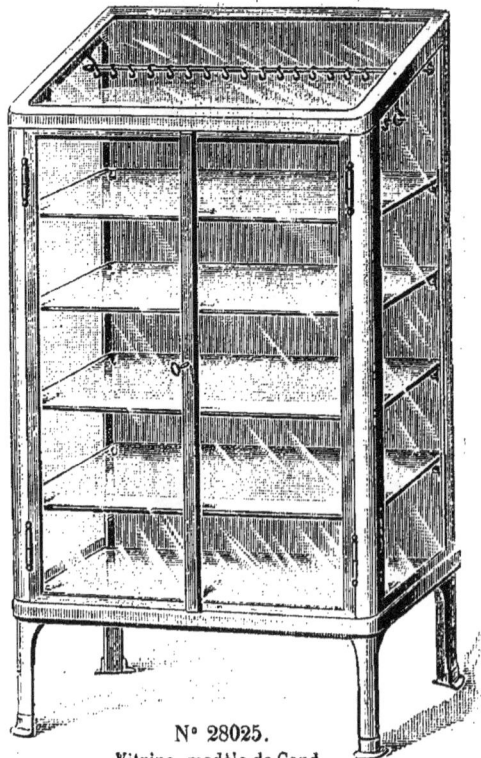

Nº 28025.
Vitrine, modèle de Gand.

VITRINES EN FER VERNI
pour instruments (MODÈLES DÉPOSÉS).

Les vitrines en fer verni ont leurs portes garnies de verre double. Les tablettes sont en glace de Saint-Gobain. Une tringle nickelée placée à la partie supérieure est munie de crochets pour suspendre les instruments.

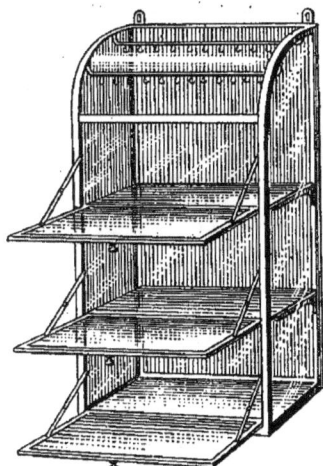

Nos 28031 et 28034.
Vitrine accrochable.

VITRINES ACCROCHABLES, avec abattants sur la face,
côtés vitrés, dessus en verre bombé.

N° 28031. *Première taille* (à 3 abattants).... **240 fr.**
    Hauteur : 0m,95. Largeur : 0m,50. Profondeur : 0m,30

N° 28032. *Deuxième taille* (à 2 abattants).... **200 fr.**
    Hauteur : 0m.70. Largeur : 0m,45. Profondeur : 0m,25.

N° 28033. *Les mêmes, en cuivre nickelé*, avec les côtés et les abattants garnis de glaces

N° 28034. *Première taille*................... **355 fr.**

N° 28035. *Deuxième taille*. .... **300 fr.**

VITRINE SUR PIEDS
Modèle du Service de Santé militaire
(à 2 portes et 5 tablettes)
Hauteur (sans les pieds) : 1m,50; larg., 0m,85; prof., 0,40.

N° 28036. Prix de la vitrine sur pieds....... **340 fr.**

VITRINE A DEUX CORPS
NOUVEAU MODÈLE
avec monture en tôle forte à angles arrondis.

Dimensions du corps supérieur : haut. 0,80, larg. 0,65, prof. 0,32.
    —   — inférieur : — 0,60. — 0,80. — 0,40.
    Hauteur totale compris pieds.............. 1m,75

N° 28037. Prix de la vitrine à deux corps........... **520 fr.**

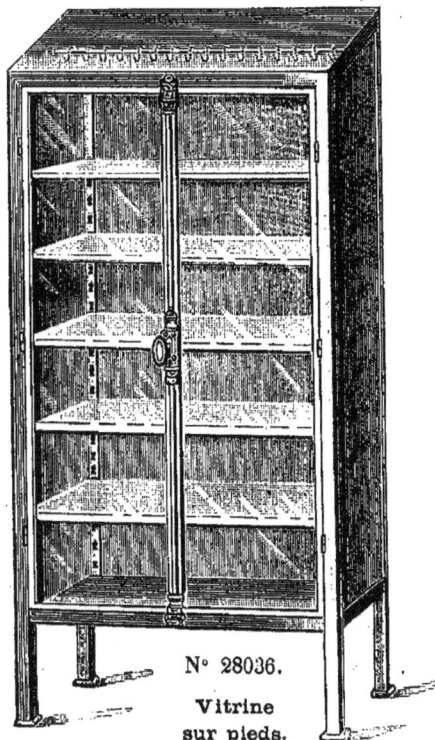

N° 28036.
Vitrine sur pieds.

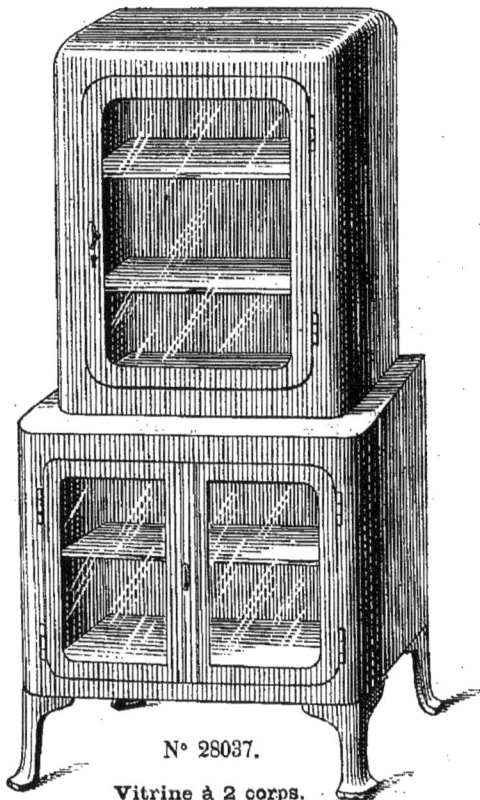

N° 28037.
Vitrine à 2 corps.

VITRINES EN FER VERNI
pour instruments et pour pansements.
MODÈLES DÉPOSÉS.

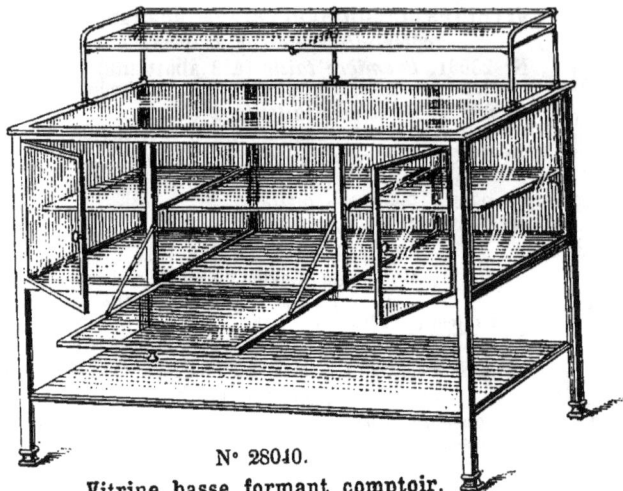

N° 28040.
Vitrine basse formant comptoir.

VITRINE BASSE
FORMANT COMPTOIR
une seule face.

Les 3 portes et les côtés sont garnis de verre double.

Le dessus des tablettes, le bas et l'étagère sont en glace de St-Gobain; la tablette inférieure est en tôle.

Dimensions du corps :

　Longueur.. 1^m,25
　Profondeur. 0^m,45
　Hauteur.... 0^m,40
　Hauteur totale compris pieds et étagère : 1^m,40.

N° 28040. Prix. **575** fr.

N° 28041. *Modèle analogue en cuivre nickelé garni partout de glaces, le fond formant miroir*...... **770** fr.

VITRINE DOUBLE

Le dessus est incliné pour faciliter le nettoyage. Les compartiments supérieurs ont les portes garnies de verre double et les tablettes en glace de Saint-Gobain.

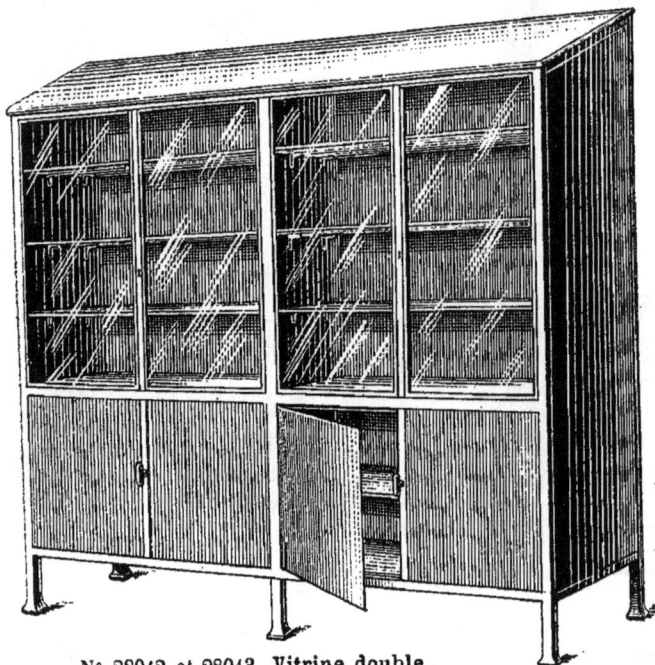

N° 28042 et 28043. **Vitrine double.**

Les compartiments inférieurs ont 0^m,60 de hauteur; leurs parois et leurs tablettes sont en tôle vernie.

Dimensions du meuble :

　Longueur...... 2^m,00
　Profondeur.... 0^m,40
　Hauteur totale.. 1^m,90

N° 28042. Prix **850** fr.

N° 28043.

Modèle analogue

de dimensions réduites.

　Longueur...... 1^m,60
　Profondeur.... 0^m,35

Prix........ **770** fr.

Nous pouvons construire les compartiments inférieurs avec portes garnies d'opaline. Prix pour chaque cas particulier.

Sur demande, prix de vitrines doubles avec portes vitrées et tablettes en glace aux deux compartiments inférieurs.

VITRINES EN CUIVRE NICKELÉ

pour instruments.

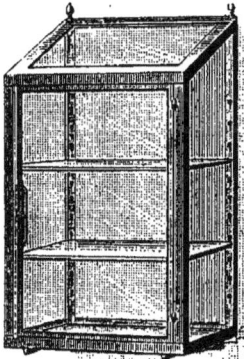

Vitrine avec supports pour sceller
au mur
(dessus incliné).

Ces vitrines, d'une construction très soignée, se composent d'un bâti garni de glaces et renferment une série de tablettes ; la glace du fond et celle du bas sont argentées pour former miroir.

Nous employons, pour ces meubles, en cuivre nickelé, des *glaces de Saint-Gobain* (à l'exclusion du verre ordinaire).

Une tringle nickelée, disposée à la partie supérieure, est munie d'une série de petits crochets (destinés à suspendre les instruments).

Ordinairement les tablettes reposent sur des supports à crémaillère, permettant d'en faire varier la hauteur ; mais nous pouvons, sur demande, établir des supports fixes.

Les prix du Catalogue s'entendent pour vitrines avec dessus horizontal ; quelquefois, pour faciliter le nettoyage, nous construisons des vitrines avec dessus incliné : les prix sont alors augmentés de 15 %, la face de la vitrine ayant comme hauteur celle indiquée au tarif.

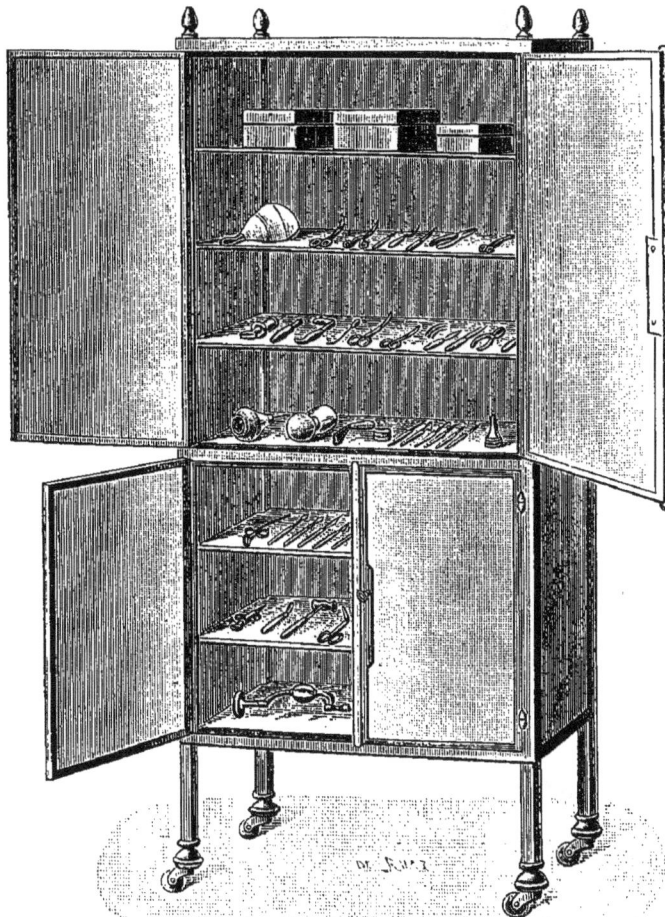

N° 28046. Vitrine du Docteur Cuvillier.

N° 28045.

Supplément pour tablettes en opaline au lieu de glaces. — Majoration 5 %.

Pour la chirurgie spéciale (laryngologie, oculistique, etc.), nous pouvons, moyennant majoration, mettre les panneaux en opaline, de manière qu'on n'aperçoive pas les instruments quand les portes sont fermées.

Vitrine

du Dr CUVILLIER

MODÈLE A 2 COMPARTIMENTS

avec

PANNEAUX EN OPALINE

et tablettes en glace.

Le fond et le bas de chaque compartiment sont argentés pour former miroir.

Dimensions :

Haut. (sans les pieds) 1,50
largeur 0,75 ;
profondeur 0,35

N° 23046. Prix. 760 fr.

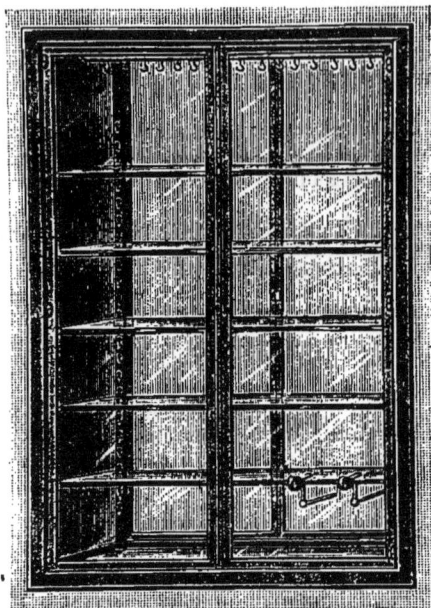

Vitrine logée dans un mur.

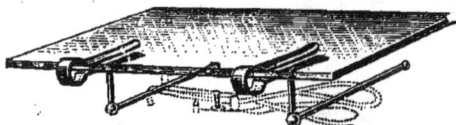

Tablette avec 2 supports pour forceps.

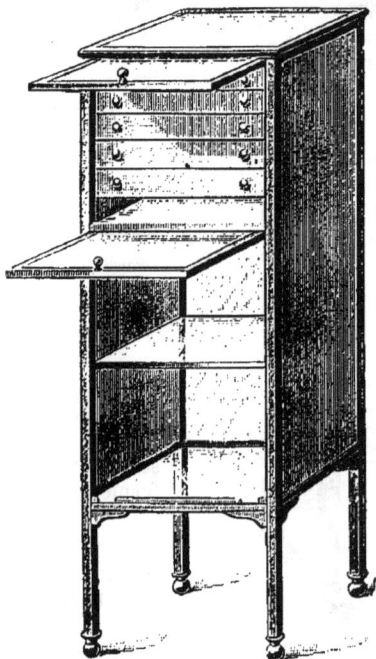

N° 28048. Vitrine du Dʳ Godon.

VITRINES LOGÉES DANS LE MUR

Elles se construisent soit en cuivre nickel soit en fer verni, avec des portes sur une seul face, ou bien avec des portes sur les deux face

Chaque projet nécessite une étude spécial bien nous indiquer l'épaisseur exacte du m où doit être encastré l'appareil (tenir compt des enduits et revêtements).

SUPPORTS POUR FORCEPS
et instruments volumineux.
(MODÈLE DÉPOSÉ)
s'adaptant aux tablettes en glace des vitrines.

Une paire de ces supports permet de sus pendre les instruments volumineux, en dessou d'une tablette : on immobilise ainsi le minimu de place.

N° 28047.
Prix de chaque support nickelé... 4 5

VITRINES A TIROIRS
pour chirurgie spéciale
(avec bâti en cuivre nickelé et panneaux en opaline Ordinairement ces vitrines n'ont pas de roulettes.

Vitrine du Docteur GODON
Haut' : sans les pieds, 0,90 ; largʳ : 0,40 ; prof. : 0,3

Les deux portes se relèvent et se replie horizontalement de manière à former tablett

Le compartiment du haut renferme 6 tiroi nickelés avec fond en glace.

N° 28048. Prix.......... 600 fr.

Vitrine moderne.
Haut' totale. 1,35
Largeur.... 0,50
Profondeur. 0,30

La vitrine moderne comporte 10 tiroirs nickelés avec fond en glace.

N° 28049.
Prix : 700 fr.

N° 28050.
Supplément pour roulettes. 20 fr.

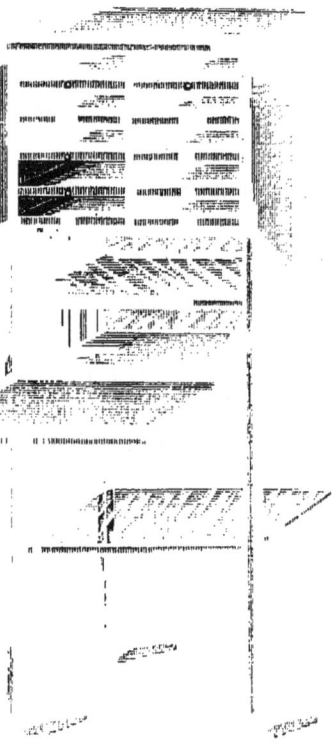

N° 28049. Vitrine moderne.

VITRINES EN CUIVRE NICKELÉ
pour instruments.
Modèle de fabrication très soignée.

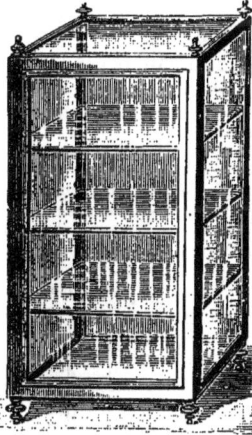

I. Vitrines accrochables (sans tringles à crochets).
Vitrines à une porte et à 2 tablettes.
Nº 28051. De 0,60×0,40×0,20 .... **165 fr.**
Nº 28052. De 0,65×0,45×0,20.................. **200 fr.**
Vitrine à une porte et à 3 tablettes.
Nº 28053. De 0,70×0,50×0,25 .... **230 fr.**
Vitrine à 2 portes et à 3 tablettes.
Nº 28054. De 0,80×0,65×0,25.................. **350 fr.**

II. Vitrines mobiles (*Prix avec roulettes*) :

HAUTEUR				Nombre de			
avec les pieds.	du corps de la vitrine.	LARGEUR	PROFONDEUR	portes.	tablettes.	Numéros.	Prix.
1,40	1,20	0,50	0,35	1	4	28055	395
1,60	1,30	0,60	0,40	1	5	28056	480
1,70	1,40	0,70	0,40	1	5	28057	550
1,70	1,40	0,80	0,40	2	5	28058	600
1,70	1,40	1,00	0,45	2	5	28059	750
1,80	1,50	1,10	0,45	2	6	28060	985
1,80	1,50	1,10	0,50	2	6	28061	1080

Nº 28062. Diminution, par vitrine, pour suppression des roulettes...... **10 fr.**

III. Vitrines se plaçant sur une table.
Vitrines à une porte et deux tablettes.
Nº 28063.
De 0,70×0,45×0,35 **240f.**
Nº 28064.
De 0,80×0,50×0,35 **300f.**
Vitrine à une porte et trois tablettes.
Nº 28065.
De 1,00×0,55×0,35 **345f.**
Vitrine à deux portes et trois tablettes.
Nº 28066.
De 0,90×0,70×0,35 **450f.**

Nous pouvons, sur demande, construire ces vitrines pour être fixées au mur; elles reposent alors sur 2 supports spéciaux en cuivre nickelé.

Nº 28067.
Paire de supports nickelés à scellement.... **20 fr.**

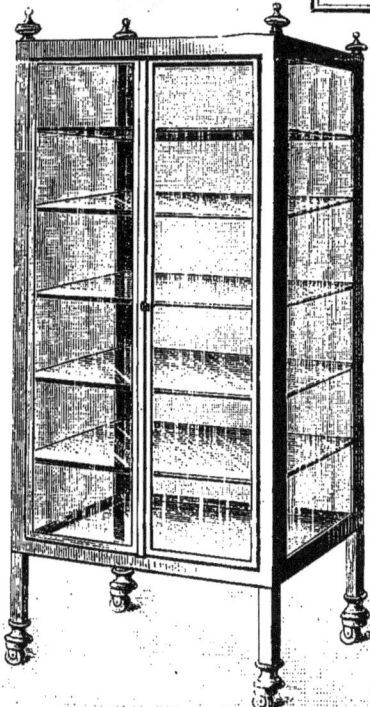

Nº 28065. Vitrine se plaçant sur une table.

Vitrine mobile à 2 portes. (dessus horizontal).

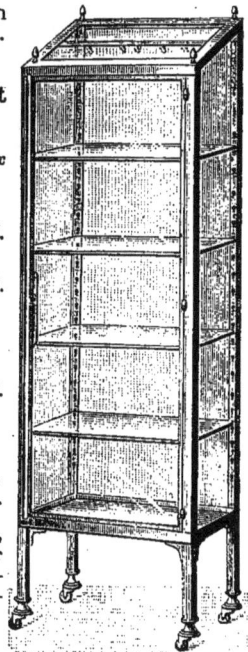

Vitrine mobile à une porte (dessus incliné).

INSTALLATIONS COMPLÈTES DE MATERNITÉS
(Salles d'accouchement, salles de change, etc.)

Les salles de travail (ou d'accouchement) s'installent d'une manière analogue aux salles d'opérations; elles doivent disposer (en grande quantité) d'eau stérilisée sous pression, ou tout au moins d'eau bouillie.

La salle de change est simplement alimentée d'eau ordinaire (chaude et froide), ainsi qu'il est figuré dans la gravure ci-dessous.

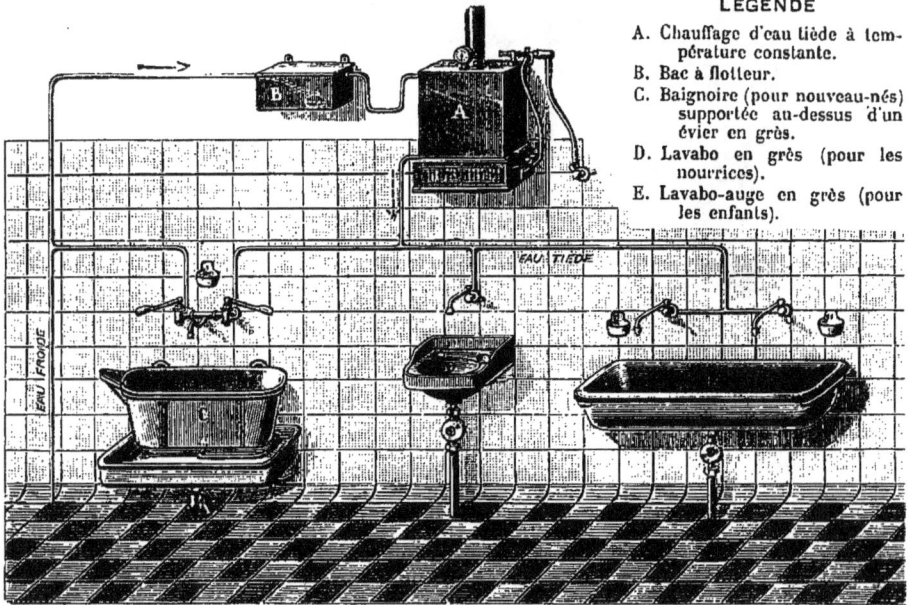

LÉGENDE

A. Chauffage d'eau tiède à température constante.
B. Bac à flotteur.
C. Baignoire (pour nouveau-nés) supportée au-dessus d'un évier en grès.
D. Lavabo en grès (pour les nourrices).
E. Lavabo-auge en grès (pour les enfants).

Ensemble d'une salle de change.

PRIX DE L'INSTALLATION REPRÉSENTÉE CI-DESSUS :

N° 28081. Chauffage à eau tiède (contenance 60 lit.) avec régulateur et bac à flotteur (sans le thermomètre à cadran).... .... **300 fr.**

— 28082. Évier en grès de 0,90×0,55 avec supports à scellement, grille de vidange et siphon en cuivre nickelé............................ **100 fr.**

— 28083. Baignoire en cuivre (long' 0,83) à gorge, montée sur support à scellement. Prix avec tuyau d'écoulement et robinet de vidange en cuivre...................................... **145 fr.**

— 23084. Robinet double avec jet unique, modèle à manettes se manœuvrant au coude. Prix du robinet nickelé sur appliques.................. **50 fr.**

— 28085. Lavabo en grès blanc (long' 0,50, saillie 0,45) avec cuvette de 0,36×0,32, grille et siphon rond en cuivre nickelé, support verni et robinet nickelé à genouillère simple avec pomme et mascaron............. **115 fr.**

— 28086. Lavabo-auge en grès de 1,10×0,45 avec siphon rond en cuivre nickelé, support en fer verni, deux robinets nickelés à genouillère montés sur mascaron et deux porte-savon en faïence.................... **175 fr.**

— 28087. TOTAL (*sans la tuyauterie*)................................. **885 fr.**

— 23088. Supplément pour thermomètre à cadran (facultatif)............. **55 fr.**

LIT D'ACCOUCHEMENT DU Dr BOUQUET
Modèle construit pour la Maternité de Brest.

L'appareil se compose de 3 plateaux A, B, C pouvant être rendus successivement et à volonté solidaires ou indépendants.

Le dossier A, de 0m,95, commande tout l'ensemble il peut se lever à 30° ou s'abaisser à 10° par rapport à l'horizontale.

En s'abaissant il entraîne le plateau B en B′ grâce au taquet de butée D.

Dans cette position, le plateau des pieds C vient se couder automatiquement en C″ parce qu'il se trouve retenu par la double bielle d'appui E. Cette même bielle pouvant se décrocher, on peut replier le plateau C en C′ ou le rendre amovible, c'est-à-dire le décrocher complètement si besoin est.

N° 28090.

Le dossier de tête est composé du cadre de la table, coudé lui-même à son extrémité, ce qui assure une complète rigidité sans besoin de jambes de force.

Le système de manivelle à double vis est monté sur un X, ce qui pour une course quelconque, ne nécessite qu'un petit nombre de tours de manivelle.

La manette double F permet de faire sans fatigue les efforts nécessaires.

Le matelas en deux parties est recouvert de toile imperméable, le traversin est muni de lastings d'attache pour se fixer aux côtés du dossier.

N° 28090.

Les poignées de traction sont maintenues dans des douilles servant aussi aux porte-jambes.

La table est montée sur 4 roulettes dont deux à une seule direction et les deux de l'avant, folles en tous sens, grâce à une bague molletée avec boutonnière hélicoïdale qui permet de faire porter ou le pied ou la roue.

N° 28090. Prix de l'appareil complet...................... **410 fr.**

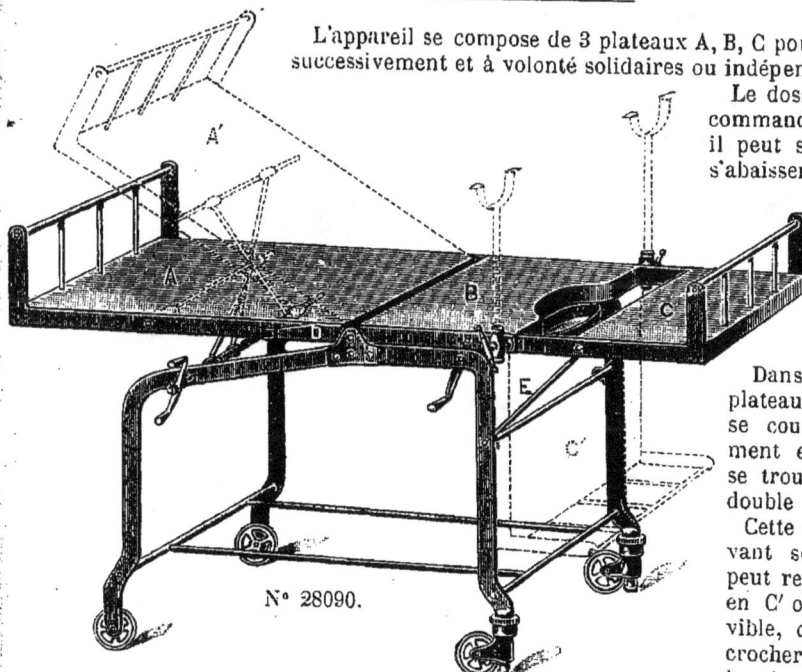

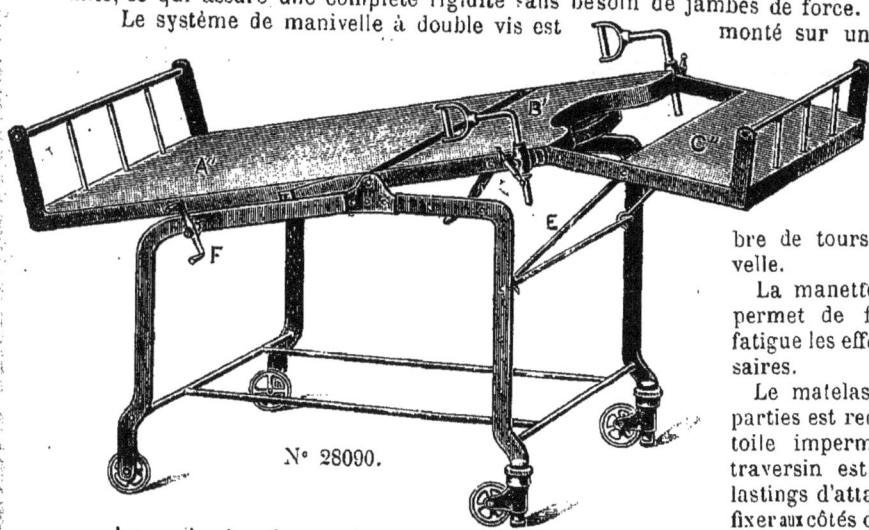

M

13

LITS D'ACCOUCHEMENT POUR SALLES DE TRAVAIL

Modèle simple

avec sommier rigide à lames longitudinales.

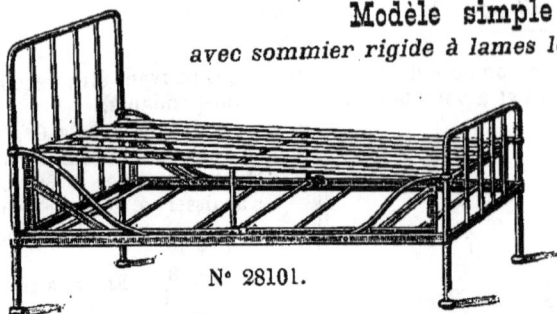

Le dossier de pied ne dépasse le sommier que de l'épaisseur d'un matelas.

N° 28101. Prix.... **60 fr.**

Modèle fixe

avec plate-forme échancrée.

N° 28102. Sans croissants **90 fr.**
— 28103. Avec croissants **120 fr.**

Modèle à coulisse

La rallonge M peut se renfoncer sous le plateau N quand l'accouchement est anormal.

N° 28104. Sans croissants **175 fr.**
— 28105. Avec croissants **210 fr.**

Lit du Dr Biraghi

avec cuvette émaillée et seau.

Grâce au support D, guidé par 2 coulisses et muni d'enclanchements, les 2 parties A et B sont maintenues au même niveau ou bien, au contraire, la partie B se trouve en contre-bas de 0,15. On peut ainsi soulever le siège de la femme.

La cuvette reçoit les liquides (eaux, urines, sang), puis le fœtus et enfin le placenta, de sorte que le lit peut rester propre.

N° 28106. Prix avec les coussins et les cuissières inclinables .. **330 fr.**

ÉTAGÈRE POUR SALLE DE CHANGE

Meuble en fer verni (avec tablettes en tôle) servant à déposer tout ce qui est nécessaire à la toilette des enfants.

N° 28107. Prix.......... **90 fr.**

N° 28101.

Lit d'accouchement (modèle simple).

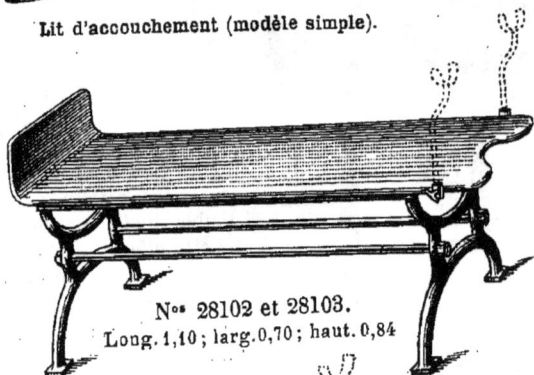

N°s 28102 et 28103.
Long. 1,10 ; larg. 0,70 ; haut. 0,84

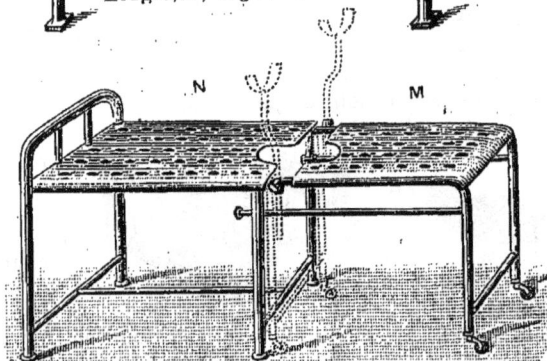

N°s 28104 et 28105.
(Long. développée 1,80 ; long. réduite 1,15)

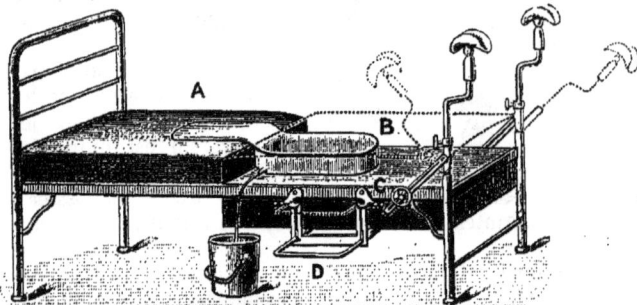

N° 28106.
Lit d'accouchement du Dr Biraghi.
(Long. 2,00 ; larg. 0,85)

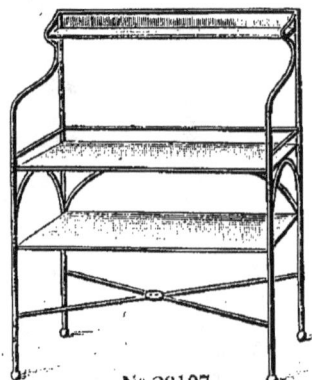

N° 28107.
Étagère pour salle de change.
Long. 1,00 ; larg. 0,55 ; haut. 1,35

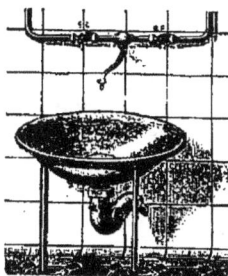

N° 28123.

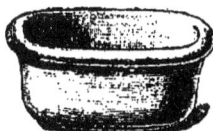

N° 28121.

APPAREILS POUR MATERNITÉS

GUÉRIDON POUR FORCEPS

C'est un guéridon supportant une bassine profonde qui est destinée à recevoir les forceps. En plaçant cette bassine sur un fourneau, on stérilise les forceps dans l'eau bouillante (additionnée ou non de carbonate de soude).

Prix du guéridon pour forceps :

N° 28121. Avec bassine en cuivre nickelé......... **105** fr.
— 28122.   —   en tôle émaillée........... **75** fr.
— 28123. Fourneau spécial émaillé (long. 0,50), avec rampe à gaz à 2 robinets................ **25** fr.
— 28124. Tablette en lave émaillée, avec 2 supports émaillés, pour porter le fourneau........... **27** fr.

LAVABOS POUR SALLE DE CHANGE
(lavabos destinés à la toilette des enfants).

N° 28125. Lavabo ovale, cuvette porcelaine de 0,56 ×0,45, avec bâti fer verni et siphon en cuivre nickelé... .... **105** fr.
— 28126. Robinet double nickelé (EC et EF) à jet unique............................ **33** fr.
— 28127. Total................,.............. **138** fr.

Par raison d'économie, on peut substituer au lavabo ci-dessus le n° 26961 (page 118) du prix de 55 francs.

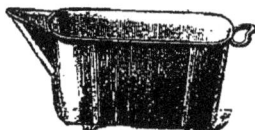

N° 28127.

BAIGNOIRES POUR NOUVEAU-NÉS

Baignoire en porcelaine
Longueur : 0,64; largeur : 0,37; hauteur : 0,23

N° 28128. Baignoire complète avec robinet de vidange et bâti métallique............ **120** fr.
— 28129. Baignoire en porcelaine, sans accessoires. **95** fr.

Baignoire en zinc
Longueur : 0,55; largeur : 0,30; hauteur : 0,25

N° 28130. Baignoire à bec en zinc verni.......... **27** fr.
— 28131. *La même*, en zinc non peint .,........: **22** fr.

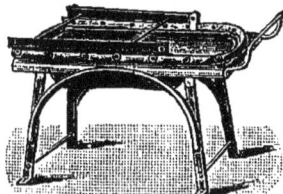

N° 28129.

Baignoire en cuivre
Longueur : 0,83; largeur : 0,40; hauteur : 0,33

N° 28132. Baignoire à gorge et à bec. **115** fr.

N°ˢ 28130 et 28131.

PÈSE-BÉBÉS

N° 28133. **Modèle soigné**, construit spécialement pour les Maternités (force de 20 kil.) avec plateau rectangulaire en cuivre à rebords évasés. Prix (sans les poids)........ **120** fr.
— 28134. Série de poids (2 kil. en cuivre, et le reste en fonte) pour le modèle ci-dessus. **27** fr.
— 28135. **Balance courante** (force de 15 kil.), avec panier en osier. Prix (sans les poids). **50** fr.
N° 28136. Série de poids (1 kil. en cuivre et le reste en fonte) pour le modèle ci-dessus. .... **16** fr.

N° 28137.

BIDET-CHAISE LONGUE
avec *bâti pliant en fer, cuvette émaillée* et *dossier démontable en toile.*
(MODÈLE DÉPOSÉ)

N° 28137. Prix de l'appareil (sans le laveur).
55 fr.

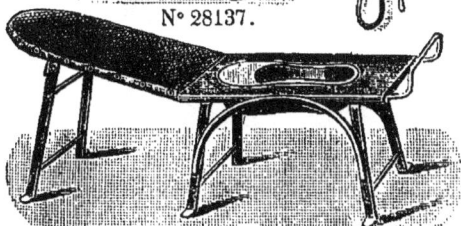

N° 28137.

APPAREILS POUR MATERNITÉS

COUVEUSES p^r enfants nés avant terme ou chétifs.

Ces appareils se composent d'une boîte métallique avec châssis vitré; l'air frais (introduit par en bas) traverse une couche hydrophile ou une éponge saturée d'humidité; l'air chaud s'échappe à la partie supérieure.

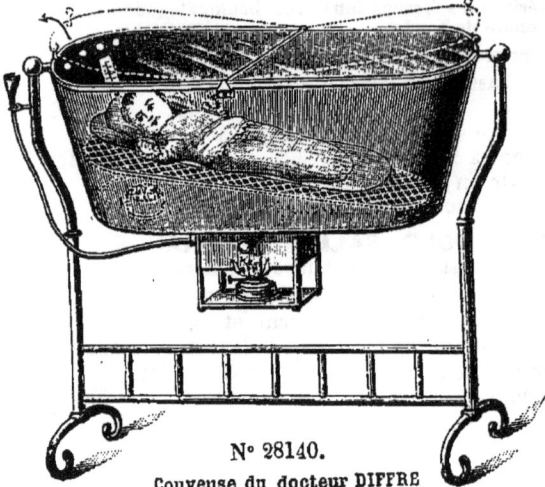

COUVEUSE-BERCEAU du Dr DIFFRE

L'enfant est placé sur un châssis grillagé dans un berceau en cuivre surmonté d'un couvercle en verre. — Au-dessous de ce berceau et faisant corps avec lui, une bouillotte chauffée par une lampe à alcool (facilement réglable) assure une température constante dans l'appareil.

N° 28140. Prix de l'appareil complet avec bâti en fer verni **295**^f

N° 28140.
Couveuse du docteur DIFFRE
(avec chauffage à l'alcool).

COUVEUSE ÉLECTRIQUE
BREVETÉE. Système S. MAURY.

N° 28141. Couveuse à une place.........	**575**	fr.
— 28142. Couveuse à deux places.......	**935**	fr.
— 28143. Couveuse à quatre places......	**1485**	fr.

Préciser la nature du courant et son voltage.

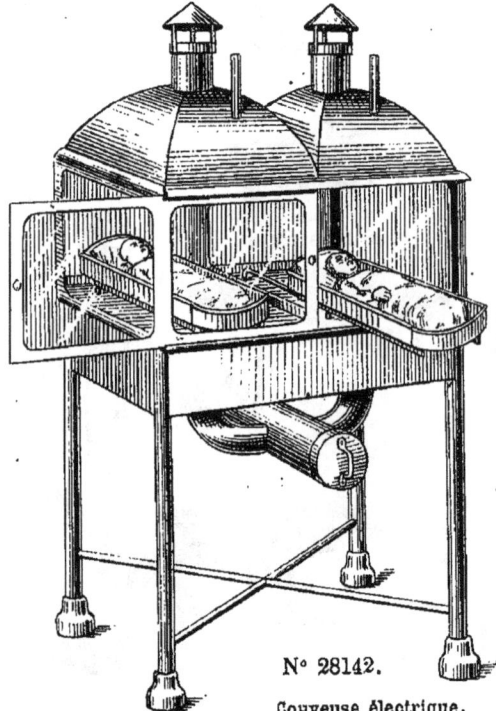

COUVEUSE SIMPLE
avec bouillottes d'eau chaude
N° 28144. Prix.... **270** fr.

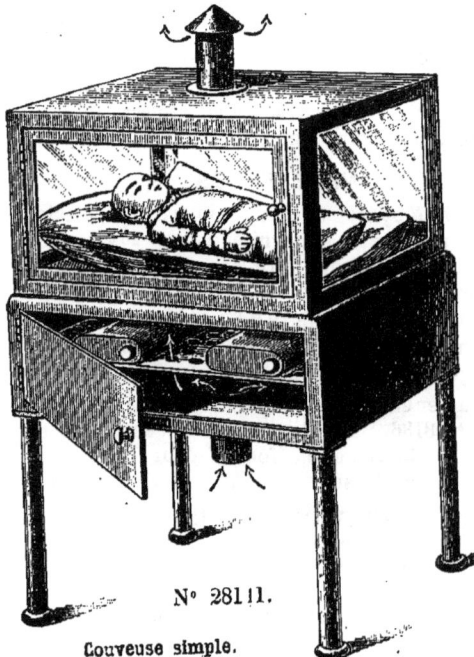

N° 28141.
Couveuse simple.

N° 28142.
Couveuse électrique.

TABLE DE VIVISECTION
avec dessus en lave émaillée et bâti métallique.
Modèle construit pour l'Université de Gand.

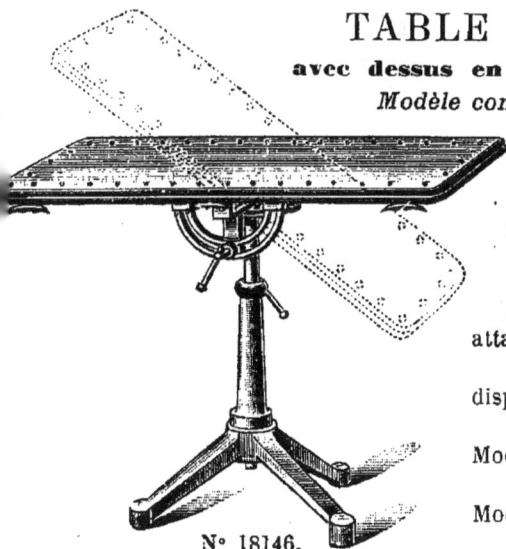

Cette table est à élévation variable et à rotation.

La plate-forme, en lave émaillée, de $1^m,00 \times 0^m,60$ est percée à son pourtour d'une série de trous pour le passage des attaches.

Enfin, des agrafes en cuivre nickelé sont disposées sous la table.

N° 28145.
Modèle simple, avec plateau horizontal fixe. **215 fr.**

N° 28146.
Modèle avec plateau inclinable........ **275 fr.**

N° 18146.

TABLE DE VACCINE

MODÈLE ASEPTIQUE
permettant l'inoculation de la génisse et la récolte du vaccin.

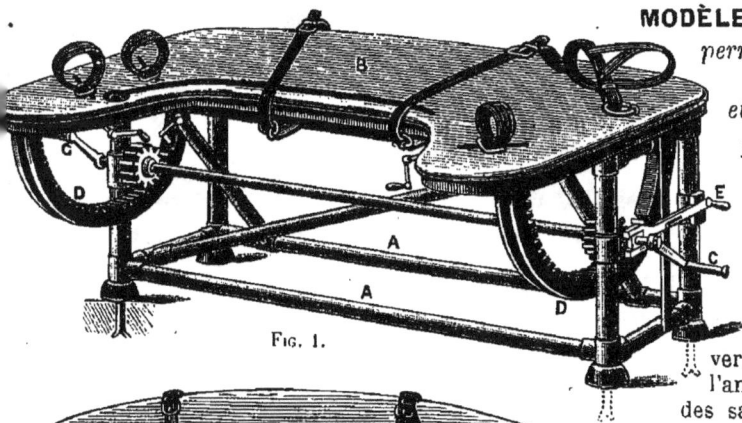

L'appareil se compose d'un *bâti* A *entièrement métallique* (que l'on scelle solidement au sol) et d'un plateau B qui reçoit la génisse vaccinifère.

Le plateau B étant vertical (fig. 2), on attache l'animal à l'aide du licol et des sangles en cuir feutré; puis, au moyen des manivelles C, on commande les disques à crémaillère D, pour faire basculer le plateau jusqu'à l'horizontale (fig. 1).

Le verrou d'arrêt E fixe la table dans l'inclinaison désirée.

Prix de l'appareil complet.

N° 28147.
Avec dessus métallique
1700 fr.

N° 28148.
Avec dessus en lave émaillée
2025 fr.

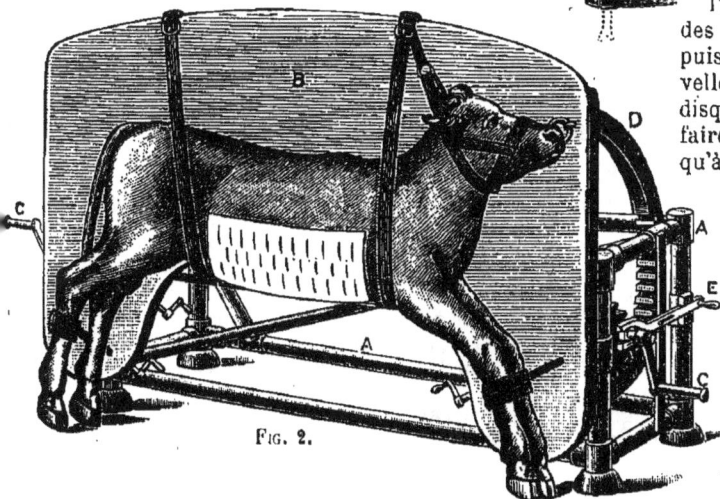

Fig. 1.

Fig. 2.

APPAREILS D'INHALATION ET DE PULVÉRISATION

**Modèles fournis pour l'Établissement thermal de Gamarde,
l'Hospice général du Havre, les Hôpitaux de Rome, l'Asile d'aliénés de Rio, etc.**

Ces traitements (inhalation particulière ou *humage*, inhalation en commun ou *aspiration*) s'appliquent particulièrement aux voies respiratoires : on fait absorber au malade soit simplement des gaz (acide sulfhydrique, azote, acide carbonique), soit des vapeurs naturelles, soit encore de l'eau pulvérisée, soit enfin des mélanges de ces divers éléments.

Dans certaines installations, l'inhalation est *froide* ou légèrement *tiède;* d'autres fois, au contraire, elle est *chaude* (30° à 40° environ).

Ces aménagements exigent une étude pour chaque cas particulier.

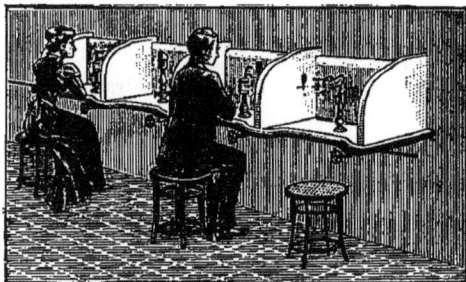

Ensemble d'installation.

Tous les appareils sont construits en bronze nickelé et montés à *genouillère* ou à *rotule*, de manière à pouvoir donner au jet telle position que l'on désire.

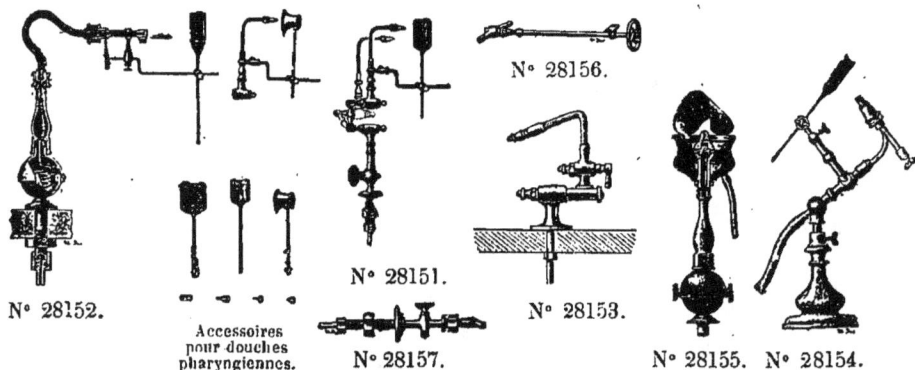

N° 28156.

N° 28152.

Accessoires pour douches pharyngiennes.

N° 28151.

N° 28157.

N° 28153.

N° 28155.   N° 28154.

I. — DOUCHES PHARYNGIENNES

1° Appareils fixes, disposés pour être montés sur une table.

N° 28151. Modèle à double genouillère (compris robinet d'arrêt) avec pomme et trois boutons filiformes...................................... **110 fr.**

N° 28152. Modèle à rotule (sans robinet d'arrêt)........................... **130 fr.**

N° 28153. Appareil simplifié (pour douche de gorge) avec simple jet et robinet d'arrêt.. **90 fr.**

2° Appareils mobiles.

N° 28154. Douche pharyngienne montée sur pied portatif, à hauteur variable.... **130 fr.**

II. — PULVÉRISATEUR EN COUPE

N° 28155. Pulvérisateur en coupe avec mouvement de rotule.............. **100 fr.**

III. ACCESSOIRES

N° 28156. Robinet d'arrêt à vis de 0,008 avec rallonge, support et volant en bronze (pour les appareils fixes).................................. **40 fr.**

— 28157. Robinet porte-caoutchouc de 0,008 avec raccord (pour les appareils mobiles)... **22 fr.**

— 28158. Caoutchouc spécial pour relier le robinet à l'appareil. *Le mètre...* **4 fr.**

— 28159. Table échancrée en marbre blanc de 0ᵐ,03 d'épaisseur avec dossier et séparations, rigole d'écoulement avec grille nickelée, rampe en acajou et consoles en fer. Prix par place (sans les appareils). **155 fr.**

BAIN PERMANENT A EAU COURANTE
Modèle installé pour l'Assistance publique de Paris
à la Nouvelle Pitié et à l'Hôpital Cochin.

Ces installations sont destinées aux malades atteints de larges plaies sup-
purantes (brûlures, ulcères, etc.) et permettent de leur éviter des pansements
très douloureux : on laisse baigner le malade pendant tout le temps nécessaire
(jours, semaines ou mois) dans de l'eau continuellement renouvelée et à température constante.

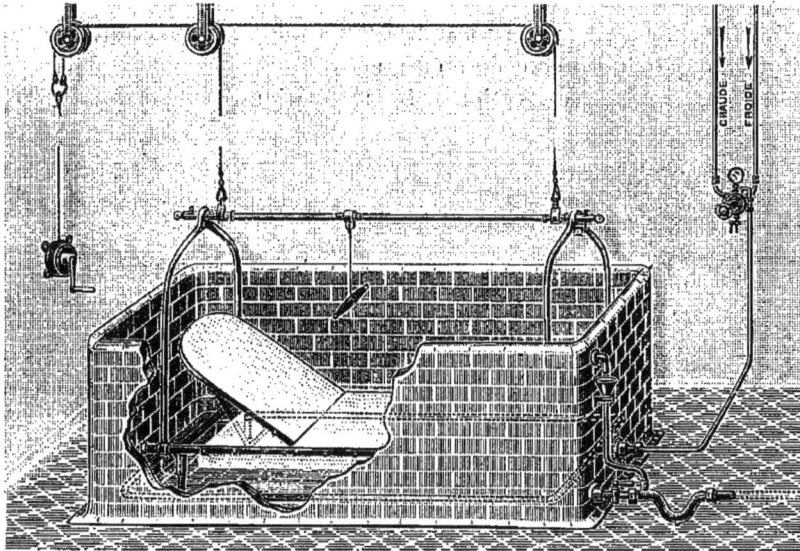

L'appareil se compose d'une grande baignoire construite en briques émaillées (avec pièces spéciales à angles arrondis) et d'un brancard avec dessus en
toile et ossature métallique.

Le brancard est muni d'un dispositif à élévation composé d'un jeu de
poulies (à gorges), fixées au plafond, supportant les câbles en acier actionnés
par un treuil mécanique.

Les pieds du brancard sont à hauteur variable, ce qui permet de modifier
le niveau de la plate-forme suivant la corpulence du malade.

La baignoire est alimentée d'eau tiède au moyen d'un mélangeur avec
thermomètre à cadran : ce thermomètre actionne une sonnerie électrique
sitôt qu'une variation de quelque importance se produit dans la température.

Un trop-plein permet le renouvellement continu de l'eau.

Prix, sur demande, pour chaque cas particulier

INSTALLATION DE PAVILLONS MORTUAIRES
(Salles d'autopsie, Morgues, Services d'anatomie).

Les aménagements de ce genre varient beaucoup, suivant qu'il s'agit d'une simple annexe pour un hôpital ou, au contraire, de services importants comme pour les Instituts anatomiques d'une École de médecine ou pour un Institut médico-légal d'une grande ville.

Le plan ci-dessous se rapporte à un pavillon mortuaire d'un grand hôpital; d'autre part, le plan ci-contre donne une idée des services à prévoir pour un Institut médico-légal.

Enfin, les vues d'ensemble page 203 ainsi que la photographie reproduite au début du catalogue (École de médecine de Rennes) renseignent sur l'aménagement des salles de dissection et la préparation des cadavres.

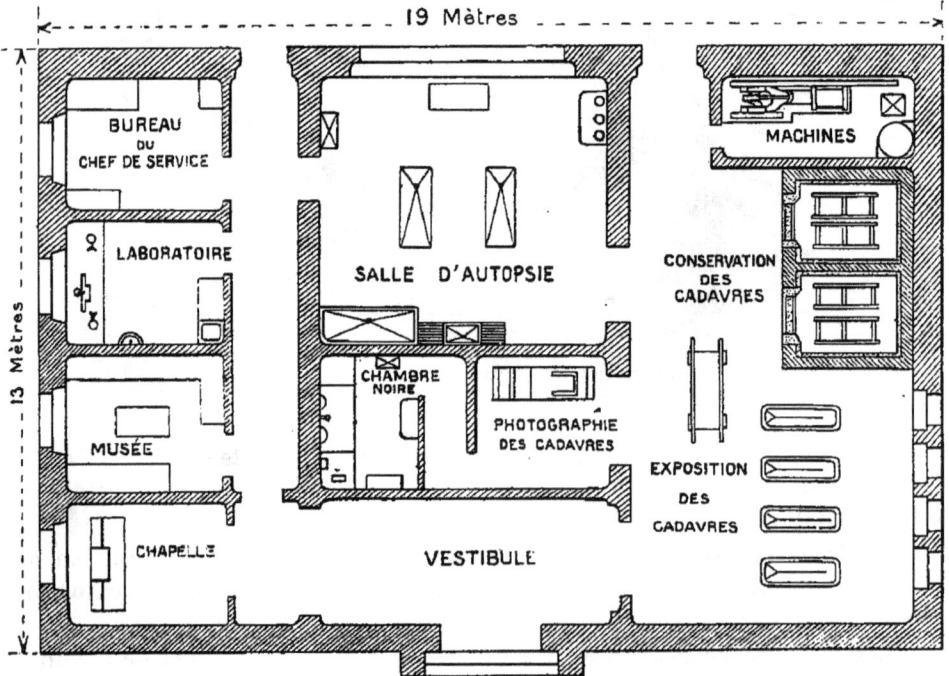

Plan d'un pavillon mortuaire pour hôpital
(Référence : Hôpital de LOURENÇO-MARQUÈS)

Une étude spéciale est indispensable pour chaque cas particulier; aussi, pour l'aménagement de nouveaux services, le mieux est de nous adresser le plan des locaux avec l'indication sommaire du programme à remplir; nous pouvons alors établir des projets complets avec devis, en y comprenant, s'il y a lieu, l'installation frigorifique.

INSTALLATION DE PAVILLONS MORTUAIRES

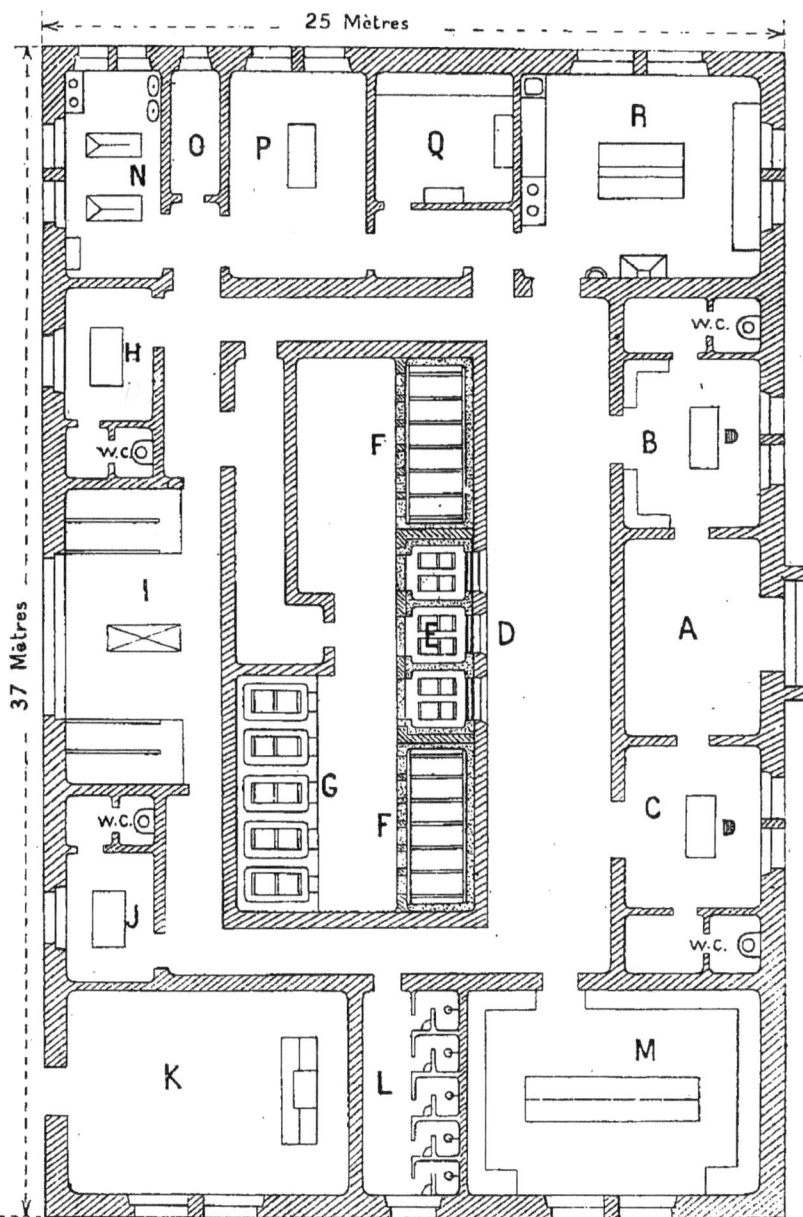

PLAN D'UNE MORGUE

LÉGENDE :

A. Vestibule.	F. Cases de conservation.	L. Douches.
B. Salle d'attente.	G. Cases de congélation.	M. Musée.
C. Bureau du greffier.	H. Bureau des experts.	N. Autopsie.
D. Galerie de reconnaissance.	I. Salle de cours.	P. Identification.
E. Cases d'exposition.	J. Bureau du docteur.	Q. Chambre noire.
	K. Salle des cultes.	R. Laboratoire.

INSTALLATION DE PAVILLONS MORTUAIRES

SALLES D'AUTOPSIE ET DE DISSECTION
(Voir figure ci-contre).

Ces salles comportent un certain nombre de tables fixes A (généralement en ardoise ou en lave émaillée) : il est utile de les munir d'un système de lavage à grande eau.

Pour la dissection sur les membres, on emploie des tables analogues, mais plus petites.

Des tables roulantes B pour instruments, des tabourets C, ainsi qu'un chariot à cadavres D complètent l'installation.

Le long des murs, on peut disposer un lavabo E avec barillets d'antiseptiques, une cuve de macération F, une table de microscopie G, enfin une série d'éviers et de tablettes-égouttoirs en ardoise pour la préparation des pièces anatomiques.

Dans les instituts d'anatomie, on installe encore des établis, avec étaux, pour chaque série d'élèves.

Nº 28161. *Cuve de macération* de 2,00 × 0,80 × 0,80, en ardoise............ **440 fr.**
— 28162. *Évier avec tablettes-égouttoirs pour la préparation des pièces anato-miques,* composé d'un évier en ardoise de 0,60 × 0,45 × 0,20, avec deux tablettes à cannelures (en ardoise) de 0,50 × 0,45 (une à droite, une à gauche). Prix sans robinetterie ni tuyauterie.............. **155 fr.**

SALLE DE PRÉPARATION DES CADAVRES
pour *Instituts anatomiques.*

LÉGENDE DE LA FIGURE CI-CONTRE :

L. Cuve de lavage.
M. Appareil de suspension et d'éléva-tion.
N. Égouttoir.
O. Laveur pour injections.
P. Table pour injections.

Nº 28163. *Cuve de lavage* de 2,00 × 0,80 × 0,80, en ardoise.................. **440 fr.**
— 28164. *Appareil de suspension* avec claie en fer étamé................... **165 fr.**
— 28165. *Égouttoir à cadavres* (dimensions 2,00 × 0,60), claie en pitchpin, bâti en fer étamé... **165 fr.**
— 28166. *Appareil pour l'injection des cadavres* (avec dispositif d'élévation).. **165 fr.**
— 28167. *Table pour l'injection des cadavres,* avec plateau en ardoise de 1,90 × 0,70, monté sur 2 pieds en fonte, vidange par un des pieds, alimentation d'eau chaude et d'eau froide par l'autre pied........ **295 fr.**

TABLE POUR PHOTOGRAPHIER LES CADAVRES
Modèle construit sur les indications de Monsieur GAUD. et fourni pour la Faculté de RIO.

C'est un chariot métallique dont la plate-forme est incli-née : le dossier se relève ou s'abaisse par la manœuvre d'une double crémaillère.

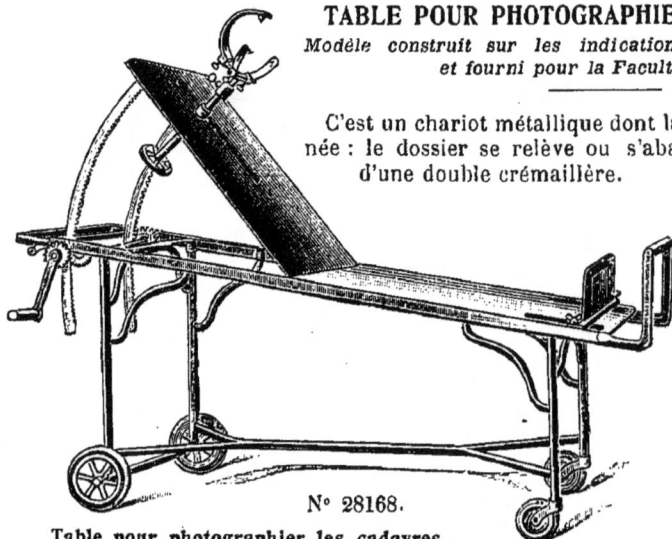

L'appareil est complété par un appui-tête spécial et un appui-pieds à coulisse.

L'ensemble est monté sur roues caoutchoutées.

Les parties cou-lissantes ou à frotte-ment sont nickelées.

Nº 28168.

Nº 28168.
Table pour photographier les cadavres.

Prix complet. **520 fr.**

INSTALLATION DE PAVILLONS MORTUAIRES

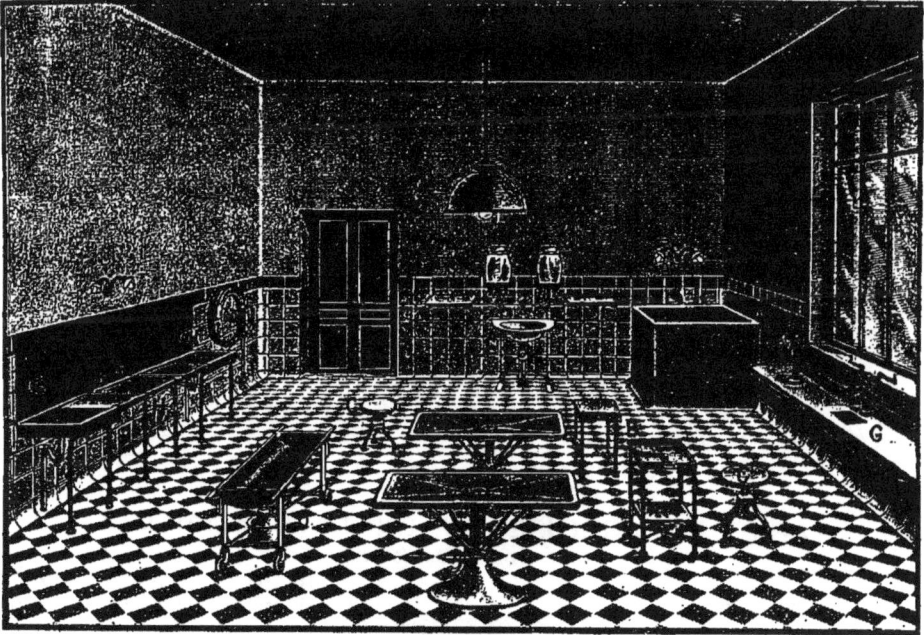

Salle d'autopsie.

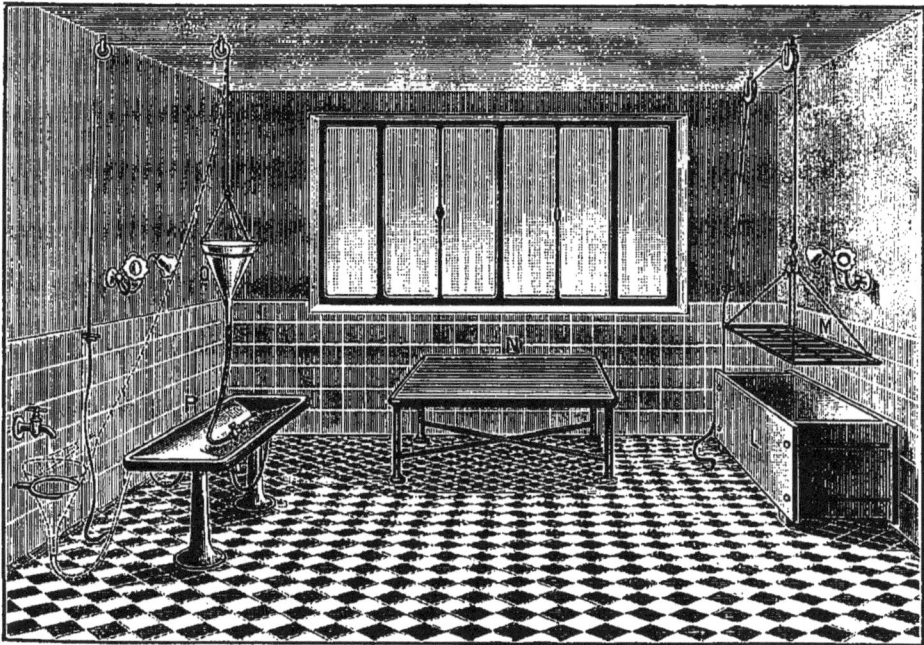

Salle de préparation des cadavres pour Institut anatomique.

TABLES D'EXPOSITION POUR CADAVRES
Modèles avec bâti métallique.

(L'ossature métallique est peinte en gris perle.)
Ces tables sont inclinées vers l'avant.

TABLE SIMPLE
avec dessus en zinc.

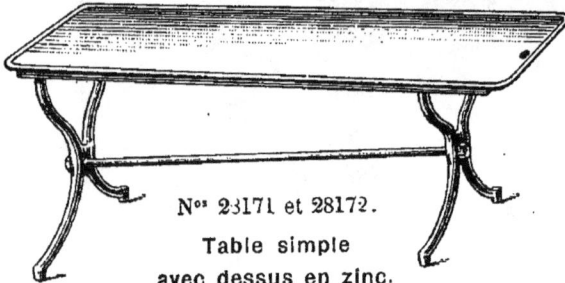

Nᵒˢ 28171 et 28172.

**Table simple
avec dessus en zinc.**

Hauteur à l'avant..... 0ᵐ,75
Hauteur à l'arrière.... 0ᵐ,85

La plate-forme est munie d'une tubulure sous laquelle on peut déposer un récipient quelconque.

Nᵒ 28171.
Table de 1ᵐ,80×0ᵐ,50. **120 fr.**

Nᵒ 28172.
Table de 1ᵐ,90×0ᵐ,60. **135 fr.**

TABLE EN ARDOISE OU EN LAVE ÉMAILLÉE
avec trou d'écoulement.

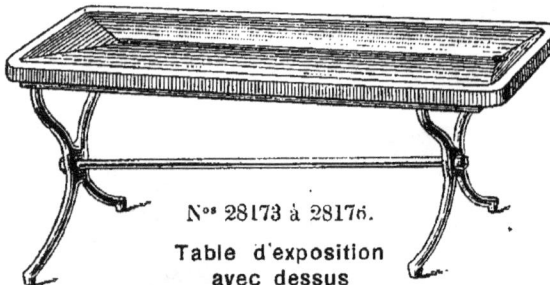

Nᵒˢ 28173 à 28176.

**Table d'exposition
avec dessus
en ardoise ou en lave émaillée.**

Hauteur à l'avant..... 0ᵐ,78
Hauteur à l'arrière... 0ᵐ,88
Prix sans seau.

Nᵒ 28173. Table en ardoise de 1,80×0,50. **190 fr.**
Nᵒ 28174. La même, de 1ᵐ,90×0ᵐ,60... **230 fr.**
Nᵒ 28175. Table en lave émaillée de 1,80×0,50. **210 fr.**
Nᵒ 28176. La même, de 1ᵐ,90×0ᵐ,60.. **250 fr.**

Ces différentes tables peuvent être livrées avec bâti modifié pour recevoir un seau de 5 litres (en faïence).
Nᵒ 28177. Supplément pᵣ table avec seau de vidange. **15 fr.**
Nᵒ 28178. Nous pouvons construire ces diverses tables avec telles hauteurs que l'on peut désirer, en fabriquant des bâtis en fer. Supplément.. **45 fr.**

SARCOPHAGE VITRÉ
On peut disposer sur les tables à dissection un sarcophage (en fer verni) muni de verres doubles. Cela est utile quand la putréfaction du cadavre commence ou quand il s'agit de sujets ayant succombé à des maladies contagieuses.

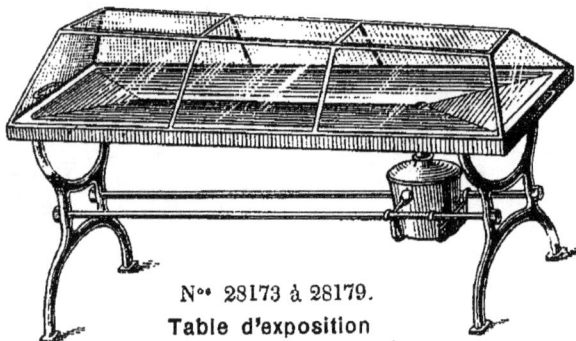

Nᵒˢ 28173 à 28179.

**Table d'exposition
avec sarcophage vitré.**

Nᵒ 28179. Prix d'une vitrine pour sarcophage (construction soignée)........ **165 fr.**

On peut encore disposer une *banne métallique avec ouverture vitrée* permettant de voir la tête du cadavre (Nᵒ 28240).

TABLES A DISSECTION
Modèles fixes avec pieds en fonte.

Ces modèles sont construits pour être fixés au sol ; le bâti est peint en gris perle.
La hauteur de la plate-forme est d'environ 0ᵐ,90.

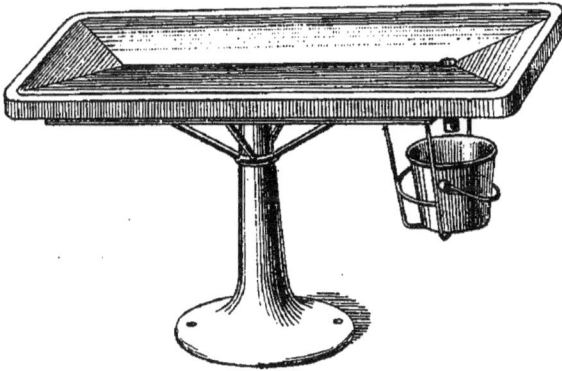

Nᵒˢ 28181 à 28185.
Table avec pied unique et seau d'écoulement.

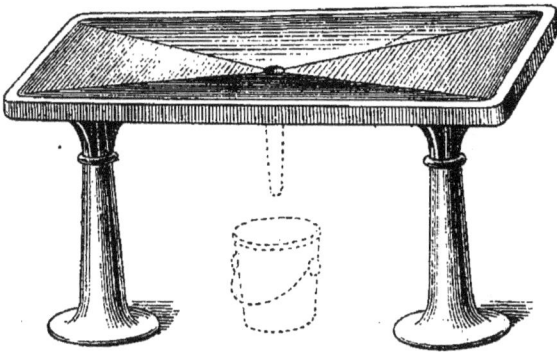

Nᵒˢ 28186 à 28189.
Table à deux pieds avec orifice central d'écoulement.

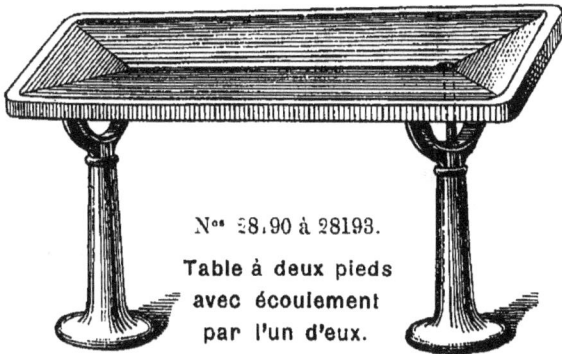

Nᵒˢ 28190 à 28193.
**Table à deux pieds
avec écoulement
par l'un d'eux.**

TABLE AVEC PIED UNIQUE
et seau en tôle émaillée.
Nᵒ 28181.
Modèle simple, avec plate-forme en zinc de 1ᵐ,80 × 0ᵐ,60..... **150 fr.**
Nᵒ 28182.
Table de 1ᵐ,80 × 0ᵐ,65 avec dessus en ardoise............... **215 fr.**
Nᵒ 28185.
La même, avec dessus en lave émaillée..................... **255 fr.**

TABLE A DEUX PIEDS
AVEC ORIFICE CENTRAL D'ÉCOULEMENT
Prix sans le seau :
Nᵒ 28186.
Table de 1ᵐ,80 × 0ᵐ,65 avec dessus en ardoise............... **230 fr.**
Nᵒ 28187.
La même, avec dessus en lave émaillée..................... **275 fr.**
Nᵒ 28188.
Table de 1ᵐ,90 × 0ᵐ,75 avec dessus en ardoise................. **270 fr.**
Nᵒ 28189.
La même, avec dessus en lave émaillée..................... **315 fr.**

TABLE A DEUX PIEDS
AVEC ÉCOULEMENT PAR L'UN D'EUX
Modèle construit pour l'Ecole de médecine de Rennes.

(Nous fournissons pour ces tables des pieds spéciaux dont la partie supérieure est en forme de fourche, ce qui facilite le raccordement de la vidange.
Nᵒ 28190.
Table de 1ᵐ,80 × 0ᵐ,65 avec dessus en ardoise............... **240 fr.**
Nᵒ 28191.
La même, avec dessus en lave émaillée..................... **285 fr.**
Nᵒ 28192.
Table de 1ᵐ,90 × 0ᵐ,75 avec dessus en ardoise............... **280 fr.**
Nᵒ 28193.
La même, avec dessus en lave émaillée..................... **325 fr.**

Toutes ces tables peuvent se compléter par un service d'eau.

Nᵒ 28194. Supplément pour table avec service d'eau froide................. **40 fr.**
— 28195.   —   —   avec services d'eau chaude et d'eau froide.... **80 fr.**

TABLES POUR INSTITUTS ANATOMIQUES

(MODÈLES DÉPOSÉS)

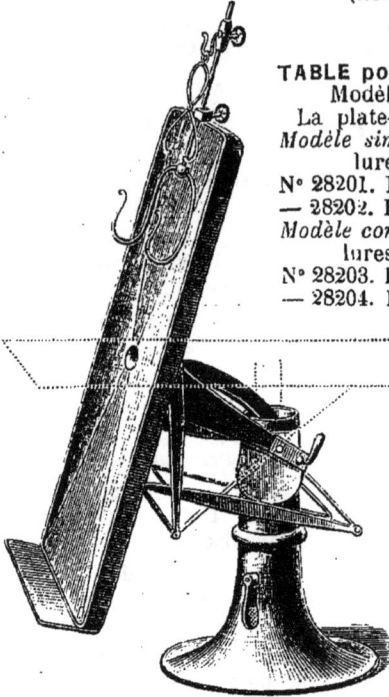

TABLE pour dissection des membres.
Modèle fixe, avec pied en fonte.
La plate-forme mesure 0,90 × 0,60.
Modèle simple avec dessus sans canne-
lures et sans service d'eau.

No 28201. En ardoise .... **130 fr.**
— 28202. En lave .... **165 fr.**
Modèle confortable avec dessus à cannelures et service d'eau froide.
No 28203. En ardoise .... **200 fr.**
— 28204. En lave .... **230 fr.**

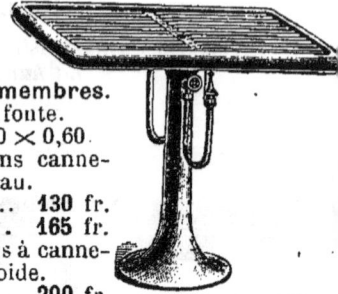

Nᵒˢ 28201 à 28203.

No 28205. Supplément pour
service d'eau chaude. **40 fr.**

TABLE DE DÉMONSTRATION
pouvant se redresser presque verticalement
(avec mouvement de rotation et écoulement central).
Modèle construit pour la Faculté de Bahia.

Cette table est fournie avec des supports spéciaux nickelés pour maintenir le corps par les
aisselles et par la tête.
La plate-forme a 1,80 × 0,65.
Le socle est disposé pour fixation sur le sol.

No 28206. Avec dessus en tôle vernie... **465 fr.**
— 28207. Avec dessus en ardoise....... **575 fr.**
— 28208. Avec dessus en lave émaillée. **630 fr.**

Nᵒˢ 28206 à 28208.
Table de démonstration (se redressant).

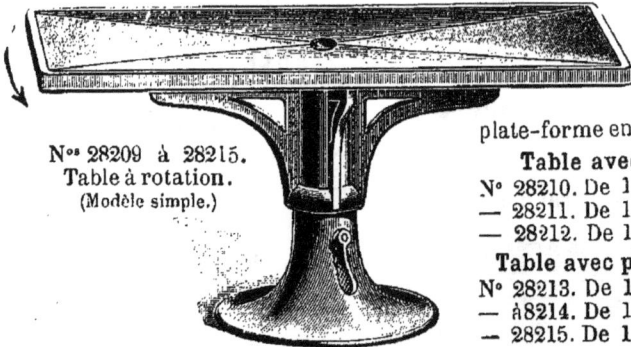

TABLE SIMPLE A ROTATION
avec pied fixe à écoulement central.

(Ce modèle n'a pas d'effet d'eau.)

No 28209. Table simple avec
plate-forme en tôle vernie (1,90×0,85). **260 fr.**

Table avec plate-forme en ardoise.
No 28210. De 1,80×0,65 .... **310 fr.**
— 28211. De 1,85×0,75 .... **330 fr.**
— 28212. De 1,90×0,85 .... **350 fr.**

Table avec plate-forme en lave émaillée.
No 28213. De 1,80×0,65 .... **365 fr.**
— 28214. De 1,85×0,75 .... **385 fr.**
— 28215. De 1,90×0,85 .... **410 fr.**

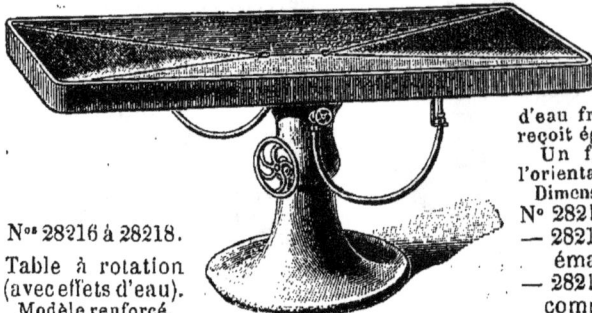

Nᵒˢ 28209 à 28215.
Table à rotation.
(Modèle simple.)

GRANDE TABLE A ROTATION
avec *alimentation d'eau chaude
et d'eau froide* (modèle renforcé).

L'alimentation d'eau chaude et
d'eau froide traverse le pied central, qui
reçoit également l'écoulement des liquides.
Un frein permet de fixer la table dans
l'orientation désirée.
Dimension du plateau refouillé : 1,90 × 0,85.
No 28216. Avec dessus en ardoise **1050 fr.**
— 28217. Avec dessus en lave
émaillée................. **1100 fr.**
— 28218. Supplément pour table ayant
comme dimensions 2,00×1,00. **90 fr.**

Nᵒˢ 28216 à 28218.
Table à rotation
(avec effets d'eau).
Modèle renforcé.

TABLES A DISSECTION

MODÈLES DÉPOSÉS

avec plate-forme rétrécie au centre.

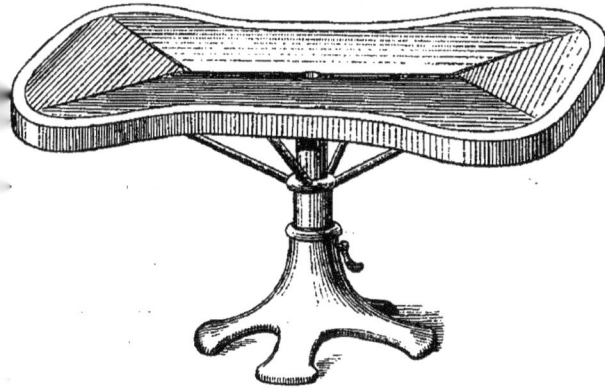

Nᵒˢ 28221 à 28223. Table à rotation sur pied central.

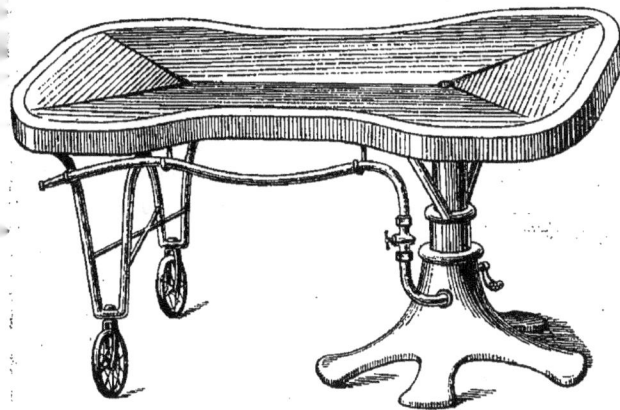

Nᵒˢ 8224 et 228225. Table à rotation sur pied désaxé.

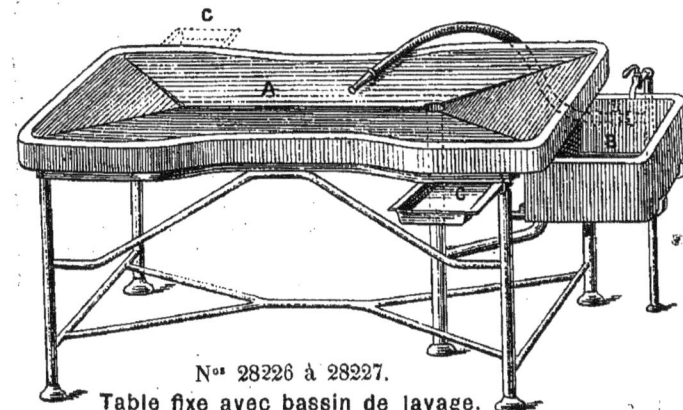

Nᵒˢ 28226 à 28227.
Table fixe avec bassin de lavage.

Cette forme spéciale facilite l'accès du cadavre; nous la recommandons dans les installations où le confortable ne doit pas laisser à désirer.

TABLE A ROTATION
SUR PIED CENTRAL

Prix sans effet d'eau :

Nᵒ 28221. Avec dessus en ardoise de 1ᵐ,85×0ᵐ,70   355 fr.

Nᵒ 28222. La même, avec dessus en lave émaillée   415 fr.

Nᵒ 28223. Supplément pʳ service d'eau froide...   40 fr.

TABLE A ROTATION
SUR PIED DÉSAXÉ

avec chariot à roues caoutchoutées.
(Modèle recommandable pour les amphithéâtres d'anatomie.)

Prix avec service d'eau froide :

Nᵒ 28224. Table avec dessus en ardoise de 1ᵐ,90×0ᵐ,80.....   525 fr.

Nᵒ 28225. La même, avec dessus en lave émaillée   590 fr.

TABLE FIXE
AVEC BASSIN DE LAVAGE
pour les organes.
(Modèle avec bâti en fer.)

LÉGENDE :
A. Table de dissection;
B. Bassin de lavage;
C. Cuvettes coulissantes (pʳ instrumenᵗˢ).

Prix avec service d'eau froide.

Nᵒ 28226.
Table en ardoise de 1ᵐ,90×0ᵐ,80.   550 fr.

Nᵒ 28227.
La même, avec dessus en lave émaillée...........   615 fr.

Ces diverses tables peuvent être aménagées avec service d'eau chaude.

Nᵒ 28228.
Supplément pʳ service d'eau chaude   40 fr.

CHARIOTS ET BRANCARDS POUR CADAVRES
modèles entièrement métalliques (DÉPOSÉS).

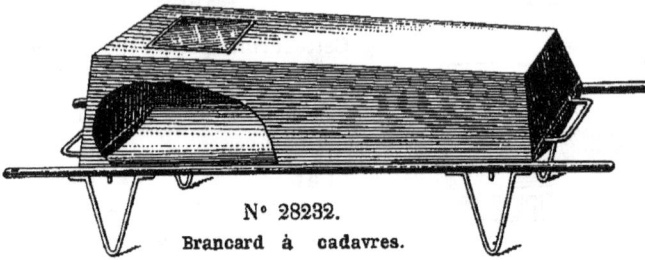

N° 28232.
Brancard à cadavres.

BRANCARD A CADAVRES
avec dessus en tôle vernie.

N° 28231. Prix avec banne en toile............. **120 fr.**
— 28232. Le même, avec banne métallique munie d'une ouverture vitrée laissant voir la tête du cadavre Prix............... **165 fr.**

CHARIOT SIMPLE
avec bâti en fer.

Plate-forme horizontale en tôle vernie, roues caoutchoutées.

Longueur. 1^m,80 | Largeur.. 0^m,50
Hauteur habituelle........ 0^m,70

N° 28233. Avec dessus fixe.. **145^f**
— 28234. Formant brancard. **165^f**

Le même, mais en tubes d'acier.

N° 28235. Avec dessus fixe.. **170^f**
— 28236. Formant brancard. **190^f**

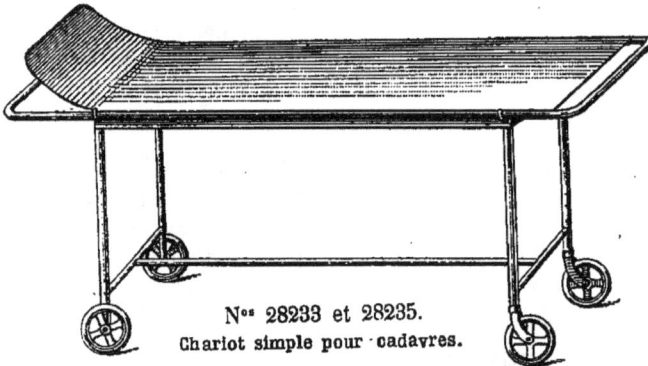

N°s 28233 et 28235.
Chariot simple pour cadavres.

CHARIOT AVEC DESSUS CONCAVE
et seau d'écoulement.

Longueur. 1^m,85 | Largeur.. 0^m,55
Hauteur habituelle... 0^m,70

Prix sans banne :

N° 28237. Avec dessus fixe. **220^f**
— 28238. Formant brancard **245^f**
— 28239. Supplém^{ent} p^r banne en toile.. **40^f**
— 28240. Supp^t pour banne métallique avec ouverture vitrée au droit de la tête. Prix................ **80^f**

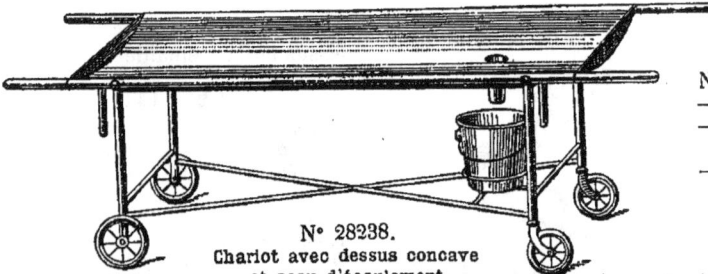

N° 28238.
Chariot avec dessus concave
et seau d'écoulement.

CHARIOT A GRANDES ROUES
(avec jantes en bois).
MODÈLE PERMETTANT DE CIRCULER A L'EXTÉRIEUR DES BATIMENTS

(Type construit pour l'hôpital de Basurto, à Bilbao).

N° 28241. Prix avec banne en toile.. **330 fr.**

Ces divers modèles peuvent être construits avec *dessus en zinc* au lieu de dessus en tôle.

N° 28242. Supplément pour chariot avec dessus en zinc.... **20^f**

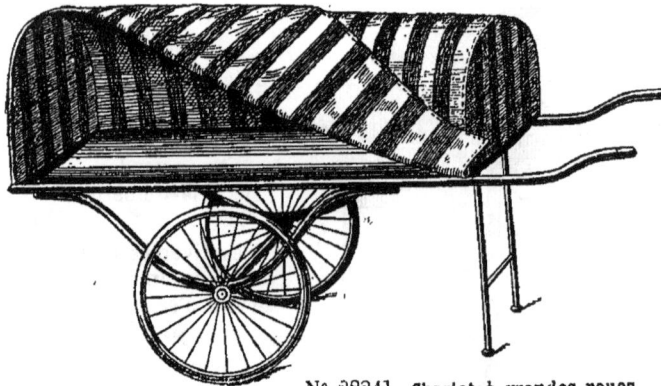

N° 28241. Chariot à grandes roues.

INSTALLATIONS DE LABORATOIRES

Trappes de ventilation en faïence avec cadre en faïence et porte coulissante

1° *Trappes à déplacement horizontal.*
(Modèles de l'Institut Pasteur.)

N° 28251.

N° 28251. Petit modèle, dimensions extérieures 0,24 × 0,16 ;
dimensions intérieures 0,20 × 0,12 ; porte de 0,14 × 0,105. **11 f.**
— 28252. Grand modèle, dimensions extérieures 0,32 × 0,24 ;
dimensions intérieures 0,28 × 0,20 ; porte de 0,22 × 0,10. **13 f.**

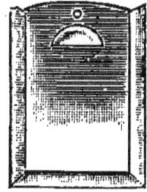

2° *Trappes à déplacement vertical.*
(Type École vétérinaire de Bruxelles.)

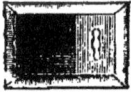

N° 28252.

N° 28253. Petit mod., dim. ext. 0,18 × 0,20, porte de 0,13 × 0,18.. **13 f.**
— 28254. Moy. — — — 0,30 × 0,37, porte de 0,26 × 0,35.. **17 f.**
— 28255. Grand — — — 0,37 × 0,45, porte de 0,32 × 0,42.. **22 f.** N°° 28253 à 28255.

DÉTAIL D'UNE PAILLASSE AVEC SORBONNE

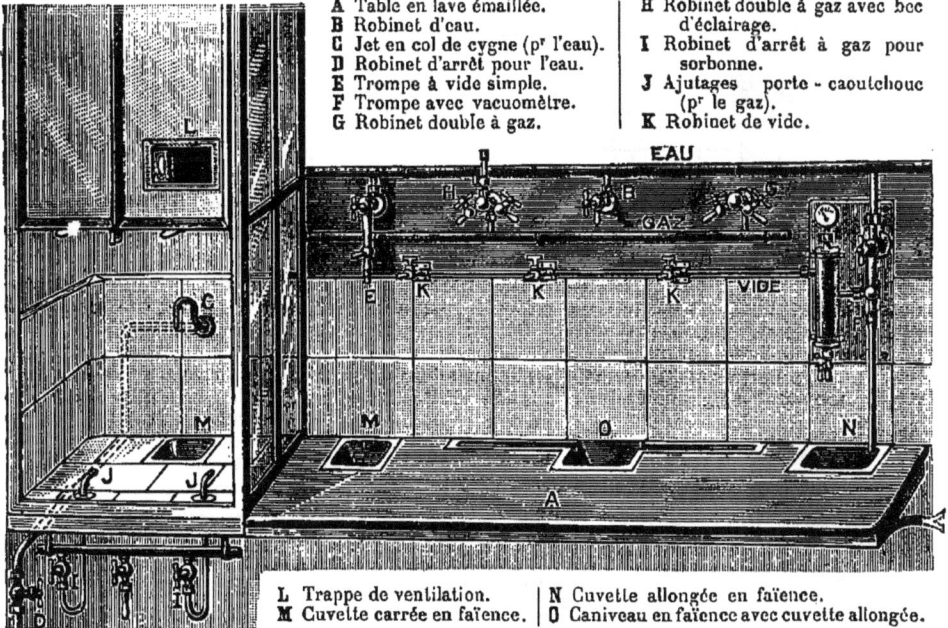

A Table en lave émaillée.
B Robinet d'eau.
C Jet en col de cygne (pʳ l'eau).
D Robinet d'arrêt pour l'eau.
E Trompe à vide simple.
F Trompe avec vacuomètre.
G Robinet double à gaz.

H Robinet double à gaz avec bec d'éclairage.
I Robinet d'arrêt à gaz pour sorbonne.
J Ajutages porte - caoutchouc (pʳ le gaz).
K Robinet de vide.

L Trappe de ventilation.
M Cuvette carrée en faïence.
N Cuvette allongée en faïence.
O Caniveau en faïence avec cuvette allongée.

On peut compléter par une rampe d'air comprimé.

RENSEIGNEMENTS GÉNÉRAUX SUR LES LABORATOIRES

Les aménagements varient suivant la nature des travaux auxquels le laboratoire est destiné (bactériologie, chimie, etc.); toutefois certaines données générales subsistent.

Dans la vue d'ensemble figurée page 211, les *tables de microscopie* A sont adossées aux fenêtres; leur plate-forme en lave (émaillée blanc) est supportée à 0,70 ou 0,75 du sol : quelquefois on ménage dans ces tables un rectangle bleu ou noir à l'emplacement réservé au microscope.

Les *tables de travail* B (montées sur meuble en bois ou sur bâti métallique) sont également en lave émaillée : installées ordinairement au milieu des salles, elles sont munies d'un service d'eau et de gaz.

Le *fourneau* C (avec *hotte* D) s'adosse à un mur bien éclairé et on y ménage un caniveau : la paillasse est garnie en carreaux de faïence ou en lave émaillée; une marche reçoit le four à flamber et l'autoclave.

Au droit de la hotte, le mur est carrelé en faïence; on y dispose 3 rampes (rampe à eau, rampe à gaz et rampe à vide). Quelquefois on complète l'installation par une rampe d'air comprimé.

La *sorbonne* E (hotte vitrée que l'on peut fermer complètement) permet l'évacuation des gaz délétères; elle est munie de robinets spéciaux permettant de commander *de l'extérieur* l'eau et le gaz.

M   14

PIÈCES CREUSÉES EN LAVE ÉMAILLÉE
(Caniveaux, Éviers, Tables à cannelures, Gorges, etc.)

Les pièces creusées s'étudient pour répondre à toutes les conditions d'emplacement; elles se prêtent aux combinaisons les plus diverses d'encastrement et d'ajustage avec les tables : on les fabrique *sur mesure*, par creusage au burin, dans des blocs de lave (l'épaisseur du fond et des parois variant entre 20 et 30ᵐᵐ), puis en les émaillant comme les tables. Le délai de fabrication est de 2 mois, sauf accident.

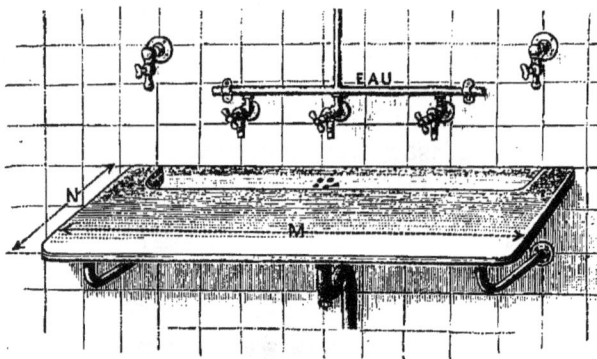

Table en lave avec caniveau.

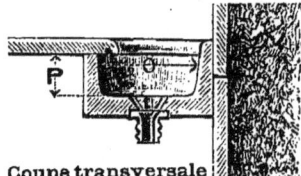

Coupe transversale d'un caniveau.

(Nous pouvons indiquer les prix correspondants aux demandes des Clients, suivant les dimensions qu'ils désirent pour M, N, O, P).

L'écoulement se fait ordinairement par une tubulure en grès rapportée par-dessous : la lave est percée de petits trous, à moins qu'on ne préfère une grille mobile en céramique. Le maximum des dimensions varie avec les difficultés de taille ; en aucun cas la profondeur ne peut dépasser 0ᵐ,25.

Les prix ci-dessous ne sont qu'une première indication applicable seulement aux pièces moyennes ne présentant pas de difficultés d'exécution particulières : ils ne peuvent être étendus à toutes les formes possibles de pièces creusées.

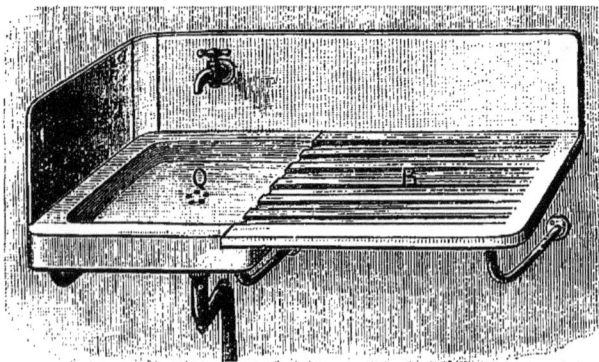

Évier Q avec table à cannelures R.

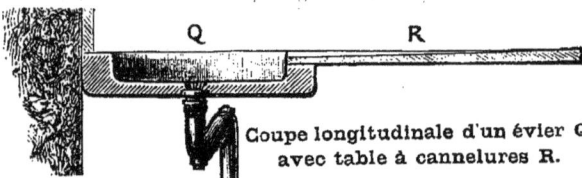

Coupe longitudinale d'un évier Q avec table à cannelures R.

BASE DE PRIX pour **éviers** et **caniveaux**.

Prix au mètre superficiel mesuré intérieurement, la profondeur étant prise au point le plus bas.

N° 28261. Prof. maxima : 0ᵐ,01 (un centimètre)... **105 fr.**

N° 28262. Prof. maxima : 0ᵐ,02 (deux centimètres). **110 fr.**

N° 28263. Prof. maxima : 0ᵐ,3. **115 fr.**

N° 28264. Prof. maxima : 0ᵐ,04. **120 fr.**

N° 28265. Et ainsi de suite, le prix croissant de 5 fr. par centimètre d'approfondissement.

Les prix ci-dessus s'entendent pour des pièces *émaillées à l'intérieur* seulement.

N° 28266. Émaillage des bords supérieurs ou extérieurs, le mètre courant.... **5 50**
— 28267. Le granitage (s'il est commandé) se facture au mètre superficiel, comme pour les tables.................. **9 fr.**

LABORATOIRE

VUE D'ENSEMBLE

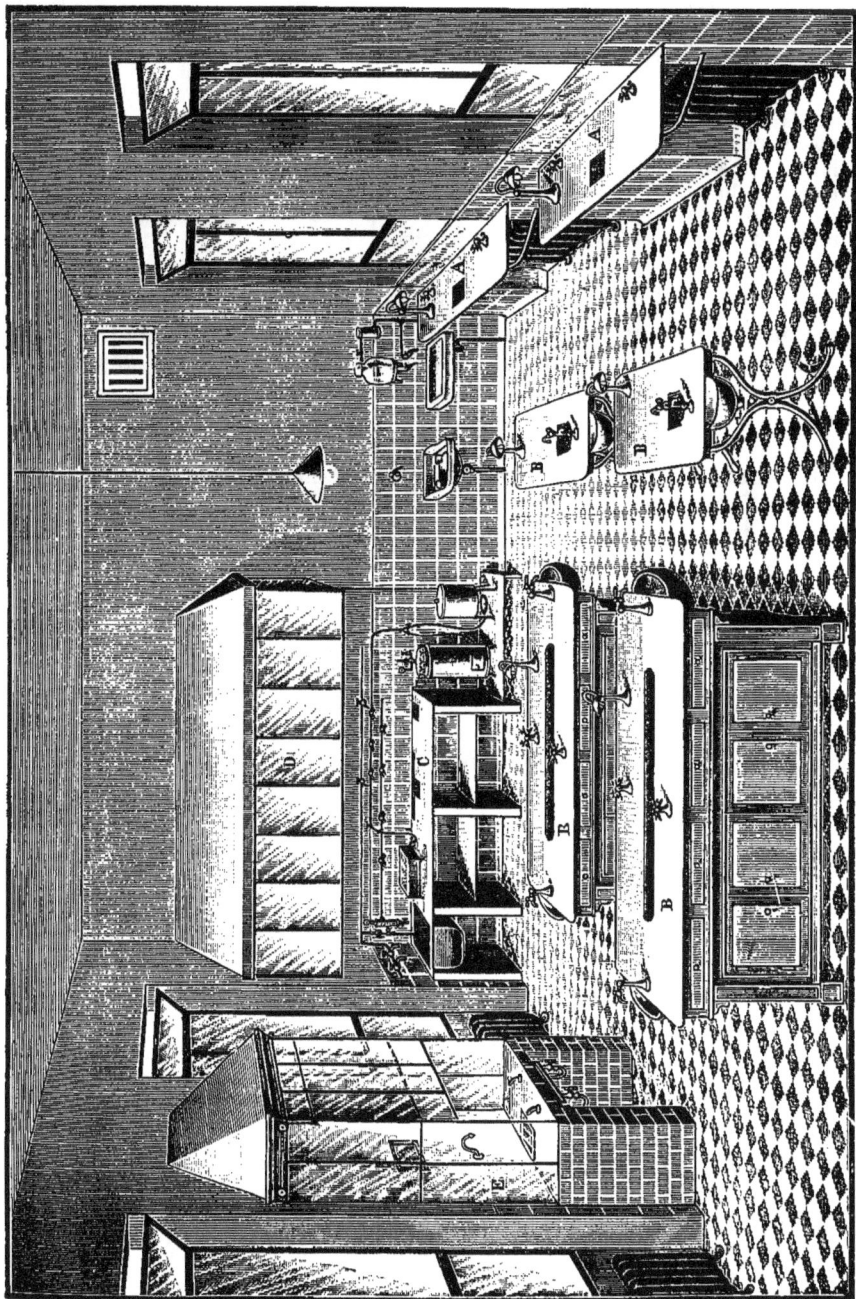

A. Tables de microscopie; — B. Tables de travail. — C. Fourneau avec paillasse. — D. Hotte vitrée. — E. Sorbonne.

LAVE ÉMAILLÉE
pour Laboratoires et Hôpitaux.

La lave volcanique émaillée est une **matière absolument inaltérable**; sa résistance complète aux acides usuels (même concentrés et à haute température) l'a fait adopter presque exclusivement comme tables de laboratoire : elle ne casse pas comme la glace ou l'opaline, au contact des objets chauds (à la condition que la chaleur ne soit pas concentrée en un point, mais à peu près uniformément répartie).

L'*usine* dont nous disposons *est la seule située à proximité des carrières*, ce qui réalise les meilleures conditions pour l'économie et la rapidité de fabrication.

Nous fabriquons d'avance toute une série de **tables de dimensions courantes** que nous **livrons** généralement à **lettre vue** et que nous facturons à prix réduits.

Pour les *plaques* fabriquées *sur mesures* spéciales, le délai de fabrication est de *six semaines*, sauf avarie en cours de cuisson.

Au point de vue du poids et de la fragilité, la lave peut se comparer au marbre (la densité moyenne est de 2,4).

Fabrication. — Comme matière première, on utilise la lave de Volvic, c'est-à-dire une roche naturelle, d'origine ignée, rejetée à l'état de fusion par les éruptions volcaniques de l'époque tertiaire : on exploite la coulée comme une carrière de pierre de taille et les grands blocs ainsi obtenus sont sciés en plaques (de toutes épaisseurs), malgré leur extrême dureté, au moyen de puissantes machines mues hydrauliquement.

Les plaques sont ensuite recouvertes d'une couche d'émail blanc opaque (inaltérable aux acides usuels, comme la lave elle-même); puis une cuisson à 1 000° fixe et vitrifie cette couche d'émail qui s'incorpore à la plaque, d'une manière si intime, qu'on ne pourrait l'détacher sans faire éclater la lave. Cette cuisson s'effectue, à l'abri de la flamme, dans de grands fours à moufle, où les tables, placées debout, ne sont soutenues que par deux couteaux (en terre réfractaire), ce qui réduit au minimum l'empreinte des supports sur les bords émaillés. La déformation sous l'action du feu n'est pas complètement évitée, mais elle se trouve réduite le plus possible.

L'origine ignée de la matière permet d'obtenir, après cuisson, de grandes pièces qui ne sont réalisables avec aucun produit céramique. La longueur maxima exceptionnelle est de 3 mètres, la largeur maxima 1^{m}50, mais il est impossible d'exécuter une pièce ayant à la fois 3 mètres de long et 1^{m}50 de large. Il est difficile de dépasser la largeur de 2^{m}30 pour les tables ayant 1^{m}40 de large et la largeur de 1 mètre pour les tables ayant 3 mètres de long.

L'impossibilité d'avoir un émail aussi peu dilatable que la lave a pour conséquence inévitable un léger craquelage de la surface émaillée : dans la pratique, ce craquelage ne présente aucun inconvénient par suite de l'extrême adhérence de l'émail et de l'inaltérabilité de la lave elle-même.

Conditions de vente. — Tous nos prix s'entendent pour pièces livrées à Paris; l'emballage se facture en sus au prix de déboursé.

D'une manière générale, nous déclinons toute responsabilité pour les avaries qui se produisent en cours de route, *nos expéditions étant faites aux risques et périls du destinataire* qui doit avoir soin de vérifier les marchandises à leur arrivée et de faire ses réserves (s'il y a lieu) avant de signer le récépissé du transporteur. Toutefois, *sur la demande expresse du Client, nous pouvons assurer* nos envois de lave contre les risques de casse en cours de route moyennant une majoration de 5 % pour la France et 10 % pour l'étranger; mais, en cas d'avarie, le Client doit toujours faire établir un constat régulier avant de prendre livraison, et nous prévenir immédiatement.

Sur demande, envoi d'échantillons de lave émaillée.

PRIX DES TABLES EN LAVE

émaillées blanc sur une face (lave proprement dite sans aucun bâti)

I. TABLES DE DIMENSIONS COURANTES

fabriquées d'avance et généralement disponibles en magasin.

Ces tables sont facturées à des prix spéciaux absolument réduits, mais elles ne peuvent subir aucune modification de détail (sauf l'encastrement de cuvettes affleurant la surface émaillée).

Tables isolées (avec tous leurs bords arrondis émaillés).

Nº 28271. 0,60 × 0,30 × 0,015.. Fr. 14	Nº 28277. 1,25 × 0,50 × 0,020. Fr. 50
— 28272. 0,55 × 0,40 × 0,015.. Fr. 16	— 28278. 1,50 × 0,60 × 0,020. Fr. 66
— 28273. 0,60 × 0,45 × 0,015.. Fr. 18	— 28279. 1,75 × 0,70 × 0,025. Fr. 93
— 28274. 0,75 × 0,50 × 0,015.. Fr. 25	— 28280. 2,00 × 0,80 × 0,025. Fr. 145
— 28275. 0,75 × 0,60 × 0,015.. Fr. 30	— 28281. 2,25 × 0,90 × 0,025. Fr. 200
— 28276. 1,00 × 0,50 × 0,020.. Fr. 41	— 28282. 2,50 × 1,00 × 0,025. Fr. 230

Tables adossées (avec trois bords arrondis émaillés).

Nº 28283. 1,25 × 0,45 × 0,020. Fr. 42	Nº 28286. 2,00 × 0,60 × 0,025. Fr. 93
— 28284. 1,50 × 0,55 × 0,020. Fr. 58	— 28287. 2,25 × 0,60 × 0,025. Fr. 132
— 28285. 1,75 × 0,65 × 0,025. Fr. 88	

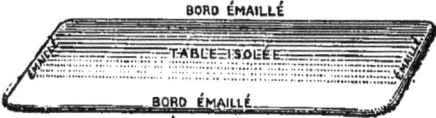

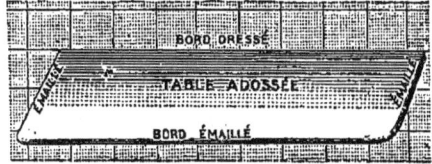

II. TABLES FABRIQUÉES SUR MESURE

La fabrication demande six semaines, sauf accident en cours de cuisson.

La longueur maxima est $3^m,00$; la largeur maxima $1^m,50$; mais pour des tables dont la longueur dépasse $2^m,30$, il est difficile de dépasser $1^m,40$ comme largeur.

Pour avoir le prix d'une table fabriquée sur mesure, multiplier sa surface par le prix correspondant et ajouter au produit obtenu la façon des bords. Les évidements ou les trous se facturent en supplément.

Pour des pièces de formes irrégulières, on compte comme surface celle du rectangle correspondant aux plus grandes dimensions.

Tables fabriquées sur mesure émaillées blanc sur une face

Prix au mètre superficiel (sans façon des bords)

	ÉPAISSEUR							
	15 m/m		20 m/m		25 m/m		30 m/m	
	Nºˢ	Prix	Nºˢ	Prix	Nºˢ	Prix	Nºˢ	Prix
Table dont aucune dimension ne dépasse $1^m,00$....	28290	50	28294	54	28298	62	28302	68
Dimension maxima comprise entre $1^m,01$ et $1^m,50$...	28291	»	28295	60	28299	68	28303	76
Dimension maxima comprise entre $1^m,51$ et 2^m.....	28292	»	28296	68	28300	76	28304	84
Dimension maxima comprise entre $2^m,01$ et $2^m,50$...	28293	»	28297	76	28301	84	28305	91

Ne dépasser la longueur de $2^m,50$ que lorsque cela est absolument nécessaire.

Pour les longueurs dépassant $2^m,50$, demander prix pour chaque commande.

Pour les tables fabriquées spécialement, quand l'épaisseur n'est pas spécifiée sur la commande, nous adoptons comme épaisseur celle prévue pour les tables d'avance de dimensions analogues.

Tables fabriquées sur mesure

(Tous les bords, sans exception, sont facturés, soit comme dressés, soit comme émaillés)

Prix des façons pour les bords.

	ÉPAISSEUR			
	jusqu'à 20 m/m		22 à 30 m/m	
	Nºˢ	Prix	Nºˢ	Prix
Bords dressés non émaillés............ Le mètre linéaire.	28306	2 50	28308	3 25
Bords émaillés (arrondis ou droits).. ... —	28307	4 65	28309	5 50

Nº 28310. Supplémᵗ pour émaillage en couleur (teinte unie). Le mètre carré. **15 50**

Tables émaillées blanc sur les 2 faces

Supplément sur les prix au mètre superficiel indiqués ci-dessus.

Nº 28311. Tables dont la plus grande dimension ne dépasse pas $1^m,50$........ 22 fr.

— 28312.   —   —   — dépasse $1^m,50$............ . 33 fr.

Tables avec dessous granité

Nº 28313. Supplément pour la surface granitée. Le mètre carré............ 9 fr.

En granitant le dessous des laves, on arrive à rendre la face inférieure complètement lisse et on supprime ainsi l'inconvénient des petites cavités qui existent sous les tables ordinaires (émaillées seulement sur la face supérieure).

PRIX NETS SPECIAUX POUR COMMANDES IMPORTANTES

à délai de fabrication prolongé.

SORBONNES DE LABORATOIRES
avec bâti métallique.

La partie inclinée est en tôle plombée ; la haut^r de la façade est de 1^{m}75.

SORBONNE SIMPLE *avec un seul châssis à coulisse,* une cuvette de 0,15×0.15 en faïence, une trappe de ventilation en faïence, la robinetterie complète pour l'eau et pour le gaz, une trompe à vide, un bec d'éclairage et un brûleur pour appel des vapeurs.

Sorbonne de milieu (à 3 faces).

N° 28331. De 1,00×0,50............ 475 fr.
— 28332. De 1,30×0,60.......... 530 fr.

Sorbonne d'angle (à 2 faces).

N° 28333. De 1,00×0,50.......... 410 fr.
— 28334. De 1,30×0,60.......... 460 fr.

SORBONNE A DEUX PLACES
avec 2 châssis à coulisse sur la façade, portes latérales à charnières, une cloison médiane à coulisse.
Longueur : 1^m,60 ; largeur : 0^{m}75.

Prix avec 2 cuvettes de 0,30×0,15 en faïence, 4 trappes de ventilation en faïence, les 3 rampes en cuivre et toute la robinetterie pour l'eau, pour le gaz et pour le vide, la trompe à vide, 2 becs d'éclairage et 2 brûleurs pour appel des vapeurs.

N° 28335. Sorbonne de milieu (à 3 faces). 1100 fr.
— 28336. Sorbonne d'angle (à 2 faces). 1020 fr.

SORBONNE A TROIS PLACES analogue à la précédente.
Longueur : 3,40 ; largeur : 0,75.
Modèle exécuté pour le Laboratoire bactériologique de Luxembourg

N° 28337. Sorbonne de milieu,..... 1625 fr.
— 28338. Sorbonne d'angle........ 1540 fr.

Tous les prix indiqués s'entendent *sans carrelage ni vitrerie ;* les *châssis* sont prévus à contrepoids.

N°28339. Pour chaque châssis construit sans contrepoids : *Diminution.* **25 fr.**

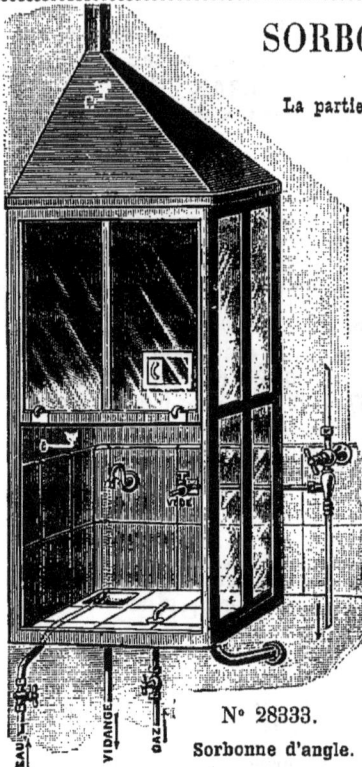

N° 28333.
Sorbonne d'angle.

Sauf indications contraires, les sorbonnes d'angle sont construites avec l'orientation figurée sur la gravure.

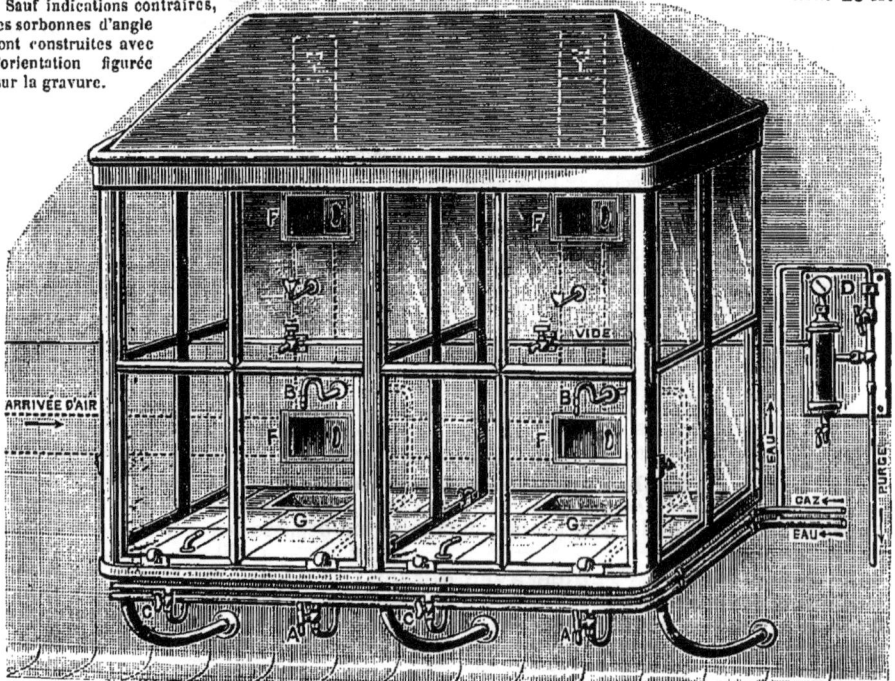

N° 28335. Sorbonne de milieu, à deux places.

TABLES DE LABORATOIRES
avec dessus en lave émaillée et bâti en chêne.

Les prix de tous les meubles s'entendent avec cuivrerie polie ; mais nous pouvons, moyennant supplément, la nickeler ou l'oxyder.

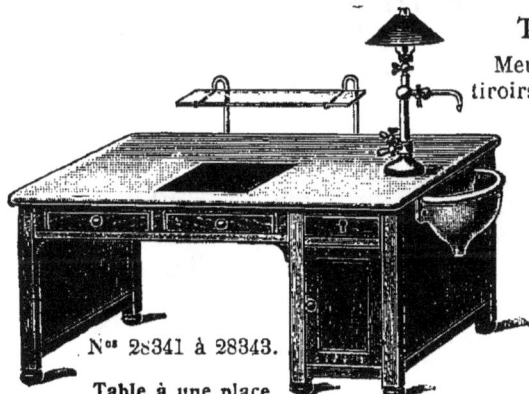

TABLE A UNE PLACE

Meuble en chêne avec un placard, deux tiroirs à bouton et un tiroir à clé, dessus en lave émaillée de 1ᵐ,15 × 0ᵐ,65, cuvette-applique en faïence, chandelier à eau et gaz avec bec « Auer ».

N° 28341. Prix sans étagère et sans rectangle de couleur............. 300 fr.

— 28342. Supplément pour étagère en glace..... 15 fr.

— 28343. Supplément pour rectangle bleu à l'emplacement du microscope .... 10 fr.

(Sur demande, ce rectangle peut se mettre en noir.)

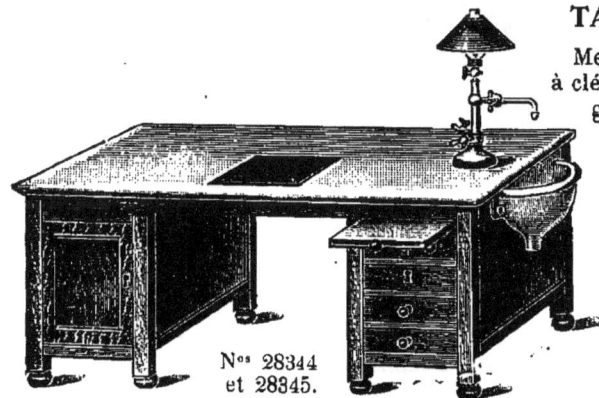

Nᵒˢ 28341 à 28343.

Table à une place
avec étagère et rectangle de couleur.

TABLE A UNE PLACE

Meuble en chêne avec un placard à clé, une planchette à coulisse, trois grands tiroirs (dont un à clé), 2 tiroirs étroits, dessus en lave émaillée de 1ᵐ,25 × 0ᵐ,70, cuvette-applique en faïence, chandelier à eau et gaz avec bec « Auer ».

N° 28344. Prix sans rectangle de couleur............. 365 fr.

N° 28345. Supplémᵗ pour rectangle bleu (à l'emplacement du microscope) .. 10 fr.

Nᵒˢ 28344 et 28345.

Table à une place (avec rectangle de couleur).

N° 28346. Dans les 2 modèles de tables à une place nous pouvons, sans changer le prix, remplacer l'éclairage au gaz par l'électricité.

TABLE A 2 PLACES
N° 28347.

Meuble en chêne avec un placard et 8 tiroirs sur chaque face longitudinale, étagère en chêne, dessus en lave émaillée de 2ᵐ,25 × 0ᵐ,90, à chaque bout une cuvette-applique avec siphon et robinet d'eau, au centre de la table une cuvette en faïence de 0ᵐ,32 × 0ᵐ,25 avec 2 robinets d'eau, 2 robinets doubles à gaz, compris tuyauterie (eau et gaz) à l'intérieur du meuble........ 880 fr.

N° 28348. Modèle analogue mais *simplifié*, de 1,75×0,90, sans cuvette au centre. 715ᶠ

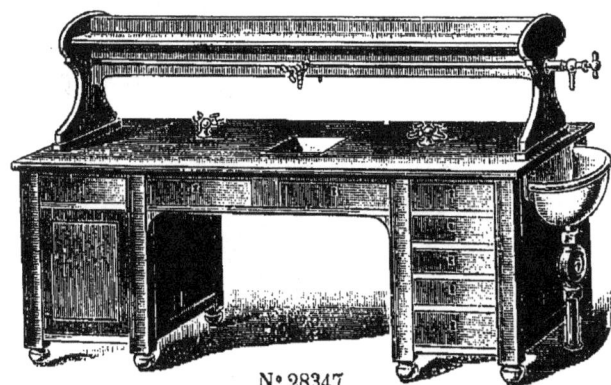

N° 28347.

Table à deux places.

Moyennant supplément, ces 3 modèles peuvent se compléter par l'addition de trompes à vide.

TABLES DE LABORATOIRES
avec dessus en lave émaillée et bâti en chêne.

Les prix s'entendent compris tuyauterie d'eau et de gaz à l'intérieur du meuble.

TABLE à 4 PLACES

avec meuble à tiroirs et placards, 2 cuvettes de 0ᵐ,30 × 0ᵐ,15 avec 4 robinets d'eau, 8 robinets de gaz, 2 cuvettes-applique avec siphon et colonne d'eau à 3 robinets. Eclairage électrique.

N° 28349. Table de 2ᵐ,60 × 1ᵐ,30. **1430 fr.** | N° 28350. Table de 3ᵐ,00 × 1ᵐ,35. **1570 fr.**
N° 28351. Table de 3ᵐ,50 × 1ᵐ,40. **1700 fr.**

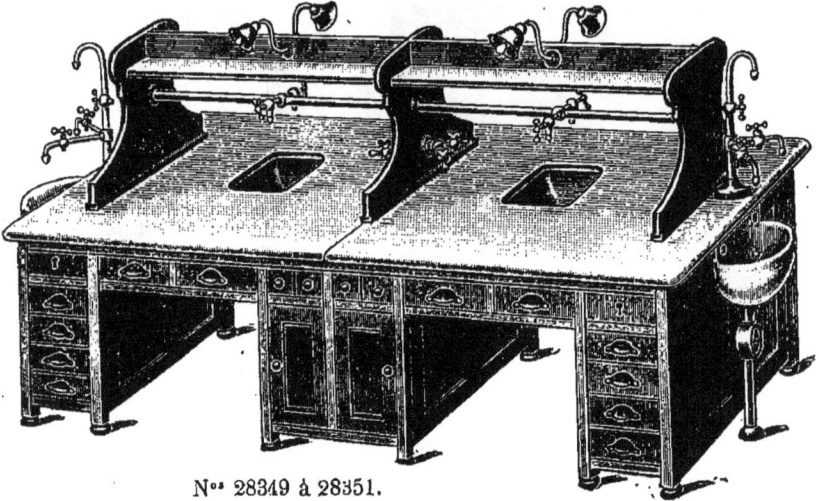

Nᵒˢ 28349 à 28351.

TABLE à 4 PLACES

avec meuble à tiroirs et placards (la moitié fermant à clé), 8 robinets de gaz, 2 cuvettes-applique avec siphon, chandeliers spéciaux à eau et gaz servant de supports pour une tablette de lave et une tablette en opaline. Eclairage au gaz avec bec « Auer ».

N° 28352. Table de 2ᵐ,60 × 1ᵐ,30. **1480 fr.** | N° 28353. Table de 3ᵐ,00 × 1ᵐ,35. **1625 fr.**
N° 28354. Table de 3ᵐ,50 × 1ᵐ,40 **1750 fr.**

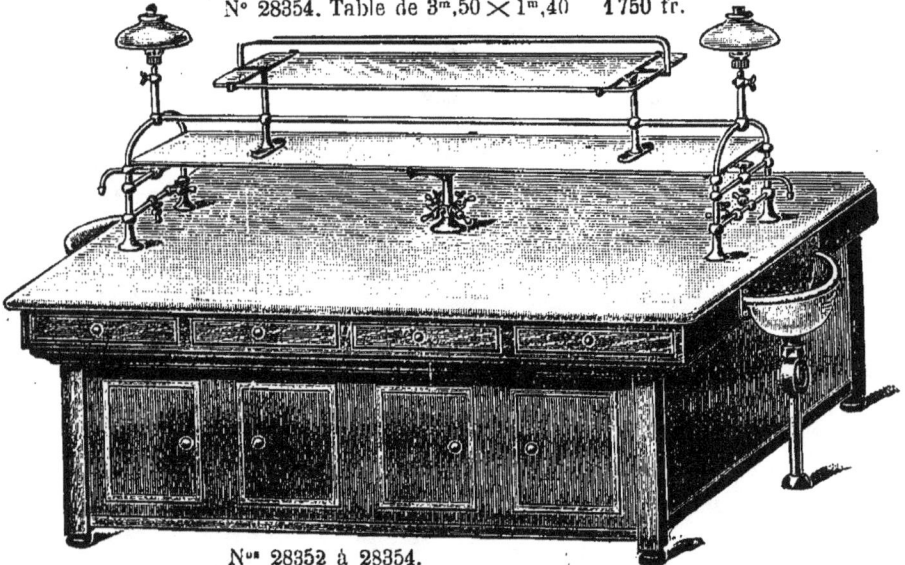

Nᵒˢ 28352 à 28354.

Moyennant supplément, ces deux modèles peuvent se compléter par l'addition de trompes à vide.
L'éclairage au gaz peut être remplacé par l'électricité, et réciproquement, sans changement de prix.

TABLES DE LABORATOIRES
avec dessus en lave émaillée et bâti en chêne.
Les prix s'entendent compris tuyauterie d'eau et de gaz à l'intérieur du meuble.

TABLE A DEUX PLACES

avec meuble à tiroirs, 2 cuvettes de 0m,21 × 0m,13, 2 chandeliers à eau, gaz et vide, 4 prises de gaz manœuvrées à l'avant, étagère en opaline.

PRIX DU MEUBLE COMPLET

N° 28355. De 2m,25 × 0m,80.. **800 fr.**
— 28356. De 2m,75 × 0m,90.. **940 fr.**

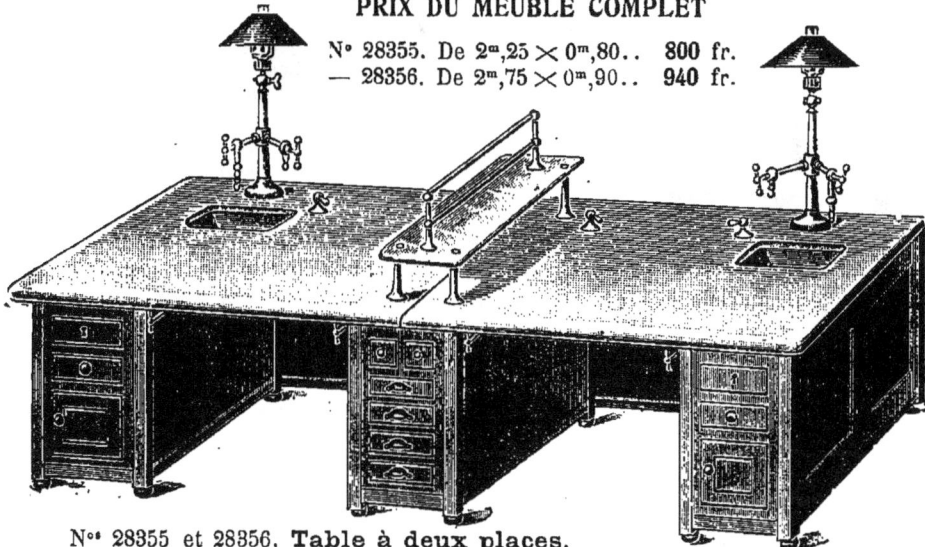

Nᵒˢ 28355 et 28356. **Table à deux places.**

TABLE COLLECTIVE
pour laboratoire d'élèves.
(se fait pour 2, 3, 4, 5, 6 et 7 places, etc.)

Chaque place représente 1m,15 de longueur sur 0m,70 de largeur. L'élève dispose à gauche d'un placard à serrure. Ce meuble comporte sur la droite une planchette mobile, 2 tiroirs étroits et 3 tiroirs ordinaires (dont un à serrure). — Une cuvette en faïence de 0m,15 × 0m,15 (modèle de l'Institut Pasteur) avec robinet d'eau et une prise double à gaz complètent l'appareil.

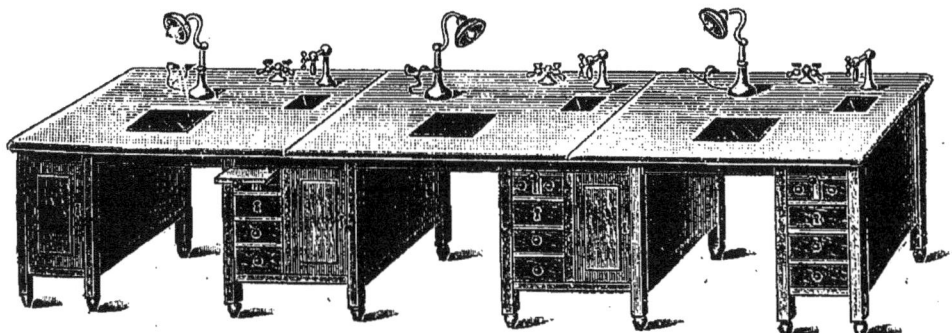

N° 28357. Prix par place, sans rectangle de couleur et sans éclairage. **345 fr.**
— 28358. Supplément pour rectangle bleu à l'emplacement du microscope.. **10 fr.**
— 28359. (Sur demande, ce rectangle peut se faire en noir).
— 28360. Lampe portative électrique compris prise de courant....... **45 fr.**

TABLES DE LABORATOIRES
avec dessus en lave émaillée et bâti métallique.
(MODÈLES DÉPOSÉS)
Les prix de tous les meubles s'entendent avec cuivrerie polie.

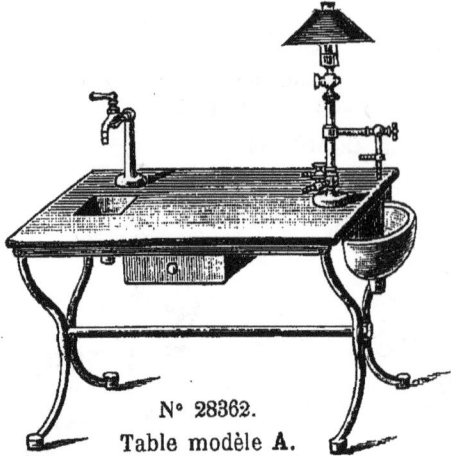

Modèle A
avec table de 1ᵐ,25 × 0ᵐ,50.

A gauche : une cuvette encastrée de 0,15×0,15 en faïence, avec un robinet d'eau monté sur colonne.

A droite : une cuvette-applique en faïence et un chandelier à eau et gaz comprenant : une lampe pour bec « Auer », 2 robinets porte-caoutchouc et un robinet d'eau avec trompe à vide.

N° 28361. Prix sans tiroir........ **235 fr.**
— 28362. Prix avec tiroir métalliq. **255 fr.**

Modèle B
avec table de 1ᵐ,50 × 0ᵐ,60.

A droite : une cuvette-applique en faïence, un chandelier à eau et gaz (comprenant une lampe pour bec « Auer », 2 robinets porte-caoutchouc, un robinet d'eau avec trompe à vide démontable.

N° 28363. Prix sans rectangle de couleur et sans tiroir... **245 fr.**

N° 28364. Prix avec tiroir métallique................ **270 fr.**

— 28365. Supplément pour rectangle bleu de 0,40×0,30 à l'emplacement du microscope.... **10 fr.**

Sur demande, nous mettons le rectangle en noir au lieu de bleu.

N° 28366. Supplément pour prise de courant à interrupteur.

Avec lampe de 16 bougies et réflecteur émaillé............. **55 fr.**

Modèle C
avec table de 1ᵐ,75 × 0ᵐ,70.

Il comporte une cuvette encastrée en faïence de 0,32×0,25 et un chandelier double à eau et gaz pour 2 becs renversés, 4 robinets porte-caoutchouc, un robinet simple pour l'eau et un robinet d'eau avec trompe à vide.

N° 28367.
Prix sans tiroir.... **290 fr.**

N° 28368.
Prix avec 2 tiroirs métalliques..... **335 fr.**

N° 28362.
Table modèle A.

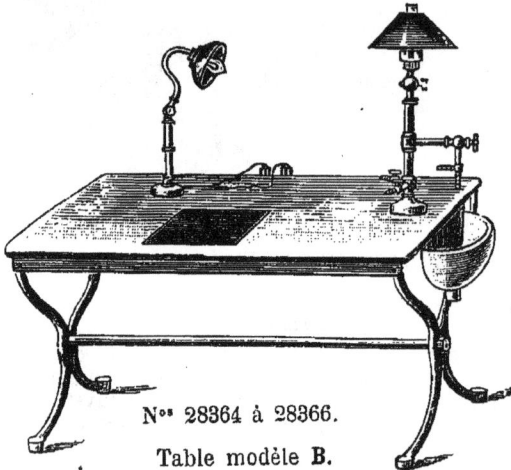

Nᵒˢ 28364 à 28366.
Table modèle B.

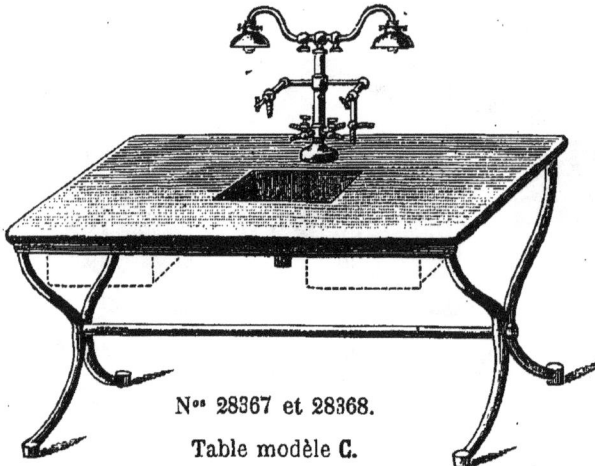

Nᵒˢ 28367 et 28368.
Table modèle C.

TABLES DE LABORATOIRES
avec dessus en lave
émaillée et bâti métallique.

(MODÈLES DÉPOSÉS).

Modèle D

avec table de 2ᵐ,00 × 0ᵐ,80

A gauche : un robinet double à gaz.

A droite : une cuvette-applique en faïence, un chandelier avec robinet d'eau et lampe pour l'éclairage électrique, compris prise de courant à interrupteur.

N° 28370. Prix sans tiroir.   **350 fr.**

N° 28371. Prix avec tiroir métallique.........   **375 fr.**

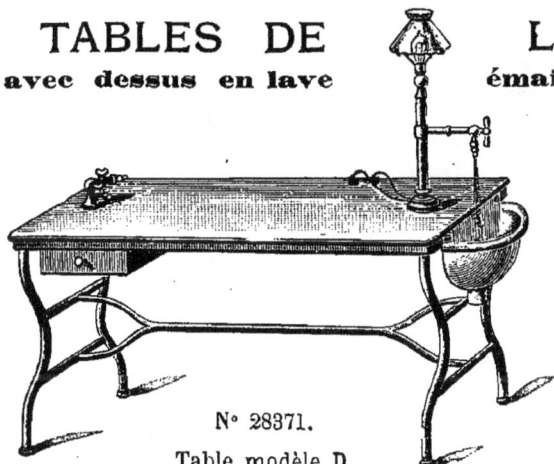

N° 28371.

Table modèle D.

Modèle E

avec table de 2ᵐ,25 × 0ᵐ,90

A gauche : un chandelier à gaz à 2 robinets porte-caoutchouc, un bec pour chauffer et un bec à flamber.

Au centre : une étagère en glace de 0,60 × 0,20 sur supports mobiles.

A droite : une cuvette-applique en faïence et un robinet d'eau monté sur colonne.

N° 28372. Prix sans tiroir.   **450 fr.**

N° 28373. Prix avec tiroir.   **480 fr.**

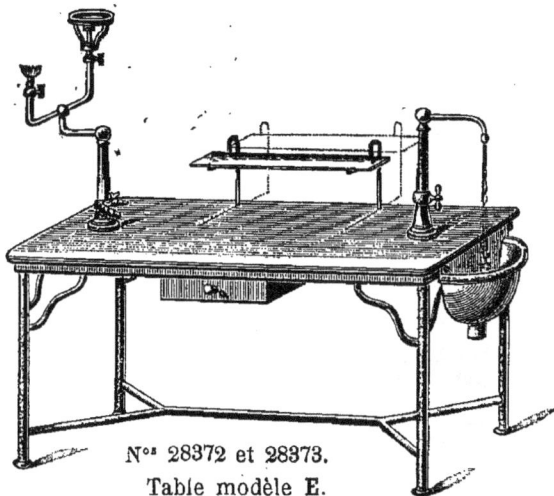

Nᵒˢ 28372 et 28373.

Table modèle E.

Modèle F

construit pour l'Université de Gand.

La table supérieure de 2,00 × 1,30 reçoit un caniveau en lave émaillée, la table inférieure de 1,70 × 1,00, est également en lave émaillée.

Au centre, un chandelier à eau et gaz (construit en cuivre poli) comprenant 2 lampes pour bec « Auer », 2 robinets d'eau, 4 prises de gaz.

A droite, une cuvette-applique en faïence (grand modèle) avec robinet d'eau monté sur colonne.

N° 28374.

Prix de la table complète :

1150 francs.

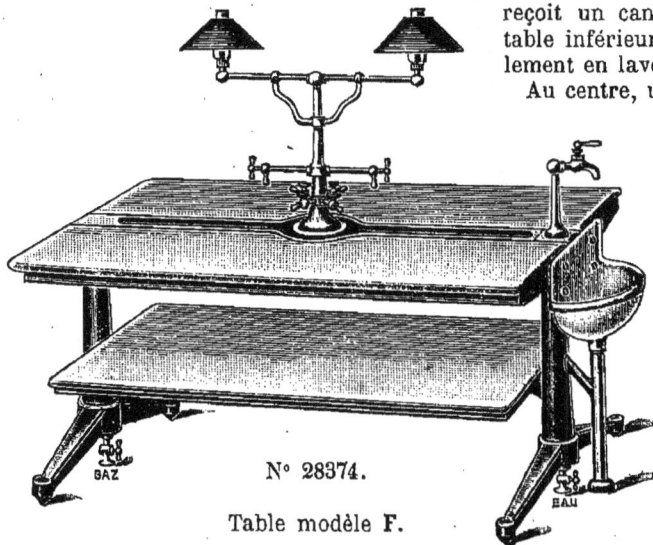

N° 28374.

Table modèle F.

TABLES DE LABORATOIRES
avec dessus en lave émaillée et bâti métallique.
(MODÈLES DÉPOSÉS)

Tous les prix des meubles s'entendent pour cuivrerie simplement polie; il y aurait un supplément si l'on désirait cette cuivrerie nickelée ou oxydée.

Modèle G.

Cette table comporte une cuvette rectangulaire en faïence, un chandelier à eau et gaz avec trompe à vide et 2 prises de gaz commandées à l'avant.

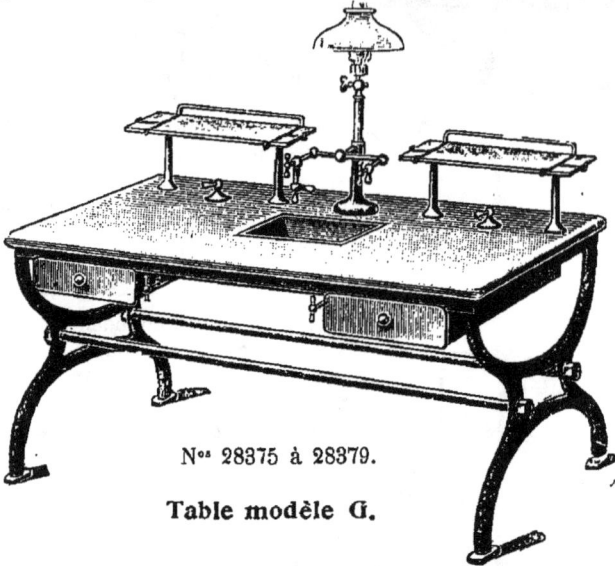

Prix sans tiroirs ni étagères.

N° 28375. *Petit modèle* avec table de 1,75×0,70 et cuvette de 0,21×0,13. **275 francs.**

— 28376. *Grand modèle* avec table de 2,00×0,80 et cuvette de 0,30×0,15. **340 francs.**

— 28377. Supplément pour 2 tiroirs métalliques. **45 francs.**

— 28378. Supplément pour 2 étagères en glace sur monture en cuivre. **55 francs.**

— 28379. Cette table peut se construire, au même prix, avec éclairage électrique.

Nᵒˢ 28375 à 28379.

Table modèle G.

Modèle H.
avec table de 1,75×0,65 et dossier en lave émaillée.

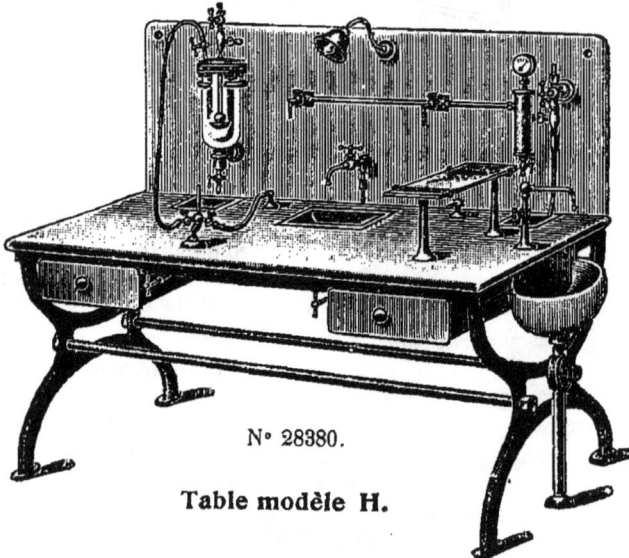

Ce modèle comporte 3 cuvettes encastrées en faïence (1 de 0,21×0,13 et 2 de 0,15×0,15), une cuvette-applique avec siphon rond, 2 robinets d'eau, une trompe avec vacuomètre et 2 prises de vide, une soufflerie hydraulique avec chalumeau, 2 prises de gaz commandées par-devant.

Une étagère en glace 2 tiroirs métalliques et une lampe électrique complètent l'appareil.

N° 28380.

Table modèle H.

N° 28380. Prix du meuble complet........................ **600 fr.**
N° 28381. Cette table peut se construire, au même prix, avec éclairage au gaz.
Ces 2 modèles G et H ont figuré aux expositions universelles de Milan et de Londres dans le pavillon du Ministère d'Agriculture français installé par l'Institut Pasteur de Paris.

TABLES EN LAVE ÉMAILLÉE
avec bâti métallique (Modèles déposés).

Ces meubles sont livrés vernis blanc.

Les modèles indiqués sont combinés pour utiliser nos tables en lave fabriquées d'avance et généralement disponibles en magasin : cela nous permet de livrer rapidement et à des prix avantageux.

Quand la longueur de la table atteint 1m,75, les pieds en fonte sont reliés par 2 tirants.

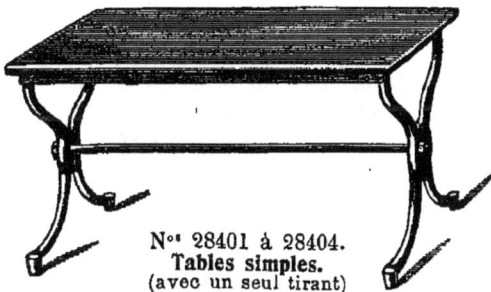

N°s 28401 à 28404.
Tables simples.
(avec un seul tirant)

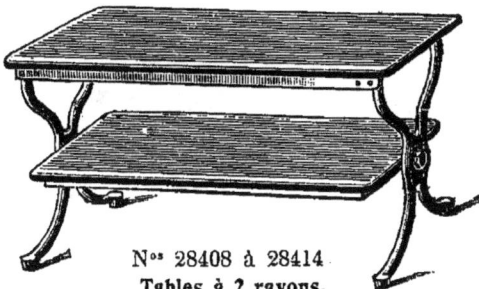

N°s 28408 à 28414
Tables à 2 rayons.

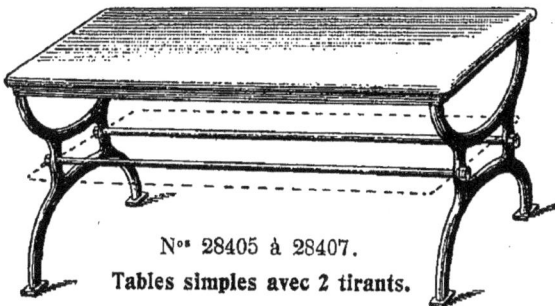

N°s 28405 à 28407.
Tables simples avec 2 tirants.

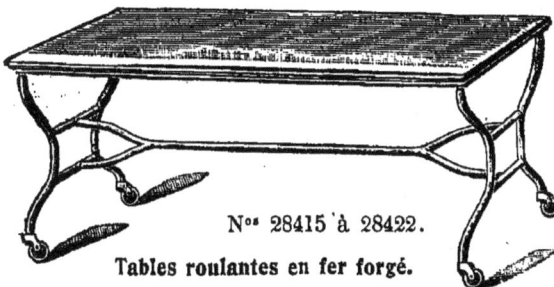

N°s 28415 à 28422.
Tables roulantes en fer forgé.

TABLES SIMPLES
avec pieds en fonte.
(Hauteur totale : 0m,85).

Lave de

N° 28401.	0,75 × 0,50......	65 fr.
— 28402.	1,00 × 0,50......	75 fr.
— 28403.	1,25 × 0,50......	95 fr.
— 28404.	1,50 × 0,60......	115 fr.
— 28405.	1,75 × 0,70......	165 fr.
— 28406.	2,00 × 0,80.	230 fr.
— 28407.	2,25 × 0,90......	310 fr.

TABLES A 2 RAYONS
en lave émaillée
avec pieds en fonte (haut. totale : 0m,85).

	RAYON DU HAUT	RAYON DU BAS	
N° 28408.	0,75×0,50	0,60×0,45	100 fr.
— 28409.	1,00×0,50	0,75×0,50	120 fr.
— 28410.	1,25×0,50	1,00×0,50	150 fr.
— 28411.	1,50×0,60	1,25×0,50	190 fr.
— 28412.	1,75×0,70	1,50×0,60	260 fr.
— 28413.	2,00×0,80	1,75×0,70	345 fr.
— 28414.	2,25×0,90	2,00×0,80	470 fr.

TABLES
avec bâti en fer forgé.
(Hauteur normale : 0m,90)
(Modifiable sur demande).

PRIX SANS ROULETTES :

Lave de

N° 28415.	1,25×0,50..	120 fr.
— 28416.	1,50×0,60..	145 fr.
— 28417.	1,75×0,70..	190 fr.
— 28418.	2,00×0,80..	250 fr.
— 28419.	2,25×0,90..	330 fr.
— 28420.	2,20×1,00..	380 fr.

Supplément pour fortes roulettes caoutchoutées.

N° 28421.
Laves de 0,75 à 1,50... 15 fr.

N° 28422.
Laves de 1,75 à 2.50... 20 fr.

N° 28423.
Supplément pour addition de tiroirs métalliques.
Prix par chaque tiroir. 20 fr.

Sur demande, nous pouvons construire des tables analogues sur mesures spéciales.

COMPTOIRS EN LAVE ÉMAILLÉE
(MODÈLES DÉPOSÉS)
avec bâti entièrement métallique.

Ces meubles sont à double face et disposés pour être placés au milieu des salles.

Modèle G
avec portes vitrées, abouts vitrés et tablette en glace à mi-hauteur.

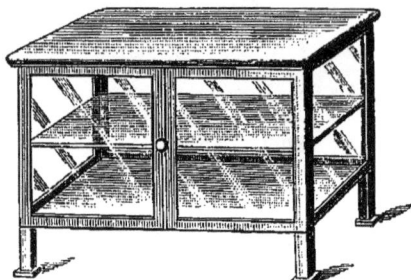

Nᵒˢ 28431 à 28433.
Comptoirs Modèle G.

Comptoirs à 2 ventaux (sur chaque face longitudinale).

Nᵒ 28431. Lave de 0,75 × 0,50.....	**210** fr.
— 28432. — 1,00 × 0,50.....	**240** fr.
— 28433. — 1,25 × 0,50.....	**285** fr.

Comptoirs à 4 ventaux (sur chaque face longitudinale).

Nᵒ 28434. Lave de 1,50 × 0,60.....	**430** fr.
— 28435. — 1,75 × 0,70.....	**485** fr.
— 28436. — 2,00 × 0,80.....	**560** fr.
— 28437. — 2,25 × 0,90.....	**680** fr.

Modèle H
avec vitrine centrale
(*portes sur chaque face*).
et tablette inférieure en tôle.

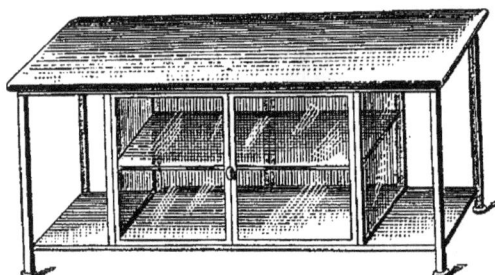

Nᵒˢ 28438 à 28442.
Comptoirs Modèle H.

Nᵒ 28438. Lave de 1,25 × 0,50.	**235** fr.
— 28439. — 1,50 × 0,60.	**300** fr.
— 28440. — 1,75 × 0,70.	**360** fr.
— 28441. — 2,00 × 0,80.	**450** fr.
— 28442. — 2,25 × 0,90.	**550** fr.

Modèle I
avec tiroirs métalliques et tablette inférieure en tôle.

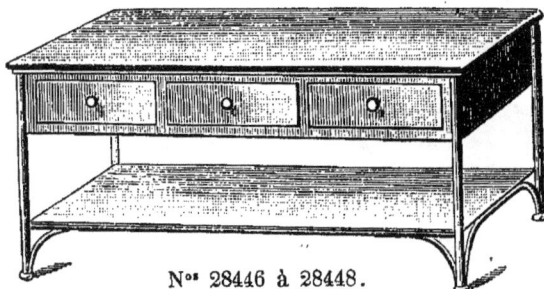

Nᵒˢ 28446 à 28448.
Comptoirs Modèle I.

1ᵒ Modèles à 4 tiroirs
(*deux sur chaque face*).

Nᵒ 28443. Lave de 0,75 × 0,50.	**145**
— 28444. — 1,00 × 0,50.	**165**
— 28445. — 1,25 × 0,50.	**190**

2ᵒ Modèles à 6 tiroirs
(*trois sur chaque face*).

Nᵒ 28446. Lave de 1,50 × 0,60.	**250**
— 28447. — 1,75 × 0,70.	**310**
— 28448. — 2,00 × 0,80.	**385**

3ᵒ Modèles à 8 tiroirs
(*quatre sur chaque face*).

Nᵒ 28449. Lave de 2,25 × 0,90.	**485**
— 28450. — 2,50 × 1,00.	**570**

Sur demande, prix de comptoirs analogues avec dessus en opaline
ou simplement en tôle vernie.

COMPTOIRS EN LAVE ÉMAILLÉE
(MODÈLES DÉPOSÉS)
avec bâti entièrement métallique.
Ces meubles sont à double face et disposés pour être placés au milieu des salles.

COMPTOIR MODERNE
Modèle J

Au milieu, une sorte de vitrine; à droite et à gauche, 2 compartiments vitrés avec abattants. Le meuble est complété par 2 abouts en glace placés à mi-hauteur et par une tablette inférieure en tôle vernie.

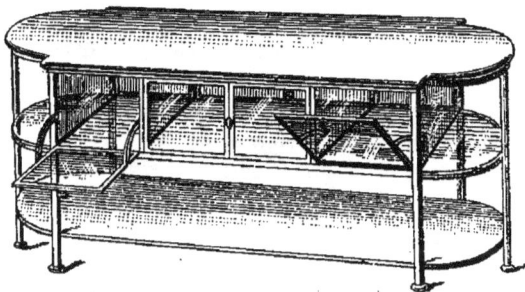

Nᵒˢ 28451 à 28455. Comptoirs modèle J.

Dimensions des tables en lave.

Nᵒ 28451.	1,50 × 0,60...	**680** fr.
— 28452.	1,75 × 0,70...	**770** fr.
— 28453.	2,00 × 0,80...	**910** fr.
— 28454.	2,25 × 0,90...	**1045** fr.
— 28455.	2,50 × 1,00...	**1150** fr.
— 28456.	Supplémᵗ pʳ serrures à la vitrine centrale.	**20** fr.

Modèle K
avec portes vitrées à coulisse, tablette en glace à mi-hauteur.
(Construit pour l'Hôpital Saint-Antoine, service de M. le Dʳ LEJARS.)

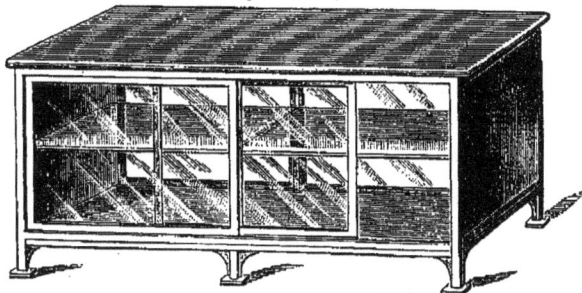

Nᵒˢ 28457 à 28461. Comptoirs modèle K.

Dimensions des tables en lave.

Nᵒ 28457.	1,50 × 0,60..	**535** fr.
— 28458.	1,75 × 0,70..	**630** fr.
— 28459.	2,00 × 0,80..	**750** fr.
— 28460.	2,25 × 0,90..	**850** fr.
— 28461.	2,50 × 1,00...	**935** fr.

Modèle L
avec tiroirs.

Le compartiment du milieu est muni d'une tablette en glace, avec portes vitrées à coulisse sur chaque face; les abouts du meuble sont munis d'un abattant à serrure.

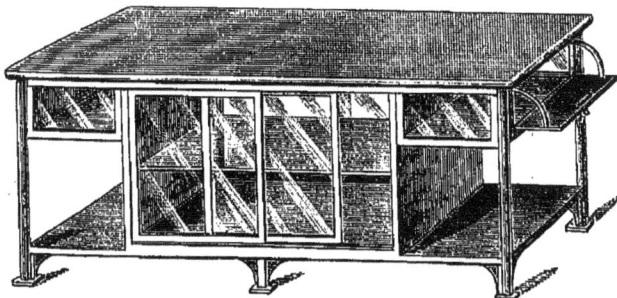

Nᵒˢ 28462 à 28466. Comptoirs modèle L.

Dimensions des laves.

Nᵒ 28462.	1,50 × 0,60.	**640ᶠ**
— 28463.	1,75 × 0,70.	**725ᶠ**
— 28464.	2,00 × 0,80.	**8 70ᶠ**
— 28465.	2,25 × 0,90.	**1000ᶠ**
— 28466.	2,50 × 1,00.	**1100ᶠ**

Nᵒ 28467. — Dans les modèles K et L, les portes à coulisse peuvent être munies de serrures moyennant un supplément de **45** fr. par meuble.

TABLES SIMPLES
avec dessus en tôle, en marbre ou en lave émaillée.
(Sauf avis contraire lors de la commande, les tables sont livrées peintes en gris perle.)

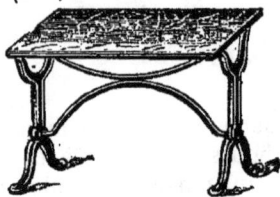

N°s 28470 à 28479.
Tables simples.

TABLES ORDINAIRES
(DE CONSTRUCTION LÉGÈRE)
avec pieds en fonte
et dessus en tôle ou en marbre.

	DESSUS TOLE		DESSUS MARBRE	
	N^{os}	Prix.	N^{os}	Prix.
De 0,80×0,55............	28470	22 fr.	28475	31 fr.
De 1,00×0,60............	28471	24	28476	34
De 1,20×0,60............	28472	29	28477	38
De 1,40×0,65............	28473	35	28478	46
De 1,50×0,70............	28474	49	28479	55

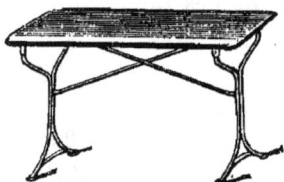

N°s 28480 à 28482.
Tables pliantes.

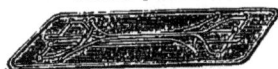

N°s 28480 à 28482.

TABLES PLIANTES
avec dessus en tôle vernie et bâti en fer.

N° 28480.. **26 fr.** | N° 28481.. **30 fr.** | N° 28482.. **35 fr.**
(De 0,80×0,55.) | (De 1,00×0,60.) | (De 1,20×0,60.)

TABLES LÉGÈRES AVEC BATI EN TUBES DE FER
et dessus en tôle vernie.

N° 28483. De 1,25×0,50. **82 fr.** | N° 28485. De 1,75×0,60. **110 fr.**
— 28484. De 1,50×0,55. **95 fr.** | — 28486. De 2,00×0,70. **120 fr.**

Modèle analogue avec dessus en lave émaillée.

N° 28487. De 1,25×0,50. **135 fr.** | N° 28489. De 1,75×0,70. **210 fr.**
— 28488. De 1,50×0,60. **156 fr.** | — 28490. De 2,00×0,80. **275 fr.**

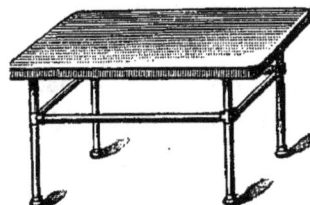

N°s 28483 à 28490.
Tables légères.

TABLES AVEC BATI EN FER PLEIN
et dessus en tôle vernie.

N° 28491. | N° 28495.
De 0,75×0,50... **55 fr.** | De 1,50×0,60... **90 fr.**
N° 28492. | N° 28496.
De 1,00×0,60... **65 fr.** | De 1,75×0,70... **105 fr.**
N° 28493. | N° 28497.
De 1,25×0,60... **75 fr.** | De 2,00×0,80... **120 fr.**

Modèle analogue avec dessus en lave émaillée.

N° 28498. | N° 28501.
De 0,75×0,50... **75 fr.** | De 1,50×0,60... **135 fr.**
N° 28499. | N° 28502.
De 1.00×0,50... **90 fr.** | De 1,75×0,70... **175 fr.**
N° 28500. | N° 28503.
De 1,25×0,50... **110 fr.** | De 2,00×0.80... **240 fr.**

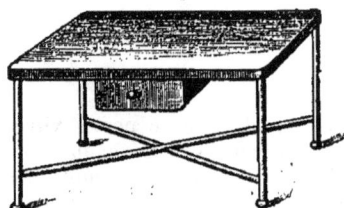

N°s 28491 à 28504.
Tables à tiroir.

N° 28504. Supplément pour tiroir métallique
(dans les divers modèles)....... **20 fr.**

TABLES EN LAVE ÉMAILLÉE
avec tablette inférieure à barreaux et bâti en fer rond.

N° 28511. Lave de 1,00×0,50........ **110 fr.**
— 28512. — de 1,25×0,50........ **135 fr.**
— 28513. — de 1,50×0,60........ **175 fr.**
— 28514. — de 1,75×0,70........ **215 fr.**
— 28515. — de 2,00×0,80........ **275 fr.**
— 28516. — de 2,25×0,90........ **330 fr.**
— 28517. — de 2,50×1,00........ **385 fr.**

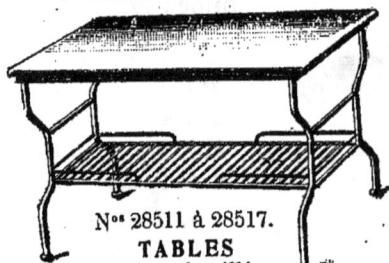

N°s 28511 à 28517.
TABLES
en lave émaillée.

PUPITRES ET BUREAUX
modèles aseptiques
POUR SERVICES D'HOPITAUX

Ces meubles sont construits avec bâti métallique, verni au four, et, sauf avis contraire, lors de la commande, ils sont livrés en blanc.

PUPITRES
se fixant au mur

N° 28518.
Modèle simple
Sans tiroir). 40 fr.

N° 28519.
Le même, avec tiroir à bouton. 60 fr.

N° 28520.
Le même, avec tiroir à clé..... 65 fr.

N° 28521.
Supplément pour dessus en opaline. 22 francs.

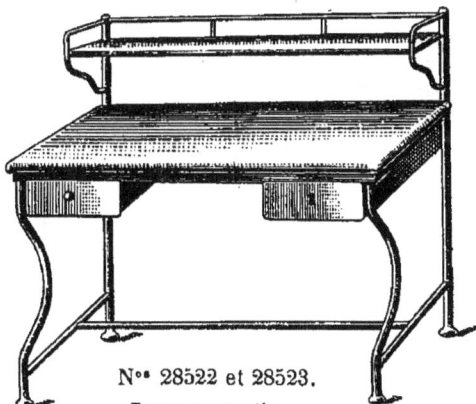

BUREAU ASEPTIQUE
avec étagère.

Longueur...... 1 m,00
Largeur....... 0 m,60
Hauteur....... 0 m,80

avec un tiroir à clé et un tiroir à bouton.

N° 28522.
Modèle entièrement métallique.
145 francs.

N° 28523.
Le même, avec dessus et étagère en opaline. 190 fr.

N°ˢ 28522 et 28523.
Bureau aseptique.

PUPITRES REPOSANT SUR LE SOL
hauteur utile moyenne 1 m,15
(modifiable sur demande)

N° 28524.
MODÈLE SIMPLE
(sans tiroir).... 65 fr.

N° 28525.
Le même, avec tiroir à bouton...... 90 fr.

N° 28526.
Le même, avec tiroir à clé.. .... 95 fr.

N° 28527.
Supplément pour dessus en opaline... 22 fr.

N° 28528.
MODÈLE CONFORTABLE
avec étagère, tiroir à clé et casier à livres.
L'appareil métallique :
140 francs.

N° 28529.
Le même, avec le dessus et la tablette en opaline.
180 francs.

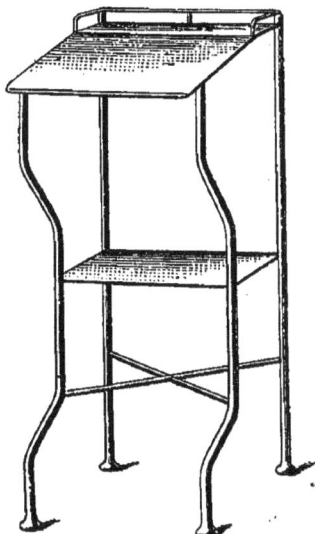

N° 28524.
Pupitre modèle simple.

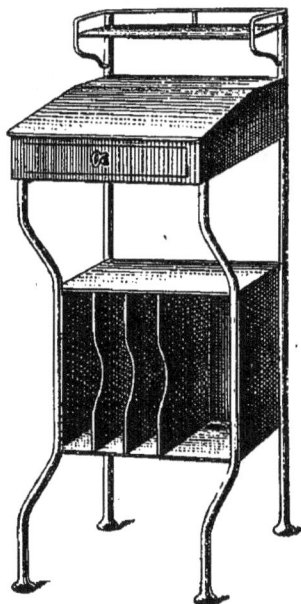

N°ˢ 28528 et 28529.
Pupitre confortable.

M   15

VESTIAIRES POUR DOCTEURS

(Meubles entièrement métalliques, vernis au four).

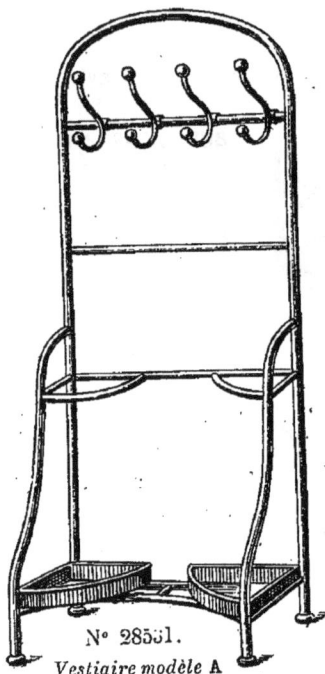

N° 28531.
Vestiaire modèle A

I. MEUBLES SIMPLES

s'adossant au mur.

Modèle A.

N° 28531. Avec 4 têtes pour les chapeaux et les habits, porte-parapluie avec égouttoir en zinc....... **65 fr.**

N° 28532. Le même, mais avec 6 têtes....... **75 fr.**

Modèle B.

N° 28533. Avec miroir, 2 têtes pour chapeaux et 5 accrochoirs pour habits, porte-parapluie avec égouttoir en zinc...... **100 fr.**

II. MEUBLES

se plaçant au milieu d'une salle

Modèle C.

N° 28534. Meuble formant porte-chapeaux, porte-habits et porte-parapluie.
Prix........... **50 fr.**

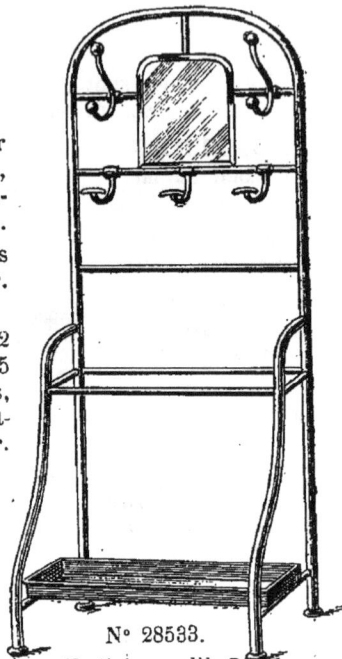

N° 28533.
Vestiaire modèle B

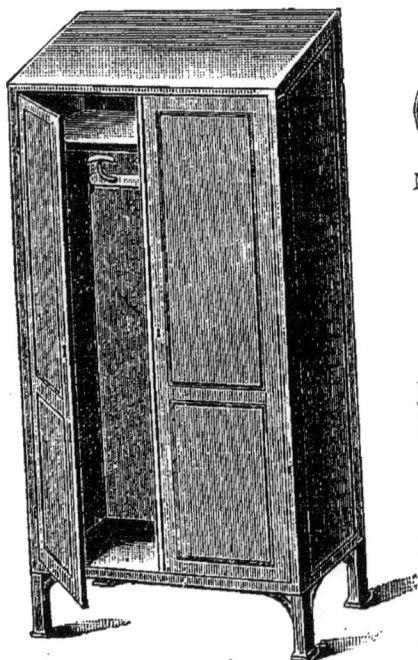

N° 23537. *Vestiaire à 2 portes.*

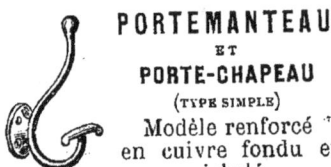

PORTEMANTEAU

ET

PORTE-CHAPEAU

(TYPE SIMPLE)

Modèle renforcé en cuivre fondu et nickelé.

N° 28535. Prix........ **5 50**

VESTIAIRES MÉTALLIQUES

entièrement fermés.

(Profondeur : 0m,40.)

Avec une série de portemanteaux et une tablette à chapeaux. (Le dessus est incliné pour faciliter le nettoyage.)

Modèle à une porte.

N° 28536.

Largeur : 0m,70...... **275 fr.**

Modèle à 2 portes.

N° 28537.

Largeur : 1m,00...... **375 fr.**

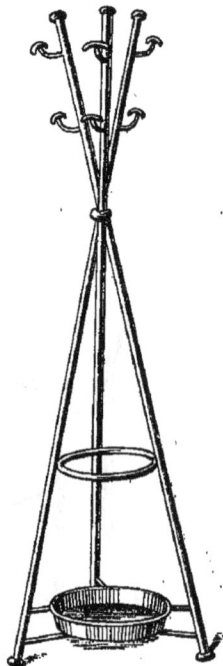

N° 28534. *Vestiaire modèle C.*

Sauf avis contraire, tous ces meubles sont vernis en blanc.

MEUBLES MÉTALLIQUES
pour chambres de cliniques.

Sauf avis contraire,
tous ces meubles sont livrés vernis blanc.

ARMOIRES-VESTIAIRES
(profondeur 0,35)
Modèles à une porte avec tiroir inférieur.
Le dessus est incliné pour faciliter le nettoyage.

Modèle M
(Largeur...... 0ᵐ,65)
avec 4 têtes
de portemanteau.
N° 28541.
Prix........ **310 fr.**

Modèle N
(Largeur...... 0ᵐ,80)
avec 3 tablettes
métalliques sur le côté
gauche et 3 têtes de porte-
manteau sur le côté droit.
N° 28542.
Prix........ **340 fr.**

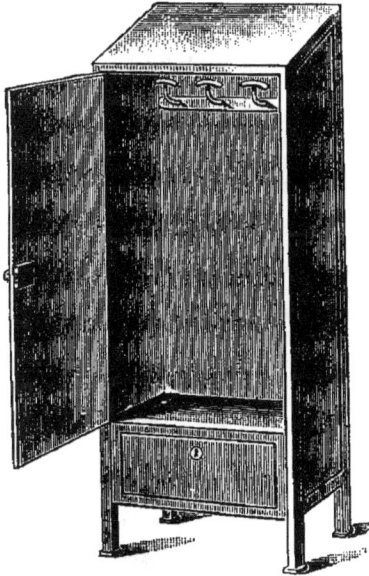

N° 28541.
Armoire de clinique, modèle M.

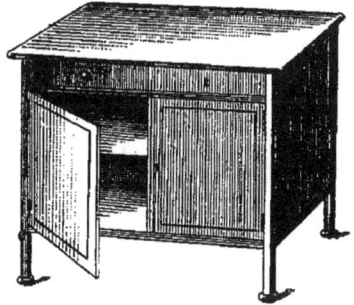

Nᵒˢ 28543 et 28544.
Commode métallique,

COMMODE MÉTALLIQUE

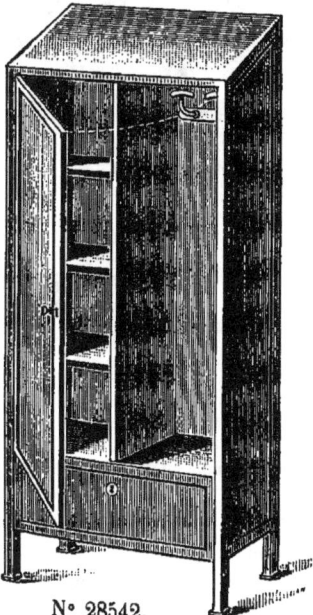

Longueur du meuble..... 0ᵐ,90
Largeur................ 0ᵐ,40
Hauteur compris pieds.... 1ᵐ,05
avec coffre à 2 battants,
tablette médiane,
un tiroir à bouton,
un tiroir à clé.
N° 28543.
Prix de la commode **245 fr.**
N° 28544.
La même, avec des-
sus en opaline... **285 fr.**

ARMOIRE A GLACE
avec dessus bombé.
2 portes à serrure,
2 tiroirs à bouton.
Modèle entièrement métallique.
Dimensions :
Largeur................ 0ᵐ,80
Profondeur............. 0ᵐ,35
N° 28545.
Prix de l'armoire à
glace........ **410 fr.**

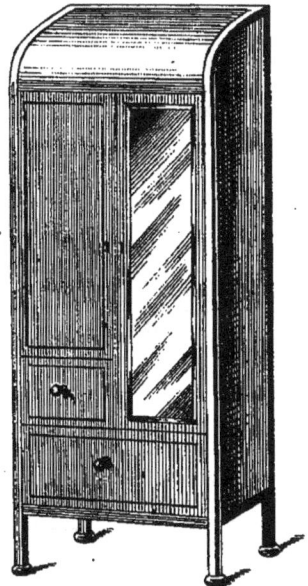

N° 28542.
Armoire de clinique, modèle N.

N° 28545, **Armoire à glace.**

LAVABOS POUR CHAMBRES DE CLINIQUES
avec bâti en fer rond, verni au four.

Sauf avis contraire, les bâtis de ces lavabos sont livrés vernis en blanc.

LAVABO
avec table et dossier en marbre

Dimensions du dessus :
0,90 × 0,45.

Tablette inférieure en tôle,
2 porte-serviettes
(placés latéralement).

N° 28551.

Prix avec les accessoires
en faïence (pot à eau,
cuvette, porte-savon,
porte-brosse) et sans
seau......... **120 fr.**

N° 28552.
Modèle analogue de
0,80×0,40..... **105 fr.**

N° 28553.
Seau de 10 lit. en faïence.
9 fr. »

N° 28554.
Seau métallique,
avec intérieur faïence.
20 fr.

LAVABO
avec table et dossier en marbre

Dimensions de la table :
0,80 × 0,45.

Tiroir métallique,
Tablette inférieure en tôle,
2 porte-serviettes
(placés latéralement).

N° 28555.

Prix avec les accessoires en
faïence (pot à eau, cuvette,
porte-savon et porte-brosse),
mais sans seau et sans miroir.
110 fr.

N° 28556.
Supplément pour miroir de
0,40×0,30 avec cadre nickelé.
22 fr.

Pour le seau,
voir n°s 28553 et 28554.

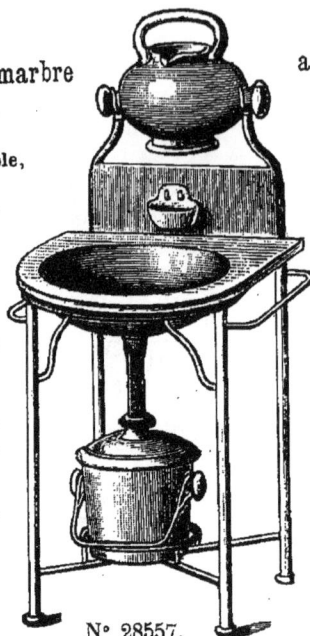

N° 28557.
Lavabo avec table en faïence.

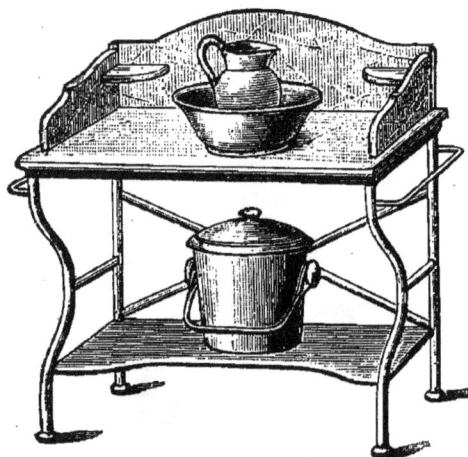

N°s 28551 à 28554.
Lavabo avec table en marbre.

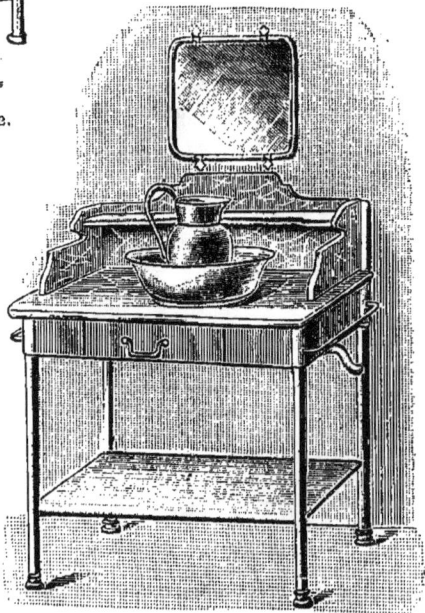

N°s 28555 et 28556
Lavabo avec table en marbre et miroir.

LAVABO avec table en faïence et cruche renversable
Dimensions de la table : 0,55×0,40. — Dimensions de la cuvette : 0,42×0,30.

(Bonde à chaînette, dossier en tôle vernie, seau en faïence de 5 litres.)
2 porte-serviettes placés latéralement.

N° 28557. Prix de l'appareil complet...................... **110 fr.**

LAVABOS POUR CHAMBRES DE CLINIQUES
avec bâti métallique, verni au four.

Sauf avis contraire, les bâtis de ces lavabos sont livrés vernis en blanc.

Lavabo modèle A
avec table en opaline
de 0^m,55×0^m,40,
bâti en fer, porte-serviettes latéraux.
Glace-miroir.
Tiroir métallique.
Tablette inférieure en tôle.

N° 28558.

Prix avec accessoires en faïence (pot à eau, cuvette, porte-brosse et porte-savon) :

100 francs.

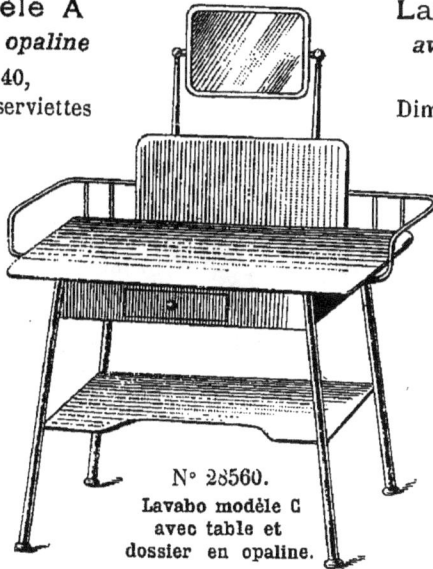

Lavabo modèle B
avec table et dossier en opaline.
Dimensions de la table :
0^m,70×0^m,40,
galerie servant de porte-serviette.
Glace-miroir.
Tiroir métallique.
Tablette inférieure en tôle.

N° 28559.

Prix avec accessoires en faïence (pot à eau, cuvette, porte-brosse et porte-savon) :

120 francs.

N° 28560.
Lavabo modèle C
avec table et
dossier en opaline.

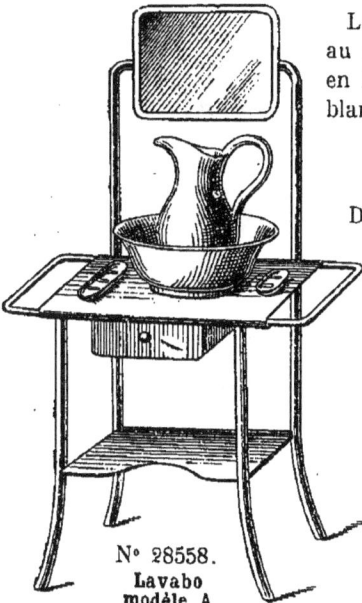

Le modèle A peut se fournir au même prix avec la table en lave émaillée ou en marbre blanc veiné.

Dans les modèles B et C, nous pouvons mettre en marbre la table et le dossier sans modifier le prix

Préciser ces modifications quand on les désire.

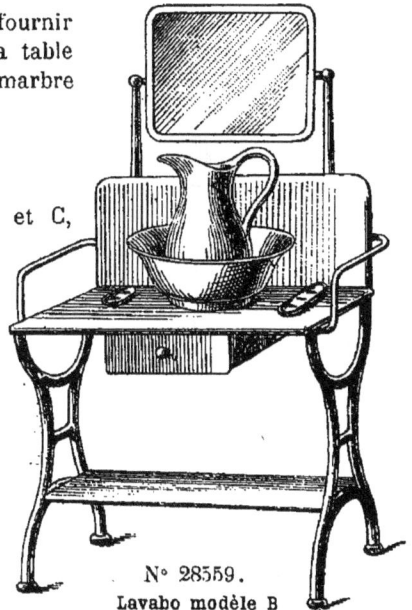

N° 28558.
Lavabo
modèle A
avec table en opaline.

N° 28559.
Lavabo modèle B
avec table et dossier en opaline.

Lavabo modèle C avec table et dossier en opaline, bâti en fer, dimensions de la table : 0^m,80×0^m,45, galerie en cuivre nickelé servant de porte-serviettes, glace-miroir, tiroir métallique, tablette inférieure en tôle.
N° 26560. Prix sans accessoires de toilette..................................... **135 fr.**

CHARIOTS-LAVABOS A PANSEMENTS

(MODÈLE DÉPOSÉ).

Dans tous nos chariots-lavabos le seau de vidange est ordinairement en faïence: mais nous pouvons, **sur demande**, le mettre en tôle émaillée (sans modifier le prix).

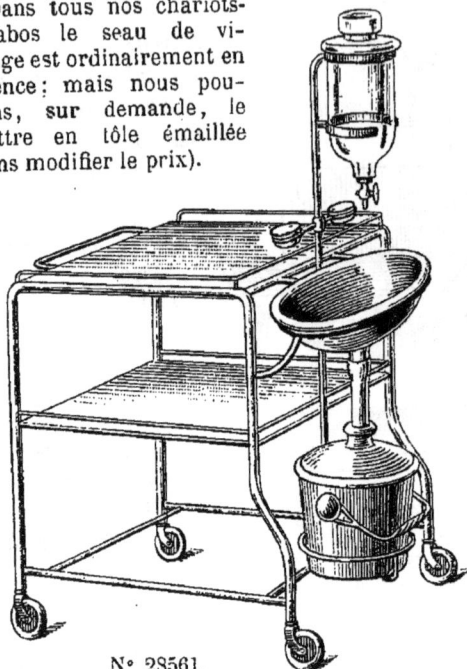

N° 28561.

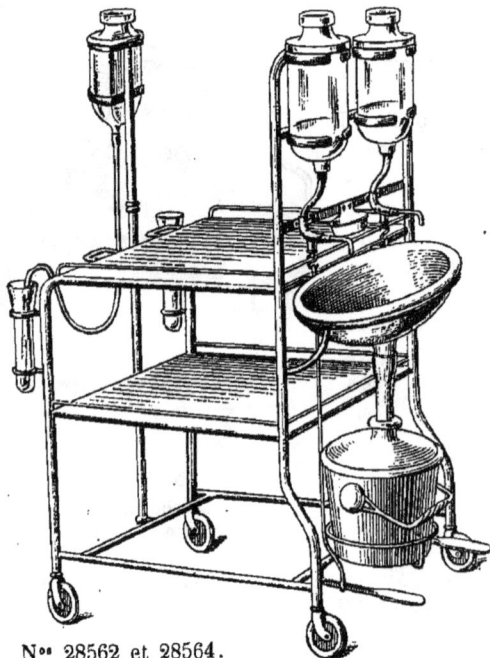

Nᵒˢ 28562 et 28564.

Ces appareils, avec bâti en fer verni, comportent une série de tablettes destinées à recevoir les pansements propres : ces tablettes sont généralement en tôle vernie (et c'est ainsi que sont établis les prix du tarif) ; mais nous pouvons, moyennant supplément, les mettre en glace, en opaline ou en lave émaillée.

L'alimentation par pédale s'obtient au moyen d'un tuyau en excellent caoutchouc qui traverse une gaine portant le système obturateur ; le jet est en verre. (Cette fermeture ne coupe pas le caoutchouc comme l'obturation par simples pinces.)

Dans les modèles confortables, la gaine est en cuivre nickelé et peut se séparer en deux pour permettre le remplacement facile du caoutchouc : la pédale est aussi en cuivre nickelé dans ces modèles.

Chariot léger

monté sur galets caoutchoutés.
(Long. : 0,90 ; larg. : 0,50)

Avec cuvette ovale en faïence de $0,47 \times 0,35$, à gros bourrelet, fontaine en verre de 5 lit. avec robinet en ébonite et seau de 5 lit., 2 tablettes métalliques, bâti en fer rond.

N° 28561.

Prix du chariot léger..... **160 fr.**

N° 28562.

Chariot analogue, avec 2 fontaines de 5 litres commandées par pédales (système confortable) et seau de 10 litres...... **230 fr.**

N° 28563.

Le même, avec commande simplifiée à pédales......... **210 fr.**

N° 28564.

Supplément pour appareil à injections (à un laveur de 5 litres), avec système d'arrêt automatique.

50 francs.

CHARIOTS-LAVABOS A PANSEMENTS

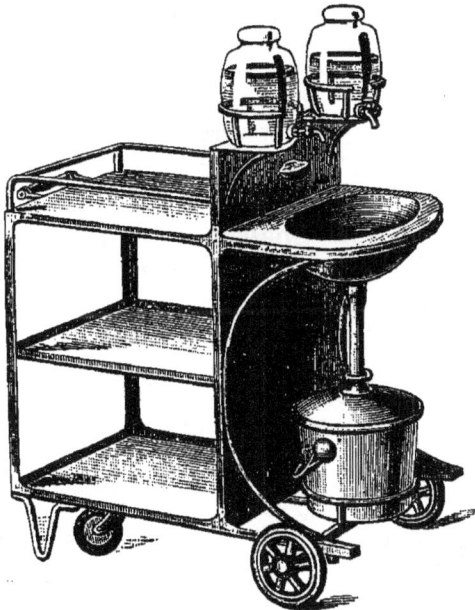

N°ˢ 28565. Chariot simple.

MODÈLES AVEC BATI RENFORCÉ
ET QUATRE ROUES CAOUTCHOUTÉES

Pour que ces appareils aient une grande stabilité, *nous avons reconnu nécessaire de les monter sur quatre roues :* deux d'entre elles sont pivotantes, ce qui rend facile la conduite du chariot.

CHARIOT SIMPLE

(Longueur : 1ᵐ,05; largeur : 0ᵐ,55)
avec 3 tablettes métalliques.

Ce modèle comporte une table en faïence de $0,55 \times 0,40$ avec cuvette ovale de $0,42 \times 0,30$; le seau est de 10 litres.

N° 28565.

Prix avec 2 barillets de 5 litres et robinets en ébonite.... **225 fr.**

N° 28566.

Le même, avec robinets en verre. **230 francs.**

N° 28567. Chariot analogue avec 2 barillets de 5 litres, commandés par pédales (système confortable).... **280 fr.**

N° 28568. Le même, avec commande simplifiée à pédales, **260 francs.**

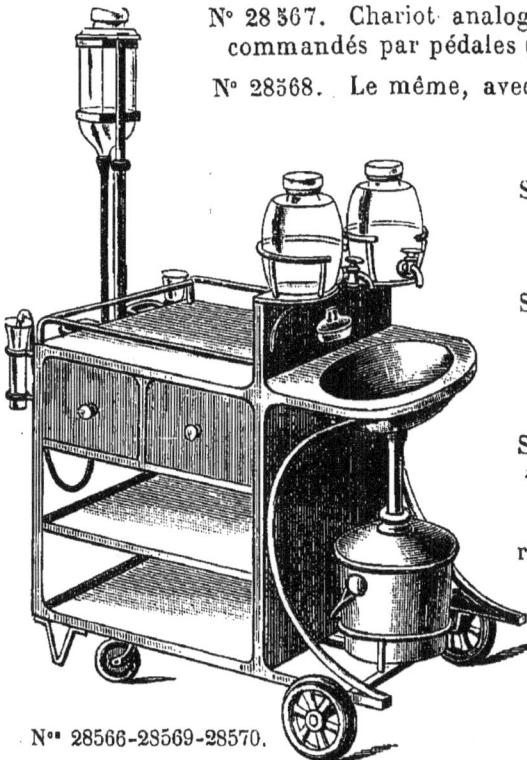

N° 28569.

Supplément pour adjonction de 4 tiroirs (2 sur chaque face longitudinale)............ **80 fr.**

N° 28570.

Supplément pour appareil à injection (à 1 laveur de 5 litres) avec système d'arrêt automatique.

50 francs.

N° 28571.

Supplément pour remplacement des 2 barillets de 5 litres par des barillets de 10 litres. **15 fr.**

Nous pouvons adapter à ces chariots un *distributeur de savon liquide* (avec récipient en verre), moyennant supplément.

N° 28572.

Distributeur à la main ..... **22 fr.**

N° 28573.

Distributeur à pédale....... **40 fr.**

Nous pouvons encore y adapter un *récipient à savon liquide, modèle stérilisable* (voir page 86).

N°ˢ 28566-28569-28570.

Chariot-lavabo avec tiroirs et laveur à élévation.

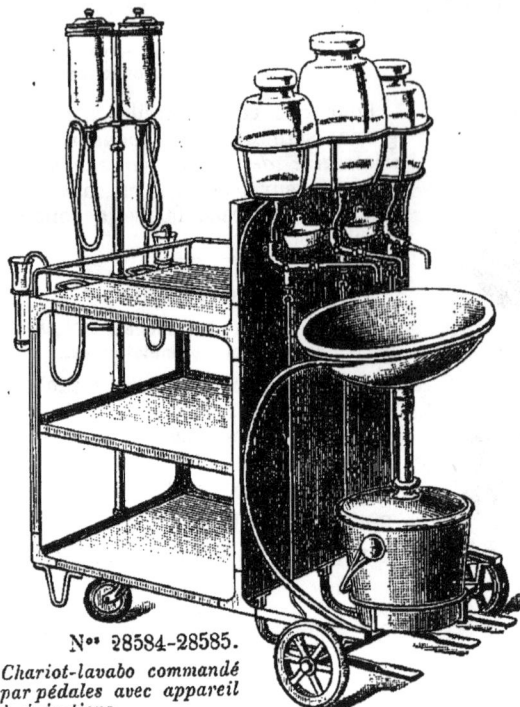

CHARIOTS-LAVABOS
à pansements
MODÈLES AVEC BATI RENFORCÉ
ET QUATRE ROUES CAOUTCHOUTÉES

cuvette ovale de 0,59 × 0,40,
à gros bourrelet
et seau de 10 litres en faïence.

Chariot confortable
(Long. : 1,10, larg. : 0,60)

APPAREIL A 2 BARILLETS DE 10 LITRES
Prix sans laveur à injections.

Nº 28581. Avec robinets en verre.   **260ᶠ**

— 28582. Commandé par pédales
(système confortable)......   **315ᶠ**

APPAREIL AVEC 3 BARILLETS
(2 de 5 litres et un de 10 litres)
La larg. du meuble est portée à 0.64

Prix sans le laveur à injections.

Nº 28583. Avec robinets en verre.   **280ᶠ**

— 28584. Commandé par pédales,
(système confortable)......   **365ᶠ**

— 28585. Supplᵗ pʳ appareil à injections
(à 2 laveurs de chacun 2 litres) avec
système d'arrêt automatique.   **55ᶠ**

Chariot Moderne
avec une boîte à eau stérilisée, 2
boîtes à pansements stérilisés et un
récipient émaillé pour pansements
usés.

La boîte à eau stérilisée
(modèle à dos plat) et les 2
boîtes à pansements sont en
cuivre nickelé et peuvent se
stériliser dans un autoclave
vertical de 0.25.

Prix avec barillets
commandés par pédales
(système confortable)

Nº 28586.

avec barillets de 5 litres.

500 fr.

Nº 28587.

avec barillets de 10 litres.

520 fr.

Nᵒˢ 28584-28585.
*Chariot-lavabo commandé
par pédales avec appareil
à injections.*

Notre système de commande par pédale n'a
pas l'inconvénient de cou-
per le caoutchouc, comme
l'obturation par simples
pinces.

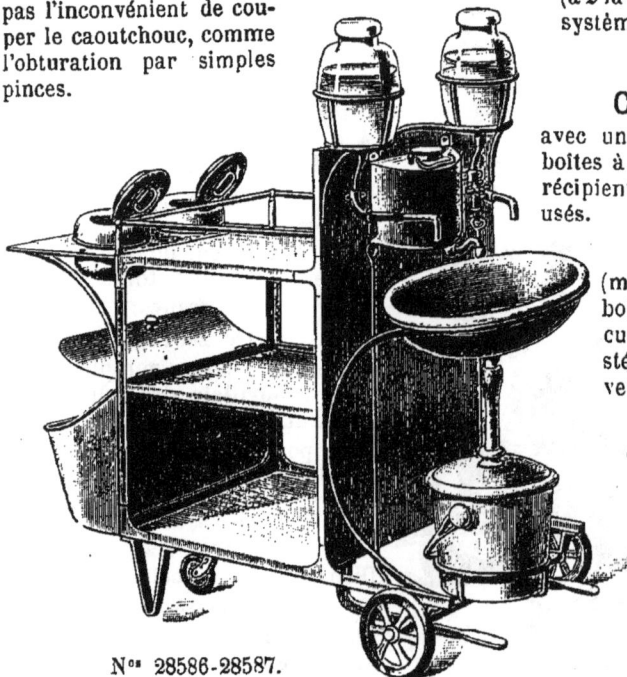

Nᵒˢ 28586-28587.

Chariot avec boîte à eau stérilisée et 2 boîtes à pansements.

CHARIOTS-LAVABOS

à pansements.

NOUVEAU . MODÈLE

facilitant l'accès des tablettes.
(DÉPOSÉ.)

Longueur. 1ᵐ,10 | Largeur. 0ᵐ,60.

La tablette supérieure repose sur un montant unique; mais 2 consoles fixées au dossier assurent sa rigidité.

La tablette inférieure est constituée par des barreaux en fer demi-rond.

L'avant du chariot est très dégagé.

Ce modèle comporte une cuvette ovale en faïence de 0ᵐ,59 × 0ᵐ,40 à gros bourrelet et un seau de 10 litres en faïence.

Prix de l'appareil avec tablettes en tôle vernie.

N° 28591. Avec 2 barillets de 5 litres et robinets en verre.. **255 fr.**

N° 28592. Le même, commandé par pédales (système confortable)...... **305 fr.**

N° 28593. Avec 2 barillets de 10 litres et robinets en verre. **270 fr.**

N° 28594. Le même, commandé par pédale (système confortable)...... **310 fr.**

N° 28595. Supplément pour appareil avec 2 tablettes en glace. **35 fr.**

N° 28596. Supplément pour appareil avec 2 tablettes en opaline.............. **45 fr.**

Supplément pour distributeur de savon liquide avec récipient en verre.

N° 28597. Modèle à la main............ **22 fr.**

N° 28598. Modèle à pédale.............. **40 fr.**

Pour les *récipients à savon liquide, modèles stérilisables,* voir page 86.

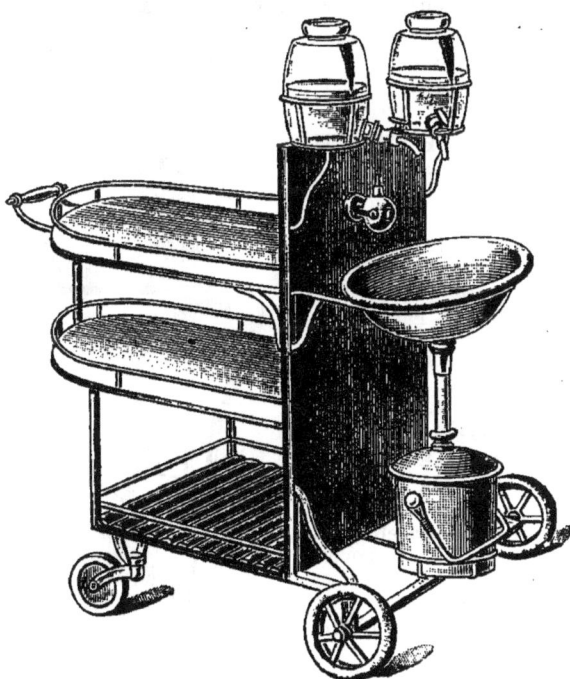

Nᵒˢ 28591 et 28597.

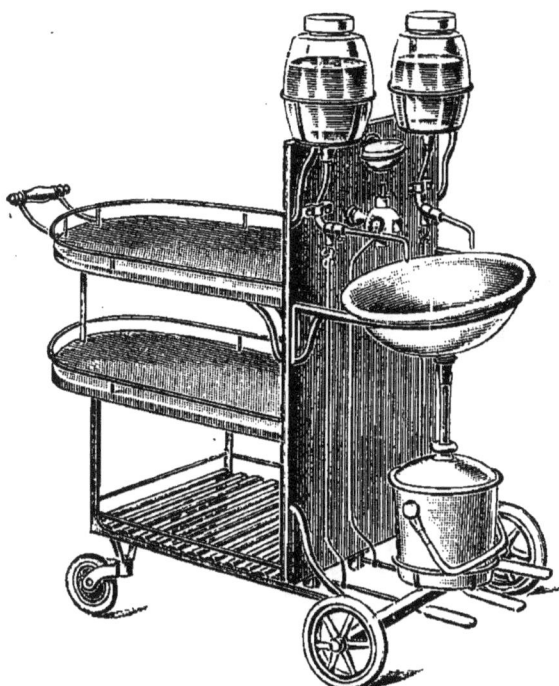

Nᵒˢ 28592 et 28598.

LAVABOS ROULANTS

avec cuvettes en faïence, récipients en verre, seau en faïence,

bâti en fer rond, verni au four.

Galets caoutchoutés.

(MODÈLES DÉPOSÉS)

LAVABOS à CUVETTE OVALE
ET A UNE FONTAINE

LAVABO MODÈLE AB

avec fontaine de 5 litres à robinet en ébonite, cuvette ovale de 0,47×0,35 à gros bourrelet, seau de 5 litres, porte-savon en faïence, poignée en cuivre nickelé.

N° 28601. Prix du lavabo
complet.............. **70 fr.**
— 28602. *Le même*, sans
roulettes............ **60 fr.**

LAVABO MODÈLE AC

avec fontaine de 10 litres à robinet en ébonite, cuvette ovale de 0,59×0,40 à gros bourrelet, seau de 10 litres, porte-savon et porte-brosse, en verre.

N° 28603. Prix du lavabo
complet............ **105 fr.**
— 28604. *Le même*, sans
roulettes.......... **95 fr.**

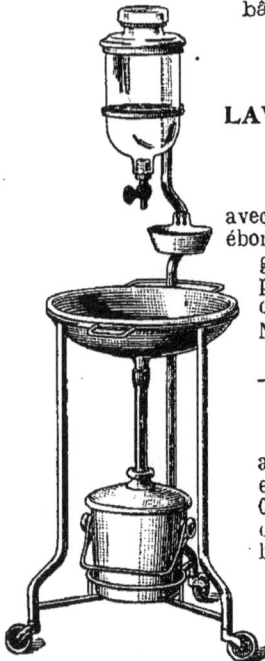

N° 28601.
Lavabo roulant modèle AB.

Pièces de rechange.

N° 28605.
Cuvette ovale de 0,47×0,35.
13 francs.

N° 28606.
Cuvette ovale de 0,59×0,40.
22 francs.

N° 28607. Table en faïence de 0,55×0,40 faisant corps avec la cuvette...... **33 fr.**

N° 28608.
Fontaine de 5 litres (sans robinet) avec son couvercle en verre.......... **6 50**

N° 28609.
Fontaine de 10 litres (sans robinet) avec son couvercle en verre.......... **9 fr.**

N° 28610.
Barillet de 5 litres (sans robinet) avec son couvercle en verre.
6 francs 25.

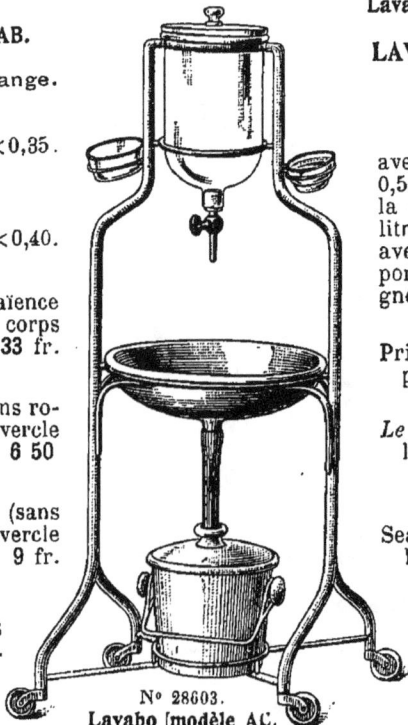

N° 28603.
Lavabo [modèle AC.

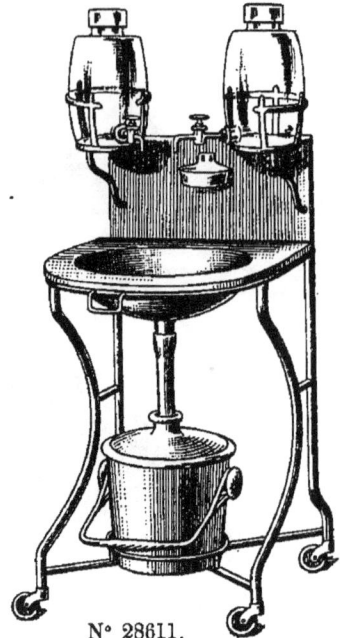

N° 28611.
Lavabo roulant modèle AD.

LAVABO AVEC TABLE
EN FAIENCE
et 2 barillets.
LAVABO MODÈLE AD

avec table en faïence de 0,55×0,40 faisant corps avec la cuvette ovale, seau de 10 litres, 2 barillets de 5 litres avec robinets en ébonite, porte-savon en faïence, poignée en cuivre nickelé.

N° 28611.
Prix du lavabo com-
plet............. **110 fr.**
N° 28612.
Le même, sans rou-
lettes........... **100 fr.**

Pièces de rechange.
N° 28613.
Seau en faïence de 5
lit (avec couvercle). **6 50**

N° 28614.
Le même, de 10 lit. **9 fr.**
N° 28615. Tuyau de vi-
dange (en caoutchouc).
6 francs 50

Le modèle AD peut se compléter par un récipient à savon liquide, modèle stérilisable, voir page 86.

LAVABOS ROULANTS

commandés par pédales, avec cuvettes en faïence.

Récipients en verre, seau en faïence,
bâti en fer rond, verni au four.
Galets caoutchoutés.
(MODÈLES DÉPOSÉS)

L'alimentation par pédale s'obtient au moyen d'un tuyau en excellent caoutchouc qui traverse une gaine portant le système obturateur; le jet est en verre.

Dans les modèles confortables, la gaine est en cuivre nickelé et peut se séparer en deux pour permettre le remplacement facile du caoutchouc : la pédale est aussi en cuivre nickelé dans ces modèles.

Lavabo avec glace-miroir.
Modèle **AG**
avec cuvette ovale de 0,59×0,40, 2 flacons de 5 litres à pédales.
Nº 28620. Modèle confortable........... 200 fr.
— 28621. Modèle simplifié............. 180 fr.

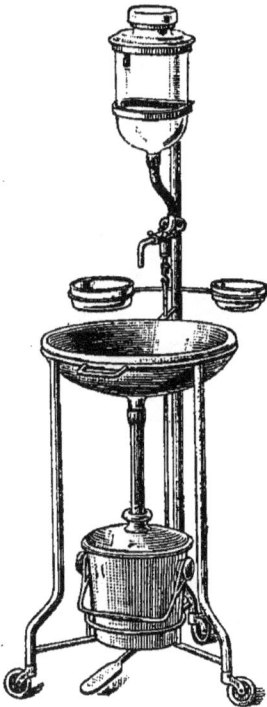

Nº 28622:
Lavabo roulant modèle AF

Lavabo à une fontaine.

Modèle **AF**
avec fontaine de 5 lit. commandée par pédale, cuvette ovale de 0,47×0,35 à gros bourrelet, seau de 5 litres, porte-savon et porte-brosse (modèles ovales) en verre.

Modèle confortable.
Nº 28622. Avec roulettes.. 105 fr.
— 28623. Sans roulettes.. 95 fr.

Modèle simplifié.
Nº 28624. Avec roulettes.. 95 fr.
— 28625. Sans roulettes.. 85 fr.

Notre système de commande par pédale coupe beaucoup moins le caoutchouc que l'obturation par simples pinces.

Nº 28620.
Lavabo avec miroir modèle AG.

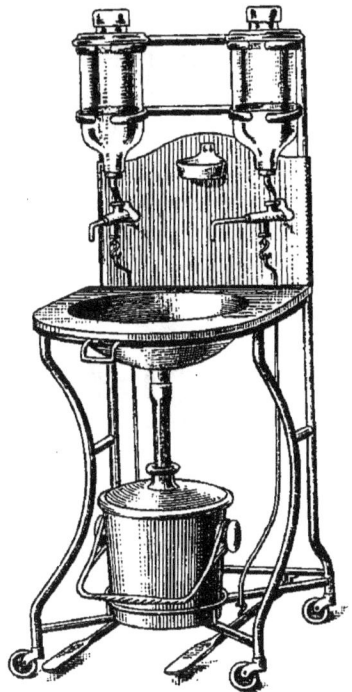

Nº 28626.
Lavabo roulant modèle AJ.

Lavabo à 2 fontaines.

Modèle **AJ**
avec table en faïence de 0,55×0,40 faisant corps avec la cuvette ovale, seau de 10 litres, 2 fontaines de 5 litres commandées par pédales, porte-savon en faïence.

Modèle confortable.
Nº 28626. Avec roulettes............... 150 fr.
— 28627. Sans roulettes............... 140 fr.

Modèle simplifié.
Nº 28628. Avec roulettes............... 125 fr.
— 28629. Sans roulettes............... 115 fr.

Sur demande, et moyennant un léger supplément, le seau peut se fournir en tôle émaillée.

Les modèles AD et AJ peuvent se compléter par un récipient à savon liquide, modèle stérilisable, voir page 86.

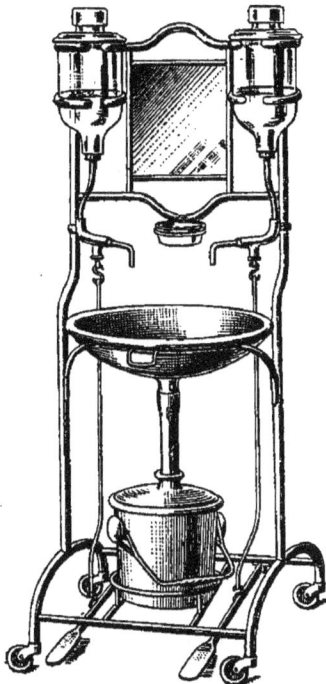

LAVABOS ROULANTS
avec cuvette ovale en faïence.
Récipients en verre, seau en faïence,
bâti en fer rond, verni au four.
Galets caoutchoutés.
MODÈLES DÉPOSÉS.

Lavabos à une cuvette et à deux fontaines.

Tous ces lavabos comportent une cuvette ovale de 0,59 × 0,40 à gros bourrelet, un tuyau de vidange en caoutchouc, un seau en faïence de 10 litres (avec couvercle) et deux fontaines de chacune 5 litres.

Lavabo modèle AK
avec fontaines commandées par pédales.
Système confortable.
(Voir figure ci-dessous).

N° 28630. Avec vidange (en cuivre nickelé) commandée par pédale... **235 fr.**
(Modèle du professeur JONNESCO).

N° 28631. *Le même*, mais avec écoulement libre (la cuvette est dans l'axe de l'appareil)....... **180 fr.**

Ce dernier lavabo peut se remplacer par le modèle AM plus économique.

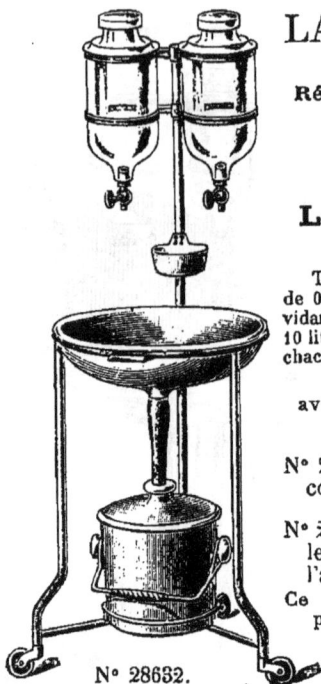

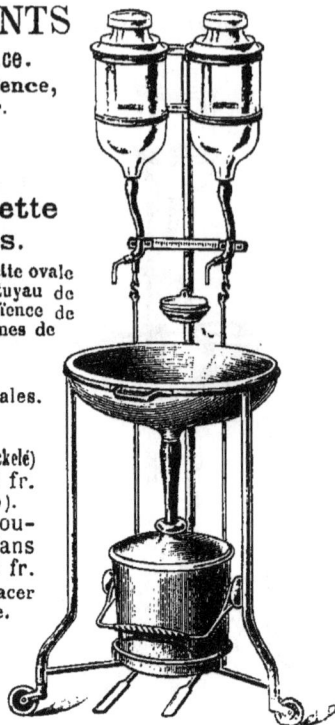

N° 28632.
Lavabo modèle AL

LAVABO
MODÈLE **AL**
avec robinets en ébonite et porte-savon en faïence.

N° 28632.
Prix complet... **115 fr.**

N° 28633.
Le même, sans roulettes. **105 fr.**

Pièces de rechange.
N° 28634.
Cuvette faïence de 0,59 × 0,40. **22 fr.**

N° 28635.
Fontaine en verre de 5 litres (sans accessoires)...... **6 50**

N° 28636.
Seau en faïence de 10 lit. (avec couvercle). **9 »**

N° 28637.
Tuyau de vidange (en caoutchouc).. **6 50**

N° 28640.
Lavabo modèle AK

N° 28638.
Lavabo modèle AM

LAVABO
MODÈLE **AM**
commandé par pédales.
avec porte-savon en verre et roulettes caoutchoutées.

N° 28638. Avec système confortable à pédale, **170 fr.**

N° 28639 Avec commande simplifiée à pédales, **150 fr.**

N° 28640.
Diminution pour suppression de roulettes, **10 fr.**

Notre système de commande par pédales n'a pas l'inconvénient de couper le caoutchouc, comme l'obturation par de simples pinces.

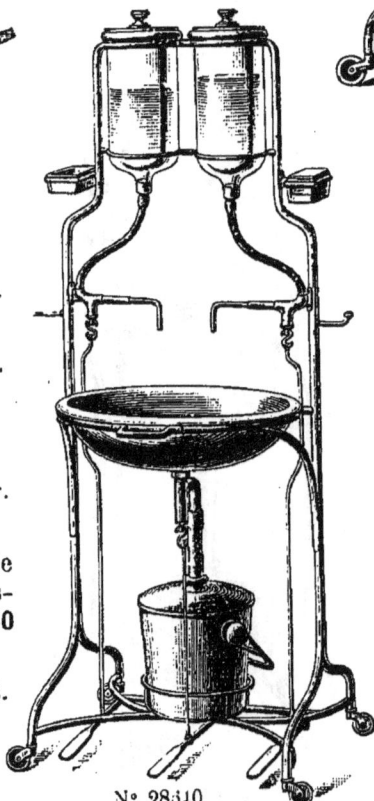

ON PEUT ADAPTER A CES LAVABOS UN RÉCIPIENT A SAVON LIQUIDE, MODÈLE STÉRILISABLE, VOIR PAGE 86

LAVABOS ROULANTS

A DEUX CUVETTES

**avec cuvettes ovales
et seau de 10 litres en faïence,
bâti en fer rond, verni au four.**
Galets caoutchoutés.
(DÉPOSÉS)

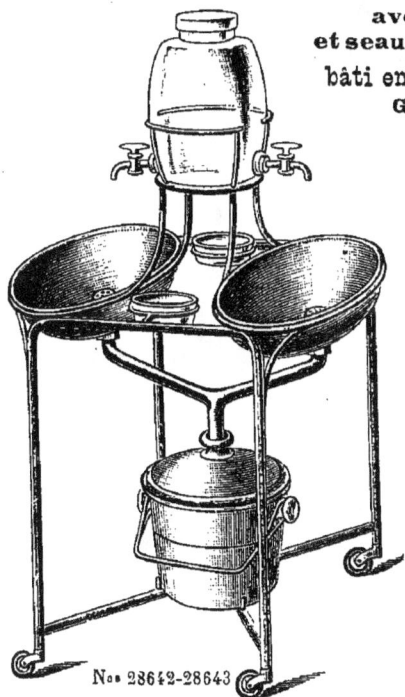

N°ˢ 28642-28643

Modèle AN

*avec 2 boîtes à
eau de 5 litres (en
cuivre nickelé)*
avec robinets au
coude et 2 porte-
brosses
stérilisables.

Cuvettes de
0ᵐ,47 × 0,35.

N° 28641.

Prix complet :
300 francs.

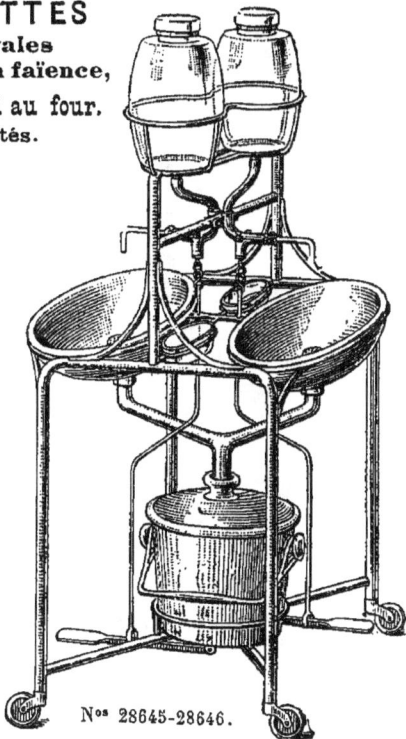

N°ˢ 28645-28646.

Lavabo Modèle AP

avec un seul barillet de 10 litres
et robinets en verre,
compris 2 porte-savon.
N° 28642.
Avec cuvettes de 0,47×0,35.
195 francs.

———

N° 28643.
Avec cuvettes de
0,59×0,40.
210 francs.

———

N° 28644.
Barillet de rechange
(à 2 tubulures),
compris couvercle mais sans
robinets.

Prix :

11 fr. 50.

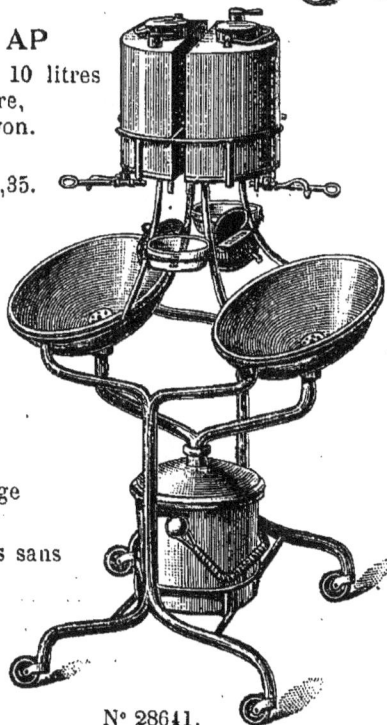

N° 28641.
Lavabo Modèle AN.

Lavabo Modèle AR

avec 2 barillets de 5 lit.
commandé par pédale
(système confortable).

N° 28645. Avec cuvettes
de 0,47×0,35.

Prix.......... **260 fr.**

———

N° 28646.

Avec cuvettes de
0,59×0,40.

Prix.......... **275 fr.**

———

N° 28647.

Barillet de 5 litres
avec olive au fond
(compris couvercle).

Prix.......... **8 fr. 50**

LAVABOS ROULANTS

AVEC TABLE EN FAÏENCE

COMBINÉS

avec appareil à injections

à

hauteur variable.

Ces appareils, montés sur roulettes caoutchoutées, sont construits en fer rond, verni au four, avec cuvette et seau (de 10 litres) en faïence; les bocaux, barillets et laveurs sont en verre. .

Toutes les parties coulissantes sont nickelées.

Sur demande, le seau de vidange peut être fourni en tôle émaillée sans changement de prix.

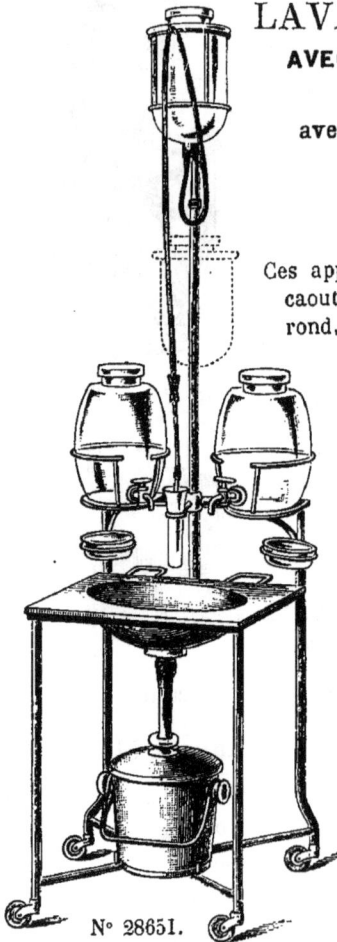

N° 28651.

N° 28653.

Modèle simple

avec un laveur de 5 litres muni d'un système d'arrêt automatique.

Table en faïence de 0^m,55 × 0^m,40 avec cuvette ovale, 2 barillets de 5 lit. avec robinets verre, porte-brosse et porte-savon. Nous pouvons mettre cette table en faïence arrondie à l'avant (comme dans les chariots-lavabos de la page 231).

N° 28651. Prix complet....... **175 fr.**

— 28652. Table de rechange... **33 fr.**

LAVEUR DE RECHANGE

N° 28653. Prix sans accessoires. **8 fr.**

— 28654. Avec caoutchouc et canule .... **14 fr.**

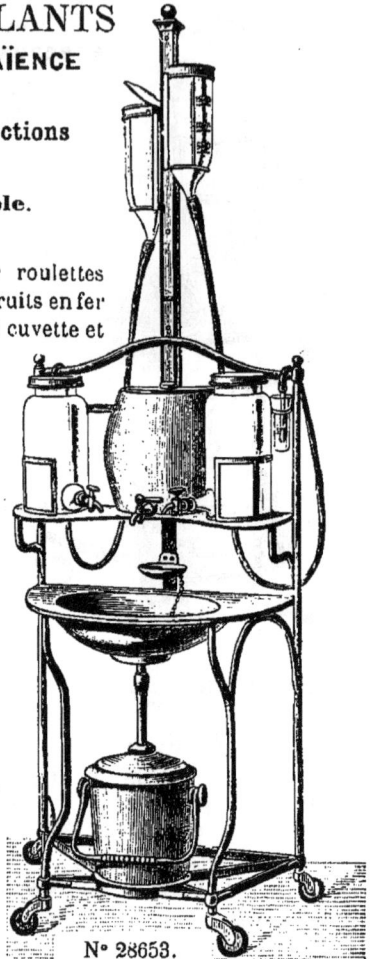

Modèle confortable

avec 2 laveurs de chacun 2 litres circulant sur un rail nickelé.

(Le système d'élévation est le même que pour le n° 16891.

Table en faïence de 0^m 70 × 0^m 53 faisant corps avec la cuvette, fontaine en faïence avec robinet en étain, deux bocaux de chacun 5 litres avec robinets en verre, porte-brosse en faïence.

N° 28655. Prix complet....... **330 fr.**

— 28656. Cuvette de rechange en faïence..................... **60 fr.**

LAVEUR DE RECHANGE

N° 28657. Prix du laveur avec couvercle nickelé (sans caoutchouc).. **7 25**

N° 28658. Le même, avec caoutchouc, pince et canule......... **13 fr. 75**

LAVABOS PLIANTS

AVEC BATI EN TUBES D'ACIER

(MODÈLES DÉPOSÉS).

LAVABOS A EAU STÉRILISÉE

Ces lavabos comportent une boîte à eau A (de 5 lit.) en aluminium, ayant une forme spéciale et pouvant se stériliser dans un autoclave de 0,30 (vertical ou horizontal).

La cuvette ronde B et le récipient de vidange C sont également en aluminium. Un porte-savon et un porte-brosse (en cuivre nickelé) complètent l'appareil.

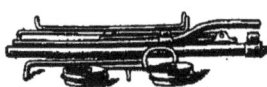

Nº 28661. Lavabo pliant à eau stérilisée, *modèle simple*........ **150 fr.**

Nº 28662. Lavabo analogue commandé par pédale. **175 francs.**

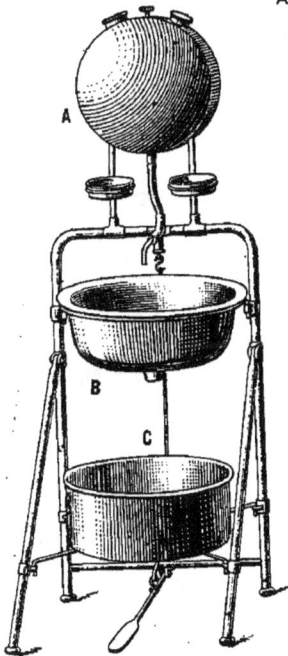

Nº 28662.
Lavabo pliant commandé par pédale.

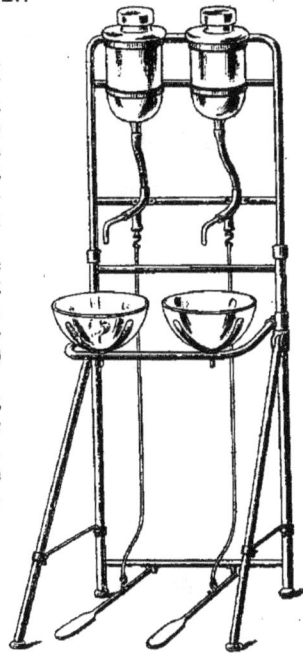

Nº 28664.
Lavabo pliant pour antiseptiques.

La mise en place et le démontage de ces lavabos se font très rapidement sans nécessiter l'emploi d'aucun outil.

Les appareils pliés occupent un faible encombrement et les colis à transporter n'ont qu'un poids relativement minime.

Sur demande et moyennant supplément nous pouvons construire les récipients soit en cuivre nickelé, soit en nickel pur, au lieu de les mettre en aluminium.

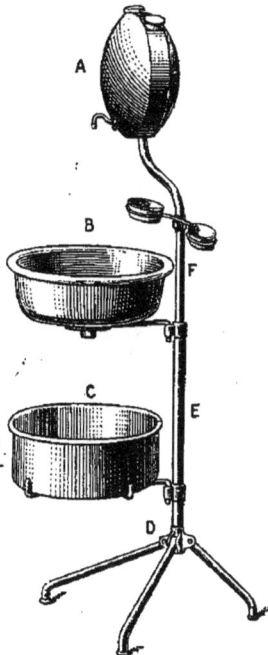

Nº 28661.
Lavabo pliant modèle simple.

LAVABO POUR ANTISEPTIQUES

Ce modèle comporte 2 fontaines en verre (de chacune deux litres) et 2 capsules en nickel pur ayant $0^m,22$ de diamètre.

Les obturateurs (en cuivre nickelé) sont commandés par pédale et comportent un tube de caoutchouc et un jet en verre.

Nº 28663.

Lavabo pliant pour antiseptiques, modèle à pédales.

200 francs.

Nº 28664.

Lavabo pliant pour antiseptiques avec cuvettes en cristal et commande à pédales.............. **195 fr.**

Nº 28661. Lavabo plié.

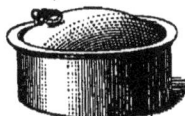

MEUBLES TOURNANTS

pour services de consultation.

(MODÈLES DÉPOSÉS)

Ces appareils sont montés sur bâti en métal verni, avec tige et garnitures nickelées. La rotation se produit immédiatement au-dessus du socle à 3 branches. Les roulettes sont caoutchoutées.

MODÈLE A

Il comprend un barillet de 5 litres (avec robinet en verre), une cuvette en faïence de 0,46 × 0,35 à gros bourrelet, un porte-savon et un seau de 5 litres en faïence, une cuvette rectangulaire en verre de 0,39 × 0,21 et deux capsules en cristal de 0,19.

N° 28675. Prix de l'appareil complet............. **155 fr.**

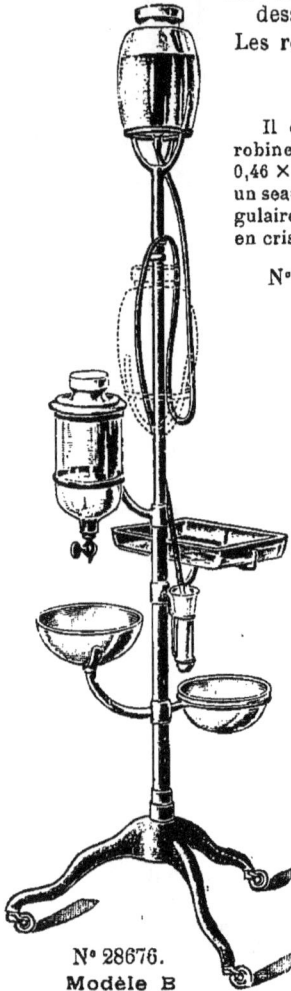

N° 28676.
Modèle B

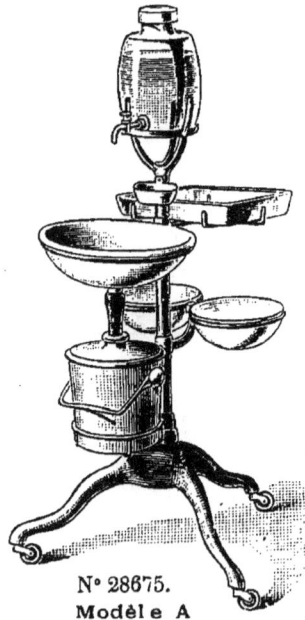

N° 28675.
Modèle A

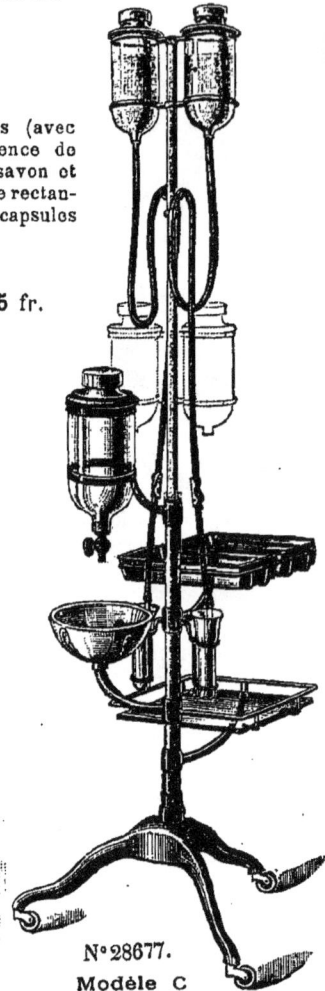

N° 28677.
Modèle C

MODÈLE B

Fontaine en verre de 5 litres avec robinet en ébonite, capsule en cristal de 0,25, cuvette rectangulaire en verre de 0,29×0,23, capsule en cristal de 0,19, laveur de 5 litres à hauteur variable, avec système d'arrêt automatique, tuyau en caoutchouc rouge, pince presse-tube, canule et porte-canule en verre.

N° 28676. Prix de l'appareil complet.......... .. **215 fr.**

MODÈLE C

Fontaine en verre de 5 litres avec robinet en ébonite, capsule en cristal de 0,25, deux cuvettes rectangulaires en verre de 0,32×0,17, une tablette en glace de 0,35 × 0,35 à galerie, laveur double à 2 fontaines (de chacune 2 litres) à hauteur variable, avec système d'arrêt automatique, tuyaux en caoutchouc rouge, pinces presse-tubes, canules et porte-canules en verre.

N° 28677. Prix complet. **245 fr.**

APPAREILS POUR INJECTIONS
Modèles se fixant au mur ou au plafond.

Laveur mural simplifié
(à élévation).

La tige nickelée supportant le laveur est parfaitement ajustée dans un fourreau (en acier verni) fixé au mur d'une manière rigide au moyen de deux appliques ; l'arrêt s'obtient au moyen d'un frein commandé par une vis latérale.

N° 28680. Prix avec un laveur de 2 litres..... **45 fr.**
— 28681.   —   un   —   5 — ..... **50 fr.**
— 28682.   —   deux laveurs de chacun 2 lit. **60 fr.**

Laveur mural à élévation
(AVEC SYSTÈME D'ARRÊT AUTOMATIQUE)

I. **Modèle simple**, avec *tige ronde* nickelée et supports vernis.

N° 28683. Avec un laveur de 5 litres........ **65 fr.**
— 28684. Avec deux laveurs de chacun 2 litres. **75 fr.**

II. **Modèle confortable**, avec *tige carrée* en cuivre nickelé (l'appareil entièrement nickelé).

N° 28685. Avec un laveur de 5 litres....... **7 5fr.**
— 28686. Avec deux laveurs de chacun 2 litres. **85 fr.**

Laveur simple à hauteur fixe.
(Disposé pour être accroché au mur.)

N° 28687. Modèle à un récipient de 5 litres.... **22 fr.**
(Avec couvercle en cuivre nickelé.)

Laveur mural
se déplaçant
horizontalement.

(avec 2 laveurs de chacun 2 litres)

N° 26881.

N° 28688. A hauteur fixe. **65 fr.**

N° 28689. A hauteur variable. **120 fr.**

ÉLÉVATEUR
se fixant
au plafond

(avec système d'arrêt automatique).

N° 28690.

Prix de l'appareil en cuivre nickelé, avec deux laveurs de chacun 2 litres... **92 fr.**

N°ˢ 26883 et 26885.

Tous les appareils mentionnés sur cette page sont fournis avec laveurs en verre, tuyaux en caoutchouc rouge, pinces presse-tube, canules et porte-canules en verre.

N° 28688.

N° 28690.

N° 28687.

M

APPAREILS ROULANTS POUR INJECTIONS
(MODÈLES A HAUTEUR VARIABLE)

Modèle H

à 2 laveurs de chacun 2 litres *à élévation indépendante.*

Les laveurs reposent dans une cage nickelée munie de 4 galets circulant sur un rail : on soulève le laveur au moyen d'une tige à poignée que l'on fixe dans des crans à la hauteur voulue.

Toutes les parties coulissantes sont en cuivre nickelé.

N° 28691. Prix. **175 fr.**

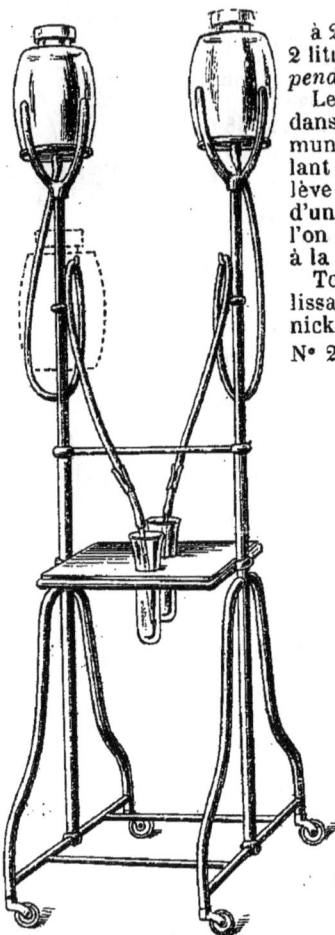

N° 28692.

Modèle I

Avec 2 laveurs indépendants de 5 litres.
Système d'élévation automatique.
Tablette en opaline.

N° 28692.
Prix.............. **200 fr.**

N° 28693.
Le même, avec un laveur de 5 litres et 2 laveurs accouplés de chacun 2 litres. **220 fr.**

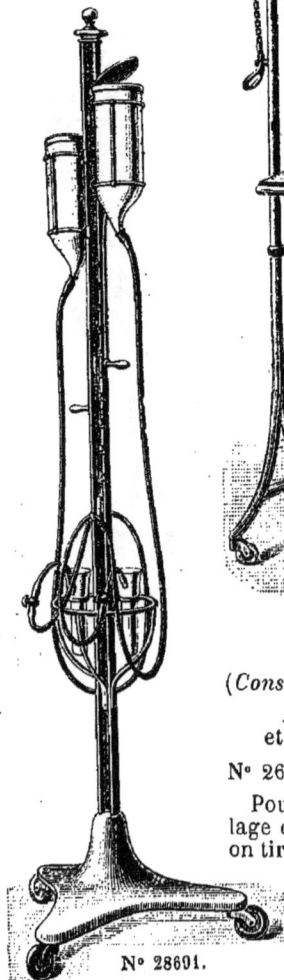

N° 28691.
Modèle H.

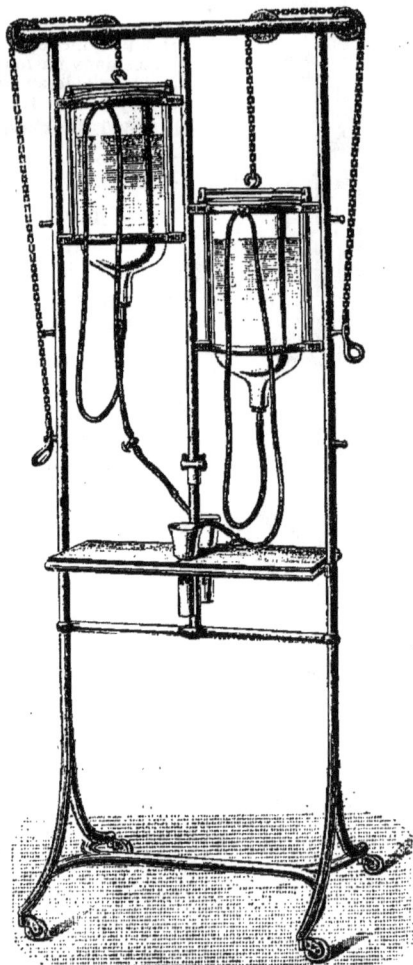

N° 28694.

Modèle J
(*Construit pour l'hôpital St-Antoine*).

Avec 2 laveurs de 10 litres et une tablette en opaline.

N° 26894. Prix de l'appareil.. **330 fr.**

Pour soulever le laveur, on le soulage d'une main au collet inférieur et on tire sur la chaîne avec l'autre main.

Tous ces appareils sont fournis avec laveurs en verre, tuyaux en caoutchouc rouge, pinces pressetube, canules et porte-canule en verre.

APPAREILS MOBILES POUR INJECTIONS
avec système d'arrêt automatique.
Modèles de construction très soignée.

Le système d'élévation est très pratique, *la tige centrale se maintenant d'elle-même en telle position qu'on l'abandonne.*

Pour baisser, appuyer sur la bague A; pour monter, soulever la tige au moyen de cette même bague.

On peut obtenir ainsi une variation de 0ᵐ,80 entre les 2 positions extrêmes des laveurs.

Les appareils, montés sur bâti verni avec tige en cuivre nickelé, sont fournis avec laveurs en verre, tuyaux en caoutchouc rouge, pinces presse-tube, canules et porte-canule en verre.

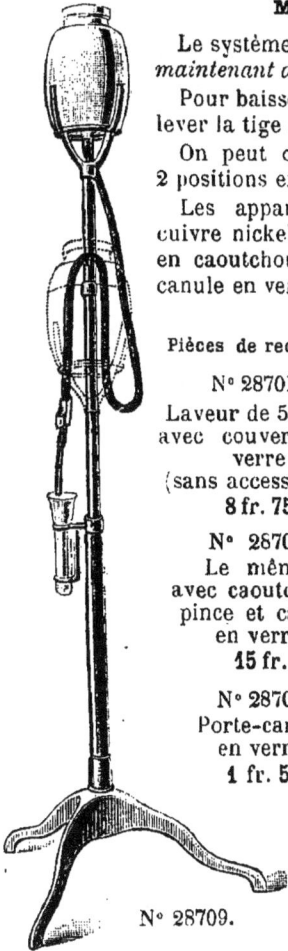

Pièces de rechange.

N° 28701.
Laveur de 5 litres avec couvercle en verre (sans accessoires).
8 fr. 75

N° 28702.
Le même, avec caoutchouc, pince et canule en verre.
15 fr.

N° 28703.
Porte-canule en verre.
1 fr. 50

Pièces de rechange.

N° 28705.
Laveur de 2 litres sans couvercle et sans dispositif d'écoulement.
2 fr. 20

N° 28706.
Laveur de 2 litres avec caoutchouc pince et canule (sans le couvercle nickelé).
8 »

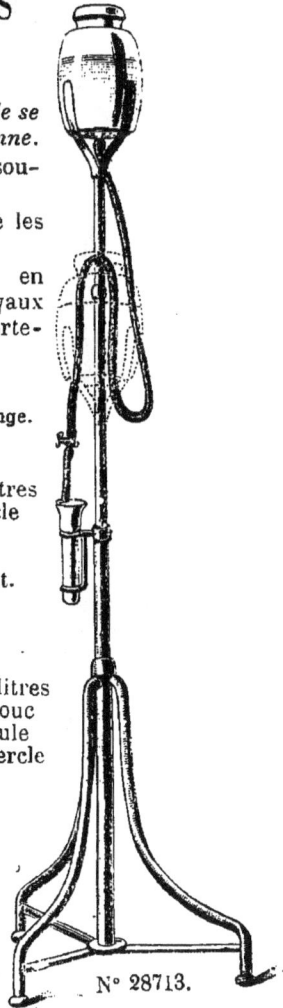

N° 28709.

N° 28713.

APPAREIL SIMPLIFIÉ
avec pied en fonte vernie.

Prix avec roulettes caoutchoutées.

N° 28707. Avec 1 laveur de 5 lit. . . . . **70 fr.**
— 28708. Avec 2 laveurs de chacun 2 lit. . **80 fr.**

Prix sans roulettes.

N° 28709. Avec 1 laveur de 5 litres. . . . . . **60 fr.**
— 28710. Avec 2 laveurs de chacun 2 lit. . **70 fr.**

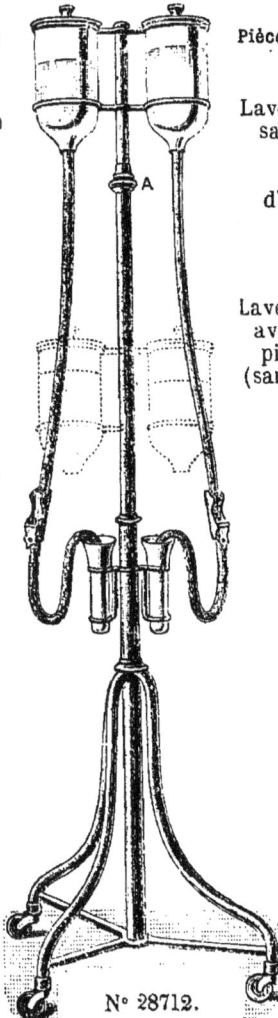

APPAREIL TRANSPORTABLE
avec bâti en fer verni.

Prix avec roulettes caoutchoutées.

N° 28711. Avec 1 laveur de 5 lit. . . . . **100 fr.**
— 28712. Avec 2 laveurs de chacun 2 lit. . **110 fr.**

Prix sans roulettes.

N° 28713. Avec 1 laveur de 5 lit. . . . . **90 fr.**
— 28714. Avec 2 laveurs de chacun 2 lit. . **100 fr.**

N° 28712.

Appareil « **Modeste** *» avec un seul laveur de 2 litres, frein à vis de serrage et socle en fonte.*

N° 28715. Sans roulettes. . . . . **45 fr.** | N° 28716. Avec roulettes caoutchoutées **55 fr.**

CHARIOTS A MÉDICAMENTS

avec roues caoutchoutées.

MODÈLES DÉPOSÉS entièrement métalliques (Hauteur habituelle : 0^m,90).

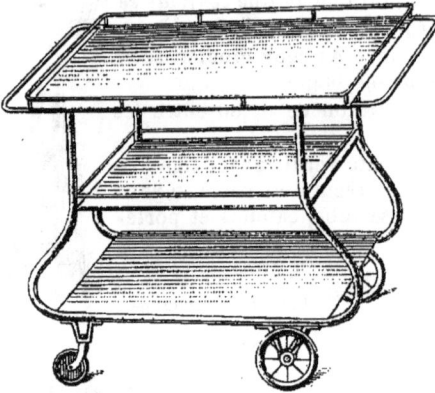

N°s 28721 à 28724. Chariot modèle A.

Chariot modèle A

avec 3 tablettes en tôle vernie.

N° 28721. *Première grandeur*,
avec tablette supérieure
de 0^m,80 × 0^m,50....... **115 fr.**

— 28722. *Deuxième grandeur*,
avec tablette supérieure
de 0^m,70 × 0^m,45....... **100 fr.**

Supplément pour tablette supérieure
en glace.

N° 28723. Première grandeur. **16 50**
— 28724. Deuxième grandeur. **11 fr.**

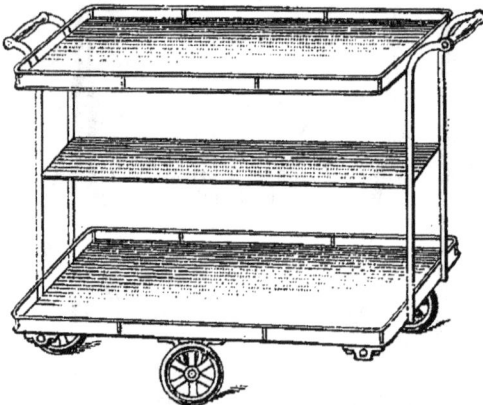

N°s 28725 à 28727. Chariot modèle B.

Chariot modèle B

avec 3 tablettes en tôle vernie.
(Dimensions de la tablette supérieure
0^m,80 × 0^m,50.)

2 roues fixes au milieu,
2 roues coulissantes sur essieu aux
extrémités (système permettant de
tourner sur place).

N° 28725. Prix du chariot modèle B.......... **145 fr.**

— 28726. Modèle analogue avec
2 roues fixes et
2 roues pivotantes. **135 fr.**

— 28727. Supplément pour tablette supérieure
en glace........ **16 50**

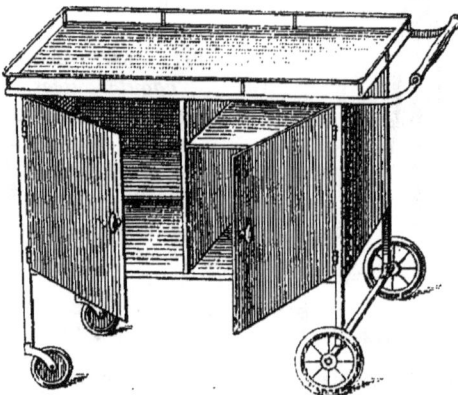

N° 28728. Chariot modèle C.

Chariot modèle C

*avec coffre fermé
et porte à deux battants.*

(Dimensions
de la tablette supérieure :
0^m,90 × 0^m,50).

N° 28728.
Prix du chariot modèle C :
250 francs.

CHARIOTS A LINGE PROPRE
avec roues caoutchoutées (MODÈLES DÉPOSÉS).

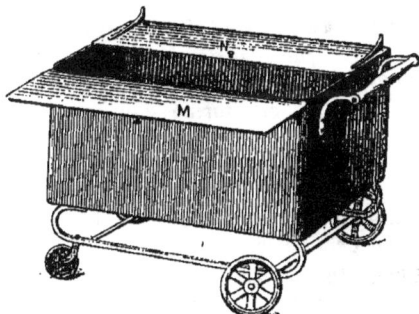

Nᵒˢ 28741-28744.
Chariot simple, modèle A.

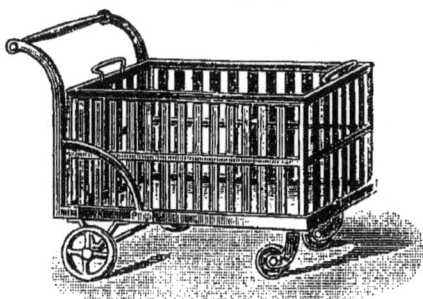

Nᵒ 28745.
Chariot de l'hôpital Necker.

Chariot simple, modèle A.

Il se compose d'une caisse en tôle vernie, montée sur 4 roues caoutchoutées. Les deux portes M et N peuvent se rabattre horizontalement, de manière à former tablettes pour la distribution du linge.

Première taille
avec caisse de 1ᵐ,00×0ᵐ,50×0ᵐ,55.
Nᵒ 28741. Modèle léger............ **170 fr.**
— 28742. Modèle fort............ **185 fr.**
Deuxième taille
avec caisse de 0ᵐ,75×0ᵐ,50×0ᵐ,50.
Nᵒ 28743. Modèle léger........... **155 fr.**
— 28744. Modèle fort............. **170 fr.**

Chariot modèle de l'hôpital Necker
avec panier mobile monté sur truck.

Nᵒ 28745. *Chariot avec panier en fer verni,*
long. 1,00, larg. 0,50, prof. 0,55... **175 fr.**

Modèle analogue avec panier en rotin.
Nᵒ 28746. Sans couvercle......... **125 fr.**
— 28747. Avec couvercle.......... **135 fr.**

Chariot compartimenté
avec store sur la face.
long., 0,95; larg., 0,45; hauteur utile, 1ᵐ,25.
Nᵒ 28748. Prix................. **255 fr.**

Chariot à linge chaud.

La caisse en tôle galvanisée (bronzée argent) a 0ᵐ,80 de longueur, 0ᵐ,50 de largeur et 0ᵐ,50 de profondeur.

Une des faces est munie d'une porte vitrée à 2 battants.

L'appareil est chauffé par 2 tiroirs à braise.
Nᵒ 28749. Prix................. **250 fr.**

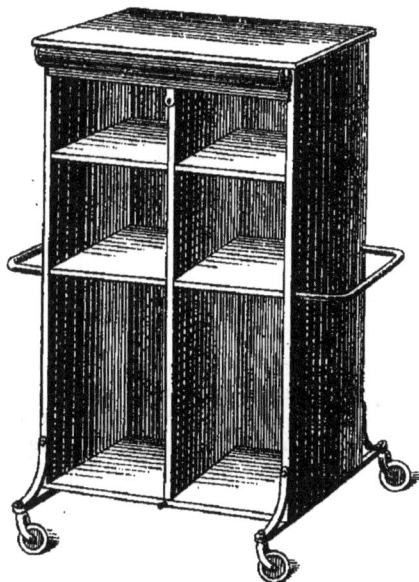

Nᵒ 28748. **Chariot compartimenté.**

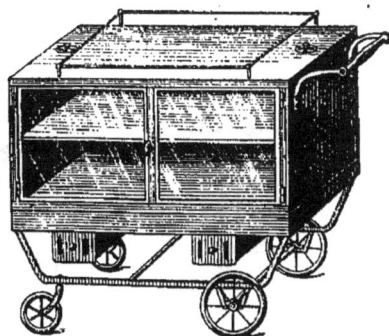

Nᵒ 28749. **Chariot à linge chaud.**

CHARIOTS A LINGE SALE
avec roues caoutchoutées (MODÈLES DÉPOSÉS).

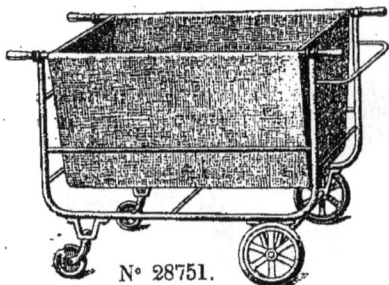

N° 28751.
Chariot avec récipient en toile.

CHARIOT AVEC RÉCIPIENT EN TOILE
facile à démonter
pour le lavage et la désinfection.

Le récipient est formé d'un sac (ayant 0ᵐ,75 de longueur, 0ᵐ,45 de largeur et 0ᵐ,55 de profondeur) qui repose sur 2 longerons en tubes d'acier.

L'ensemble est monté sur un bâti en fer peint en gris perle.

N° 27851. Prix du chariot avec récipient en toile..... .... 175 fr.

— 28752. Banne en toile de rechange (sans monture)......... 22 fr.

CHARIOT SIMPLE
avec caisse en tôle galvanisée de :
0ᵐ,80 × 0ᵐ,50 × 0ᵐ,50
(peinte extérieurement en gris perle).

Le récipient est monté sur truck permettant de pivoter sur place.

N° 28753. Prix du chariot monté sur truck **165 fr.**

— 28754. Le même, avec 2 roues fixes et 2 roues pivotantes. **135 fr.**

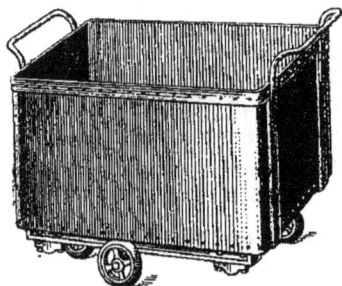

N° 28753. **Chariot simple.**

CHARIOT SE VIDANT LATÉRALEMENT
avec caisse en tôle galvanisée de :
0ᵐ,85 × 0ᵐ,55 × 0ᵐ,50
(peinte extérieurement en gris perle)

Le fond, étant très incliné, rend la décharge très facile.

N° 28755. Prix du chariot se vidant latéralement. **165 fr.**

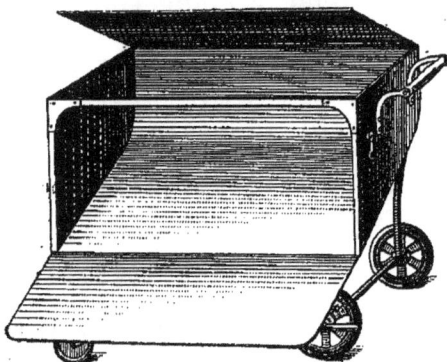

N° 28755. **Chariot se vidant latéralement.**

CHARIOT A MATELAS
Modèle construit
pour l'hôpital de la Fraternité, à Roubaix.

La caisse, en tôle forte galvanisée (peinte extérieurement) avec angles arrondis mesure 1ᵐ,00 × 0ᵐ,90 × 0ᵐ,50, de manière à pouvoir recevoir les matelas pliés au milieu.

Le châssis est monté sur truck permettant de pivoter sur place.

N° 28756. Prix du chariot à matelas......... **330 fr.**

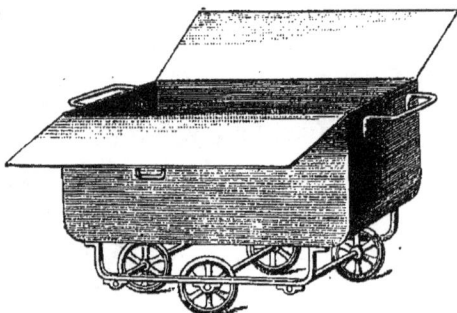

N° 28756. **Chariot à matelas.**

BROUETTES A LINGE SALE
avec roues caoutchoutées. MODÈLES DÉPOSÉS.

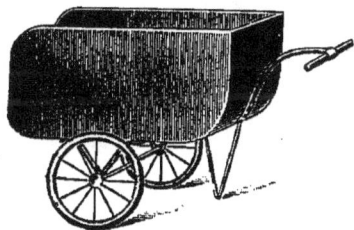

N° 28761. Brouette basculante.

BROUETTE BASCULANTE
Modèle simple.

Cette brouette comporte une caisse en tôle vernie de 0m,75×0m,50×0m,50. Un étrier en fer forgé assure la stabilité à l'arrêt.

N° 28761. Prix de la brouette basculante (modèle simple)............ **105 fr.**

BROUETTE A LINGE SALE

La caisse A, en tôle vernie de 0,80×0,50×0,70 (montée sur un bâti à deux roues caoutchoutées), est munie de deux volets, B et C, coulissants et pliants.

N° 28762. Prix de la brouette à linge sale, **200f**

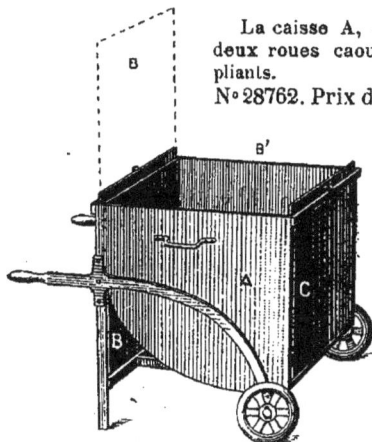

N° 28762. Brouette prête à charger.

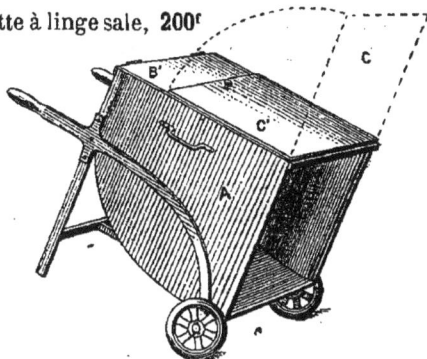

N° 28762. Brouette en décharge.

Quand la brouette est remplie de linge, on soulève le couvercle B et on le rabat horizontalement en B' de manière à laisser circuler le chariot complètement fermé. Pour vider le linge, on soulève la porte C et on la rabat en C' sur le couvercle B'; on fait alors basculer le chariot sur son essieu.
Les poignées latérales permettent d'enlever la caisse de son bâti pour passer à l'étuve de désinfection.

WAGONNET A LINGE SALE

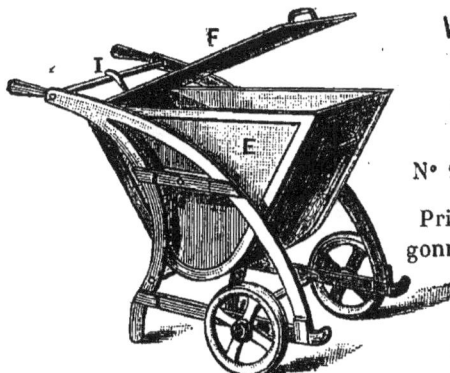

N° 28763.

N° 28763.

Prix du wagonnet à linge.

138 fr.

Dimensions de la caisse

long. 0,75 ; larg. 0,50 ; prof. 0,50.

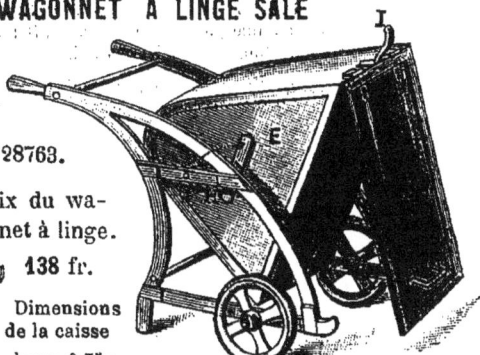

N° 28763.

Le wagonnet à linge se compose d'une caisse E en tôle vernie (munie de deux poignées et d'un couvercle F) montée sur un truck (à deux roues caoutchoutées) manœuvré par deux bras. Le truck porte un double axe d'oscillation G et H qui permet de verser le linge sur le sol par simple mouvement de bascule en manœuvrant la manette I.)
La caisse peut s'enlever du bâti pour passer à l'étuve de désinfection.

COFFRES A PANSEMENTS USÉS
Modèles montés sur bâtis roulants.
(DÉPOSÉS)

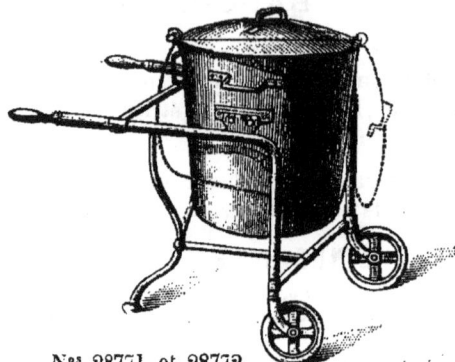

Nᵒˢ 28771 et 28772.
Brouette pour hottes à linge.

BROUETTE POUR HOTTES A LINGE

L'appareil se compose d'une armature métallique (montée sur 2 roues caoutchoutées) recevant une hotte spéciale en tôle galvanisée (diamètre : 0ᵐ,55; profondeur, 0ᵐ,50) avec couvercle à charnière.

Cette disposition permet de vider la hotte sans que le linge touche au bâti.

Il suffit d'une brouette pour assurer le transport des hottes disséminées dans les diverses salles.

Prix de l'appareil complet (brouette et hotte).
Nᵒ 28771. Avec bâti en fer plat....... **110 fr.**
— 28772. Avec bâti en tubes d'acier.. **130 fr.**
— 28773. Prix de chaque hotte supplémentaire................. **35 fr.**

SEAU « CLAVE » SUR BATI ROULANT

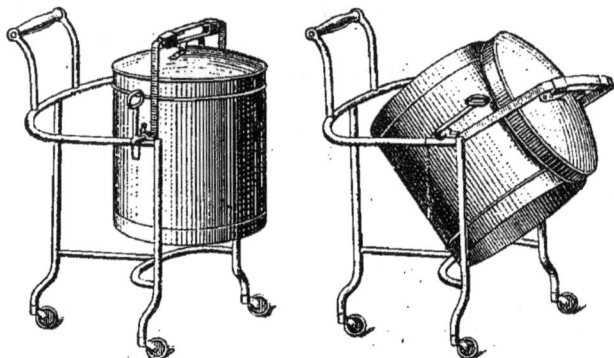

Nᵒˢ 28774-28776. **Seau *Clave* sur bâti roulant.**

Le couvercle à ressort assure une fermeture automatique.

Pour vider les pansements, on soulève le couvercle et on le dispose latéralement; puis on bascule le seau au moyen de la poignée montée sur le tourillon.

Nᵒ 28774.
Modèle de 20 litres.... **90 fr.**
Nᵒ 28775.
Modèle de 30 litres.... **100 fr.**
Nᵒ 28776.
Modèle de 40 litres.... **110 fr.**

COFFRE TRONC CONIQUE
avec vidange au centre.
La caisse, en tôle galvanisée, a 0ᵐ,50 × 0ᵐ,50 × 0ᵐ,50.
Le couvercle et le fond sont à 2 battants.

COFFRE ALLONGÉ
avec caisse en tôle galvanisée (long. 0ᵐ,70; larg. 0ᵐ,35) ayant tous ses angles arrondis.
Une poignée à l'arrière facilite le basculement.

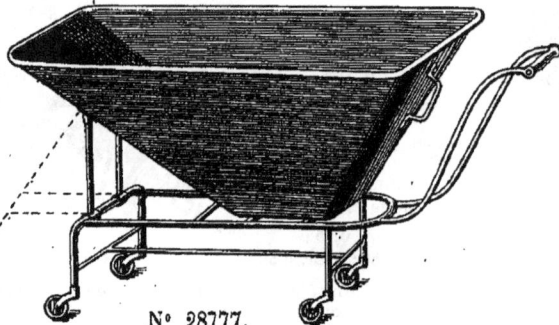
Nᵒ 28777.

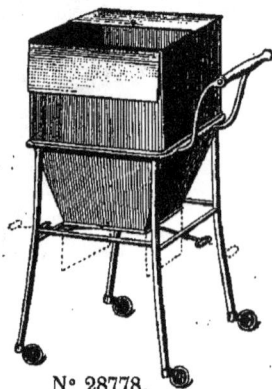
Nᵒ 28778.

Nᵒ 28777. Prix du coffre allongé **105 fr.** | Nᵒ 28778. Prix du coffre tronc conique. **120**

COFFRES A PANSEMENTS USÉS
pour salles de malades.

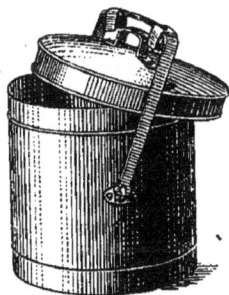

Nᵒˢ 28781 à 28783.
Seau « Clave ».

SEAU CLAVE
avec couvercle à ressort assurant une fermeture hermétique.

(Appareil en tôle galvanisée peint extérieurement en gris perle).

Nᵒ 28781. Seau *Clave* de 10 l. **11** »
— 28782. — de 15 l. **14 50**
— 28783. — de 20 l. **16 50**

SEAU A COUVERCLE SPHÉRIQUE
Nᵒ 28784. *Petit modèle.* Diam. : 0,27.
Hauteur totale : 0,38. **9 fr.**
Nᵒ 28785. *Moyen modèle.* Diam. : 0,31.
Hauteur totale : 0,41. **13 fr.**
Nᵒ 28786. *Grand modèle.* Diam. : 0,44.
Hauteur totale : 0,80. **35 fr.**

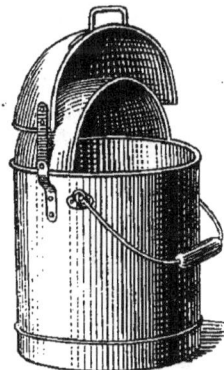

Nᵒˢ 28784 à 28786.
Seau à couvercle sphérique.

Coffre avec couvercle à charnière.
(DÉPOSÉ)

Le couvercle se maintient ouvert. L'appareil est surélevé pour permettre de laver la salle.

Petit modèle. — Dimensions du coffre : largeur, 0,40 ; saillie, 0,33 ; hauteur, 0,62.

Nᵒ 28787. En zinc non peint... **30ᶠ**
— 28788. En zinc verni....... **38ᶠ**
— 28789. En tôle galvanisée.. **45ᶠ**

Grand modèle. — Dimensions du coffre : largeur, 0,50 ; saillie, 0,38 ; hauteur, 0,65.

Nᵒ 28790. En zinc non peint... **35ᶠ**
— 28791. En zinc verni....... **45ᶠ**
— 28792. En tôle galvanisée... **50ᶠ**

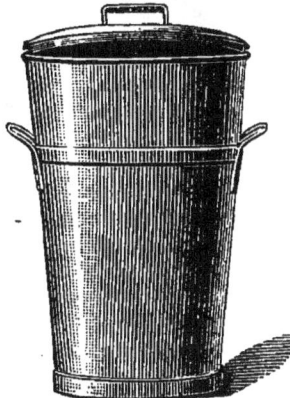

Nᵒˢ 28793 à 28796.

Seaux cylindriques
(en zinc) *à couvercle mobile.*

Petit modèle. — Diam. 0,30 ; haut. 0,50.
Nᵒ 28793. Non peint **25ᶠ** Nᵒ 28794. Verni **30ᶠ**
Grand modèle. — Diam. 0,40 ; haut. 0,50.
Nᵒ 28795. Non peint **32ᶠ** Nᵒ 28796. Verni **38ᶠ**

Hottes en zinc.
Petit modèle. Long. 0,40, larg. 0,30,
Hauteur 0,55.
Nᵒ 28797. Non peint. **25ᶠ** Nᵒ 28798. Verni **30ᶠ**
Moyen modèle. — Long. 0,45, larg. 0,35.
Hauteur 0,65.
Nᵒ 28799. Non peint **30ᶠ** Nᵒ 28800. Verni **34ᶠ**
Grand modèle. — Long. 0,55, larg. 0,45.
Hauteur, 0,75.
Nᵒ 28801. Non peint **33ᶠ** Nᵒ 28802. Verni **40ᶠ**

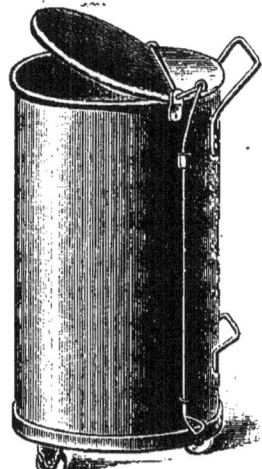

Nᵒˢ 28797 à 28802.

Seau cylindrique à roulettes
avec couvercle commandé par pédale
(DÉPOSÉ)

L'appareil en zinc.

Petit modèle. — Diam. 0,40, haut. 0,60.
Nᵒ 28803, non peint **50ᶠ** Nᵒ 28804, verni **58ᶠ**
Grand modèle. — Diam. 0,50 haut. 0,75.
Nᵒ 28805, non peint **60ᶠ** Nᵒ 28806, verni **70ᶠ**

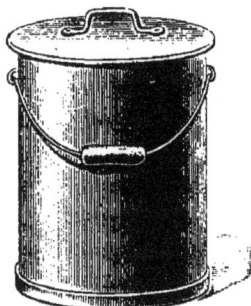

Nᵒˢ 28787 à 28792.

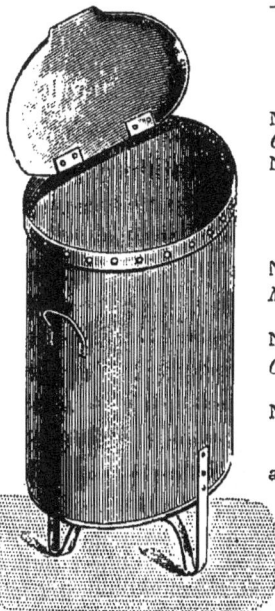

Nᵒˢ 28803 à 28806.

CHARIOTS A VIVRES
avec roues caoutchoutées.
(MODÈLES DÉPOSÉS)

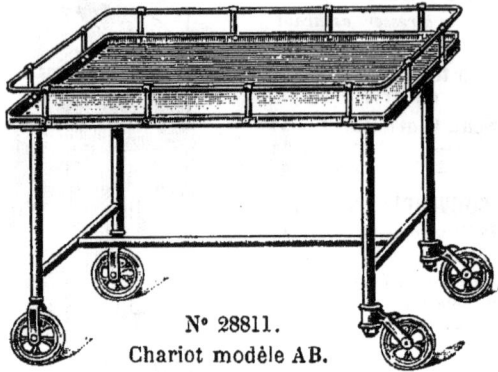

Nᵒ 28811.
Chariot modèle AB.

Chariot modèle AB
peint couleur aluminium

(avec plate-forme à galerie et bâti en tubes.)

Dimensions :

Longueur.................... 1ᵐ,00
Largeur............. ...... 0ᵐ,65
Hauteur (sans la galerie).... 0ᵐ,80

Nᵒ 28811.

Prix du chariot à une seule
tablette................. **100 fr.**

Nᵒ 28812.

Le même, mais complété par
une tablette inférieure.... **115 fr.**

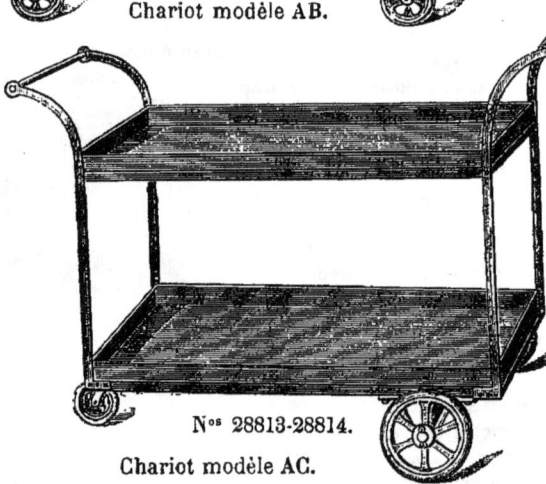

Nᵒˢ 28813-28814.
Chariot modèle AC.

Chariot modèle AC

Dimensions :

Longueur (sans les poignées) 1ᵐ,00 ;
Largeur 0ᵐ,60 ;
Hauteur (sans les poignées) 0ᵐ,80.

Deux plateaux sont destinés à
recevoir les gamelles.

Nᵒ 28813.

Prix avec les deux plateaux fixes
en tôle vernie...... **160 fr.**

Nᵒ 28814.

Le même, avec les 2 plateaux
galvanisés et pouvant s'enlever pour faciliter le nettoyage .... **175 fr.**

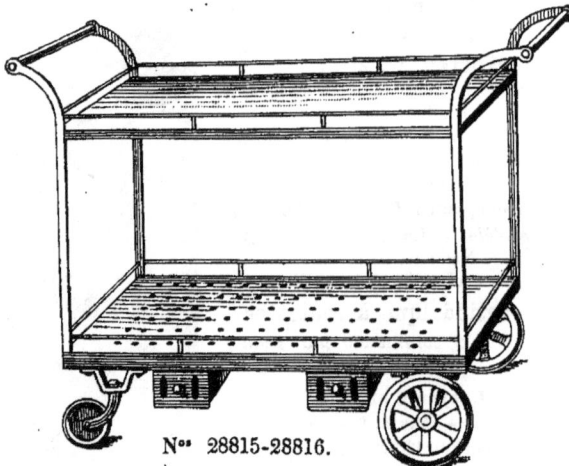

Nᵒˢ 28815-28816.
Chariot modèle AD.

Chariot modèle AD
avec réchauds à braise

Longueur (sans les poignées) 1ᵐ,00

Largeur 0ᵐ,65

Hauteur (sans les poignées) 0ᵐ,80

Nᵒ 28815.

Prix avec 2 plateaux fixes en
tôle galvanisée et 2 tiroirs
à braise......... **200 fr.**

Nᵒ 28816.

Le même, avec les 2 tiroirs
disposés pour recevoir 2
brûleurs à alcool.. **215 fr.**

CHARIOTS POUR ALIMENTS CHAUDS

avec caisse en tôle galvanisée (peinte extérieurement) **roues caoutchoutées**

(MODÈLES DÉPOSÉS).

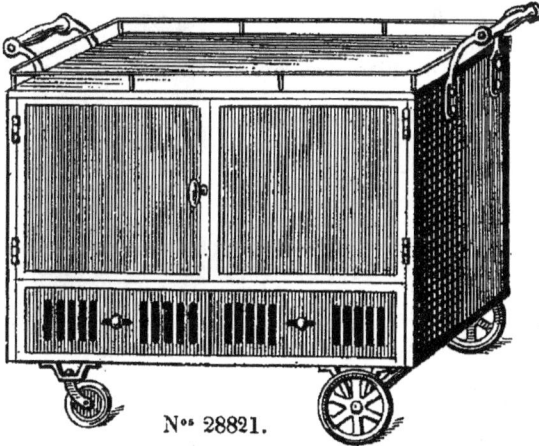

Nᵒˢ 28821.

Chariot avec réchauds à braise.

Chariot avec réchauds à braise

Longueur : 1 mètre.

Modèle à deux compartiments

(avec galerie supérieure).

Nᵒ 28821. Modèle avec
porte sur une seule
face.............. **300 fr.**

(Largeur du chariot : 0ᵐ,60).

Nᵒ 28822. Modèle avec
porte sur 2 faces.. **360 fr.**

(Largeur du chariot : 0ᵐ,70).

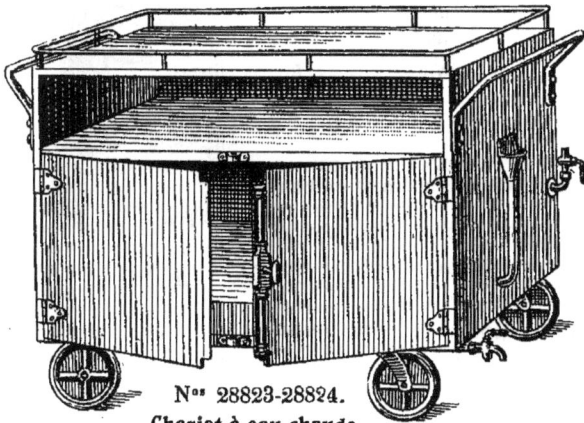

Nᵒˢ 28823-28824.

Chariot à eau chaude.

Chariot à eau chaude.

Le récipient d'eau chaude
occupe tout le fond; il est muni
d'un entonnoir de remplissage,
d'un robinet d'air et d'un robinet
de purge.

Nᵒ 28823.

Longueur. 0ᵐ,90 | Largeur... 0ᵐ,55
Petit modèle.......... **340 fr.**

Nᵒ 28824.

Longueur. 1ᵐ,00 | Largeur... 0ᵐ,60
Grand modèle.......... **360 fr.**

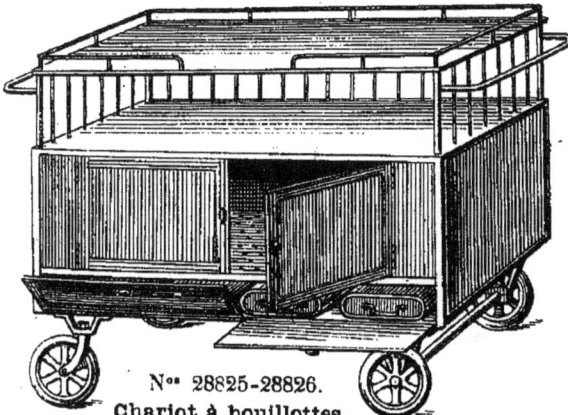

Nᵒˢ 28825-28826.

Chariot à bouillottes.

Chariot à bouillottes.

Le chauffage est assuré par
4 bouillottes mobiles en tôle galvanisée.

Nᵒ 28825.

Longueur. 0ᵐ,90 | Largeur... 0ᵐ,55
Petit modèle.......... **360 fr.**

Nᵒ 28826.

Longueur. 1ᵐ,00 | Largeur... 0ᵐ,60
Grand modèle.......... **380 fr.**

*Sauf avis contraire, tous ces
chariots sont livrés peints en
gris perle.*

TRANSPORT DES ALIMENTS

PORTE-MANGER

Modèle A

adopté par les Hôpitaux de Paris.

avec 3 marmites de 0ᵐ,29 de diamètre, ayant ensemble 0ᵐ,50 de hauteur.

Ces marmites s'emboitent l'une sur l'autre et celle du dessus a un couvercle.

Nº 28831. En cuivre rouge étamé........ **95 fr.**

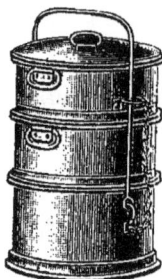

Nº 28831.
Modèle A.

Modèle B

avec enveloppe en cuivre rouge poli recevant 3 marmites embouties, diamètre : 0ᵐ,26; hauteur, 0ᵐ,21. Le compartiment supérieur peut recevoir les assiettes et couverts (non fournis).

Nº 28832. En cuivre rouge étamé........ **95 fr.**

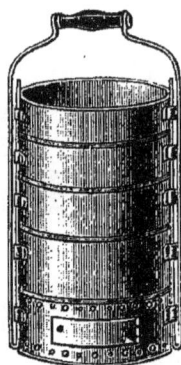

Nº 28833.
Modèle C.

Modèle C

avec 3 marmites embouties, diamètre : 0ᵐ,26 (l'une ayant 0ᵐ,15 de haut, les deux autres 0ᵐ12). Fourneau à braise.

Le récipient supérieur peut recevoir les assiettes et couverts (non fournis).

Nº 28833. En cuivre rouge étamé...... **85 fr.**

Modèle D

avec enveloppe en cuivre rouge poli et panier en laiton étamé comportant une marmite emboutie, diamètre : 0ᵐ,26; hauteur, 0ᵐ,12 et 3 tablettes pour recevoir les plats ou assiettes (non fournis).

Nº 28834. En cuivre rouge étamé...... **90 fr.**

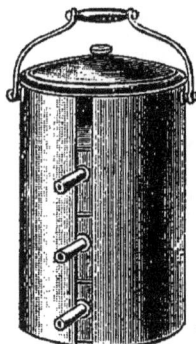

Nº 28832.
Modèle B.

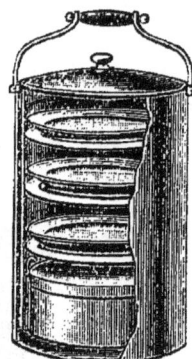

Nº 28834.
Modèle D.

Sur demande et moyennant supplément, nous pouvons fournir **les marmites en nickel pur** *dans les divers modèles.*

CHARIOT POUR ALIMENTS
(MODÈLE DÉPOSÉ).

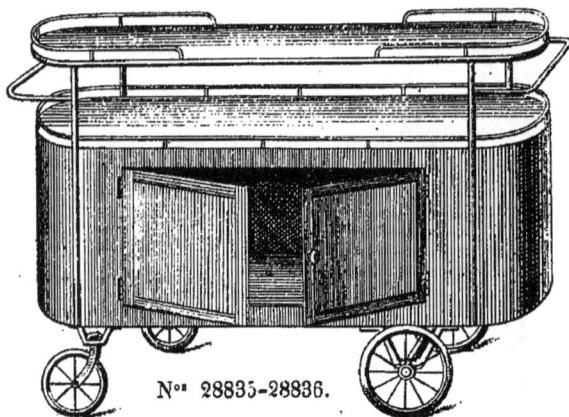

Nᵒˢ 28835-28836.

Caisse en tôle galvanisée (peinte extérieurement).

ROUES CAOUTCHOUTÉES.

Prix sans chauffage :

Nº 28835. Petit modèle.. **285ᶠ**
Longueur : 0ᵐ,90. Largeur 0ᵐ,55.

Nº 28836. Grand modèle. **310ᶠ**
Longueur 1ᵐ,00. Largeur : 0ᵐ,60.

Nº 28837. Supplément pour addition de 2 tiroirs à braise sous la caisse.

45 francs.

CHARIOTS POUR ALIMENTS CHAUDS
MODÈLES DÉPOSÉS
AVEC CAISSE EN TOLE GALVANISÉE (PEINTE EXTÉRIEUREMENT)
Roues caoutchoutées.

Le récipient d'eau chaude occupe tout le fond; il est muni d'un entonnoir de remplissage, d'un robinet d'air et d'un robinet de purge.

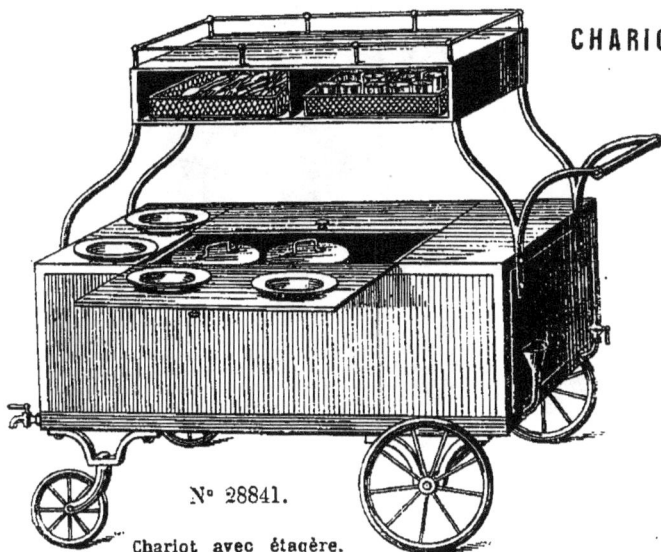

N° 28841.

Chariot avec étagère.

CHARIOT AVEC ÉTAGÈRE

A GALERIE

Longueur..... 1ᵐ,00

Largeur...... 0ᵐ,60

Hauteur du
coffre...... 0ᵐ,42

Le couvercle
est à 2 battants,
qui sont utilisés
comme dessertes.

N° 28841.

Prix du chariot
proprement dit :

375 francs.

Sur demande et moyennant supplément,
ces 2 Modèles peuvent être construits avec suspension à ressorts.

Les marmites peuvent s'établir en cuivre ou en tôle étamée, en aluminium, en nickel, etc.

PRIX

SUR

DEMANDE

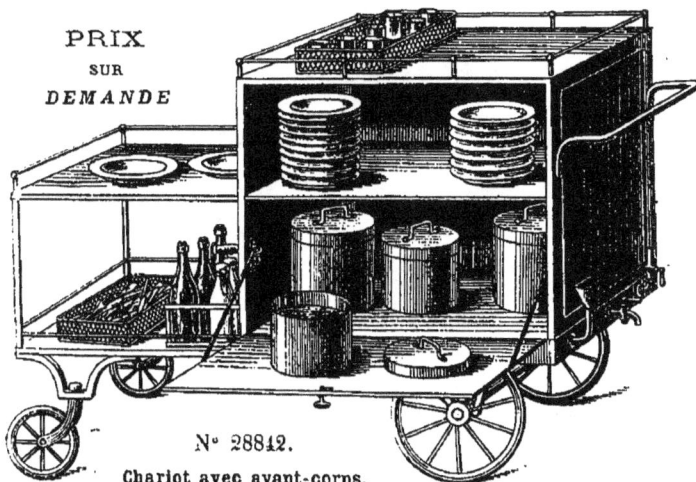

N° 28842.

Chariot avec avant-corps.

CHARIOT
AVEC AVANT-CORPS

Longueur totale :
1ᵐ,25.

Largeur... 0ᵐ,65

Hauteur totale
compris galerie :
1ᵐ,15.

Le compartiment
supérieur n'a pas
de porte. Le compartiment inférieur a un volet
rabattable.

N° 28842.

Prix du chariot
proprement dit :

410 francs.

Sauf avis contraire, ces chariots sont livrés peints en gris perle.

INSTALLATIONS COMPLÈTES POUR CUISINES D'HOPITAUX ET POUR TISANERIES

Les installations varient beaucoup suivant l'importance des établissements.
Projets et devis pour chaque cas particulier.

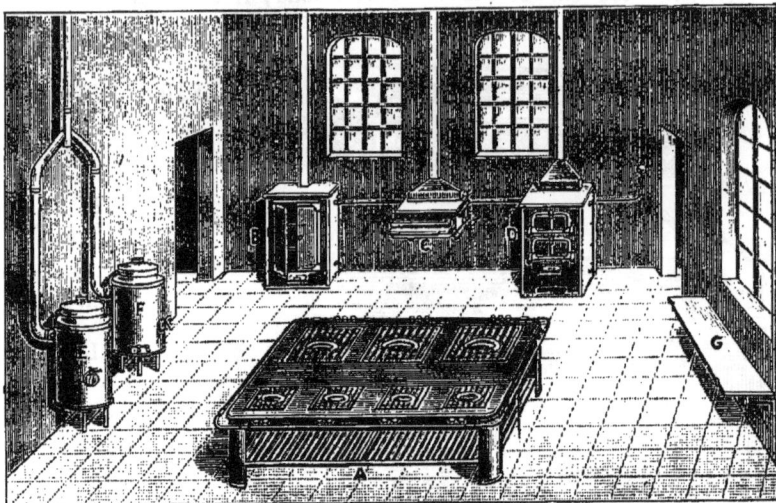

Type de cuisine à gaz.

Les cuisines à gaz peuvent trouver maintenant leur application dans les Établissements hospitaliers, aujourd'hui que, dans beaucoup de localités, le prix du gaz a été sensiblement réduit.

Référence : Hôpital de SAINT-CLOUD

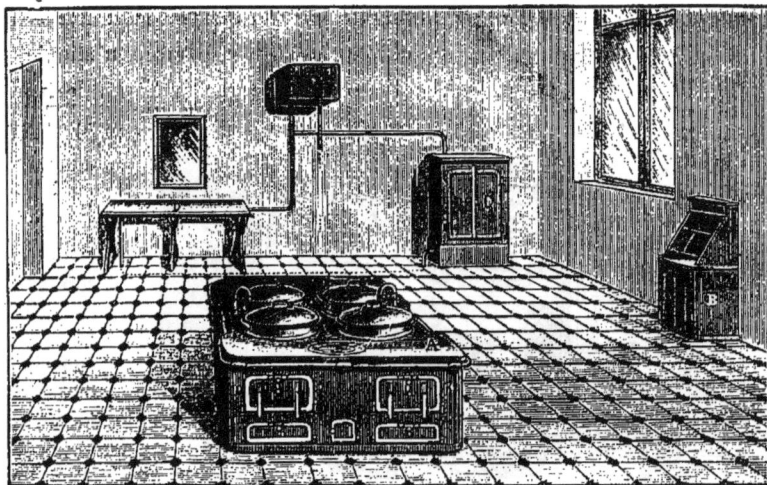

Type de cuisine au charbon.

A. Fourneau. | **B.** Grillade. | **C.** Chauffe-assiettes. | **D.** Table chaude.

RÉFÉRENCES :
Hôpital de GUINGAMP. — Asile d'HUSSEIN-DEY.
Hôpital maritime de SIDI-ABDALAH.

INSTALLATIONS COMPLÈTES POUR CUISINES D'HOPITAUX ET POUR TISANERIES

Les installations varient beaucoup suivant l'importance des établissements.
Projets et devis pour chaque cas particulier.

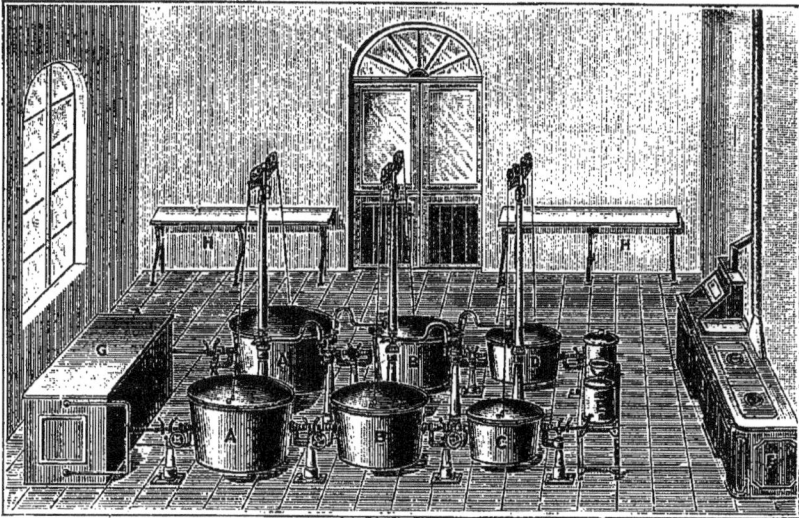

Type de cuisine à vapeur.

Ce système permet de réduire considérablement le personnel; il réalise une économie comme combustible et comme entretien. L'installation comprend une série de marmites basculantes (à double fond) qui sont appropriées aux divers aliments (marmites plates pour rôtis et fritures, marmites profondes pour ragoûts, bouillon et légumes); on y adjoint souvent une cafetière et une bassine à lait.

A. Marmites à bouillon.	**C.** Marmites à rôtis.	**E.** Cafetière.	**G.** Table chaude.
B. — à ragoûts.	**D.** — à lait.	**F.** Fourneau à charbon.	**H.** Dessertes.

RÉFÉRENCES :
Hôpital des ACIÉRIES de MICHEVILLE — Hospice d'aliénés, à RIO-DE-JANEIRO
Hôpital de LOURENÇO-MARQUES.

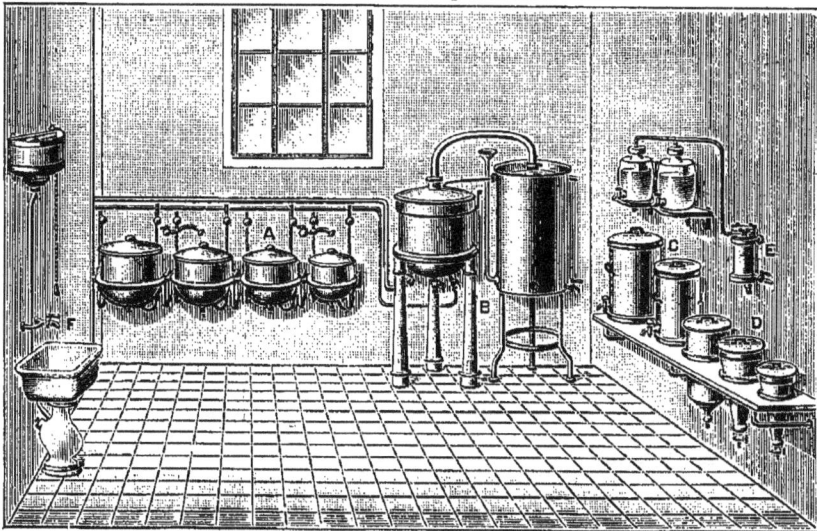

Type de tisanerie à vapeur.

A. Bassines à vapeur.	**C.** Conges.	**E.** Filtre et barillets.
B. Alambic à usages multiples.	**D.** Vases à déplacement.	**F.** Vidoir en grès.

RÉFÉRENCES :
Hôpital de la Fraternité, à ROUBAIX. — Hôpital de Basurto, à BILBAO.

STÉRILISATEURS POUR VAISSELLE ET COUVERTS

(MODÈLES DÉPOSÉS).

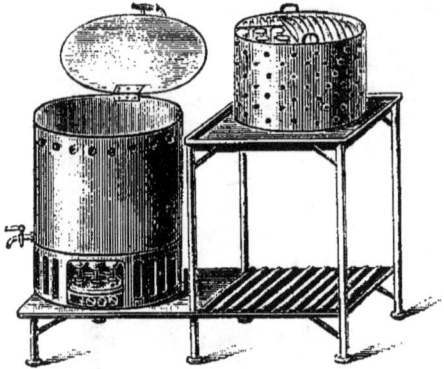

N° 28852. Modèle cylindrique.

Ces stérilisateurs sont particulièrement destinés aux services de contagieux.

Ces appareils sont construits en cuivre étamé, avec couvercle à charnière; toutefois, dans les modèles chauffés par le gaz ou par le pétrole, l'enveloppe et le socle sont en tôle.

Le bâti en fer peint est muni latéralement d'une cuvette rectangulaire en zinc où l'on peut déposer les paniers; la tablette inférieure est garnie de barrettes en fer demi-rond.

MODÈLE CYLINDRIQUE

Diamètre..... 0ᵐ,40 Profondeur.... 0ᵐ,40
avec un seul panier en cuivre perforé à 3 compartiments.

N° 28851. Au gaz..... 330ᶠ
— 28852. Au pétrole. 360ᶠ
— 28853. A la vapeur. 330ᶠ

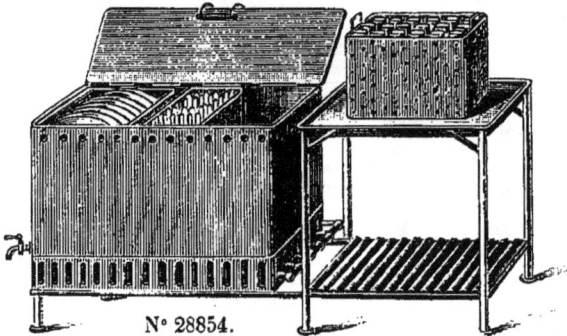

N° 28854.
Modèle rectangulaire simple.

MODÈLE RECTANGULAIRE SIMPLE.

Dimensions du stérilisateur :
Long., 0,65, larg., 0,40, prof., 0,40

avec 3 paniers étamés en cuivre perforé (un pour les assiettes, un pour les verres et l'autre pour les couverts).

N° 28854. Au gaz..... 420ᶠ
— 28855. Au pétrole. 470ᶠ
— 28856. A la vapeur. 420ᶠ

MODÉLE RECTANGULAIRE AVEC ÉTAGÈRE

Dimensions du stérilisateur :
Long., 0ᵐ,55; larg., 0ᵐ,40; prof., 0ᵐ,40

avec 2 paniers étamés en cuivre perforé.

Le bâti en fer est muni d'une étagère en tôle de 1ᵐ,20×0ᵐ,30.

N° 28857. Au gaz....... 450 fr.
— 28858. Au pétrole... 500 fr.
— 28859. A la vapeur.. 450 fr.

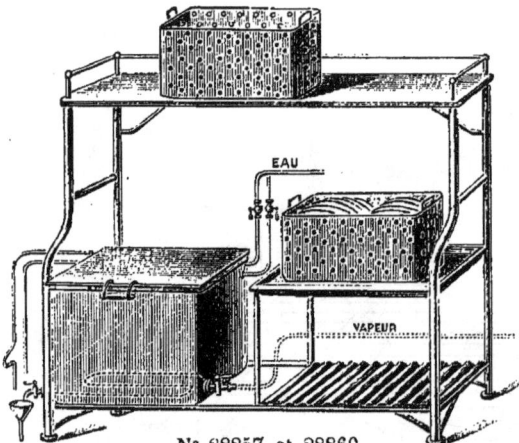

N° 28857 et 28860.
Modèle rectangulaire avec étagère et dispositif supprimant les buées.

N° 28860. Supplément (applicable aux divers modèles) pour dispositif supprimant les buées, compris 2 robinets, tuyauterie et entonnoir d'écoulement.

45 francs.

APPAREILS POUR LA STÉRILISATION DU LAIT

STÉRILISATEURS BREVETÉS, *fonctionnant de 102 à 104 degrés* **pour flacons de 250 grammes.**

Le stérilisateur proprement dit est en tôle galvanisée et comporte une soupape de sûreté, manomètre, thermomètre et robinet d'échappement de vapeur.

Un dispositif spécial permet le refroidissement immédiat des flacons.

Le grand modèle est muni d'une enveloppe isolante en feutre.

GRAND MODÈLE

à 3 compartiments, diamètre : 0ᵐ,55.

Contenance totale : 180 flacons.

N° 28870. Au charbon 750ᶠ | N° 28871. Au gaz 800ᶠ

à 4 compartiments, diamètre : 0ᵐ,65.

Contenance totale : 360 flacons.

N° 28872. Au charbon 1000ᶠ | N° 28873. Au gaz 1050ᶠ

PETIT MODÈLE, diamètre : 0ᵐ,45,

à un compartiment. Contenance : 40 flacons.

N° 28874. Au gaz.................. **320 fr.**

A 2 compartiments. Contenance : 80 flacons.

N° 28875. Au gaz.................. **385 fr.**

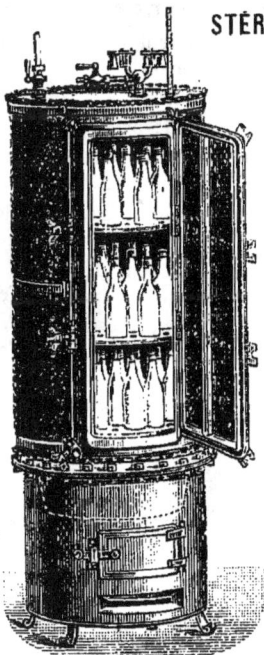

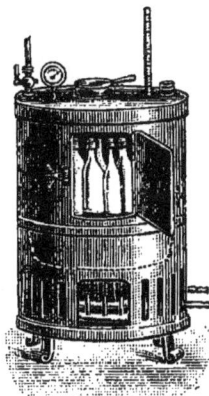

Sur demande et moyennant supplément, ces appareils peuvent être chauffés par le pétrole.

N° 28870. **Grand modèle.**

N° 28875. **Petit modèle.**

STÉRILISATEURS à 100°

en cuivre rouge brasé.

BASSINE ÉTAMÉE INTÉRIEUREMENT
ROBINET DE VIDANGE — BRULEUR A GAZ
SUPPORTS en FONTE ÉMAILLÉE, A SCELLEMENT

Première grandeur : de 0,66×0,33×0,21 avec 2 paniers.

Contenance totale : 50 flacons de 200ᵍʳ.

N° 28876. Prix............... **330 fr.**

Deuxième grandeur : de 0,50×0,20×0,21 avec panier en laiton étamé.

Contenance : 24 flacons de 200ᵍʳ.

N° 28877. Prix............... **220 fr.**

N° 28878. Supplément pour robinet d'alimentation et dispositif de refroidissement immédiat des flacons, compris entonnoir d'écoulement.

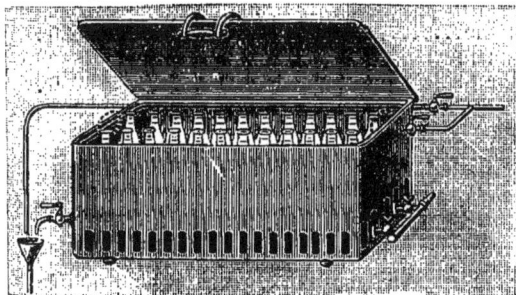

Prix................... **45 fr.**

Nᵒˢ 28877 et 28878.

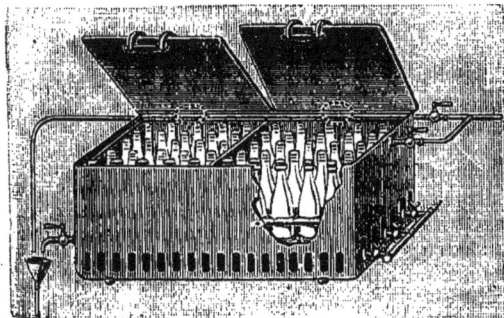

LES PRIX INDIQUÉS NE COMPRENNENT
PAS LES FLACONS,

N° 28879. Flacons de 200ᵍʳ, fermeture à canette... *La pièce.* 0,50

— 28880 . Flacons de 250ᵍʳ, fermeture à canette... *La pièce.* 0,55

Nᵒˢ 28876 et 28878.

APPAREILS POUR TISANERIES ET CUISINES

TISANIER CONSTRUIT POUR LA MARINE FRANÇAISE

Cet appareil est en cuivre rouge poli, étamé à l'intérieur et garni à l'extérieur de lamelles en pitchpin verni.

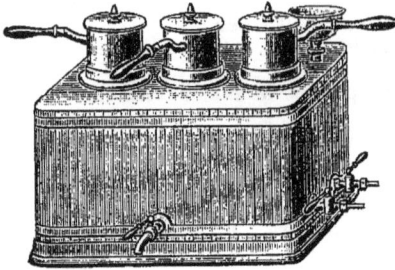

Dimensions utiles :

Long. : 0,50 ; larg., 0,30 ; prof. 0,25.

Les 3 copettes, en cuivre étamé, ont une contenance de 2 litres $^1/_2$ chacune.

Entonnoir de remplissage et robinet de vidange.

N° 28881. Chauffé par serpentin de vapeur. . . . . 320 fr.
— 28882. Chauffé par le gaz. . . . . . . 330 fr.
— 28883. — — pétrole. . . . 360 fr.

N° 28881. Tisanier.

RINCE-BOUTEILLES L'" ÉLECTRIC "

BREVETÉ

à balais interchangeables.

Cet appareil peut laver les bouteilles et les flacons de toutes grandeurs.

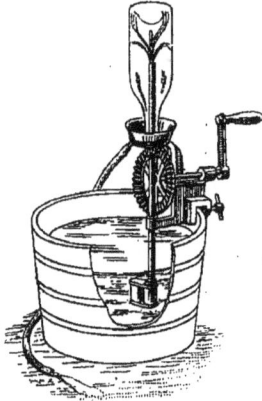

Prix avec un balai (sans le bac) :

N° 28884. Modèle ordinaire manœuvrable à la main. 60 fr.
— 28885. — analogue, mais extrafort. . . . . 90 fr.
— 28886. — commandé par pédale. . . . . 205 fr.
— 28887. — disposé pour transmission mécanique. . . . . 125 fr.
— 28888. Supplément pour bac en tôle galvanisée sur pieds fonte, hauteur : 0,90. . . . . . . 50 fr.
— 28889. Prix de chaque balai de rechange. . . . . . 3 fr.

N°s 28884-28385.
Rince-bouteilles.

PLONGEUR AUTOMATIQUE, *système HAMET*
(BREVETÉ)

pour le rinçage, la stérilisation et l'essuyage de la vaisselle.

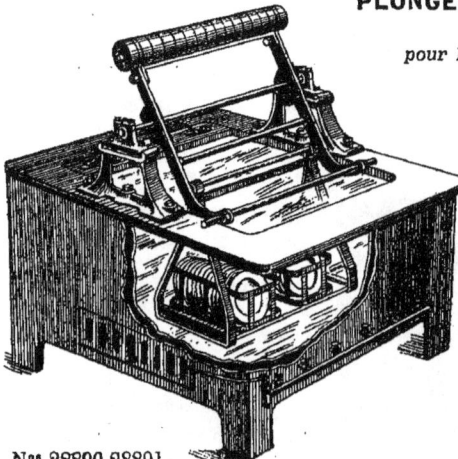

Ce plongeur se compose d'un double balancier supportant une nacelle équilibrée par un contrepoids. Cette nacelle reste stable dans la position de chargement ou quand elle est immergée.

Cet appareil peut être placé sur un bac à eau bouillante de 0,70×0,70 et permet de rincer et essuyer 2 400 assiettes à l'heure.

N° 28890. Plongeur (sans le bac) avec 6 paniers en fer étamé dont 4 de 0,30×0,24 et 2 de 0,40×0,32. 750 fr.

N° 28891. Bac avec enveloppe (en tôle galvanisée). Brûleur à gaz et robinet de vidange. . . . . 380 fr.

N°s 28890-28891.
Plongeur automatique, système Hamet

Sur demande, prix de bacs analogues chauffés par la vapeur ou au charbon de terre.

MATÉRIEL D'AMBULANCES

BRANCARD ROULANT
Modèle simple pour postes de secours des villes.

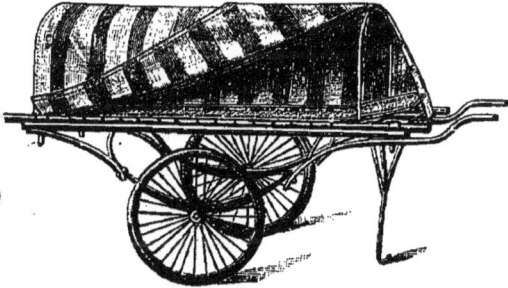

Le chariot se compose d'un châssis en bois armé qui est monté sur 2 ressorts (à lames d'acier) avec roues caoutchoutées : une chambrière assure la stabilité à l'arrêt.

Le brancard se compose d'un bâti (en tubes étirés) garni d'une toile : une banne-abri amovible cache le blessé aux indiscrétions du public.

N° 28901.

N° 28901. Brancard roulant pour postes de secours.   Prix de l'appareil complet.. **375 fr.**

N° 28902. Modèle analogue avec bâti en tube étiré (muni de deux chambrières pliantes) compris suspension du brancard par ressorts à torsion. **400 fr.**

VOITURES D'AMBULANCE (MODÈLE A UN CHEVAL)

N° 28903. **Voiture économique** à 2 roues ferrées.................. **2300 fr.**
N° 28904.   —   —   caoutchoutées........... **2750 fr.**
N° 28905. **Voiture confortable** à 4 roues caoutchoutées........... **4600 fr.**
(Compris timbre avertiseur à pédale).

Sur demande, prix d'ambulances automobiles.

GOUTTIÈRE du docteur AUFFRET

L'appareil, entièrement métallique, a été imaginé par M. le Directeur du Service de Santé de la Marine pour permettre de transporter facilement en toutes positions (depuis l'horizontale jusqu'à la verticale) les blessés des navires.

La gouttière épouse complètement la forme du corps ; elle est très rigide. Deux galets facilitent le roulement de l'appareil (placé horizontalement); un seul homme suffit pour rouler le blessé (en maintenant fortement la poignée).

Deux longerons permettent de se servir de l'appareil comme d'une civière (portée par 2 hommes). Enfin deux élingues en fil d'acier permettent de soulever le blessé avec un croc de palan.

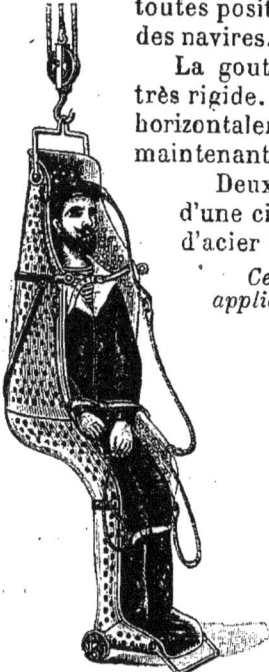

Cet appareil trouve son application dans les Mines.

Poids approximatif
de l'appareil :
20^{kil},500.

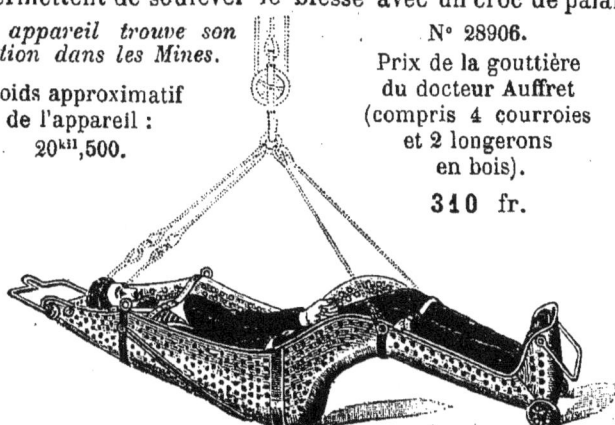

N° 28906.

Prix de la gouttière
du docteur Auffret
(compris 4 courroies
et 2 longerons
en bois).

310 fr.

MOBILIER SPÉCIAL DES HOPITAUX

LIT-SOMMIER ASEPTIQUE

avec bâti en fer forgé et sommier démontable à lames d'acier longitudinales.

MODÈLE DES HOPITAUX DE PARIS

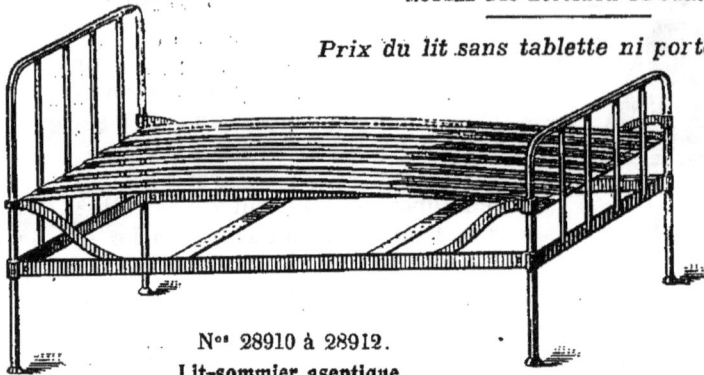

Prix du lit sans tablette ni porte-pancarte :

N°s 28910 à 28912.
Lit-sommier aseptique.

APPAREIL DE SUSPENSION

Modèle se fixant au lit à l'aide
de goupilles.

N° 28919. Prix.................. **25 fr.**

En commandant ce numéro pour des lits
existants, envoyer un gabarit bien
exact des 2 dossiers (tête et pied) et
préciser leur écartement.

Ces lits avec sommier démontable à lames d'acier répondent à toutes les règles
de l'hygiène moderne et
donnent toute satisfaction
aux services des hopitaux.

N°s 28916 à 28918.
Lit-sommier aseptique
avec tablette et porte-pancarte.

Dimensions extérieures :
N° 28910.
De 0,80×1,90. 47 fr.
N° 28911.
De 0,90×1,90. 53 fr.
N° 28912.
De 1,00×1,90. 57 fr.

Les mêmes, avec tablette
(sans porte-pancarte.)
N° 28913.
De 0,80×1,90. **53 fr.**
N° 28914.
De 0,90×1,90. **59 fr.**
N° 28915.
De 1,00×1,90. **64 fr.**

Prix du lit
avec tablette
et porte - pancarte :
N° 28916.
De 0,80×1,90. **55 fr.**
N° 28917.
De 0,90×1,90. **61 fr.**
N° 28918.
De 1,00×1,90. **66 fr.**

Tous ces prix
s'entendent
pour
peinture foncée,
et, sauf avis contraire,
lors de la
commande,
nous livrons
en gris perle.

N° 23920. Supplément pour peinture en nuances claires (par lit)............ **4 fr.**

LIT-SOMMIER EN FILS D'ACIER

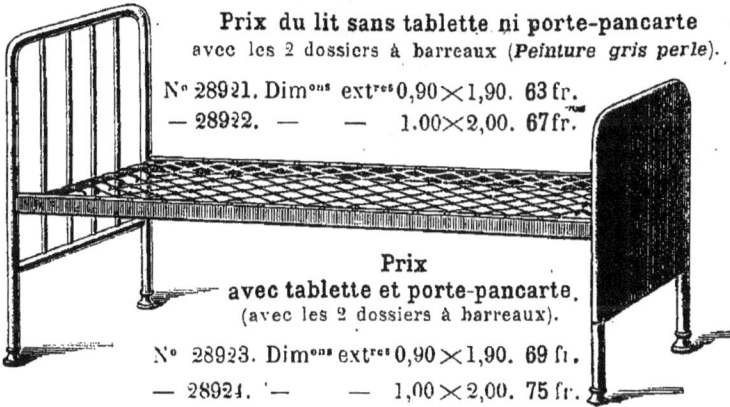

Prix du lit sans tablette ni porte-pancarte
avec les 2 dossiers à barreaux (*Peinture gris perle*).

N° 28921. Dim°⁹ˢ extʳᵉˢ 0,90×1,90. 63 fr.
— 28922. — — 1.00×2,00. 67fr.

Prix
avec tablette et porte-pancarte.
(avec les 2 dossiers à barreaux).

N° 28923. Dim°⁹ˢ extʳᵉˢ 0,90×1,90. 69 fr.
— 28924. — — 1,00×2,00. 75 fr.

N° 28925.
Supplément
pour lit
à roulettes.

3 fr. 25

N° 28926.
Supplément
pour panneau
en tôle au dossier
de pied. 9 fr.

LITS AVEC DOSSIER EN TUBES
et sommier démontable à lames d'acier

Prix en gris perle :
N° 28927. De 0,80×1,90... 66 fr.
— 28928. De 0,90×1,90... 70 fr.

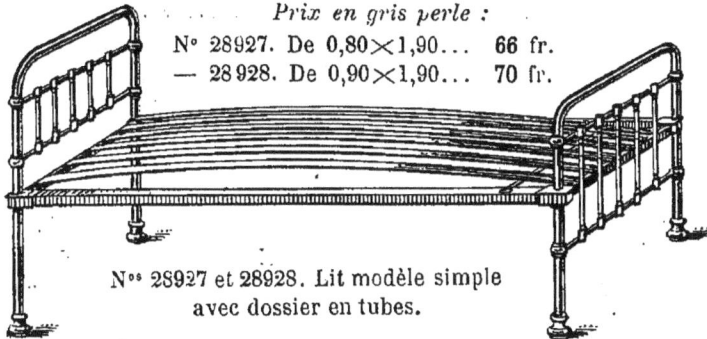

Nᵒˢ 28927 et 28928. Lit modèle simple
avec dossier en tubes.

MODÈLE SIMPLE

Ce modèle, d'un prix très avantageux, convient pour les chambres payantes des établissements hospitaliers ou pour les cliniques modestes.

N° 28929. Supplément pour peinture en nuances claires.......... .... **5 fr. 50**

MODÈLE CONFORTABLE AVEC DOSSIERS LOUIS XV
en tubes de 32 ᵐ/ₘ,
avec traverses et remplissage en tubes.

Prix en gris perle et sans roulettes.
N° 28930. De 0,80×1,90...... 79 fr.
— 28931. De 0,90×1,90...... 85 fr.
— 28932. De 1,00×2,00...... 90 fr.

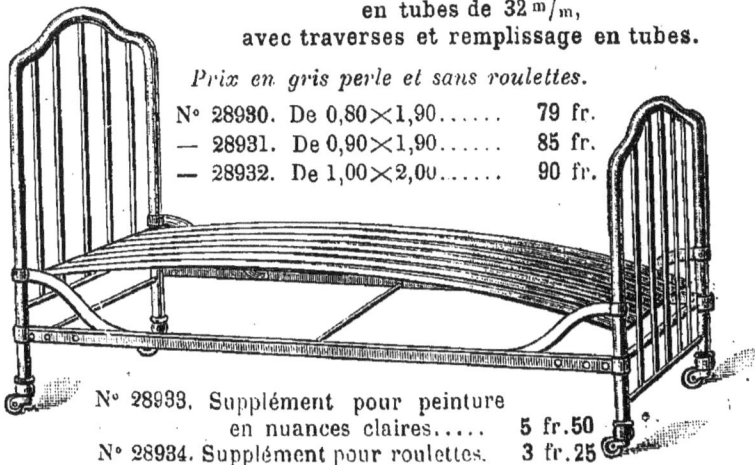

Nous recommandons particulièrement ce lit en tubes avec dossier Louis XV pour les cliniques et les maisons de santé que l'on désire installer avec le confortable moderne.

N° 28933. Supplément pour peinture
en nuances claires..... **5 fr.50**
N° 28934. Supplément pour roulettes. **3 fr.25**

LITS SPÉCIAUX
pour Etablissements hospitaliers.

Tous les prix s'entendent pour peinture de couleur foncée et, sauf avis contraire, lors de la commande, nous livrons en gris perle.

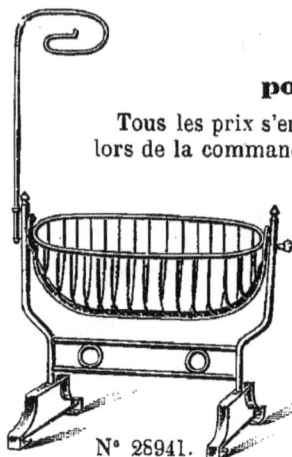

N° 28941.

BERCELONNETTE
entièrement métallique
avec flèche et panier en fer.

N° 28941. Prix de la bercelonnette.............. **23 fr.**

LITS D'ENFANT
avec sommier démontable à lames d'acier.
Prix sans tablette ni porte-pancarte.

N° 28942. De 1,30×0,60. **38 fr.** | N° 28944. De 1,40×0,60. **42 fr.**
— 28943. De 1,50×0,65. **44 fr.** | — 28945. De 1,80×0,70. **47 fr.**

LITS AUXILIAIRES
pour les cas d'épidémies et de grande affluence dans les hôpitaux.

(Modèles se montant et se démontant instantanément.)

N° 28946. Lit pliant de 0,80×1,95 avec sommier en fils d'acier........... **41 fr.**

— 28947. Lit auxiliaire de 0,80×1,90 avec sommier à lames d'acier (modèle des hôpitaux de Paris).... **45 fr.**

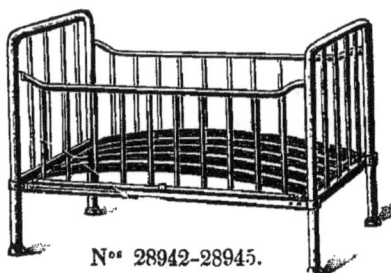

N°s 28942-28945.

LITS POUR GATEUX

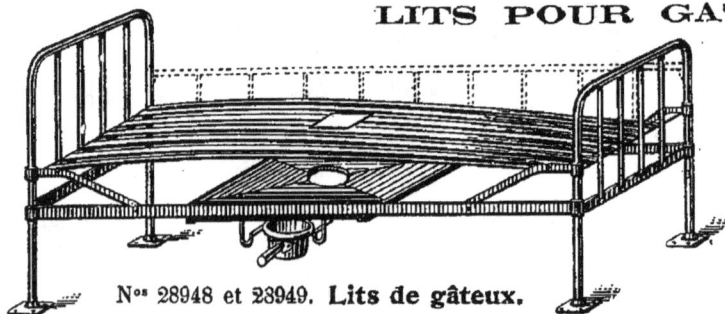

N°s 28948 et 28949. **Lits de gâteux.**

Larg.. 0,90. | Long. 1,90.

avec cuvette et vase mobile.

N° 28948. Modèle simple (sans galeries rabattantes) pour gâteux tranquilles.... **105 fr.**

N° 28949. Modèle avec galeries rabattantes (pr gâteux agités). **125 fr.**

LITS POUR FURIEUX

Modèles spéciaux pour Asiles d'aliénés.

Les lits d'aliénés ont des galeries rabattables; des trous et anneaux permettent de fixer la camisole de force.

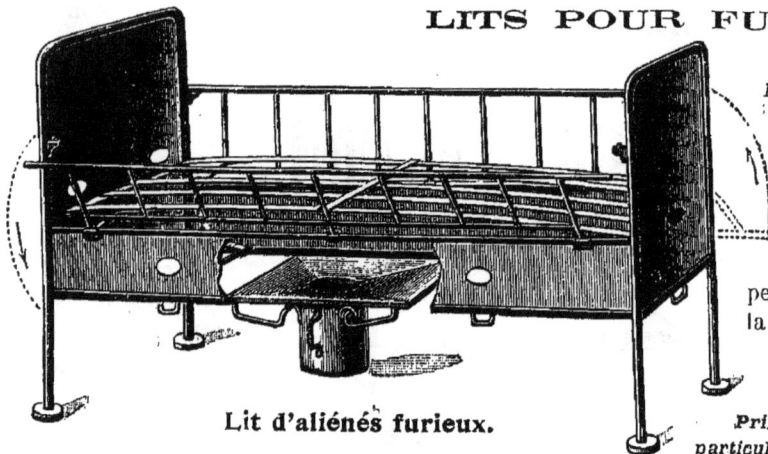

Lit d'aliénés furieux.

Prix pour chaque cas particulier, suivant quantités.

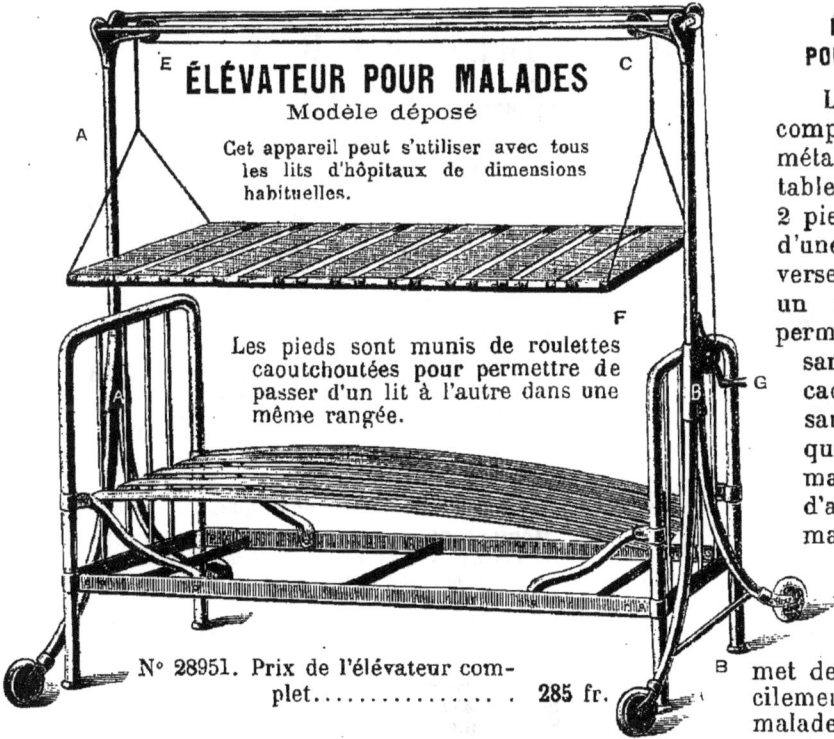

ÉLÉVATEUR POUR MALADES
Modèle déposé

Cet appareil peut s'utiliser avec tous les lits d'hôpitaux de dimensions habituelles.

Les pieds sont munis de roulettes caoutchoutées pour permettre de passer d'un lit à l'autre dans une même rangée.

N° 28951. Prix de l'élévateur complet................. 285 fr.

ÉLÉVATEUR POUR MALADES

L'appareil se compose d'un bâtí métallique démontable formé de 2 pieds A et B et d'une double traverse C qui contient un mouflage E, permettant d'élever sans effort le cadre F muni de sangles sur lequel repose le malade : il suffit d'actionner la manivelle G.

Le cadre F se démonte en 4 parties, ce qui permet de le placer facilement autour du malade.

APPAREILS POUR ROULER LES LITS

Ces appareils ont pour but de permettre le déplacement facile des lits qui n'ont pas de roulettes; ils sont munis de roues caoutchoutées.

Soulève-lit simple, construit pour un modèle de lit indiqué.
N° 28952. Prix des 2 supports (tête et pied) avec crochets fixes. 60 fr.
N° 28953. Appareil analogue avec crochets à hauteur variable (pour s'adapter à n'importe quel lit).................... 90 fr.
N° 28954. **Soulève-lit automatique** (prix des 2 supports) 130 fr.
Il se manœuvre par le levier A et se fixe par le loqueteau C.
(*Cet appareil s'adapte à n'importe quel lit.*)

CHARIOT POUR TRANSPORTER LES LITS

Le levier D étant rabattu, on pousse l'appareil sous le lit (*fig.*1); en relevant le levier D, le lit se trouve soulevé(*fig.*2).
Nous construisons maintenant ce chariot avec 4 roues caoutchoutées (2 fixes et 2 pivotantes).
En commandant cet appareil, préciser la longueur et la largeur séparant les 4 pieds ainsi que la distance au sol du fond du lit.

N° 28955. Prix du chariot.... 190 fr.

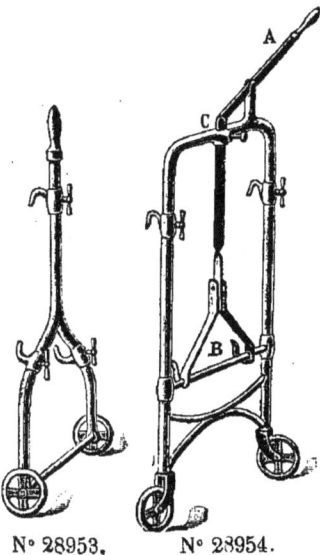

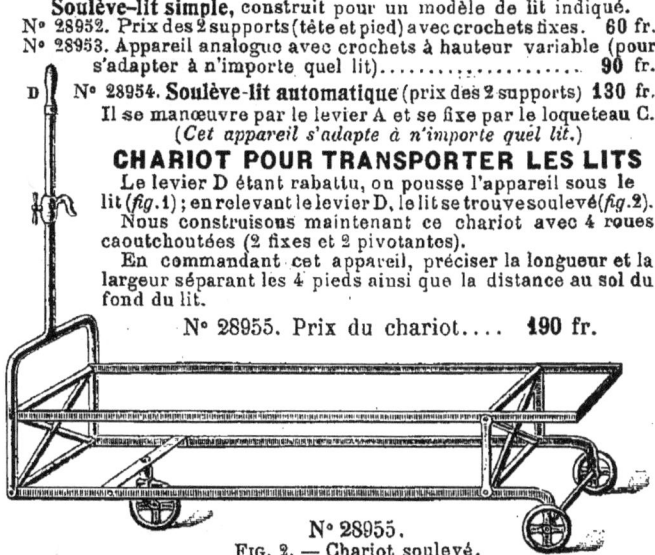

N° 28953.   N° 28954.

N° 28955.
FIG. 2. — Chariot soulevé.

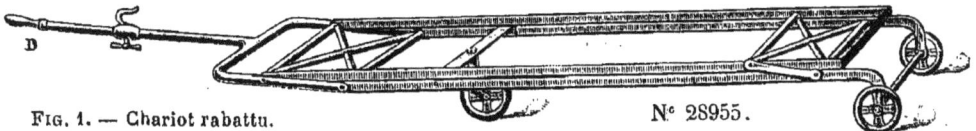

FIG. 1. — Chariot rabattu.

N° 28955.

ACCESSOIRES POUR LITS

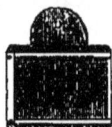

N° 28961.

PORTE-PANCARTE EN TOLE VERNIE
(MODÈLE S'ACCROCHANT AU MUR)

Ordinairement les rebords forment coulisses pour recevoir la pancarte.

N° 28961. Petit modèle. 3 fr. 25 | N° 28962. Moyen modèle... 4 75
— 28963. Grand modèle, avec ressort pour fixer la pancarte. 6 25

PORTE-PANCARTE EN CUIVRE NICKELÉ

N° 28964. Petit modèle... 8 fr. | N° 28965. Moyen modèle... 10 fr.
— 28966. Grand modèle, avec ressort pour fixer la pancarte. 14 fr.

Sur demande et moyennant supplément, nous pouvons adapter les
divers modèles de porte-pancartes, de manière à les fixer aux lits.

APPAREIL PERMETTANT AU MALADE DE SE SOULEVER
(Il se rapporte sur le dossier des lits).

N° 28967. Prix de l'appareil de soulèvement....... 24 fr.

En faisant la commande, préciser exactement le modèle de dossier
avec toutes ses dimensions.

DOSSIER MOBILE A INCLINAISON VARIABLE

N° 28968. L'appareil entièrement métallique.... .. 35 fr.

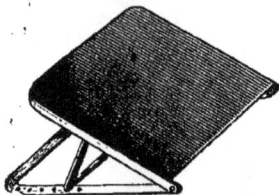

N° 28968.

TABLES MOBILES POUR LES REPAS ET LA LECTURE
(MODÈLES ENTIÈREMENT MÉTALLIQUES).

I. — *Petite table se posant sur le lit* avec dessus en tôle bordée
par un fer demi-rond.

N° 28969. Modèle avec tablette horizontale........ 20 fr.
— 28970. Avec tablette à inclinaison variable..... 33 fr.

II. *Table roulante se glissant en travers du lit* avec plateau
désaxé à *hauteur variable.*

MODÈLE AVEC TABLETTE HORIZONTALE.

N° 28971. Sans roulettes........................ 47 fr.
— 28972. Avec 2 roulettes caoutchoutées........ 53 fr.

Modèle avec tablette à inclinaison variable
(pouvant servir de pupitre).

N° 28973. Sans roulettes... .... 58 fr.
— 28974. Avec 2 roulettes caoutchoutées........ 64 fr.

(Sauf avis contraire, la tablette est disposée à 0^m,90 du sol.)

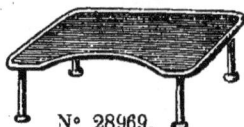

N° 28969.

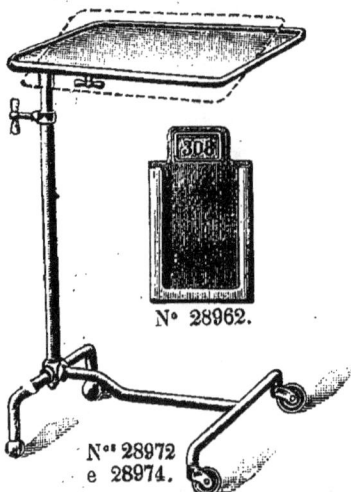

N° 28962.

N°s 28972
e 28974.

Bidet avec cuvette en tôle émaillée et bâti en fer rond

Cuvette forme violon de 0.50×0.28, larges bords arrondis.

N° 28975. Bidet complet avec couvercle........ .. 22 fr.
— 28976. Cuvette seule sans couvercle......... . 7 50
— . Couvercle seul........................ 5 fr.

BIDET AVEC CUVETTE EN FAÏENCE

N° 28977. Bidet complet avec couronne en caoutchouc,
pied et couvercle peints au four...... 23 fr.
— 28978. Cuvette de rechange en faïence......... 6 50

CHAISES LONGUES POUR HOPITAUX ET SANATORIA
Modèles entièrement métalliques,

N° 28979. Chaise longue avec siège à lames d'acier. 80 fr.

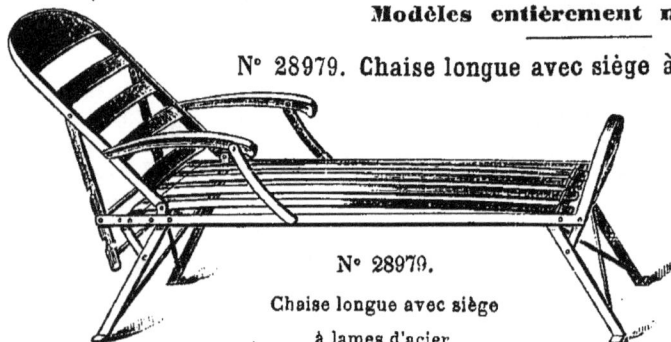

N° 28979.

Chaise longue avec siège
à lames d'acier.

N° 28980.
CHAISE LONGUE

Modèle simple
avec
solide garnissage
en gros fil d'acier
galvanisé.
65 fr.

ACCESSOIRES POUR SALLES DE MALADES

CLOISON MOBILE POUR SÉPARER LES LITS

C'est un bâti roulant métallique dont le haut est vitré et dont le bas est en tôle vernie au four.

Dimensions habituelles : longueur. 1ᵐ,50 Hauteur { à l'avant... 1ᵐ,40 / à l'arrière.. 1ᵐ,50

N° 28981. Prix....... 135 fr.

Sur demande, prix de cloisons analogues avec la partie supérieure en glace.

Le bâti peut encore se construire en cuivre nickelé.

ÉCRAN PLIANT
muni de rideaux.

Chaque panneau a 0ᵐ,75 de largeur. La hauteur est de 1ᵐ,70.

Prix verni au four.
N° 28982.
A 2 panneaux........ 50 fr.
N° 28983.
A 3 panneaux........ 65 fr.

N° 28981.
Cloison mobile pour séparer les lits.

TABLEAU NOIR ROULANT DU PROFESSEUR GAUDIER

Pendant la visite du Professeur au chevet des malades, on fait suivre le tableau pour la commodité des leçons.

L'appareil comporte des récipients pour la craie et l'éponge, enfin des accrochoirs pour l'essuie-mains.

N° 28984. Prix de l'appareil verni au four............... 105 fr.

N° 28983. Écran pliant à 3 panneaux.   N° 28984. Tableau du Prof' GAUDIER.

MOBILIER SPÉCIAL DES HOPITAUX

CHAISES, FAUTEUILS ET BANCS
modèles entièrement métalliques.
(DÉPOSÉS.)

Nᵒ 29001. *Chaise Moderne*, avec siège plat et bâti en fer rond........... 7 fr. 50

— 29002. Modèle analogue pliant......................... 8 fr. 59

— 29003. *Chaise simple*, avec siège plat et bâti en fer plat.............. 10 fr. 50

— 29004. Modèle analogue pliant......................... 11 fr. 50

— 29005. *Chaise Pratique*, avec siège arrondi à l'avant, bâti en fer rond. 12 fr. »

— 29007. *Chaise aseptique*, avec siège incurvé, bâti en fer rond, dossier en tôle...................... 13 fr. »

— 29008. Modèle analogue pliant......................... 14 fr. »

— 29009. *Chaise légère avec bâti en tubes*, siège incurvé, dossier en tôle. Modèle fixe....................... 17 fr. »

— 29010. La même, pliante....................... 17 fr. 50

— 29011. *Chaise hospitalière*, avec bâti en tubes, siège incurvé.......... 17 fr. 75

— 29012. *Fauteuil* « Pratique », avec siège arrondi sur le devant, bâti en fer rond...................... 19 fr. »

Banc métallique « Pratique », avec siège arrondi sur le devant, bâti en fer rond.

Nᵒ 29013. Long. : 1ᵐ,00 (2 places).. **45 fr.**

— 29014. — 2ᵐ,00 (4 places).. **75 fr.**

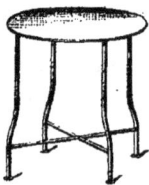

Nᵒ 29015. *Tabouret simple* à siège plat avec bâti en fer rond................. **6 50**

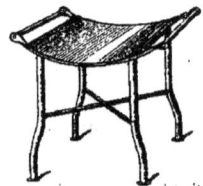

Nᵒ 29016. *Tabouret à siège renfoncé* avec bâti en tubes..... **13 fr.**

Nᵒ 29015. Tabouret simple.

Nᵒ 29016. Tabouret à siège renfoncé.

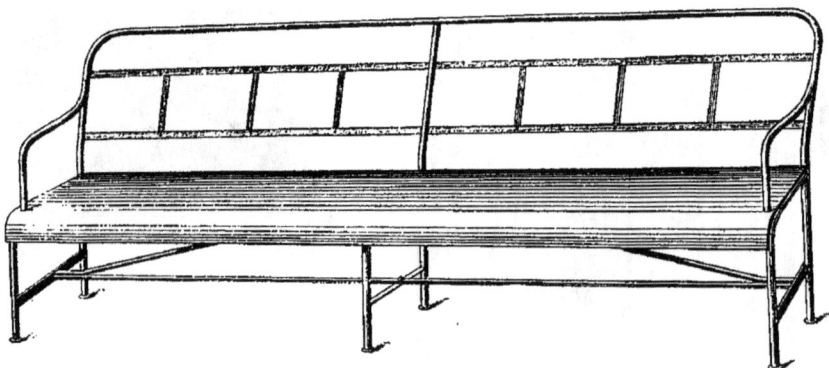

Nᵒ 29014. **Banc métallique** « Pratique » **à 4 places.**

Tous les prix ci-dessus s'entendent pour peinture en gris perle.

Nᵒ 29015. Dans le cas de peinture blanche, majoration 10 %.

CHAISES ET FAUTEUILS
modèles entièrement métalliques.

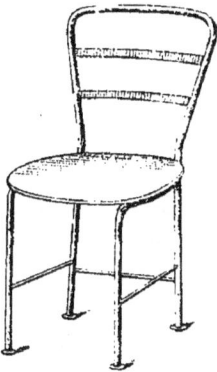

No 29001.
Chaise moderne.

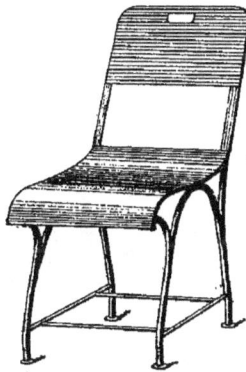

No 29007.
Chaise aseptique.

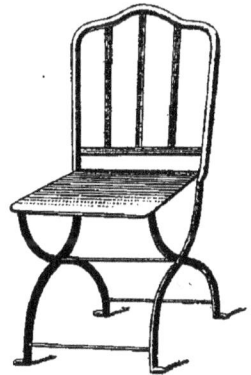

No 29003.
Chaise simple.

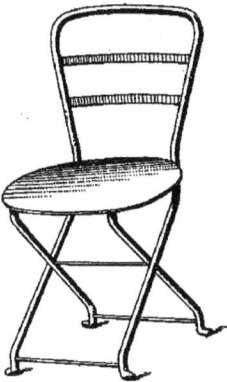

No 29002.
Chaise moderne pliante.

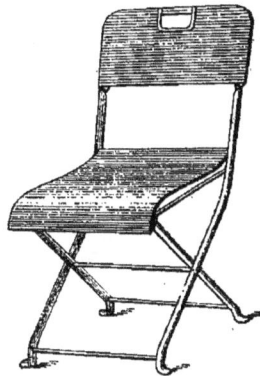

No 29008.
Chaise aseptique pliante.

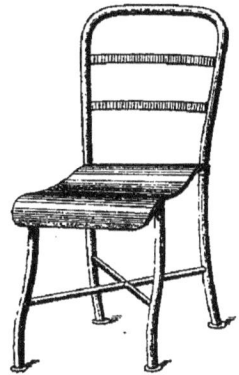

No 29011.
Chaise hospitalière.

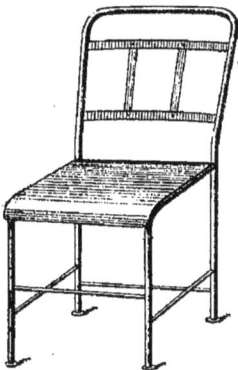

No 29005.
Chaise pratique.

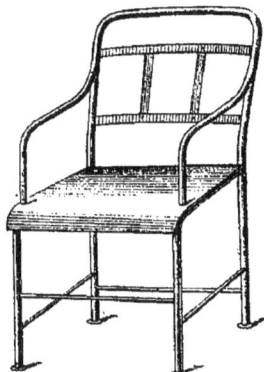

No 29012.
Fauteuil pratique.

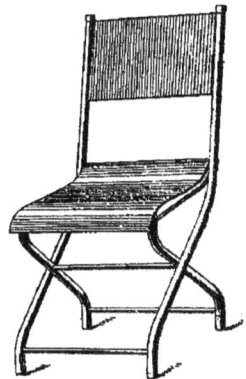

No 29009.
Chaise légère.

MOBILIER SPÉCIAL DES HOPITAUX

TABLES DE NUIT (avec bâti métallique).

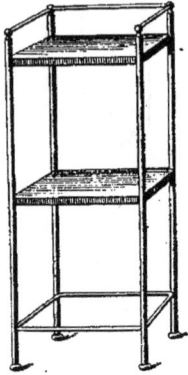

N° 29021.

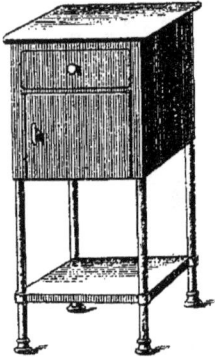

N°⁸ 29028 et 29029.

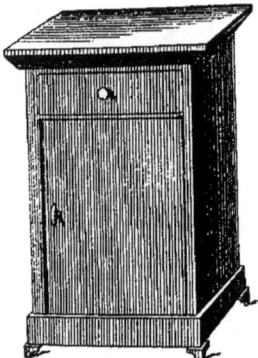

N°⁸ 29030 à 29033.

I. TABLES OUVERTES

MODÈLE ECONOMIQUE AVEC TABLETTES EN TOLE

N° 29021. Table de nuit *modèle fixe* avec montants en fer rond et galerie supérieure (2 tablettes).. **15 50**

— 29022. Modèle analogue, *très léger, avec bâti en tubes* et 3 tablettes en tôle... **16 50**

— 29023. *Modèle pliant,* avec montants en cornière. Prix sans tiroir........ **22 fr.**

— 29024. Supplément pʳ tiroir métallique (dans les divers modèles).......... **4 fr.**

N° 29025. *Modèle de la Nouvelle Pitié* avec 2 tablettes en faïence de 0ᵐ,30×0ᵐ,30, barreaux inférieurs en fer rond (pour recevoir les chaussures),........ **22 fr.**

— 29026. La même, mais avec tablettes en lave émaillée. **28 50**

TABLES AVEC PANNEAUX DÉMONTABLES

N° 29027. *Modèle de l'hôpital de Dunkerque* avec 2 tablettes en faïence de 0ᵐ,30 ×0ᵐ,30, 2 panneaux démontables, tiroir métallique et plateau inférieur mobile à rebord....... **31 50**

II. TABLES FERMÉES EN HAUT

MODÈLE BATI EN TUBES ET TIROIR MÉTALLIQUE

N° 29028. Avec dessus en tôle. **25 fr.**

— 29029. Avec dessus en marbre **29 fr.**

III. TABLES COMPLÉTEMENT FERMÉES (*avec tiroir métallique*).

PETIT MODÈLE

Haut. 0ᵐ,75, larg. 0ᵐ,37, prof. 0ᵐ,30.

N° 29030. Avec dessus marbre. **22 fr.**

— 29031. Avec dessus tôle.... **17 50**

GRAND MODÈLE

Haut. 0ᵐ,79, larg. 0ᵐ,41, prof. 0ᵐ,34.

N° 29032. Avec dessus marbre. **26 50**

— 29033. Avec dessus tôle.... **20 fr.**

Tous les prix ci-dessus s'entendent pour peinture foncée.

N° 29034. Supplément pʳ peinture blanche.......... **1 fr.**

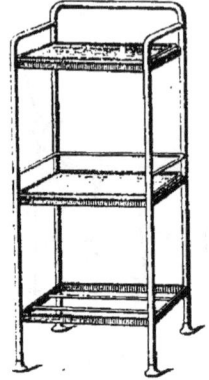

N° 29025.

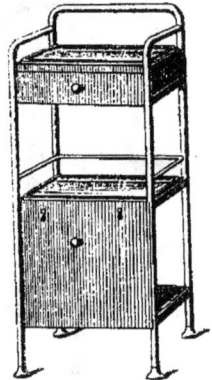

N° 29027.

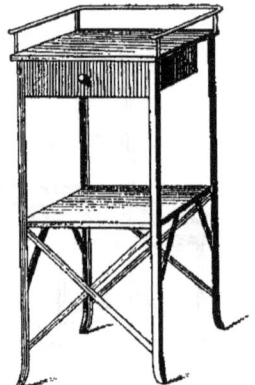

N° 29023 et 29024.

Sauf avis contraire, les tables de nuit sont livrées peintes en gris perle.

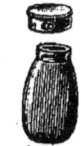

CRACHOIRS INDIVIDUELS

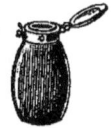

(Modèles des Hôpitaux et des Sanatoria).

N° 29041.

I. Crachoirs de poche.

N° 29042.

N° 29041. **Crachoir simple** en verre bleu, avec couvercle nickelé, fermeture à baïonnette et garniture en caoutchouc (ce modèle exige l'emploi des deux mains)...................................... 0ʳ95

N° 29044.

— 29042. **Crachoir du Docteur Giresse** (déposé) modèle construit pour le sanatorium du Canigou, en verre vert, avec fermeture nickelée et entonnoir en aluminium (ce modèle peut s'ouvrir et se fermer avec une seule main)............. 3 85 N° 29042.

— 29043. **Crachoir du Docteur Guelpa**, modèle entièrement nickelé avec cône en caoutchouc.............. 7 »

— 29044. **Crachoir en aluminium** (démontable en 3 parties)................................... 2 50

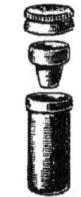

N° 29044.

II. Crachoirs se plaçant près du lit du malade.

N° 29043.

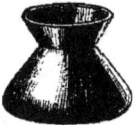 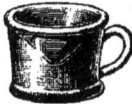

N° 29045.   N° 29048.   N° 29058.   N° 29059.   N° 29049.

N°ˢ 29055 à 29057.

Crachoirs en verre.

N° 29045. **Crachoir à fond plat** (en une pièce) verre bleu pâle.............................. 0ʳ65

N° 29047.

— 29046. **Modèle d'une seule pièce** (type déposé) en usage à l'hôpital Pasteur du Havre, verre bleu foncé...... .... 0 90

N° 29053.

— 29047. **Couvercle en verre** pour le crachoir ci-dessus. 0 50

— 29048. **Modèle en deux pièces**, avec entonnoir 1 90

N° 29049. **Crachoir du docteur Hervé** (modèle déposé) construit pour le sanatorium de La Motte-Beuvron, avec *vase en verre, enveloppe et couvercle en aluminium* (l'enveloppe n'ayant pas de fond, on peut soulever très facilement le vase intérieur)....................... 5 »

N° 29046.

— 29050. **Verre de rechange** pour le crachoir ci-dessus   55

N° 29054. — 29051. **Crachoir entièrement en aluminium,** avec couvercle à charnière................... 2 75

N° 29052.

N° 29051.

N° 29052. *Le même* avec panier métallique intérieur (ce panier peut recevoir un récipient en papier que l'on brûle après usage):................... 4 50

— 29053. **Crachoir avec panier métallique** (pour récipient en papier)........ 3 »

N° 29054. **Crachoir en porcelaine,** modèle en deux pièces, en usage dans les hôpitaux de Paris....................................... 2 75

Crachoirs en tôle émaillée
Crachoirs avec couvercle à charnière.

N° 29055. |Diam. 0,10. 2 25 | N° 29056. Diam. 0,12. 2 50 | N° 29057. Diam. 0,15. 3 25

— 29058. **Crachoir forme tasse..** 2 50 | N° 29059. **Crachoir conique à entonnoir.** 3 25

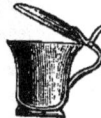

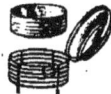

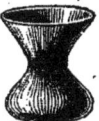

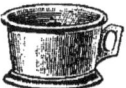

CRACHOIRS COLLECTIFS

Ils se composent d'une cuvette en 1 ou 2 pièces (avec dessus en forme d'entonnoir) que l'on place à environ 0,85 du sol, soit sur un pied mobile en fonte (ou en fer), soit sur un support à scellement.

Pour masquer davantage les crachats et pour réduire la quantité de liquide antiseptique, on a eu l'idée de ménager à la partie inférieure de la cuvette un cône saillant.

Les premiers modèles de crachoirs collectifs ont été construits en tôle émaillée.

Aujourd'hui, les règles de l'hygiène nous conduisent à conseiller de préférence les crachoirs en grès émaillé.

Comme antiseptiques pour les crachoirs, on emploie l'acide phénique à 5 0/0, le lysol à 5 0/0, le sulfate de cuivre (7 gr. par litre.)

On peut colorer le liquide pour dissimuler les crachats.

NATURE DES CRACHOIRS	CRACHOIRS proprement dits.		APPAREILS COMPLETS Avec pied en fonte.		Avec support à scellement.	
	N^os	Prix	N^os	Prix	N^os	Prix
En grès émaillé. **CRACHOIRS SIMPLES**						
Modèle bas......	29061	3 »	29066	10 50	29070	8 40
— profond....	29062	4 »	29067	12 50	29071	8 25
En tôle émaillée.	29063	7 25	29068	17 »	29072	11 »
En verre (1 pièce).	29064	3 30			29073	8 25
— (2 pièces).	29065	6 60	29069	15 »	29074	12 »
CRACHOIRS AVEC CONE SAILLANT INFÉRIEUR						
En grès émaillé....	29075	7 70	29077	17 »	29079	14 50
En tôle émaillée....	29076	9 35	29078	19 25	29080	16 »

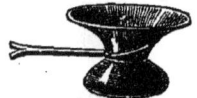

N° 29073.

CRACHOIR ÉCONOMIQUE EN TOLE ÉMAILLÉE
(*Modèle profond et embouti*).

N° 29081. Appareil monté sur trépied... **15** »

— 29082. Appareil monté sur console à scellement..................... **10 50**

— 29083. Crachoir de rechange........ **6 50**

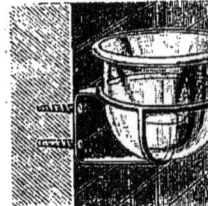

N° 29079.

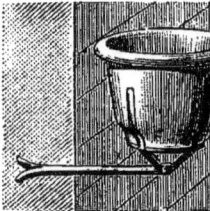

N° 29074.

CRACHOIRS APPLIQUE EN TOLE ÉMAILLÉE
Modèle de la Marine.

N° 29084. Sans cône saillant..... **14 fr.** | N° 29085. Avec cône saillant..... **18 fr.**

Modèle simplifié.

N° 29086. Sans cône saillant..... **13 fr.** | N° 29087. Avec cône saillant..... **15 fr.**

CRACHOIRS A EFFET D'EAU

L'effet d'eau entretient un parfait état de propreté, ce qui supprime la répugnance du public. Les crachoirs *à couvercle* évitent les dangers de contagion dus aux mouches.

1° CRACHOIR EN GRÈS ÉMAILLÉ TON IVOIRE

Prix du crachoir à effet d'eau proprement dit (cuve en grès avec support à scellement).

N° 29088. Prix sans le siphon...... **21 fr.** | N° 29089. Prix avec siphon en grès. **32 fr.**

2° CRACHOIR EN FAÏENCE AVEC ÉMAIL BLEU DE SÈVRES

Modèle construit sur les indications de M. PICARD, architecte.

Prix du crachoir proprement dit (avec support à scellement).

N° 29090. Prix sans le siphon.... **18 fr.** | N° 29091. Prix avec le siphon.... **24 fr.**

Dans les 2 modèles ci-dessus, l'effet d'eau peut se commander soit par un robinet à repoussoir, soit par l'ouverture du couvercle, soit par un réservoir automatique.

N° 29092. Bouton-poussoir nickelé (prix sans robinet d'arrêt).................. **13 fr.**

— 29093. Couvercle à main commandant en même temps l'effet d'eau.......... **33 fr.**

— 29094. Dispositif de pédale (commandant en même temps le couvercle et l'effet d'eau).... **44 fr.**

— 29095. Réservoir de chasse automatique (non compris le robinet d'alimentation).. **22 fr.**

— 29096. Robinet de jauge pour alimenter le réservoir automatique.......... **7 fr.**

— 29097. Flacon déodora recevant un antiseptique qui se trouve entraîné par la chasse. **12 fr.**

3° CRACHOIR MÉTALLIQUE A RELÈVEMENT

Modèle en cuivre nickelé construit pour les wagons à couloirs (Cie de l'État).

N° 29098. Prix de l'appareil nickelé (crachoir proprement dit).... **90 fr.**

CRACHOIRS SE POSANT SUR LE SOL

Crachoir en fonte émaillée avec socle à cuvette mobile

N° 29101. Diam. 0,21. **12** » | N° 29102. Diam. 0,26. **19^f**

— 29103. Diamètre 0,32......................... **27^f**

Crachoir en tôle émaillée avec fond demi-sphérique et entonnoir mobile.

N° 29104. Diam. 0,16. **7** » | N° 29105. Diam. 0,20. **9 fr.** | N°29106. Diam. 0,24. **12 fr.**

Les crachoirs en grès n°s 29061 et 29075 peuvent se poser sur le sol.

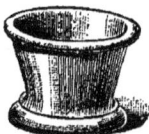

N°s 29101 à 29103.

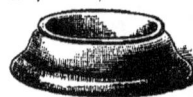

N°s 29104 à 29106.

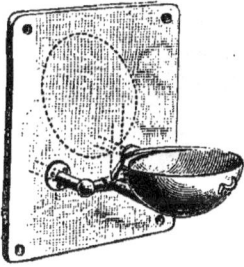

N° 29098.

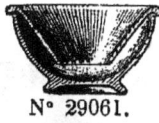

N° 29061.

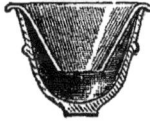

N° 29062.

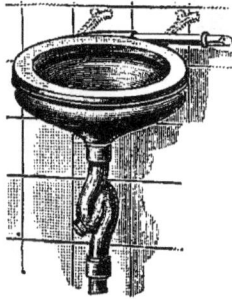

N° 29091.

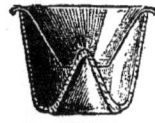

N° 29075.

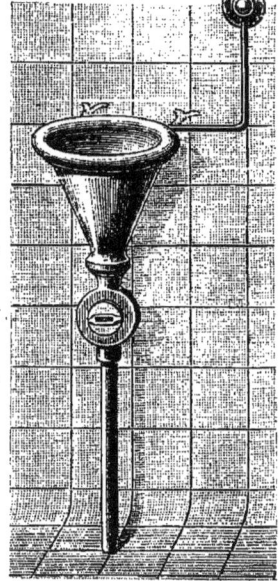

N°⁵ 29089 et 29092.

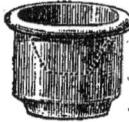

N° 29063.

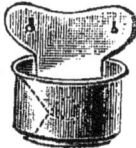

N°ˢ 29086-29087

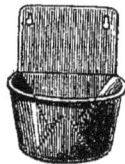

N°ˢ 29084-29085.

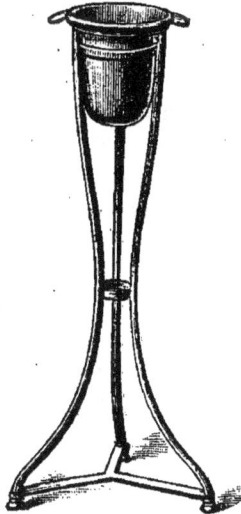

N° 29081.

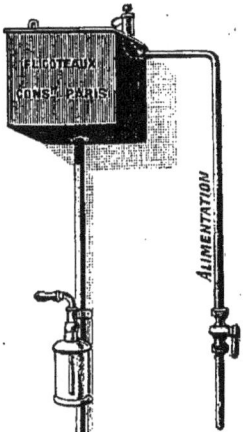

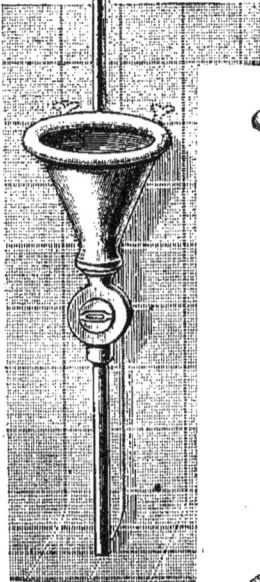

N°ˢ 29089, 29095,
29096 et 29097.

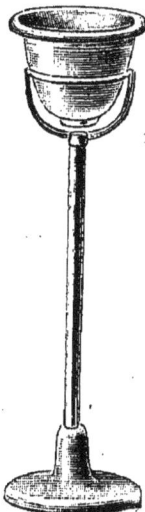

N° 29067.

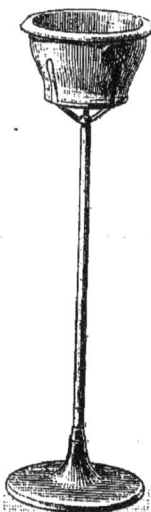

N° 29066.

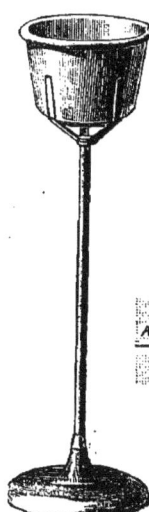

N° 29077.

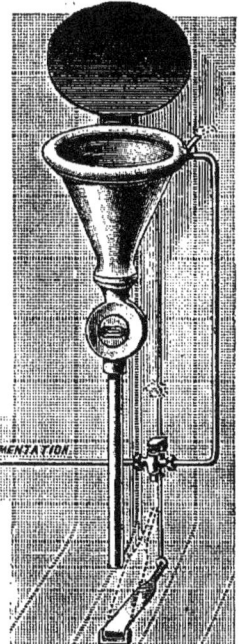

N°ˢ 29089 et 29094.

TRANSPORT ET STÉRILISATION DES CRACHOIRS

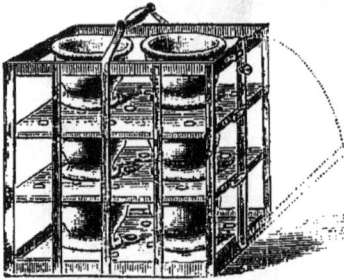

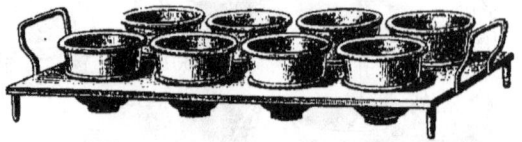

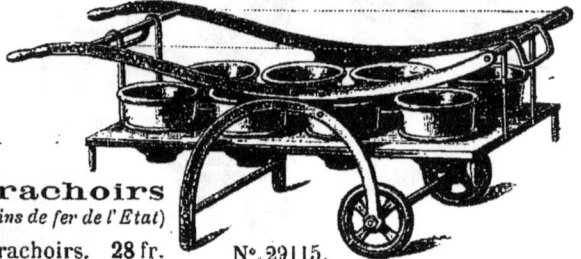

N° 29112.

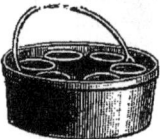

Panier d'autoclave
à crachoirs.

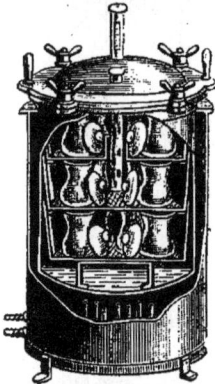

N° 29116.

Porte-Crachoirs
(*Modèle des Chemins de fer de l'Etat*)

N° 29111. A 3 crachoirs.   28 fr.   N° 29115.
— 29112. A 6 crachoirs.   33 fr.
— 29113. *Modèle simplifié*, à 4 crachoirs.................   22 fr.

Brouette à crachoirs.

N° 29114. Modèle pour 12 crachoirs.   140 fr. | N° 29115. Modèle pour 16 crachoirs.   155 fr.
Autoclave de 0,40 pour stériliser les crachoirs individuels.
(*Prix avec panier en cuivre et thermomètre.*)

N° 29116. Au gaz........   420 fr. | N° 29117. Au pétrole....   450 fr.
Modèle simplifié, avec panier en treillis galvanisé.
N° 20118. Au gaz........   390 fr. | N° 29119. Au pétrole....   425 fr.
STÉRILISATEURS A CRACHOIRS
(Construction très robuste en tôle galvanisée avec fond en cuivre et paniers perforés).
Petit modèle : diam., 0ᵐ,70; prof., 0ᵐ,40.
N° 29120. Au gaz........   300 fr. | N° 29121. Au charbon...   315 fr.
Grand modèle : diam., 0ᵐ,70; prof., 0ᵐ,60.
N° 29122. Au gaz........   335 fr. | N° 29123. Au charbon...   350 fr.

Ces mêmes appareils peuvent être utilisés pour la stérilisation des
crachoirs individuels; mais alors les paniers n'ont pas besoin d'être aussi
hauts, de sorte que le nombre des paniers superposés augmente.
Nous facturons en supplément chaque panier fourni en plus de 2
pour le petit modèle et de 3 pour le grand.
N° 29124. Panier supplémentaire en tôle perforée....   25 fr.

Appareil simplifié
avec récipient en tôle galvanisée et paniers grillagés.
Prix sans foyer :

N° 29125. Petit modèle (prof. 0,40) à 2 paniers ....   110 fr.
— 29126. Grand modèle (— 0,60) à 3 paniers........   125 fr.
— 29127. Panier supplémentaire en treillis........   15 fr.
— 29128. Brûleur à gaz. 90ᶠ | N° 29129. Foyer au charbon.100ᶠ

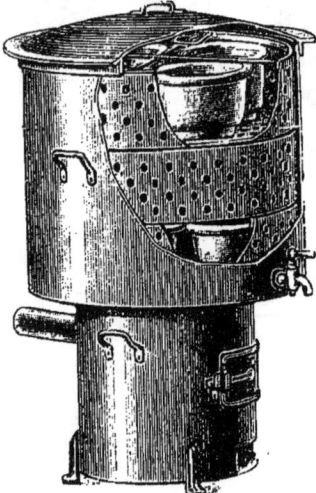

N° 9123.

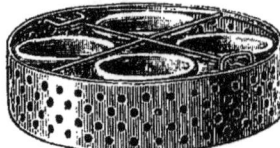

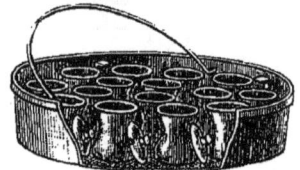

Panier perforé
pour crachoirs collectifs.   Panier pour crachoirs individuels.
Avoir soin d'indiquer bien exactement le modèle de crachoirs dont on dispose.
Tous les prix ci-dessus ne comprennent pas les crachoirs.
On peut utiliser les étuves à désinfection pour la stérilisa-
tion des crachoirs.

ÉTUVE A DÉSINFECTION
à vapeur fluente, sous pression, à 115°
Modèle VAILLARD et BESSON
BREVETÉ S. G. D. G.
obligeant la vapeur à traverser la masse à stériliser.

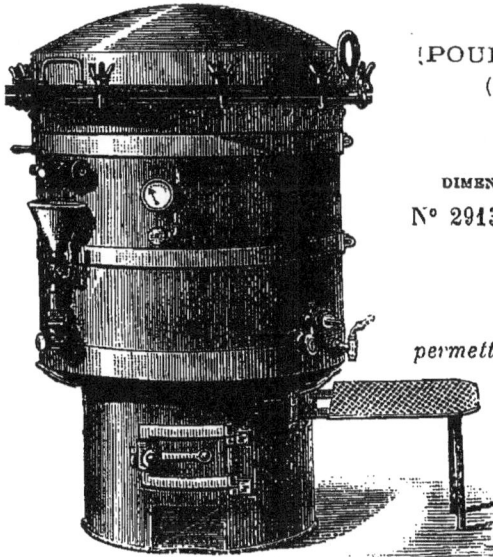

Nᵒˢ 29131 et 29132.

ÉTUVE VERTICALE
!POUR SERVICES RESTREINTS
(*Dispensaires, Asiles de nuit, etc.*)

Modèle régimentaire.
DIMENSIONS UTILES : Diam. : 0ᵐ,73 ; prof. : 0ᵐ,75.

Nᵒ 29131. Prix de l'étuve avec fourneau au charbon et palan... **1 430** fr.

Modèle profond.
permettant de désinfecter la literie courante et les matelas ayant jusqu'à 1ᵐ10 de largeur.

DIMENSIONS UTILES :
Diamètre : 0ᵐ,73 ; profondeur : 0ᵐ,90.

Nᵒ 29132. Prix de l'étuve avec fourneau au charbon et palan.. **1 540** fr.

L'emploi de cette étuve est autorisé pour l'application de la Loi française sur la santé publique.

VOITURES POUR LE TRANSPORT DES OBJETS A DÉSINFECTER

Voitures à traction de cheval
montées sur ressorts
et munies d'une mécanique d'enrayage.

Nᵒ 29133.
Voiture à deux roues. 1 870 fr.
CAISSE DE 1,80 × 0,85 × 1,00.

Nᵒ 29134.
Voiture à quatre roues......... 3 100 fr.
Longueur intérieure : 1ᵐ,85
larg., 1ᵐ,20 ; haut., 0ᵐ,95

Nᵒ 29135. **Voiture à bras** montée sur ressorts, porte à deux battants et couvercle... 770 fr.
(CAISSE DE 1,60 × 0,80 × 0,80)

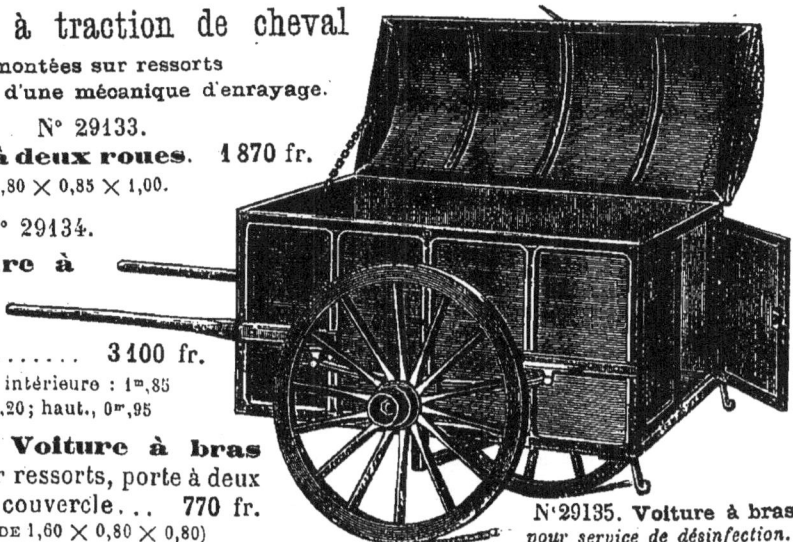

Nᵒ 29135. **Voiture à bras.** *pour service de désinfection.*

Ces prix s'entendent avec les caisses garnies intérieurement en tôle.

M   18

ÉTUVE A DÉSINFECTION
à vapeur fluente, sous pression, à 115°.
Modèle VAILLARD et BESSON (BREVETÉ S. G. D. G.)
obligeant la vapeur à traverser la masse à stériliser.

ÉTUVES LOCOMOBILES

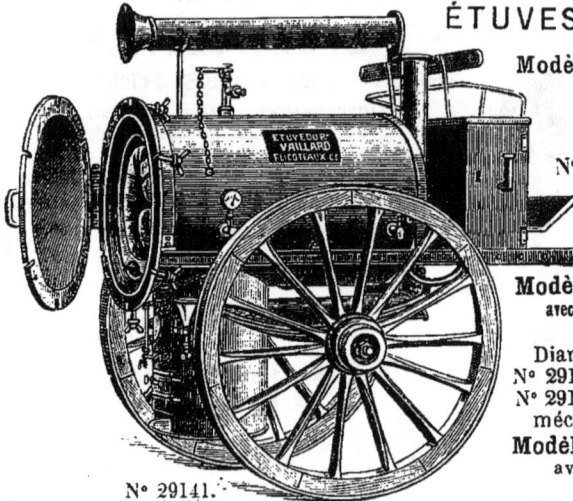

Modèle A sur chariot à 2 roues
(brancards fixes).
Dimensions utiles :
Diam. 0m,75 ; long. 1m,25.
N° 29141. Prix.... 3400 fr.
(Ce modèle n'a pas de
chariot intérieur).

Modèle B sur chariot à 4 roues
avec bouilleur attenant et chariot intérieur.
Dimensions utiles :
Diamètre 0m,90 ; longueur 1m,60.
N° 29142. Prix.......... 5475 fr.
N° 29143. Supplément pour frein à
mécanique........... 150 fr.
Modèle C sur chariot à 4 roues
avec générateur indépendant.
Dimensions utiles :
Diamètre 1m,10 ; longueur 1m,40.
N° 29144. Prix.......... 7300 fr.

N° 29141.
Les étuves locomobiles sont à une seule porte.

S'il est nécessaire de rendre démontables les brancards du modèle A, ou bien s'il y a lieu de renforcer et d'élargir les roues pour circuler par des chemins mal entretenus (comme aux colonies), les divers prix comportent une majoration.

ÉTUVES HORIZONTALES MODÈLES FIXES AVEC BOUILLEUR ATTENANT
Les étuves dont le diamètre est 0,75 n'ont pas de chariot intérieur.

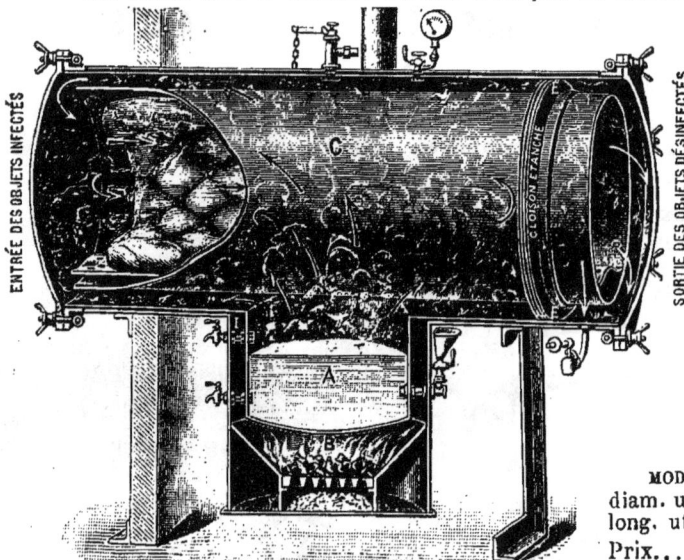

N° 29145.
MODÈLE A 2 PORTES
diam. utile. 0m,75
long. utile. 1m,60
Prix. 2900 fr.

N° 29146.
MODÈLE A 2 PORTES
diam. utile. 0m,90
long. utile. 2m,00
Prix. 3600 fr.

N° 29147.
MODÈLE A 1 PORTE
diam. utile. 0m,75
long. utile. 1m,35
Prix. 2100 fr.

N° 29148.
MODÈLE A 1 PORTE
diam. utile...... 0m,90
long. utile........ 1m,60
Prix........ 3000 fr.

ENTRÉE DES OBJETS INFECTÉS — SORTIE DES OBJETS DÉSINFECTÉS

Nos 29145 et 29146.

L'emploi de ces étuves est autorisé pour l'application de la Loi française sur la santé publique.

ÉTUVE A DÉSINFECTION
à vapeur fluente, sous pression, à 115°
Modèle VAILLARD et BESSON (BREVETÉ S. G. D. G.)
obligeant la vapeur à traverser la masse à stériliser.

ÉTUVES HORIZONTALES MODÈLES FIXES
avec chaudière indépendante.
(pour Hôpitaux, Lazarets, Stations de désinfection).

Ces appareils se construisent ordinairement avec deux portes : l'une pour l'introduction des objets à désinfecter, l'autre pour la sortie des objets désinfectés; toutefois le modèle de 0,90 existe avec une seule porte.

L'étuve de 0,90 a un chariot intérieur ; quant à celles de 1,10 et 1,30, elles ont un chariot mobile sur rails extérieurs.

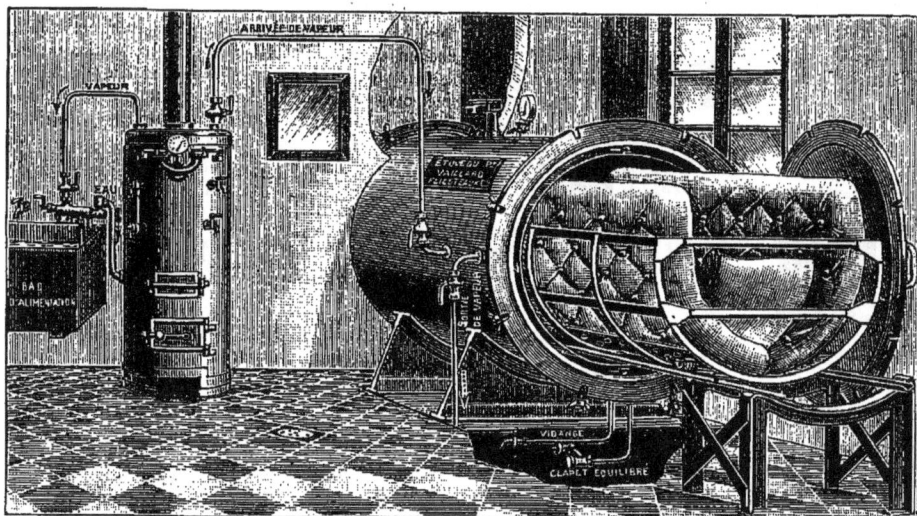

Les divers modèles se trouvent résumés dans le tableau suivant :

ÉTUVES avec CHARIOT INTÉRIEUR	DIMENSIONS UTILES de l'Étuve		PRIX de l'Étuve SANS GÉNÉRATEUR		GÉNÉRATEUR avec appareil d'alimentation		ENSEMBLE DE L'ÉTUVE ET DU GÉNÉRATEUR	
	Diamètre.	Longueur.	Nos	Prix.	Nos	Prix.	Nos	Prix.
Modèle à deux portes......				fr.		fr.		fr.
1re grandeur.........	1.30	2.30	29151	5 300	29155	2 350	29159	7 650
2° —	1.10	2.20	29152	3 800	29156	2 050	29160	5 900
3° —	0.90	2.00	29153	3 300	29157	1 650	29161	4 950
Modèle à une porte.	0.90	1.60	29154	2 700	29158	1 650	29162	4 350

On peut compléter ces étuves par l'addition d'un *éjecteur à vapeur* qui permet de faire le vide en activant le séchage.

N° 29163. Éjecteur pr étuve de 1,10. **250 fr.** | N° 29164. Éjecteur pr étuve de 1,30. **300 fr.**

Les diverses canalisations et la cheminée sont comptées en supplément, leur importance variant avec les agencements des locaux.

L'emploi de ces étuves est autorisé pour l'application de la Loi française sur la santé publique.

APPAREILS POUR LA DÉSINFECTION EN SURFACE
au moyen des vapeurs de formol.
(Modèles autorisés pour l'application de la Loi française sur la santé publique.)

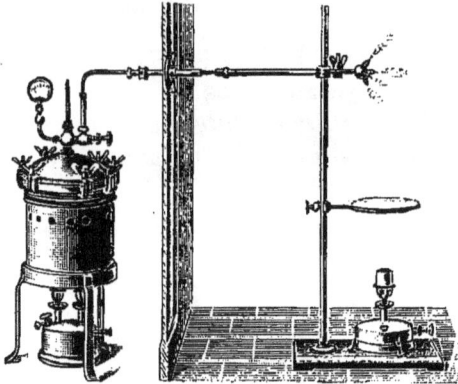

AUTOCLAVE A FORMOL

permettant la désinfection sous pression d'un local de 100 mètres cubes.

N° 29171. Appareil renforcé en cuivre et bronze, diam. 0,20, chauffé au pétrole (compris tuyauterie démontable, disperseur et brûleur pour chauffer le local).......... **575 fr.**

FUMIGATORS
pour la désinfection sans pression.

On répartit dans la pièce un nombre de fumigators correspondant au cube du local; on allume chacun d'eux (qu'on laisse entre les griffes de son support) et on les pose sur une plaque métallique quelconque. La pièce étant close, on laisse la désinfection se pratiquer pendant 7 heures.

N° 29171.

N° 29172. *Fumigator grand modèle* pour désinfecter 20 m³. La pièce. **2 75**
— 29173. *Fumigator modèle réduit* pour désinfecter 15 m³. La pièce. **2 30**

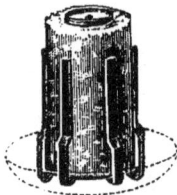

N°° 29172-29173.

PULVÉRISATEURS DÉSINFECTEURS
permettant de désinfecter les murs, plafonds, tentures,

(au moyen de solutions antiseptiques pulvérisées.)

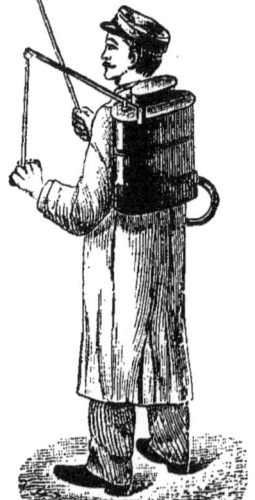

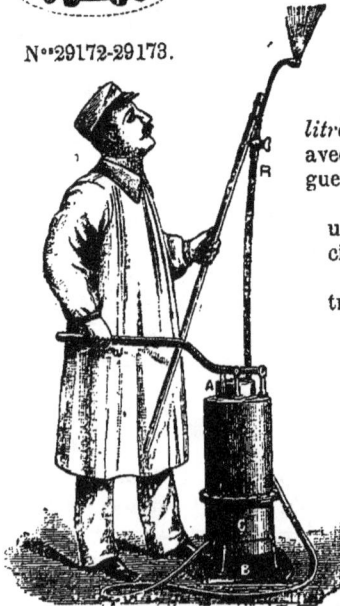

Les récipients, en cuivre rouge, ont une contenance de *quinze litres;* chaque appareil est fourni avec tuyau en caoutchouc (d'une longueur de 2^m), lance et 2 jets :

Un *jet à pulvérisation* couvrant une très large surface destiné spécialement à la désinfection.

Un *jet à pression* permettant de transformer l'appareil en pompe.

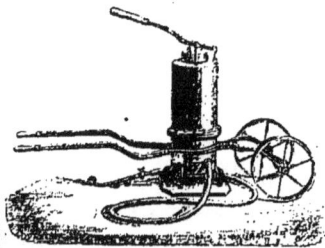

N° 29175.

N° 29174.

N°° 29176-29177.

1° Modèle se plaçant sur le sol.
N° 29174. Appareil monté sur socle. 95 fr. | N° 29175. Appareil sur chariot.... 115 fr.
2° Modèle se plaçant à dos d'homme.
N° 29176. Avec bretelles à sangle. 65 fr. | N° 29177. Avec bretelles en cuir... 70 fr.

ÉTUVES MIXTES
fonctionnant généralement par la vapeur et exceptionnellement par le formol.
Modèle VAILLARD (breveté).

Ces étuves permettent la *désinfection en profondeur* par les vapeurs de formol.

On désinfecte par la vapeur sous pression à 115° (suivant la méthode habituelle) tout le matériel ordinaire de literie et de lingerie, et on réserve pour la stérilisation au formol les objets altérables par la vapeur, tels que les chaussures, fourrures, livres, etc.

Une fois la désinfection du matériel courant terminée, on introduit dans l'appareil les objets réservés, puis on élève la température intérieure aux environs de 60° en faisant circuler la vapeur dans la batterie de chauffe; enfin, on fait le vide au moyen d'un éjecteur de vapeur.

D'autre part, on chauffe le formolateur latéral, de manière à faire dégager les vapeurs formiques que l'on introduit dans l'étuve.

On laisse s'exercer pendant un nombre considérable d'heures (toute la nuit, par exemple) l'action combinée de la chaleur, du vide et du formol, et la désinfection se trouve ainsi terminée sans avoir nécessité de surveillance spéciale.

Ce système n'est applicable qu'aux étuves avec chaudière indépendante.

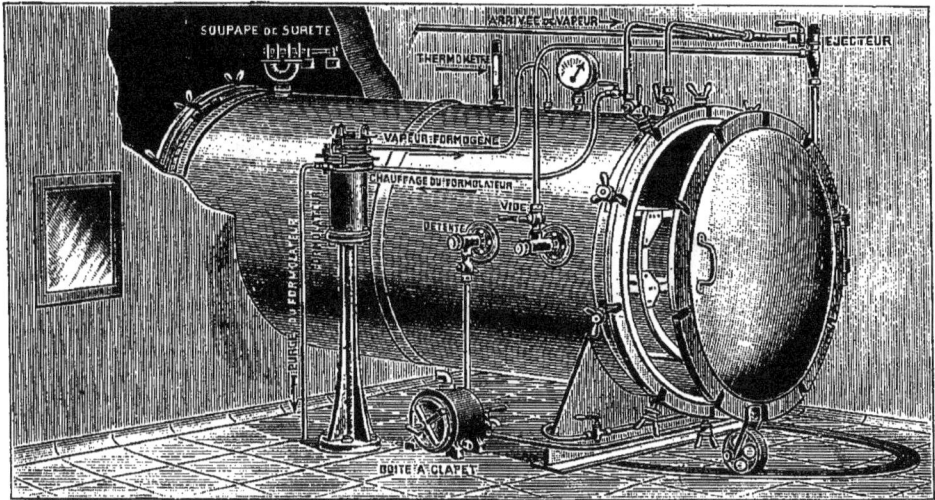

Nous avons fourni des étuves mixtes de ce modèle au *Sanatorium de Mers-el-Kébir*. à l'*Hôpital de Lourenço-Marquès*, etc.

PRIX DES ÉTUVES MIXTES A DEUX PORTES

ÉTUVES MIXTES A 2 PORTES avec CHARIOT INTÉRIEUR	DIMENSIONS UTILES de l'étuve.		PRIX DE L'ÉTUVE sans générateur.		GÉNÉRATEUR AVEC APPAREIL d'alimentation.		ENSEMBLE DE L'ÉTUVE et du générateur.	
	DIAMÈTRE.	LONGUEUR.	Nos	Prix.	Nos	Prix.	Nos	Prix.
				fr.		fr		fr.
1re grandeur............	1.30	2.30	29181	6500	29184	2350	29187	8850
2e —	1.10	2.20	29182	5050	29185	2000	29188	7050
3e —	0.90	2.00	29183	4500	29186	1650	29189	6150

L'emploi de ces étuves est autorisé pour l'application de la Loi française sur la santé publique.

ÉTUVES A DÉSINFECTION AU FORMOL
FONCTIONNANT PAR FUMIGATORS
MODÈLE BREVETÉ.

AUTORISÉ POUR L'APPLICATION DE LA LOI FRANÇAISE SUR LA SANTÉ PUBLIQUE

Ces appareils fonctionnent exclusivement au formol et permettent la désinfection n profondeur.

3 claies grillagées A sont destinées à recevoir les matelas et autres objets à désinfecter.

Un serpentin de chauffe B (muni généralement d'un brûleur à pétrole C) permet de maintenir la température de l'étuve fermée aux environs de 85° pendant qu'on envoie dans l'appareil les vapeurs formiques produites par 2 fumigators F placés aux deux extrémités.

On laisse la stérilisation se pratiquer ainsi pendant 2 heures sans surveillance.

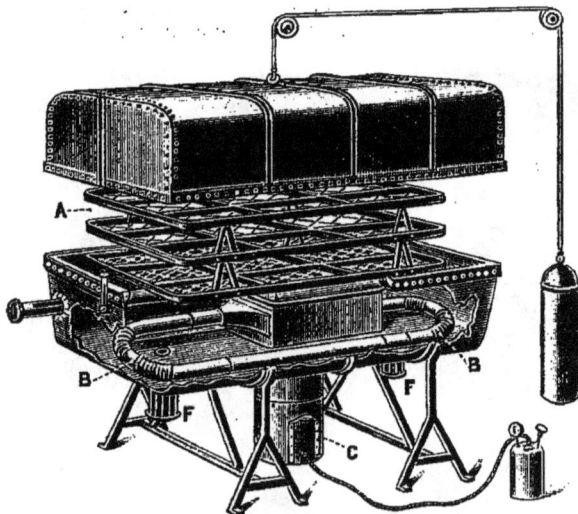

N° 29201. **Étuve sur tréteaux.**

Dimensions de l'étuve : largeur, 1^m^,36; hauteur, 1^m^,00; longueur, 1^m^,97.

N° 29201. *Étuve sur tréteaux en fer* (avec couvercle soulevable avec joint hydraulique .... **1200 fr.**

N° 29202. Fumigators, modèle spécial, pour étuve. *La pièce* **2 75**

STÉRILISATEUR VERTICAL

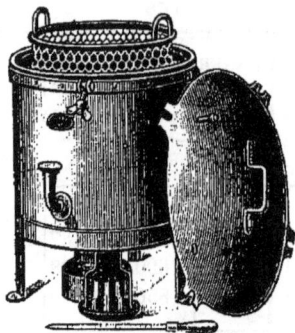

Appareil cylindrique : Diam., 0^m^,35; haut., 0^m^,30 avec panier en treillis et lampe à alcool.

Cet appareil reçoit les vapeurs formiques d'un petit fumigator spécial.

Ce modèle convient pour la désinfection des livres.

N° 29203. Prix du stérilisateur vertical .... **130 fr.**

N° 29203. **Stérilisateur vertical.** — 29204. Fumigator pour stérilisateur vertical. » **75**

ÉTUVES A DÉSINFECTION AU FORMOL
FONCTIONNANT PAR FUMIGATORS
ÉTUVES A TRACTION DE CHEVAL

Dimensions de l'étuve : Largeur.... 1ᵐ,36.   Hauteur.... 1ᵐ,00.   Longueur... 1ᵐ.97.

Modèles sur chariot à 2 roues.

Nᵒ 29210. *Étuve simplifiée* avec couvercle soulevable.................... 2 300 fr.
— 29211. *Étuve confortable* avec volet amovible V à boulons articulés.... 2 750 fr.

Modèles sur chariot à 4 roues.

Nᵒ 29212. *Étuve simplifiée*.... 2 400 fr. | Nᵒ 19213. *Étuve confortable*.... 3 100 fr.
— 29214. ÉTUVE LOCOMOBILE sur châssis DE DION-BOUTON............. 14 300 fr.

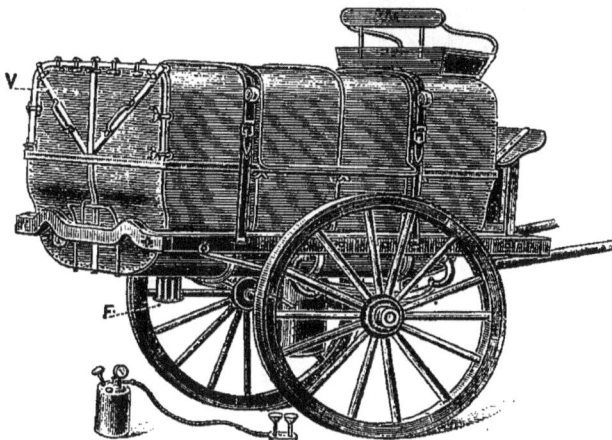

Nᵒ 29211. **Étuve à traction de cheval.**

ÉTUVES FIXES
AVEC VOLETS RABATTABLES A CHAQUE EXTRÉMITÉ
Modèles construits pour être disposés en travers d'une cloison
séparant le local des objets à désinfecter des locaux renfermant le matériel désinfecté.

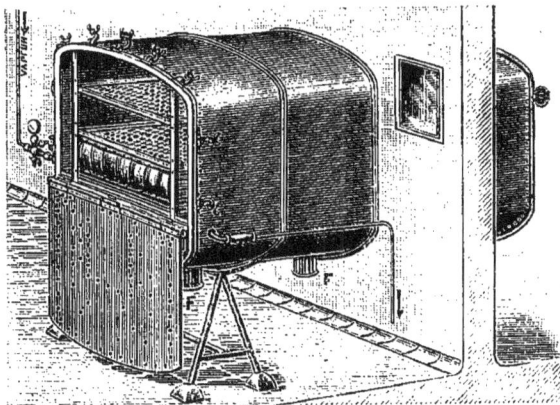

Nᵒ 29218. **Étuve à deux portes logée dans le mur.**

Étuves avec brûleur à pétrole.

Nᵒ 29215. *Première taille :* largeur, 1ᵐ,56; hauteur, 1ᵐ,11; longueur. 2ᵐ,00. 2 750 fr.
— 29216. *Deuxième taille :*   —   1ᵐ,36;   —   1ᵐ,11;   —   2ᵐ,00. 2 200 fr.
— 29217. Ces 2 modèles se font au même prix avec brûleur à gaz..........
Étuve avec serpentin disposé pour raccordement avec canalisation de vapeur.
Nᵒ 29218. *Première taille :* largeur, 1ᵐ,56; hauteur, 1ᵐ,11; longueur, 2ᵐ,00. 2 850 fr.
— 29219. *Deuxième taille :*   —   1ᵐ,36;   —   1ᵐ,11;   —   2ᵐ,00. 2 300 fr.

VENTILATIONS POUR SALLES D'HOPITAUX

MODÈLE CONSTRUIT POUR LES SALLES D'OPÉRATIONS DE LA NOUVELLE PITIÉ

Ces appareils se placent dans le haut des pièces, le plus près possible du plafond : ils permettent l'évacuation à l'extérieur de l'air chaud vicié tout en empêchant la rentrée d'air frais.

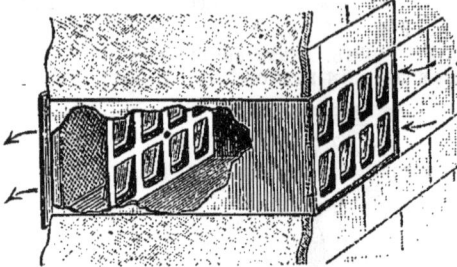

Ils se composent d'une gaine en tôle (vernie blanc à l'intérieur) ayant une section de $0^m,25 \times 0^m,25$ et de 2 plaques en cuivre nickelé garnies de valves en aluminium qui s'ouvrent automatiquement de l'intérieur à l'extérieur. Un cadre mobile en toile métallique se plaçant à l'extérieur complète l'appareil.

Nᵒ 29221. *Ventilation pour mur* (longueur habituelle $0^m,40$).. **80 fr.**

Nᵒ 29221.

Ventilation pour salles d'hôpitaux.

— 29222. *Ventilation pour cloison* ou imposte, modèle simplifié n'ayant qu'une seule plaque à valves............... **40 fr.**

En commandant ces ventilations, préciser l'épaissseur des murs ou cloisons où on doit les loger.

INCINÉRATEURS A PANSEMENTS

Pour se débarrasser des pansements usés, le mieux est de les incinérer. On utilise à cet effet soit des fours à gaz, soit des fours chauffés au charbon.

INCINÉRATEUR A GAZ

C'est un fourneau avec corps cylindrique en terre réfractaire chauffé par une rampe à gaz.

Nᵒ 29223. *Petit modèle horizontal.* Longʳ utile $0^m,60$. **380 fr.**
— 29224. *Grand modèle horizontal.* Longʳ utile $1^m,00$. **660 fr.**
— 29225. *Petit modèle vertical.* Diamètre intérieur 0,40, hauteur 0,50.................. **530 fr.**
— 29226. *Grand modèle vertical.* Diamètre intérieur 0,65, hauteur, 0,75. **685 fr.**

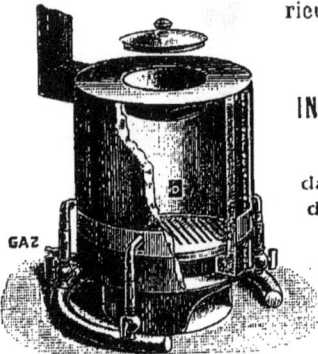

INCINÉRATEUR AU CHARBON

Modèle en service dans de nombreux hôpitaux de France et de l'étranger.

L'appareil se démonte en trois parties, pour la facilité du transport.

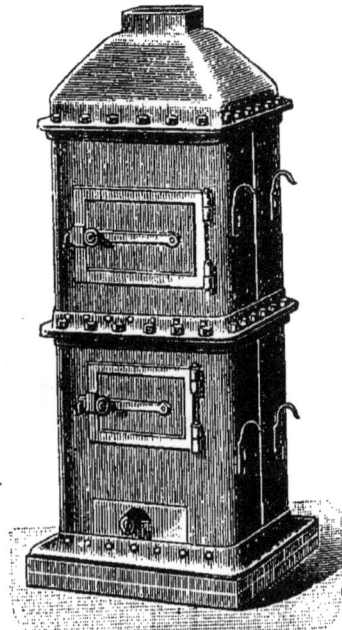

GAZ

Incinérateur à gaz, modèle vertical.
Nᵒˢ 29225 et 29226.

Incinérateur au charbon.
Nᵒˢ 29227 à 29229.

Prix de l'incinérateur au charbon :

Nᵒ 29227. *Petit modèle.* Longueur 0,40, largeur 0,40, hauteur 1,30......... **630 fr.**
— 29228. *Moyen modèle.*   —   0,50,   —   0,50,   —   1,45......... **700 fr.**
— 29229. *Grand modèle.*   —   0,60,   —   0,60,   —   1,45......... **770 fr.**

ÉCLAIRAGE ÉLECTRIQUE DE LA TABLE D'OPÉRATIONS
AU MOYEN DE FAISCEAUX LUMINEUX

Cet éclairage doit être étudié pour chaque cas particulier, de manière à éviter le plus possible les ombres portées, d'où nécessité d'envoyer de divers endroits des faisceaux lumineux.

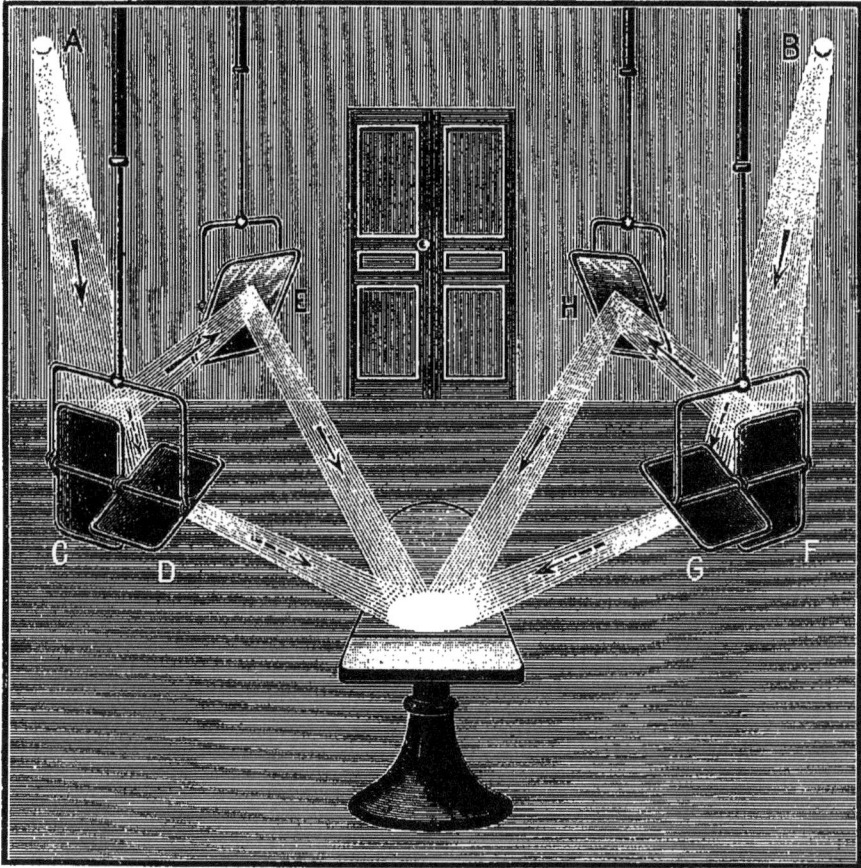

Le cas le plus simple consiste à recevoir un faisceau primaire A sur un jeu de 2 glaces convenablement inclinées : l'une D envoyant directement la lumière sur le malade, l'autre C la dirigeant sur un second système de miroirs E renvoyant le faisceau secondaire sur le malade et d'une direction opposée.

Lorsque les canalisations électriques existantes sont à 110 volts (cas le plus général), il est tout indiqué de prendre une installation jumelée comprenant alors 2 projecteurs A et B, ce qui permet de doubler l'éclairage sans augmenter la consommation électrique.

Suivant la disposition des locaux et le système adopté, l'ensemble de l'installation peut varier de 1000 francs à 2500 francs comme simple fourniture d'appareils (en supposant le courant amené aux projecteurs).

Projets, études, devis pour chaque cas particulier.
Bien indiquer la nature du courant dont on dispose et son voltage.

ÉCLAIRAGE par L'ÉLECTRICITÉ des SALLES D'OPÉRATIONS

Nos divers appareils sont fournis avec lampes à filament métallique.

I. APPAREILS DE PLAFOND.

Appareil à tige fixe, cuivre nickelé, avec réflecteur forme dôme (fermé par un disque en glace) dans lequel sont disposées des lampes de 50 bougies.

Modèle de 3 lampes à un seul allumage. — Tige d'un mètre.

N° 29231. Réflecteur opale de 0ᵐ,35.................................... **65 fr.**
— 29232. Réflecteur céladon de 0ᵐ,35........................... **75 fr.**

Modèle de 6 lampes s'allumant par deux séries de trois.

N° 29233. Réflecteur opale de 0ᵐ,45.................................... **95 fr.**
— 29234. Réflecteur céladon de 0ᵐ,45........................ **110 fr.**

Appareil à hauteur variable avec réflecteur parabolique plaqué argent de 0ᵐ,35 de diamètre, et 3 lampes de 50 bougies.

N° 29235. Prix de l'appareil avec système d'arrêt automatique et tige d'un mètre..................................... **165 fr.**

Appareil combiné à 2 réflecteurs (plaqués argent) avec lampes de 50 bougies ; au centre un grand réflecteur à hauteur fixe et latéralement un réflecteur (moins important) réglable en hauteur et en orientation.

N° 29236. Prix avec tige d'un mètre........................... **285 fr.**

Appareil, forme T, à 3 réflecteurs paraboliques plaqués argent (celui du centre à 3 lampes de 25 bougies, les deux extrêmes à 1 lampe de 50 bougies).

N° 29237. Prix avec tige d'un mètre........................... **240 fr.**

II. APPLIQUES.

N° 29238. **Applique nickelée avec tube métallique flexible,** compris réflecteur... **33 fr.**

Col de cygne applique nickelée, mouvement à rotule.

N° 29239. Avec réflecteur maillechort......................... **31 fr.**

Applique nickelée à double mouvement, réflecteur parabolique plaqué argent.

N° 29240. Avec lampe de 16 bougies........................... **45 fr.**

Applique à mouvement, avec appareil spécial pour l'examen de la gorge et des cavités.

N° 29241. Prix de l'appareil complet................ .... **110 fr.**

Appareil réglable en hauteur et en orientation, modèle coulissant sur tringle.

N° 29242. Prix avec réflecteur nickelé et 3 lampes .... **45 fr.**

III. LAMPES PORTATIVES.

A hauteur variable

(système d'ascension avec arrêt automatique.)

Modèle à 1 lampe, avec réflecteur maillechort et lampes de 25 bougies.
N° 29243. avec bâti verni ...... **90 fr.** | N° 29244. avec bâti nickelé..... **120 fr.**

Modèle à 3 lampes, avec réflecteur opale de 0.25 et lampes de 25 bougies.
N° 29245. avec bâti verni....... **110 fr.** | N° 29246. avec bâti nickelé..... **145 fr.**

Modèle à 5 lampes, avec réflecteur plaqué argent et lampes de 25 bougies.
N° 29247. avec bâti verni........ **145 fr.** | N° 29248. avec bâti nickelé..... **175 fr.**

ÉCLAIRAGE PAR L'ÉLECTRICITÉ   DES SALLES D'OPÉRATIONS

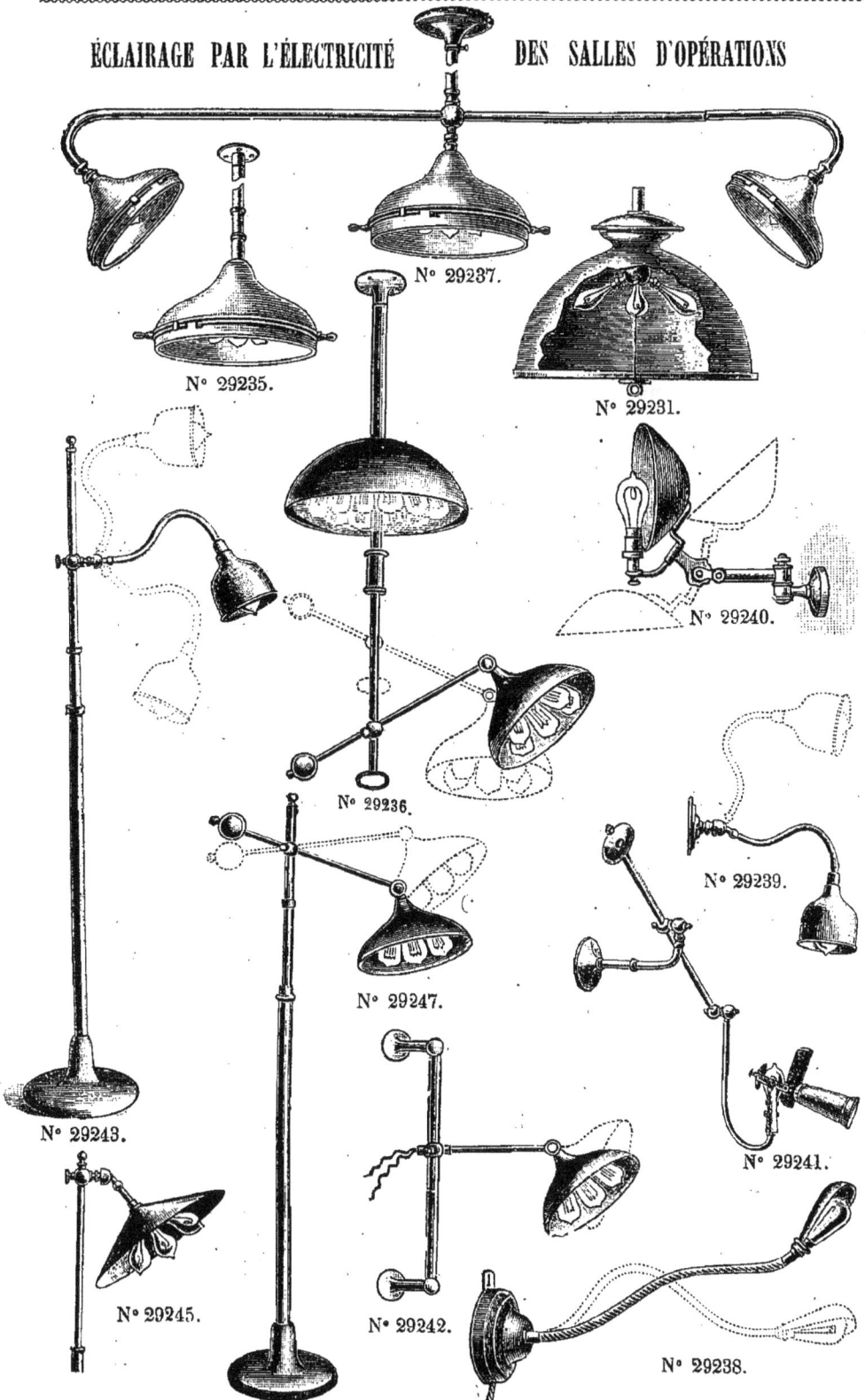

N° 29237.

N° 29235.

N° 29231.

N° 29240.

N° 29236.

N° 29239.

N° 29247.

N° 29243.

N° 29241.

N° 29245.

N° 29242.

N° 29238.

ÉCLAIRAGE PAR LE GAZ OU PAR LE PÉTROLE DES SALLES D'OPÉRATIONS

APPAREILS DE PLAFOND

Lampe à gaz avec becs renversés et veilleuse. Abat-jour émaillé.

N° 29251. A 2 becs. Intensité : 200 bougies................. **75 fr.**
— 29252. — 3 — — 300 — .... **85 fr.**
— 29253. — 4 — — 400 — .... **120 fr.**
— 29254. — 5 — — 500 — .... **145 fr.**

Lampe à incandescence par le pétrole (système breveté) en tôle forte émaillée. Les appareils sont fournis avec burette à alcool et pompe à air.

Lampe à 1 bec droit. Intensité : 500 bougies.

N° 29255. Prix avec réservoir de 7 litres................. **220 fr.**

Lampe à bec renversé. Intensité : 300 bougies.

N° 29256. Prix avec réservoir de 6 litres................. **235 fr.**
— 29257. Treuil en fonte pour la manœuvre des lampes à pétrole, avec 10 mètres de câble souple en acier galvanisé et 2 poulies à gorge avec chape...... **30 fr.**

APPLIQUES A GAZ à bec renversé.
En cuivre nickelé. Réflecteur en maillechort.

Applique avec tige de 1 mètre pouvant se placer horizontalement ou verticalement. Bras à rotule de 0^m,70 de longueur.

N° 29258. Prix de l'appareil complet...................... **55 fr.**

Applique à inclinaison variable, avec rallonge.

N° 29259. Prix de l'appareil complet...................... **55 fr.**

Applique à genouillère à hauteur variable et à rotation. Les mouvements sont à arrêt automatique.

N° 29260. Prix de l'appareil complet...................... **60 fr.**

Applique à rotule à hauteur et à inclinaison variables. Les mouvements sont à arrêt automatique.

N° 29261. Prix de l'appareil complet...................... **65 fr.**

LAMPES A GAZ PORTATIVE, à bec renversé.

Lampe à rotule, à hauteur et à inclinaison variables. A rotation. Les mouvements sont à arrêt automatique. Les parties coulissantes sont nickelées. Réflecteur en maillechort.

N° 29262. Prix avec bâti verni...................... **105 fr.**
— 29263. — — nickelé............. .... **135 fr.**

ÉCLAIRAGE PAR LE GAZ OU PAR LE PÉTROLE
DES SALLES D'OPÉRATIONS

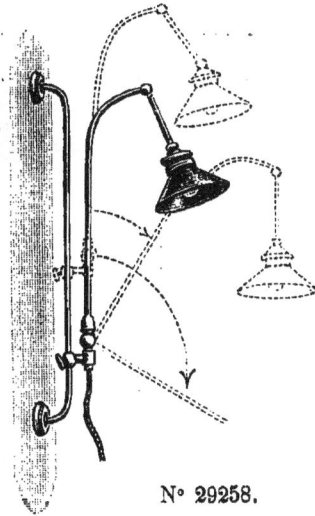

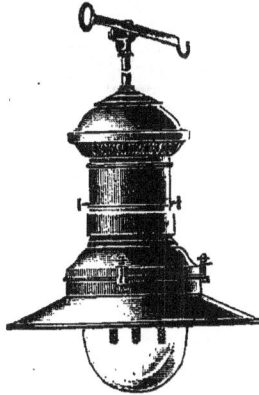

N°s 29251-29254.

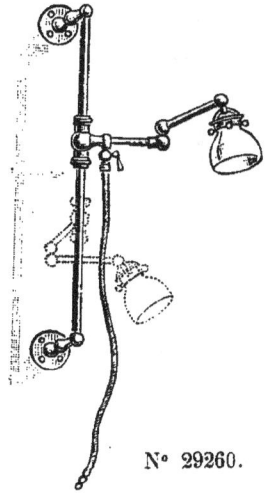

N° 29258.

N° 29260.

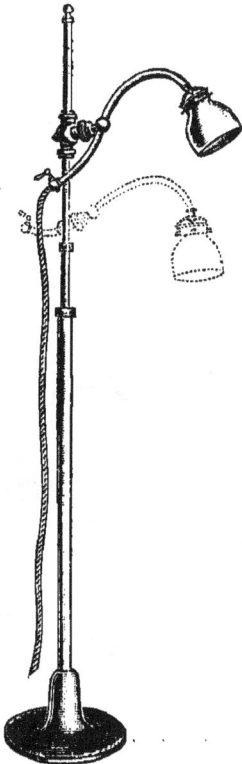

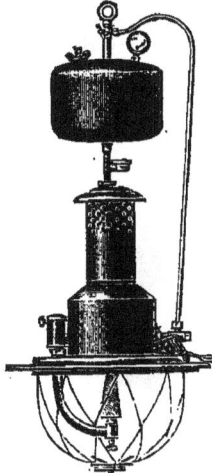

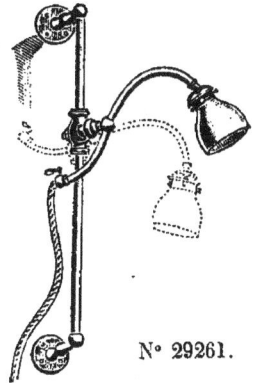

N° 29255.

N° 29261.

N°s 29262-29263.

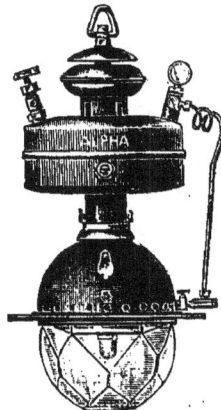

N° 29256.

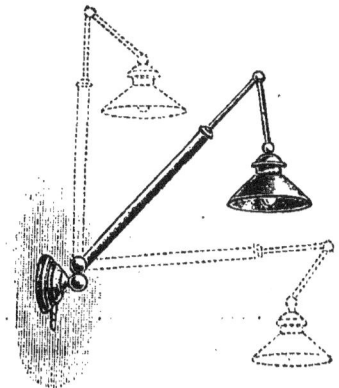

N° 29259.

POÊLE A GAZ, système POTAIN

avec prise d'air extérieur

A. Échappement des gaz brûlés. B. Prise d'air extérieur. C. Arrivée d'air au brûleur.

Prix du poêle proprement dit :

Modèle cylindrique, haut. 1,50, diam. 0,30.

N° 29270 avec enveloppe en cuivre oxydé (permettant les lavages) **330 f.**
— 29271 avec enveloppe en tôle lustrée............ **250f.**
— 29272 *Modèle prismatique*, haut. 1,50, larg. 0,75, épaiss. 0,21.
     avec enveloppe en tôle lustrée................ **385 f.**

ACCESSOIRES EN CUIVRE OXYDÉ pour poêle POTAIN				
	Diamètre 0,07		Diamètre 0,09	
DÉSIGNATION	Nᵒˢ	Prix.	Nᵒˢ	Prix.
Tuyaux. — Prix au mètre....	29273	11 »	29277	14 »
Coudes plissés. La pièce......	29274	3 75	29278	5 »
Fumivore. —	29275	14 »	29279	20 »
Prise d'air. —	29276	4 50	29280	5 50

Les accessoires ayant 0,07 de diam. se rapportent au poêle cylindrique, ceux de 0,09 au poêle prismatique.

FOURNEAUX DE TISANERIE

Ces fourneaux ont une profondeur de 0,70 ;
ils comprennent 6 copettes (en cuivre ou en porcelaine).

Fourneaux type D *chauffés simplement au charbon*

N° 29281, long. 0,85, **325f.** N° 29282, long. 1,00, **350f.** N° 29283, long. 1,25. **410f.**
— 29284. Suppl¹ pᵣ rampe à gaz chauffant le bain-marie........ **35 fr.**

Fourneaux type E
à chauffage mixte (gaz et charbon)
N° 29285, long. 1,25. **500 fr.** | N° 29286, long. 1,50. **575 fr.**

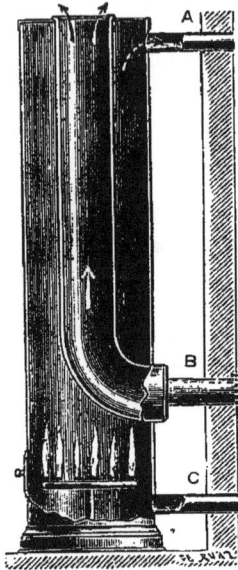

N° 29270.
Poêle cylindrique
système Potain.

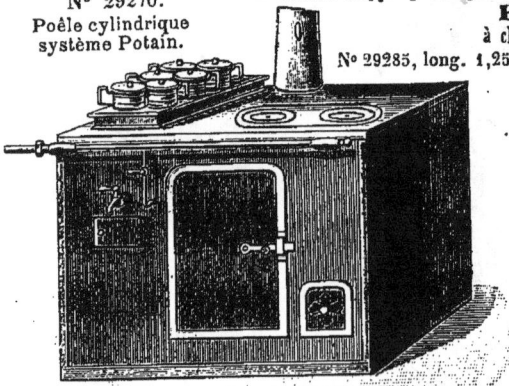

Nᵒˢ 29281 à 29283.
On peut modifier les modèles D ou E pour recevoir laté-ralement un bouilleur à thermosiphon.

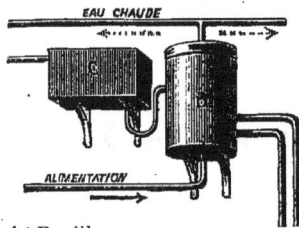

A. Bouilleur.
B. Réchauffeur à
    pression.
C. Bac à flotteur.

Supplément pour application d'un thermosiphon avec bouilleur en cuivre rouge, tuyaux de va-et-vient en cuivre (longueur 2 mètres au-dessus du fourneau), bac à flotteur, siphon et supports.

N° 29287. *Avec thermosiphon ordinaire* et réservoir de 200 litres en tôle galvanisée. .... **575 fr.**

N° 29288. *Avec thermosiphon à pression* et réchauffeur cylindrique........ **750 fr.**

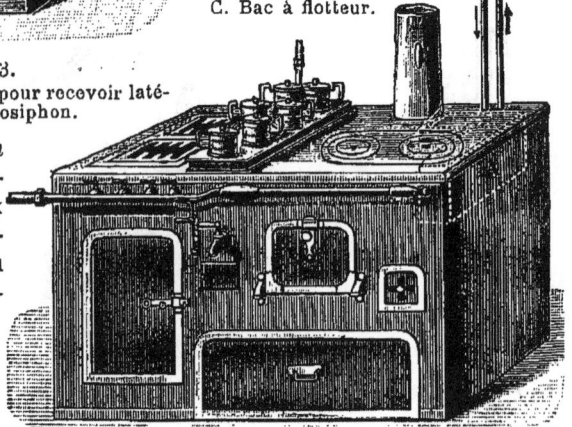

Nᵒˢ 29285-29286 et 29288.
Le réchauffeur à pression est préférable pour l'alimentation des douches.

CHAUFFAGE DES SALLES D'OPÉRATIONS

Le chauffage des salles d'opérations constitue un problème délicat qu'il faut étudier pour chaque cas particulier, en tenant compte des surfaces de refroidissement.

Le chauffage par la vapeur à basse pression **convient parfaitement**; quand on est obligé d'y renoncer, on se contente de *calorifères chauffés au charbon* ou de *poêles à gaz* avec prise d'air extérieur.

CALORIFÈRES CHAUFFÉS AU CHARBON

avec foyer se chargeant dans la pièce adossée à la salle d'opérations, et alimentés par une prise d'air extérieur.

Calorifère cylindrique (*en tôle et fonte*) compris l'enveloppe isolante et une bouche de chaleur en cuivre nickelé.

N° 29291. *Petit modèle* (diam. au corps 0,55, haut. totale 1,20) pouvant chauffer 60 mètres cubes (les surfaces vitrées ne dépassant pas 6 mètres carrés). **270 fr.**

N° 29292. *Grand modèle* (diam. au corps 0,60, haut. totale 1,40) pouvant chauffer 80 mètres cubes (les surfaces vitrées ne dépassant pas 8 mètres carrés). **450 fr.**

(*Le grand modèle est à feu continu et se charge par en dessus.*)

CALORIFÈRE EN LAVE ÉMAILLÉE (Modèle déposé).

La face porte 2 bouches de chaleur nickelées; elle reçoit une gorge et un revêtement en lave émaillée. L'appareil comprend un foyer à ailettes, et un coffre de chaleur à compartiments contrariés, de manière à obtenir une grande puissance calorifique.

La gorge inférieure en lave émaillée est fournie pour se raccorder avec l'une ou l'autre de nos gorges en grès.

N° 29293. *Calorifère modèle courant* (haut. 1,20, larg. 0,80, prof. 0,60) pouvant chauffer 120 mètres cubes........ **645 fr.**

N° 29294. *Calorifère grand modèle* (hauteur 1,30, larg. 0,95, prof. 0,65) pouvant chauffer 150 mètres cubes........ **880 fr.**

Les chiffres ci-dessus ne sont applicables que si les surfaces vitrées ne dépassent pas 10 mètres carrés; ils s'entendent avec un écart de température de 30° entre l'intérieur et l'extérieur.

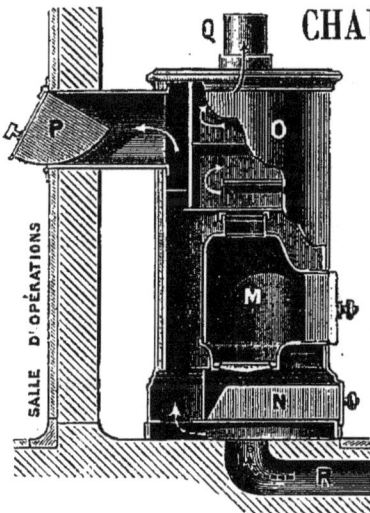

Nᵒˢ 29291-29292.

LÉGENDE
M Foyer.
N Cendrier.
O Coffre de chaleur.
P Bouche de chaleur.
Q Départ de fumée.

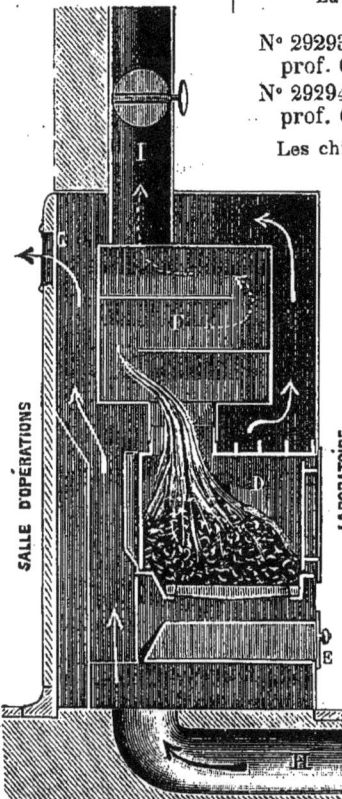

LÉGENDE
D Foyer.
E Cendrier.
F Coffre de chaleur.
G Bouches de chaleur.
H Arrivée d'air.
I Tuyau de fumée.

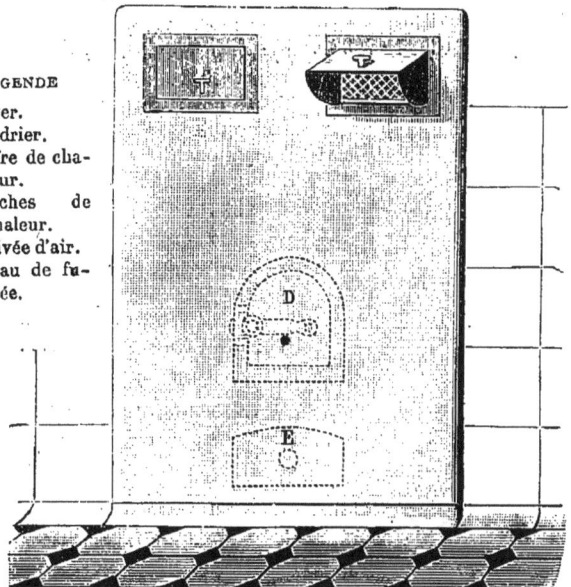

Coupe transversale du calorifère.

Nᵒˢ 29293-29294.

REVÊTEMENTS ET CARRELAGES DES SALLES D'HOPITAUX

Avec les règles de l'hygiène moderne, toutes les salles d'hôpitaux doivent permettre les lavages à grande eau; il y a donc lieu, pour faciliter le nettoyage, de *supprimer tous les angles*, en arrondissant tous les coins.

Revêtements des murs.

Dans les installations confortables, on garnit les murs (sur une hauteur d'au moins 1ᵐ,20 à 1ᵐ,50) avec des carreaux de faïence ou de l'opaline; dans les installations modestes, on se contente d'une peinture vernissée (laque française, page 289) sur toute la hauteur de la salle.

CARRELAGE EN FAÏENCE

Le carrelage de 0ᵐ,20 × 0ᵐ,20 est le plus recommandé, car il présente moins de joints que celui de 0ᵐ,15 × 0ᵐ,15. — Les carreaux en faïence de dimensions supérieures à 0,20 × 0,20 ne sont pas pratiques à cause de leur déformation à la cuisson.

Nous fournissons toujours des *carreaux de premier choix*, car pour des installations de ce genre, ce serait une mauvaise économie d'employer des carreaux de deuxième choix.

N° 29301. Carreaux de	0,15 × 0,15.	Le mètre carré (comme fourniture)		**12 50**
— 29302. —	0,20 × 0,20.	— —		**13 75**

Gorges en faïence (par morceaux ayant 0,15 ou 0,20 de long).
Prix au mètre courant (comme fourniture)

N° 29303. Angle rentrant R. **4 50** | N° 29304. Angle saillant S.. **4 50**

Baguettes en faïence (par morceaux de 0ᵐ,15 ou 0ᵐ,20).

N° 29305. Prix au mètre courant (modèle T)................. **3** »

Sauf avis contraire, les carreaux, gorges et baguettes en faïence sont fournis *en blanc;* mais nous pouvons, aux mêmes prix, les fournir ton ivoire.

N° 29303.

REVÊTEMENT EN OPALINE

L'opaline est une *glace rendue opaque*, de couleur légèrement bleutée.

La pose des grands morceaux est particulièrement délicate.

Pour avoir le prix de fourniture d'une plaque d'opaline, multiplier sa surface par le prix correspondant, et ajouter au produit obtenu le montant des diverses façons (façon des joints et polissage s'il y a lieu). Le perçage des trous se facture en sus.

N° 29304. N° 29305.

Le travail de pose n'est pas compris dans les prix ci-dessous : *Prix au mètre carré* de plaques d'opaline laminée, ayant 0ᵐ,009 à 0ᵐ,011 d'épaisseur (polies d'une face sans façon des joints).

N° 29306. Panneaux inférieurs à 0ᵐ²,25 ..	Le mètre carré.						**22** »
— 29307. Panneaux de surface comprise entre 0ᵐ²25 et 0ᵐ²50..							**24** »
— 29308. —	—	—	0	51	et 1	00..	**31** »
— 29309. —	—	—	1	01	et 2	00..	**34** »
— 29310. —	—	—	2	01	et 3	00..	**37** »
— 29311. —	—	—	3	01	et 4	00..	**39** »

N° 29312. Supplément pour polissage de la seconde face, le mètre carré........................ **6 50**

Prix au mètre courant des joints.

N° 29313. Joints doucis.... **2** » | N° 29314. Joints polis.... **3 75**

REVÊTEMENT EN VERRE OPALIN

C'est une opaline mince dont l'épaisseur est de 5 à 6ᵐᵐ; la longueur ne peut dépasser 2ᵐ,25 et la largeur 0ᵐ,80.

N° 29315. Prix du mètre carré comme fourniture... **16 50**

Les panneaux en verre opalin sont striés par derrière, pour faciliter l'adhérence; la face extérieure est bruto de laminage, c'est-à-dire lisse mais non polie.

Gorges et baguettes en opaline moulée.

N° 29316. Gorge M. Le mètre.... **10** »	N° 29318. Angle rentrant N. La pièce. » **90**
— 29317. Baguette P. — **2 75**	— 29319. — saillant O. — . » **90**

REVÊTEMENTS, PEINTURES ET CARRELAGES
DES SALLES D'HOPITAUX

LAQUES FRANÇAISES
Peintures ayant l'aspect de l'émail
ingerçables, très résistantes, supportant les lavages (même à l'eau chaude
ou avec des solutions faibles d'antiseptiques).

Les *Laques françaises* se livrent liquides, toutes préparées; avant de s'en servir, il suffit de remuer parfaitement le contenu de la boîte. Sur les plâtres neufs, il faut donner les préparations nécessaires : une couche d'impression, un rebouchage et une couche de peinture à l'huile; on applique ensuite une couche de laque ou mieux deux. Cela conduit à une dépense approximative totale de 2 fr. 50 le mètre carré pour le cas d'une seule couche de laque, et de 3 fr. 50 pour le cas de deux couches de laque.

Chaque couche de laque revient, à elle seule, à 1 franc le mètre; et avec 1 kilo de laque, on peut couvrir, à une couche, de 6 à 8 mètres carrés.

Prix au kilo par boîtes de 5 et 10 kilos.

N° 29321. Blanc de neige, blanc ivoire, ton pierre, chamois clair, vert bleu pâle, vert d'eau clair, *le kilo*......................	4 10
— 29322. Bleu azur clair, bleu de ciel clair, gris perle, *le kilo*......	4 40
— 29323. Diminution par kilo, pour boîtes de 25 kilos et plus......	» 25
— 29324. Plus-value par kilo, pour boîtes d'un kilo.................	» 25
— 29325. *Échantillon* contenant 5 centilitres de laque.............	1 10
— 29326. Apprêt spécial pour ciment et pierre, par boîtes de 5 ou de 10 kilos, *le kilo*.....................................	4 65

Carrelage du sol.

Nous recommandons le carrelage en grès cérame, de préférence au ciment (qui se fendille à la longue), ou à la mosaïque (qui présente de nombreux joints). Quand les surfaces sont importantes, nous conseillons le carrelage en damier (gris et blanc) ou bien les octogones avec remplissage bleu.

CARRELAGE EN GRÈS CÉRAME

Le sol, destiné à recevoir un carrelage en grès cérame, doit être préparé à environ 25 millimètres en contre-bas du niveau définitif.

Carreaux de 0,14×0,14. — Le mètre carré (comme fourniture).
Carreaux épais (épaisseur 18 m/m).

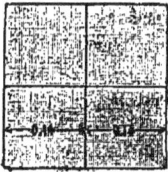
N° 29327.

N° 29327. En carreaux blancs........	13 75
— 29328. En damier (gris et blanc)......................	13 75
— 29329. Carreaux octogones blancs, avec remplissage bleu. Le mètre carré (comme fourniture)..........	19 »

Nous ne conseillons pas l'emploi des carreaux minces, malgré leur bas prix.

GORGES EN GRÈS
Prix au mètre linéaire des gorges courantes
Gorge basse A (hauteur verticale 0,065).

N° 19330. En grès mat... 7 » | N° 29331. En grès émaillé. 9 25
Gorge haute B, *formant plinthe* (hauteur verticale 0,14).
N° 29332. En grès mat... 8 75 | N° 29333. En grès émaillé. 11 50
Prix à la pièce des angles de raccord (C, D, E, F, G, H)
N° 29334. En grès mat... 1 65 | N° 29335. En grès émaillé. 2 25

Les angles sont fournis de manière à correspondre avec l'une ou l'autre des gorges A ou B que le Client a choisies.

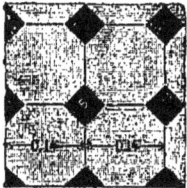
N° 29329.

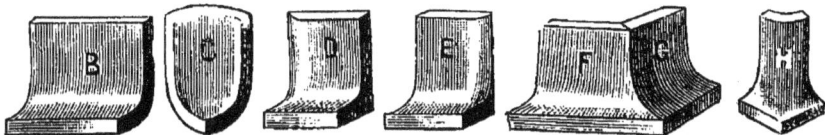

N°⁵ 29371-29372.

N°⁵ 29385 à 29388.

N°⁵ 29393 à 29396.

N°⁵ 29389 à 29392.

N° 29369-29370.

N°⁵ 29399 à 29401.

N°⁵ 29375 et 29376.

ROBINETS ET ACCESSOIRES

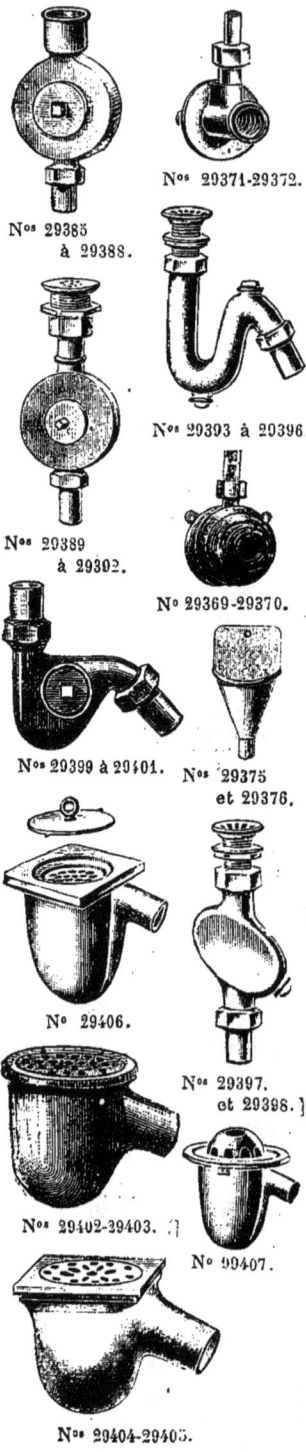

	N°ˢ	Polis	N°ˢ	Nickelés
Robinet à genouillère, à rodage, avec jet pouvant se manœuvrer au coude.......	29341	16	29342	18
Robinet renforcé à genouillère, à rodage..	29343	32	29344	36
Robinet à genouillère, quart de tour.......	29345	21	29346	26
— — à double fermeture.	29347	26	29348	32
Faux robinet, permettant à volonté de faire couler l'eau en jet ou en pomme...	29349	32	29350	37
Robinet 1/4 de tour, se manœuvrant au coude.	29351	26	29352	32
Robinet col de cygne avec pomme........	29353	18	29354	21
— — avec lave-sondes.....	29355	18	29356	21
— Lenoir-Jousseran à soupape......	29357	18	29358	21
— à soupape, avec pomme, modèle d'Hendaye (Prix sans mascaron).	29359	18	29360	21
Robinet cul-de-lampe, à vis, de 15 m/m.....	29361	16	29362	18
— — 20 m/m.....	29363	21	29364	25
— à manette, à rodage, de 13 m/m....	29365	11	29366	13
— — quart de tour de 13 m/m.	29367	16	29368	18
Mascaron, avec raccord d'arrivée........	29369	8	29370	9
Applique avec raccord et scellement......	29371	7	29372	8
Clapet de retenue en cuivre.............	29373	7	29374	8
Cône de trop-plein...................	2 375	6	29376	7
Robinet d'arrêt en bronze, à raccords, de 13 m/m.	9377	13	29378	16
— — 16 m/m.	29379	14	29380	17
— — 20 m/m.	9581	19	29382	22
Robinet à vis inclinée, de 13 m/m......	29383	16	29384	18
Siphon rond, en cuivre, petit modèle.......	29385	18	29386	21
— — grand modèle.....	29387	21	29388	26
Le même, avec grille et raccords, petit modèle..	29 89	26	29390	32
— grand modèle.	29391	32	29392	37
Siphon oblique, en cuivre, de 25 m/m avec grille et raccord...................	29393	13	29394	16
Le même, avec orifice de 35 m/m........	29395	18	29396	24
Siphon ovalaire, en cuivre, de 25 m/m avec grille et raccord....................	29397	22	29398	28

Siphon en cuivre, sortie oblique, double raccord.

N° 29399, de 27ᵐ/ₘ. 22ᶠ. | N° 29400, de 40ᵐ/ₘ. 32ᶠ. | N° 29401, de 50ᵐ/ₘ. 42 fr.

Siphon de surface en cuivre, avec grille.

N° 29402, de 35ᵐ/ₘ. 26 fr. | N° 29403, de 50ᵐ/ₘ. 37 fr.

Siphon de 50ᵐ/ₘ, avec tête carrée de 0,14, disposé pour être noyé dans le carrelage.

N° 29404, en cuivre. 42 fr. | N° 29405, en grès cérame. 27 fr.

N° 29406. Le même, en cuivre, avec grille et couvercle, modèle de l'Institut Pasteur............. **55** fr.

N° 29407. Siphon de surface, en cuivre (avec sortie de 0,033). Modèle pouvant se raccorder avec une vidange verticale..................... **27** fr.

N° 29406.

N°⁵ 29397. et 29398.

N°⁵ 29402-29403.

N° 29407.

N°⁵ 29404-29405.

Colliers en cuivre à scellement.

DIAMÈTRES intérieurs.	MODÈLE BREVETÉ				MODÈLE A CONTRE-PARTIE			
	CUIVRE POLI		CUIVRE NICKELÉ		CUIVRE POLI		CUIVRE NICKELÉ	
	N°ˢ	Prix	N°ˢ	Prix	N°ˢ	Prix	N°ˢ	Prix
25 m/m	29408	» 95	29412	1 15	29416	1 80	39420	1 »
27	29409	1 10	29413	1 30	29417	1 95	29421	2 20
32	29410	1 25	29414	1 50	29418	2 10	29422	2 40
50	29411	1 85	29415	2 10	29419	2 80	29423	3 15

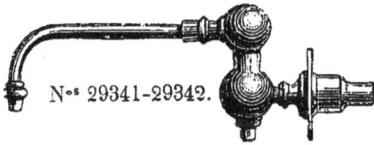

Nᵒˢ 29341-29342.

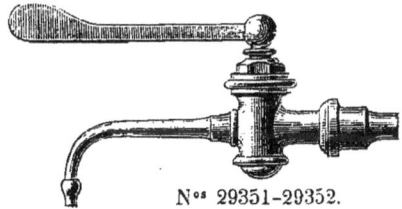

Nᵒˢ 29351-29352.

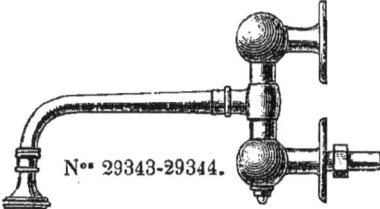

Nᵒˢ 29343-29344.

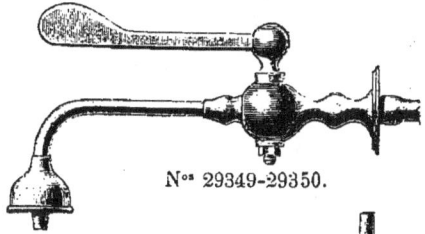

Nᵒˢ 29349-29350.

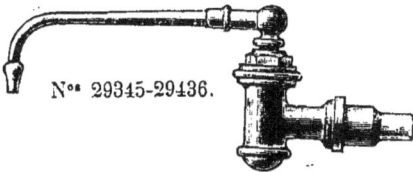

Nᵒˢ 29345-29436.

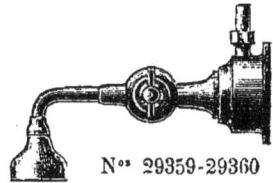

Nᵒˢ 29359-29360
et 29369-29370.

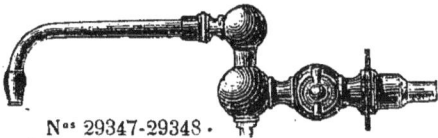

Nᵒˢ 29347-29348 .

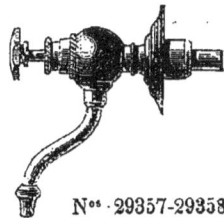

Nᵒˢ 29357-29358.

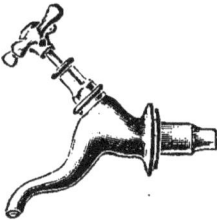

Nᵒˢ 29383-29384.

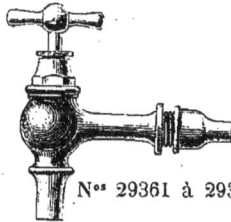

Nᵒˢ 29361 à 29364.

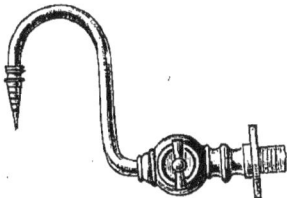

Nᵒˢ 29355-29356.

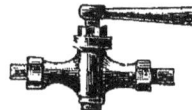

Nᵒˢ 29373
et 29374.

Nᵒˢ 29377 à 29382.

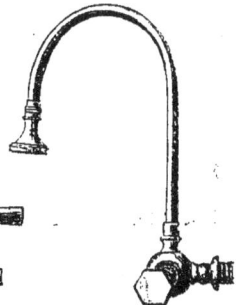

Nᵒˢ 29353-29354.

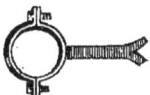

Nᵒˢ 29416 à 29423.

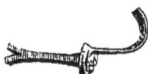

Nᵒˢ 39408 à 29415.

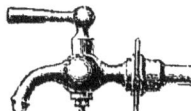

Nᵒˢ 29365-29366.

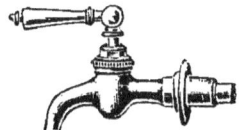

Nᵒˢ 29367-29368.

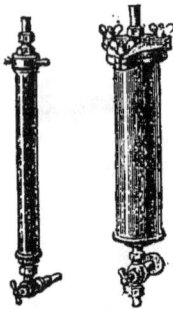

N°29451. N°29452.

FILTRAGE DE L'EAU SOUS PRESSION

La nature des eaux influe notablement sur le débit,
ainsi que le nettoyage (plus ou moins récent) de l'appareil.

FILTRES A GRAND DÉBIT
Avec enveloppe, en cuivre nickelé.
*Modèles construits spécialement pour les services de chirurgie
et permettant un démontage facile des bougies.*

Ces filtres sont munis de *bougies grand modèle* en porcelaine d'amiante. Chaque bougie permet de filtrer environ
3 litres à l'heure sous une pression de 20 mètres.

N° 29451. Filtre à 1 bougie	37 fr.	N° 29454. Filtre à 9 bougies	190 fr.
— 29452. — 3 bougies	78 fr.	— 29455. — 12 —	255 fr.
— 29453. — 6 —	135 fr.	— 29456. Grande bougie de rechange	5 fr.

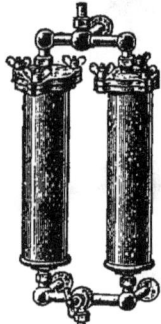

N° 29453.

FILTRES CHAMBERLAND
avec bougies en porcelaine dégourdie.

N° 29457. *Filtre simple*, à une bougie, enveloppe nickelée. **23 50**

Filtres en fonte émaillée à plusieurs bougies.

1° MODÈLES COURANTS MUNIS AU DÉPART D'UN ROBINET DE PUISAGE

N° 29458. A 3 bougies... **75 fr.** | N° 29459. A 6 bougies. **125 fr.**

2° MODÈLES SPÉCIAUX MUNIS AU DÉPART D'UN ROBINET D'ARRÊT A VIS

N° 29460. A 3 bougies.....................	75 fr.
— 29461. A 6 —	125 fr.
— 29462. A 14 —	210 fr.
— 29463. A 21 —	275 fr.
-- 29464. Bougie de rechange.............	2 50
— 29465. Support en fonte émaillée pour filtre à 3 ou 6 bougies..........	3 25
— 29466. Support en fer forgé pour filtre à 14 bougies....................	6 50
— 29467. Support en fer forgé pour filtre à 21 bougies....................	13 »
— 29468. Collier en cuivre, à scellement, pour filtre à 3 ou 6 bougies...........	3 25

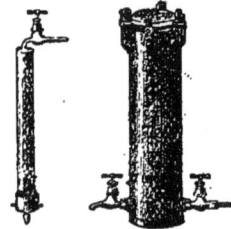

N° 29457.   N° 29458.   N° 29470.

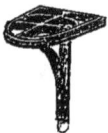

N° 29465.   N° 29468.

Le débit par 24 heures d'une bougie Chamberland
est d'environ un litre par mètre de pression.

FILTRES AVEC BOUGIES
EN PORCELAINE D'AMIANTE
donnant une filtration stérilisatrice.

N° 29470. *Filtre simple* à une petite bougie, avec téton en porcelaine, enveloppe en cuivre nickelé.	27 fr.
— 29471. Le même, mais avec raccord à trois pièces................................	35 fr.
— 29472. Bougie de rechange....................	3 25

Batteries-Filtres en fonte galvanisée.

N° 29473. Batterie à 3 bougies....................	100 fr.
— 29474. — 5 —	125 »
— 29475. — 7 —	155 »
— 29476. — 15 —	340 »
— 29477. Bougie de rechange....................	4 »
— 29478. Support en fonte pour batterie à 3 bougies.	4 40
— 29479. — 5 — .	6 »

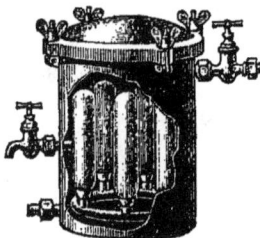

N° 29474.

BARILLETS EN VERRE
à large ouverture

Ces barillets sont fournis avec un cône en caoutchouc rouge dans lequel on monte le robinet, en l'entrant à force; le couvercle est en verre (l'orifice supérieur est de diamètre suffisant pour laisser passer la main).

1° Barillets ordinaires en verre uni.
Barillets avec tubulure latérale

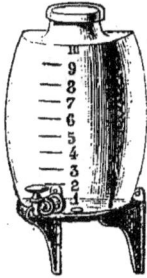

N°s 29517 à 29520 et 29525 à 29528.

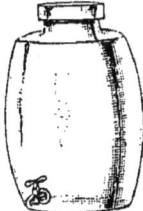

N°s 29481 à 29494.

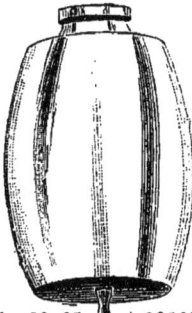

CONTENANCE des BARILLETS	AVEC ROBINET EN VERRE		AVEC ROBINET EN ÉBONITE		SANS ROBINET			
					av. tubulure inférieure		avec trou au fond.	
	N°s	Prix	N°s	Prix	N°s	Prix	N°s	Prix
2 litres.	29481	9 25	29488	8 »	29495	7 »	»	»
5 —	29482	10 »	29489	8 75	29496	7 50	29502	8 »
10 —	29483	13 »	29490	10 »	29497	9 25	29503	9 75
20 —	29484	25 »	29491	22 »	29498	22 50	29504	23 50
30 —	29485	40 »	29492	35 »	29499	32 »	29505	33 »
45 —	29486	55 »	29493	46 »	29500	42 »	29506	44 »
50 —	29487	60 »	29494	50 »	29501	48 »	29507	51 »

N° 29508. Raccord étamé, avec robinet, pour le départ des barillets percés au fond, compris 2 rondelles en caoutchouc. . 7 »
N° 29509. Le même, sans robinet...................... 2 75

Consoles en fonte émaillée pour barillets ordinaires.
N° 29510. De 5 lit. 3 25 | N° 29512. De 20 lit. 5 50 | N° 29514. De 45 lit. 11 »
— 29511. De 10 — 4 » | — 29513. De 30 — 8 » |

Consoles en cuivre nickelé pour barillets ordinaires.
N° 29515. De 5 litres.. 15 » | N° 29516. De 10 litres.. 18 »

2° Barillets gradués à dos plat.

N°s 29495 à 29501.

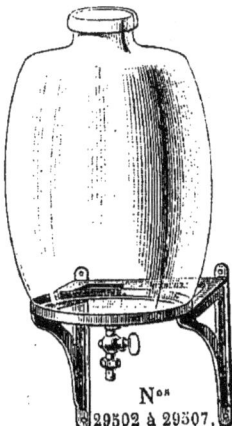

CONTENANCE des BARILLETS	AVEC ROBINET EN VERRE		AVEC ROBINET EN ÉBONITE		SANS ROBINET			
					avec tubul⁰ inféri⁰.		avec trou au fond.	
	N°s	Prix	N°s	Prix	N°s	Prix	N°s	Prix
5 litres.	29517	12 »	29519	11 »	29521	8 75	29523	9 50
10 —	29518	17 »	29520	14 »	29522	13 »	29524	15 »

Consoles en fonte émaillée pour barillets à dos plat.
N° 29525. De 5 litres.. 5 50 | N° 29526. De 10 litres. 6 25
Consoles en cuivre nickelé pour barillets à dos plat.
N° 29527. De 5 litres.. 16 50 | N° 29528. De 10 litres. 20 »

Robinets en verre soufflé pour barillets.
N° 29529. De 4 mm 4·50 | N° 29530. De 6 mm 6ᶠ » | N° 29531. De 8 mm 9ᶠ » | N° 29532. De 10 mm 12
N° 29533. Robinet en ébonite pour barillet (modèle unique). . 2 75
— 29534. Cône en caoutchouc rouge pour barillet ... . 1 »

Commande par pédale des barillets.
Dans le cas de commande par pédale, nous utilisons des barillets avec tubulure au fond, sur laquelle on adapte un tuyau en excellent caoutchouc qui traverse une gaine portant le système obturateur relié à une pédale par une tige nickelée : le jet est en verre. Dans le système confortable, cette gaine se sépare en deux, pour faciliter le remplacement du caoutchouc.

N° 29535. Ajouter **27** francs au prix du barillet avec robinet en verre pour obtenir le prix de l'appareil commandé par pédale (système confortable), y compris sa console émaillée.

N° 29536. Ajouter **17** francs au même prix dans le cas de commande simplifiée par pédale.

N°s 29502 à 29507, 29508 et 29510 à 29516.

TABLETTES ET SUPPORTS

Nos modèles de supports ont été établis pour que les tablettes se trouvent *isolées du mur* et soient faciles à nettoyer. Les supports à scellement portent une rosace qui vient masquer le trou nécessité par le scellement. — Les bords de nos tablettes en glace ou en opaline sont toujours polis.

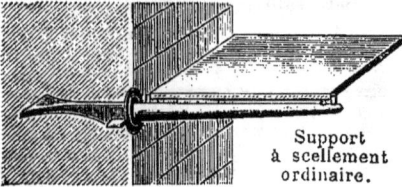

Support
à scellement
ordinaire.

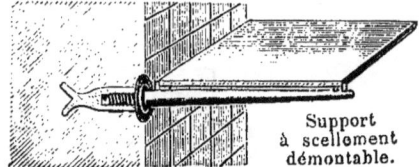

Support
à scellement
démontable.

Nᵒˢ 29591 à 29598.

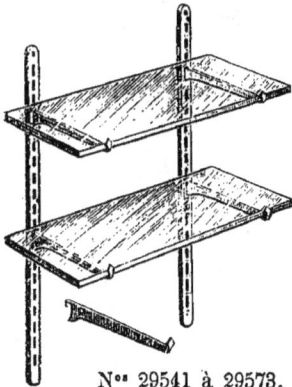

Les tablettes se facturent *au mètre courant;* mais les prix indiqués ne sont applicables que pour des longueurs ne dépassant pas 2 mètres.

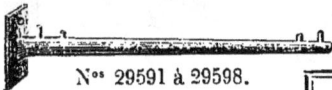

LARGEUR des tablettes.	TABLETTES EN GLACE				TABLETTES en opaline. Épaisseur 10 à 21ᵐᵐ.	
	TABLETTES ORDINAIRES Épaisseur 7 à 10ᵐᵐ.		DALLES POLIES Épaisseur 14 à 16ᵐᵐ.			
	Nᵒˢ	Prix.	Nᵒˢ	Prix.	Nᵒˢ	Prix.
0ᵐ,13	29541	6 50	29551	17 »	29561	8 »
0ᵐ,20	29542	7 50	29552	20 »	29562	12 »
0ᵐ,25	29543	9 50	29553	26 »	29563	17 »
0ᵐ,30	29544	12 »	29554	29 »	29564	22 »
0ᵐ,35	29545	15 »	29555	36 »	29565	25 »
0ᵐ,40	29546	23 »	29556	42 »	29566	34 »
0ᵐ,45	29547	30 »	29557	53 »	29567	39 »
0ᵐ,50	29548	35 »	29558	63 »	29568	45 »

Nᵒˢ 29541 à 29573.

SUPPORTS MOBILES A CRÉMAILLÈRE

modèle déposé

Ces supports se logent à la hauteur que l'on désire sur des montants spéciaux à crémaillère. Sauf avis contraire, l'ensemble est livré peint en blanc.

Prix à la pièce des supports en fonte vernie.

Nᵒ 29570. Pʳ tablettes de 0,20 2 25 | Nᵒ 29571. Pʳ tablettes de 0,25 3 » | Nᵒ 29572. Pʳ tablettes de 0,30 3 75

Nᵒ 29573. Prix au mètre courant des montants à crémaillère...................... 5 25

Ces modèles (nᵒˢ 19570 à 19573) ont l'avantage d'être d'un prix réduit, mais ils ne répondent pas aux exigences d'une salle d'opérations, les montants étant construits en fer à U.

SUPPORTS SE FIXANT AU MUR

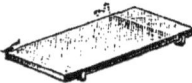

Nᵒ 29574.

PETITE TABLETTE EN GLACE
de 0,25×0,13.

Prix avec 2 supports nickelés à scellement....... 9 fr.

Nous pouvons fournir *des tablettes en lave* avec dessus émaillé et dessous granité ; leur fabrication demande 6 semaines, sauf avaries en cours de cuisson.

Prix & renseignements sur demande.

LARGEUR des tablettes.	Supports en cuivre nickelé						Supports en fonte émaillée à scellement ordinaire.	
	à scellement ordinaire.		à platine.		à scellement démontable.			
	Nᵒˢ	Prix.	Nᵒˢ	Prix.	Nᵒˢ	Prix.	Nᵒˢ	Prix.
0ᵐ,13	29581	3 25	29591	2 75	29601	7 »	»	»
0ᵐ,20	29582	4 50	29592	4 »	29602	8 »	29606	1 75
0ᵐ,25	29583	5 50	29593	5 »	29603	10 »	29607	2 25
0ᵐ,30	29584	7 »	29594	6 50	29604	11 »	29608	2 75
0ᵐ,35	29585	9 »	29595	8 50	29605	15 »	29609	3 35
0ᵐ,40	29586	14 »	29596	13 50	»	»	»	»
0ᵐ,45	29587	17 50	29597	16 50	»	»	»	»
0ᵐ,50	29588	22 50	29598	21 50	»	»	»	»

Les supports à scellement démontable s'utilisent quand les murs ont un revêtement en carreaux de faïence ou analogue.

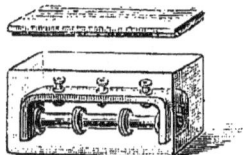

N° 29613.

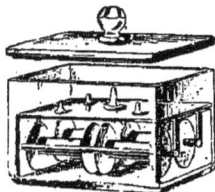

N° 29614.

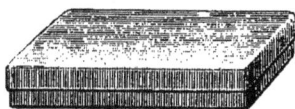

Nᵒˢ 29615 à 29647.

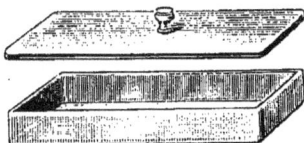

Nᵒˢ 29648 à 29650.

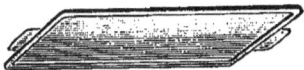

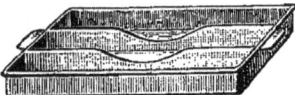

Nᵒˢ 29651 à 29653.

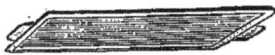

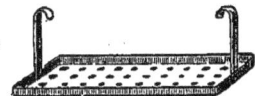

Nᵒˢ 29654 à 29659.

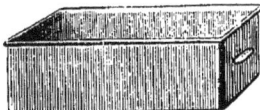

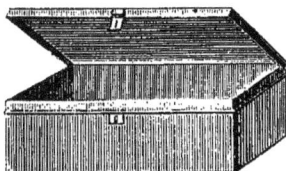

Nᵒˢ 29667 à 29688.

ACCESSOIRES pour HOPITAUX

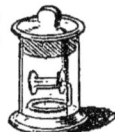

Boîtes à bobines de verre
permettant de tirer facilement les fils.
Boîtes cylindriques.

N° 29610.

N° 29610. A 1 bobine. 3 75 | N° 29611. A 2 bobines 5 fr.
N° 29612. A 3 bobines. 7 fr.
Boîtes rectangulaires.
N° 29613. *A 3 petites bobines*................ **10** fr.
— 29614. *A 4 grosses bobines*................ **20** fr.

Boîte de stérilisation pour instruments.
1° *En tôle émaillée*

Nᵒˢ		Nᵒˢ	
29615. De 0,20×0,10×0,04	**7 50**	29618. De 0,25×0,12×0,04	**8 50**
29616. — 0,30×0,45×0,05	**10** fr.	29619. — 0,35×0,15×0,05	**12** fr.
29617. — 0,40×0,17×0,06	**14** fr.	29620. — 0,45×0,29×0,06	**21** fr.

2° *En maillechort ou en nickel*

DIMENSIONS DES BOITES	MAILLECHORT NICKELÉ				NICKEL PUR	
	Fabrication courante.		Fabrication soignée.		Fabrication soignée.	
	Nᵒˢ	Prix.	Nᵒˢ	Prix.	Nᵒˢ	Prix.
0.20×0.10×0.05.	29621	11	29631	25	29641	29
0.25×0.10×0.05.	29622	18	29632	31	29642	38
0.30×0.10×0.07.	29623	22	29633	35	29643	50
0.35×0.12×0.08	29624	28	29634	45	29644	60
0.40×0.20×0.09.	29625	39	29635	60	29645	77
0.45×0.15×0.09.	29626	44	29636	70	29646	88
0.50×0.20×0.10.	29627	70	29637	90	29647	105

Boîtes en verre à couvercle
(pour conserver les sondes)
N° 29648. Dé 0.20×0.05×0.04................ **6** fr.
— 29649. De 0.40×0.07×0.06................ **12** fr.
— 29650. De 0.45×0.14×0.08................ **22** fr.

Boîtes à immersion pour les sondes
(boîtes en tôle émaillée avec cloisons en glace)
N° 29651. A 2 compartiments, 0,38×0,15×0,075. **18** fr.
— 29652. A 3 — 0,40×0,22×0,075. **23** fr.
— 29653. A 4 — 0,45×0,30×0,075. **30** fr.

Boîtes à compresses en tôle émaillée

MODÈLE EMBOUTI	AVEC GRILLE		SANS GRILLE	
	Nᵒˢ	Prix.	Nᵒˢ	Prix.
De 0,22×0,14×0,11....	29654	16	29661	12
— 0,26×0,20×0,14....	29655	19	29662	15
— 0,28×0,22×0,15....	29656	22	29663	17
— 0,30×0,24×0,16....	29657	27	29664	21
— 0,35×0,26×0,17....	29658	30	29665	25
— 0,40×0,30×0,18....	29659	38	29666	30

Boîtes à ouate

LONGUEUR DE LA boîte.	TOLE ÉTAMÉE				CUIVRE NICKELÉ	
	FABRICATION SOIGNÉE		FABRICATION ORDINAIRE		FABRICATION SOIGNÉE	
	Nᵒˢ	Prix	Nᵒˢ	Prix	Nᵒˢ	Prix
0 20	29667	12	29673	4 50	29678	20
0 25	29668	15	29674	5 50	29679	24
0 30	29669	20	29675	7	29680	30
0 35	29670	23	29676	8 50	29681	35
0 40	29671	28	29677	10 50	29682	44
0 50	29672	36	»	»	29683	50

ACCESSOIRES POUR HOPITAUX

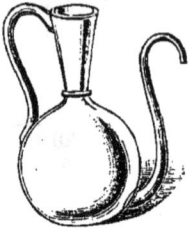

N°s 29704 à 29706.

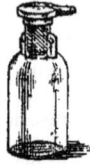

N°s 29690-29691.

Flacon compte-gouttes à chloroforme.

N° 29690. De 50 gr. **1 fr.** | N° 29691. De 100 gr. **1 40**

Boîtes rondes en cristal p^r les fils à sutures.

Avec couvercle non rodé.		Avec couvercle rodé à bouton.	
N° 29692. De 0,040.	1 10	N° 29698. De 0,040.	1 50
— 29693. 0,050.	1 50	— 296 9. 0,070.	1 70
— 29694. 0,070.	2 »	— 29700. 0,090.	2 20
— 29695. 0.090.	2 65	— 29 01. 0,110.	2 75
— 29696. 0,110.	3 30	— 29702. 0,120.	3 30
— 29697. 0,150.	4 50	— 29703. 0,150.	4 75

N°s 29698 à 29703.

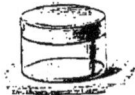

Burettes chirurgicales.

Ces burettes sont utilisées pour le savon liquide, l'alcool ou les antiseptiques ; le goulot s'obture par un tampon d'ouate stérilisée. L'aide verse successivement le savon liquide, puis l'alcool et les antiseptiques sur le champ opératoire à désinfecter, pendant que l'opérateur les étend au moyen d'une compresse de gaze stérilisée. Une fois l'opération terminée, on utilise, de la même manière, les burettes pour enlever le sang sur la plaie et autour d'elle.

N° 29704, de 500^{gr} **4 15** | N° 29705, de 1 l. **5** » | N° 29706, de 3 l. **8 25**

N°s 29692 à 29697.

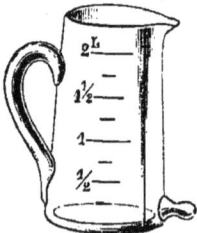

Éprouvettes à sondes.

Éprouvettes en verre de 0,42 de long^r, avec bouchon caoutchouc et godet perforé en porcelaine.

N° 29707. Diam 0.03. **4** » | N° 29708. Diam. 0,04. **4 50**
N° 29709. Diam. 0,05. **9** »

N°s 29733 à 29735,

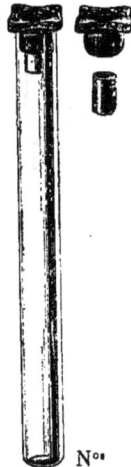

Bocaux cylindriques en verre mince,
(stérilisables à l'autoclave) avec couvercle rodé sans bouton.

N° 29711, de 250^{gr}	1 35	N° 29715, de 500^{gr}	1 45
— 29712, de 1000^{gr}	1 95	— 29716, de 1500^{gr}	2 50
— 2977 3, de 2 lit..	3 50	— 29717, de 3 lit..	4 »
— 29714, de 4 lit..	4 50	— 29718, de 5 lit..	5 75

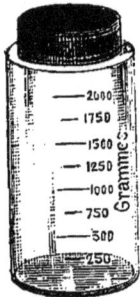

N°s 29725 à 29729.

N°s 29707 à 29709.

CONTENANCE EN LITRES	MODÈLES UNIS		MODÈLES GRADUÉS	
	N^{os}	Prix.	N^{os}	Prix.
Bocaux avec couvercle en métal				
1 litre......	29720	1 50	29725	4 »
2 —	29721	2 »	29726	4 75
3 —	29722	2 50	29727	6 »
4 —	29723	3 »	29728	7 50
5 —	29724	3 50	29729	8 25
Bocks en verre pour injections				
1 litre......	29730	4 75	29733	6 »
1 — 1/2	29731	5 75	29734	7 50
2 —	29732	6 75	29735	8 35

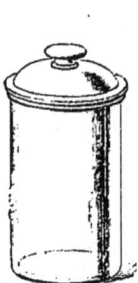

Conserves en verre

HAUTEUR approximative avec LE COUVERCLE	FORME ordinaire.		FORME étroite.	
	N^{os}	Prix.	N^{os}	Prix.
190 m/m	29736	1 90	29743	2 75
220	2 737	2 20	29744	3 75
260	29738	3 30	29745	4 50
320	29739	4 15	29746	6 »
350	29740	6 »	29747	7 75
400	29741	7 25	29748	11 »
450	29742	9 35	29749	16 »

N°s 29736 à 29742.

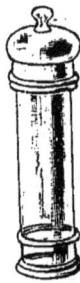

N°s 29743 à 29749.

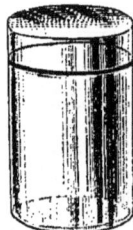

N°s 29711 à 29718.

NOTA. — La vitrification de l'étiquette n'est jamais comprise dans les prix des bocaux, flacons ou conserves.

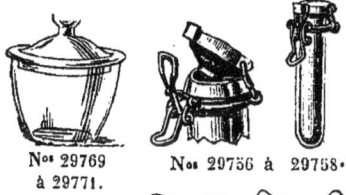

Nᵒˢ 29769 à 29771.   Nᵒˢ 29756 à 29758.

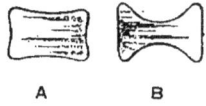

A   B

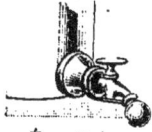

C

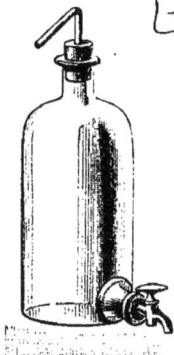

Nᵒˢ 29776 à 29783.

Égouttoirs
pour robinets.

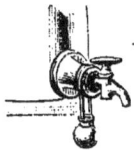

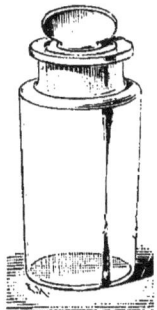

Nᵒˢ 29772 à 29374.

Nᵒ 29759.

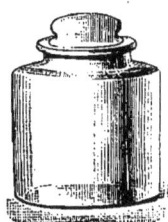

Nᵒˢ 29801 à 29809.

Nᵒˢ 29760
à 29768.

Nᵒˢ 29791 à 29799.

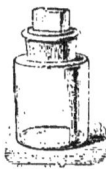

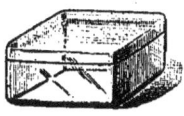

Nᵒ 29775.   Nᵒ 29768.

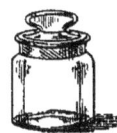

ACCESSOIRES POUR HOPITAUX

Plaquettes de verre pour enrouler les soies.
Forme A. Nᵒ 29751, petite, 0 45 | Nᵒ 29752, moyenne. » 75
— Nᵒ 29753, grande...................... » 85
Nᵒ 29754. Forme B, avec trou pour fil............ » 90
Nᵒ 29755. Forme C.......................... » 60

Tubes en verre vert.
pour la sérilisation des fils à sutures (avec bouchon en porcelaine, caoutchouc et fermeture mécanique nickelée).
Nᵒ 29756. Petit modèle, long' 0,10.......... » 50
— 29757. Moyen modèle, long' 0,20......... » 55
— 29758. Grand modèle, long' 0,25......... » 60

Flacons pour fils à sutures
Nᵒ 29759. *Flacon en verre avec capsule en étain fondu*, rondelle en caoutchouc et bobine en maillechort....................... 1 50

Flacons bouchés à l'émeri.
Nᵒ 29760, de 30 gr. » 60 | Nᵒ 29765, de 155 gr. 1 15
— 29761, de 45 gr. » 70 | — 29766, de 187 gr. 1 30
— 29762, de 60 gr. » 80 | — 29767, de 250 gr. 1 45
— 29763, de 90 gr. » 90 | — 29768, de 250 gr. 1 45
— 29764, de 125 gr. 1 » | (forme basse)

Boîtes coniques en cristal.
Nᵒ 29769. Diam. 0ᵐ,08 2 25 | Nᵒ 29770. Diam. 0ᵐ,10 3 30
Nᵒ 29771. — Diam. 0ᵐ,15. 4 »

Boîtes cylindriques en verre moulé
pour cotons iodés
Nᵒ 29772, de 110 gr. 0 40 | Nᵒ 29773, de 125 gr. » 55
Nᵒ 29774, de 220 gr. » 60

Boîtes carrées en verre pour compresses.
Nᵒ 29775. Côté, 0,14 ; hauteur, 0,07........ 6 »

Flacons à robinet.
avec robinet en verre soufflé et tube de rentrée d'air.
Nᵒ 29776. De 2 litres, robinet de 4ᵐ/ₘ....... 8 25
— 29777.   3 —   —   4   8 75
— 29778.   4 —   —   4   9 25
— 29779.   5 —   —   4   10 75
— 29780.   6 —   —   6   14 85
— 29781.   10 —   —   8   23 »
— 29782.   15 —   —   10   36 »
— 29783.   20 —   —   10   46 »

Égouttoirs aseptiques pour robinets.
Ampoule en verre avec son support en caoutchouc.
Nᵒ 29784. Pour robinet de 4 et 6ᵐ/ₘ........ 3 60
— 29785.   —   8 et 10 .... 4 50
Ampoule en verre de rechange.
Nᵒ 29786. Pour robinet de 4 et 6ᵐ/ₘ........ 1 40
— 29787.   —   8 et 10 .... 2 15

Bocaux à collet, bouchés à l'émeri.

CONTENANCE	FORME BASSE		FORME HAUTE	
	Nᵒˢ	Prix.	Nᵒˢ	Prix.
125 grammes	29791	1 10	29801	1 40
250 —	29792	1 60	29 02	2 20
500 —	29793	2 75	29803	2 50
1 litre.....	29794	3 40	29804	3 30
2 —	29795	5 50	29805	5 »
3 —	29796	7 50	29 06	7 »
4 —	29797	8 80	29807	8 25
5 —	29798	10 25	29808	9 35
6 —	29799	12 »	298.9	11 50

NOTA. — La vitrification de l'étiquette n'est jamais comprise dans les prix des bocaux, flacons ou conserves.

ACCESSOIRES POUR HOPITAUX

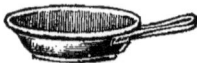

N° 29811.
Cuvette émaillée avec
poignée.

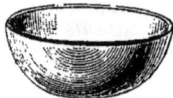

Nᵒˢ 29812 à 29816.
Capsules à fond bombé.

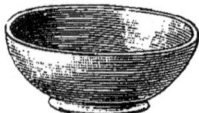

Nᵒˢ 29821-29822.
Cuvettes à pied.

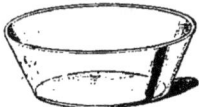

N° 29823.
Cuvette ovalaire à fond
plat.

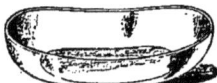

Nᵒˢ 29840 à 29842.
Cuvette haricot.

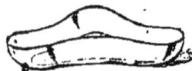

N° 29827.
Cuvette trèfle.

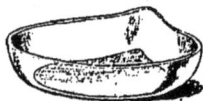

N° 29829.
Cuvette cœur.

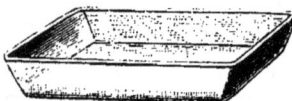

Nᵒˢ 29851 à 29856.
Plateaux pʳ instruments.

Cuvette émaillée avec poignée.

N° 29811. Modèle unique, diamètre : 0ᵐ,32............ 6 60

Capsules à fond bombé.
Capsules rondes en verre.

N° 29812. Diam. 0,20... 5 50 | N° 19813. Diam. 0,25... 6 60
N° 29814. Diam. 0,27................................. 7 70

Capsules rondes en cristal.

N° 29815. Diam. 0,22... 6 60 | N° 19816. Diam. 0,25... 7 70

Capsules ovales de 0,32 × 0,26.

N° 29817. En verre..... 7 70 | N° 19818. En porcelaine 8 80

Cuvettes à pied.
Cuvettes rondes.

N° 29819. En verre, diamètre : 0,25.................. 8 80
N° 29820. En porcelaine, diamètre : 0,28............. 4 40

Cuvettes ovales en faïence.

N° 29821. Long. 0,30... 2 25 | N° 19822. Long. 0,35... 5 »

Cuvettes ovalaires à fond plat.

N° 29823. En verre..... 3 75 | N° 19824. En porcelaine 4 »

Cuvettes ovalaires à fond plat en tôle émaillée (contenance 3 litres).

N° 29825. A gorge...... 6 60 | N° 19826. Sans gorge.. 6 60

Cuvettes forme trèfle (*pour pansements*)

N° 29827. En verre..... 5 50 | N° 19828. En tôle émaillée.. 3 30

Cuvettes forme cœur (*pour pansements*),

N° 29829. En verre..... 5 50 | N° 19830. En tôle émaillée.. 2 75
N° 29831. *Cuvette profonde* en tôle émaillée.......... 4 75

Cuvettes forme haricot (*pour pansements*)

LONGUEUR	EN VERRE		EN PORCELAINE		EN TOLE ÉMAILLÉE	
	Nˢ	Prix.	Nᵒˢ	Prix.	Nᵒˢ	Prix.
Longueur 0,20.	29840	2 50	29843	2 75	29846	2 20
— 0,25.	29841	3 85	29844	3 60	29847	2 50
— 0,30.	29842	5 »	29845	5 »	29848	3 30

Plateaux pour instruments.
Les dimensions indiquées sont prises en haut.
1° **Plateaux en verre uni.**

Forme ordinaire | *Forme allongée*

N° 29851. De 0,17×0,14. 2 20 | N° 29857. De 0,24×0,15. 3 »
— 29852. — 0,25×0,19. 3 85 | — 29858. — 0,32×0,17. 4 50
— 29853. — 0,29×0,23. 6 60 | — 29859. — 0,34×0,19. 5 50
— 29854. — 0,32×0,25. 10 » | — 29860. — 0,39×0,20. 6 50
— 29855. — 0,41×0,33. 12 » | — 29861. — 0,41×0,24. 8 85
— 29856. — 0,46×0,35. 19 » | — 29862. — 0,54×0,30. 19 »

2° **Plateaux en porcelaine.**

N° 29871. De 0,17×0,14 1 30 | N° 29874. De 0,33×0,28 4 »
— 29872. — 0,24×0,19 2 75 | — 29875. — 0,36×0,30 5 50
— 29873. — 0,29×0,23 3 60 | — 29876. — 0,39×0,33 7 »

3° **Plateaux en tôle émaillée.**

N° 29881. De 0,24×0,19 3 30 | N° 29884. De 0 33×0,27 5 75
— 29882. = 0,27×0,21 4 » | — 29885. — 0,40×0,30 8 25
— 29883. — 0,30×0,24 5 » | — 29886. — 0,45×0,35 10 »

DIVISION DU CATALOGUE

TABLE ALPHABÉTIQUE DES MATIÈRES

Paris. — Imp. E. Capiomont et Cie, rue de Seine, 57.

HOPITAL MILITAIRE DE TOUL

Année 1908.

Pavillon d'opération

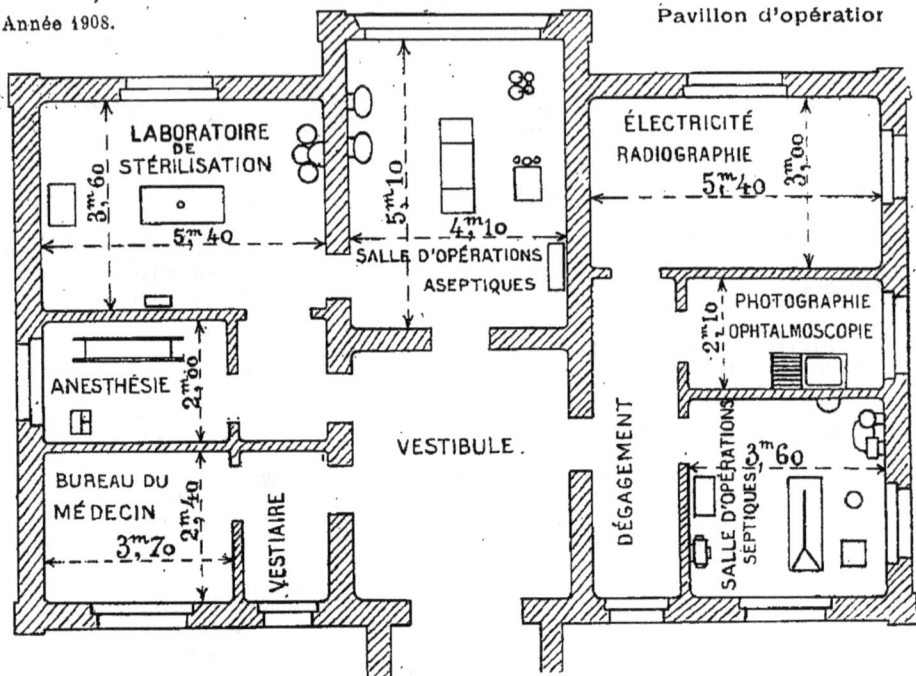

LABORATOIRE DE STÉRILISATION

3m60

5m40

ÉLECTRICITÉ RADIOGRAPHIE

5m40

3m00

5m10

SALLE D'OPÉRATIONS ASEPTIQUES

4m10

PHOTOGRAPHIE OPHTALMOSCOPIE

2m10

ANESTHÉSIE

2m00

BUREAU DU MÉDECIN

3m70

2m40

VESTIAIRE

VESTIBULE.

DÉGAGEMENT

SALLE D'OPÉRATIONS SEPTIQUES

3m60

HOPITAL DE BASURTO A BILBAO (ESPAGNE)

Année 1908.

M. EPALZA, Architecte.

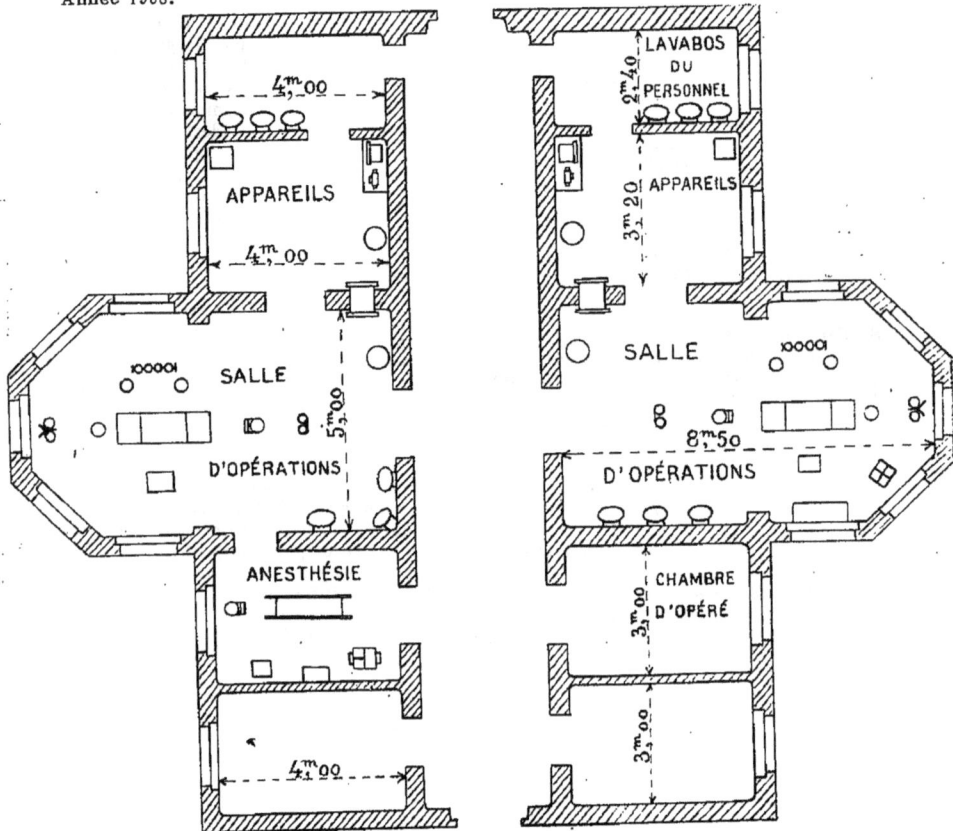

4m00

APPAREILS

4m00

SALLE

D'OPÉRATIONS

5m00

ANESTHÉSIE

4m00

LAVABOS DU PERSONNEL

2m40

APPAREILS

3m20

SALLE

D'OPÉRATIONS

8m50

CHAMBRE D'OPÉRÉ

3m00

3m00

HOPITAL DE CAEN

Pavillon d'opérations.

Année 1908.   M. VAUSSY, Architecte.

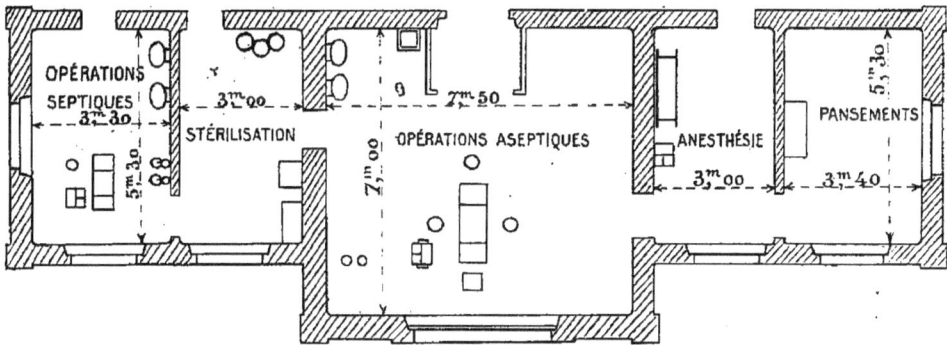

OPÉRATIONS SEPTIQUES

$3^m.3o$

$5^m.3o$

$3^m.oo$

STÉRILISATION

$7^m.5o$

OPÉRATIONS ASEPTIQUES

$7^m.oo$

ANESTHÉSIE

$3^m.oo$

PANSEMENTS

$5^m.3o$

$3^m.4o$

INSTITUT MODERNE POUR MALADES

à GAND (Belgique).

Année 1911.   M. OSCAR VAN DE VOORDE, Architecte.

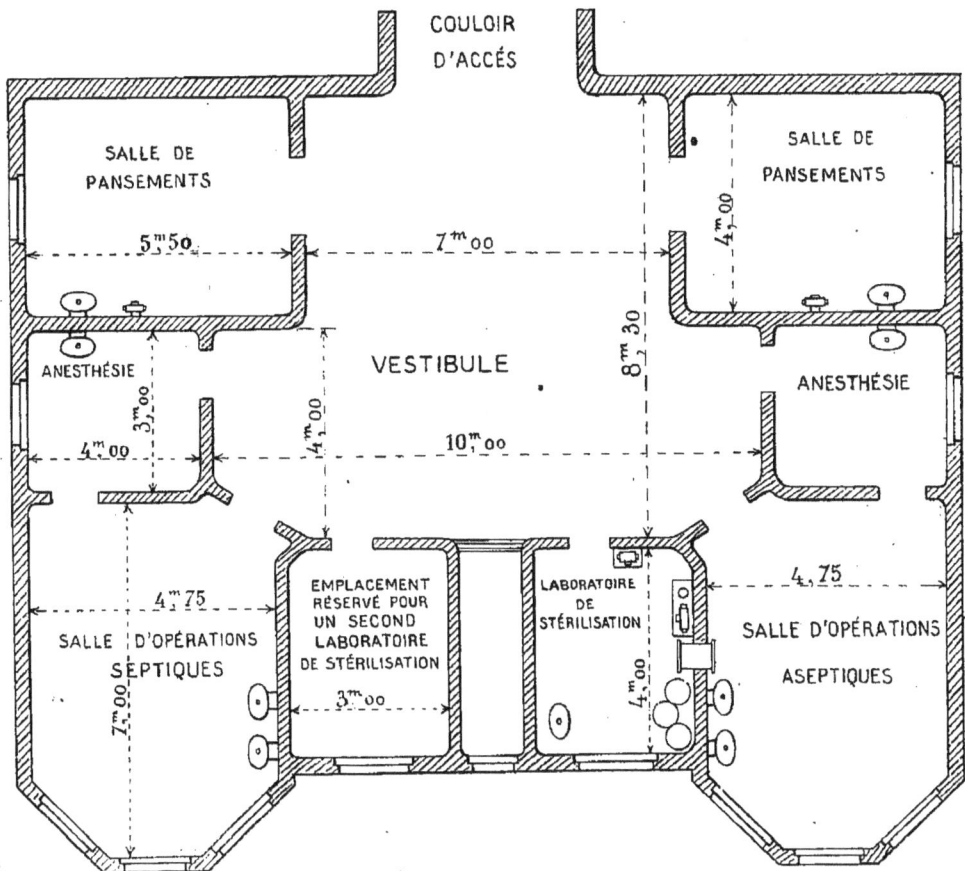

COULOIR D'ACCÈS

SALLE DE PANSEMENTS

$5^m.5o$

$7^m.oo$

SALLE DE PANSEMENTS

$4^m.oo$

ANESTHÉSIE

$3^m.oo$

$4^m.oo$

VESTIBULE

$8^m.3o$

ANESTHÉSIE

$4^m.oo$

$10^m.oo$

$4^m.75$

SALLE D'OPÉRATIONS SEPTIQUES

$7^m.oo$

EMPLACEMENT RÉSERVÉ POUR UN SECOND LABORATOIRE DE STÉRILISATION

$3^m.oo$

LABORATOIRE DE STÉRILISATION

$4^m.oo$

4.75

SALLE D'OPÉRATIONS ASEPTIQUES

HOPITAL MILITAIRE DE BELGRADE

PAVILLON D'OPÉRATIONS   M. le Docteur SONDERMAYER

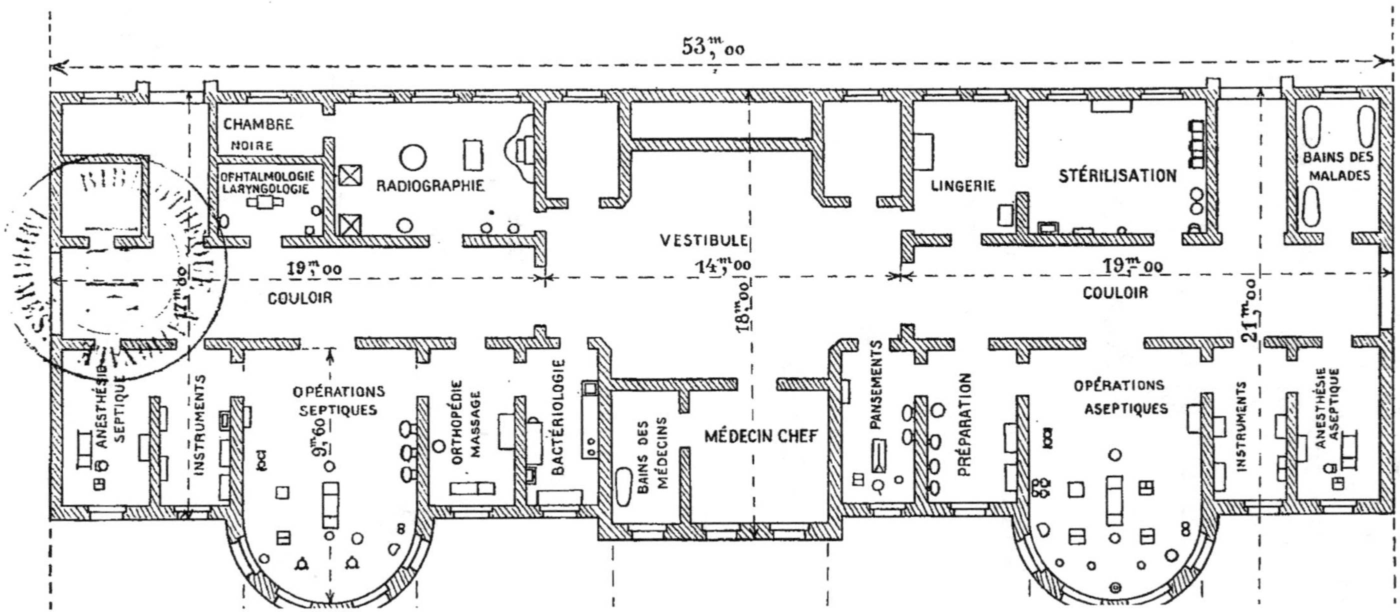

Année 1909.

BAINS DES MALADES

ANESTHÉSIE ASEPTIQUE

INSTRUMENTS

STÉRILISATION

COULOIR

OPÉRATIONS ASEPTIQUES

LINGERIE

PRÉPARATION

PANSEMENTS

VESTIBULE

MÉDECIN CHEF

BAINS DES MÉDECINS

BACTÉRIOLOGIE

ORTHOPÉDIE MASSAGE

RADIOGRAPHIE

OPÉRATIONS SEPTIQUES

CHAMBRE NOIRE

OPHTALMOLOGIE LARYNGOLOGIE

COULOIR

INSTRUMENTS

ANESTHÉSIE SEPTIQUE

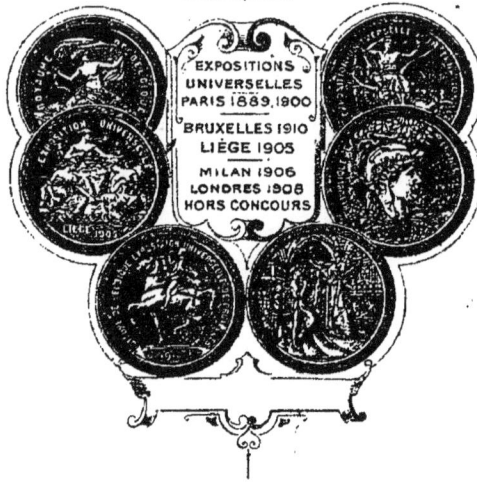

RÉCOMPENSES AUX EXPOSITIONS
2 GRANDS PRIX
3 DIPLÔMES D'HONNEUR

EXPOSITIONS
UNIVERSELLES
PARIS 1889,1900
BRUXELLES 1910
LIÈGE 1905
MILAN 1906
LONDRES 1908
HORS CONCOURS

Expositions universelles internationales
(Classe 16 : *Médecine et Chirurgie*)
PARIS 1900 : **MÉDAILLE D'OR**
LIÈGE 1905 : **GRAND PRIX** — BRUXELLES 1910 : **GRAND PRIX**
MILAN 1906 — LONDRES 1908
HORS CONCOURS — MEMBRE DU JURY

Paris. — Imp. E. Capiomont et Cie

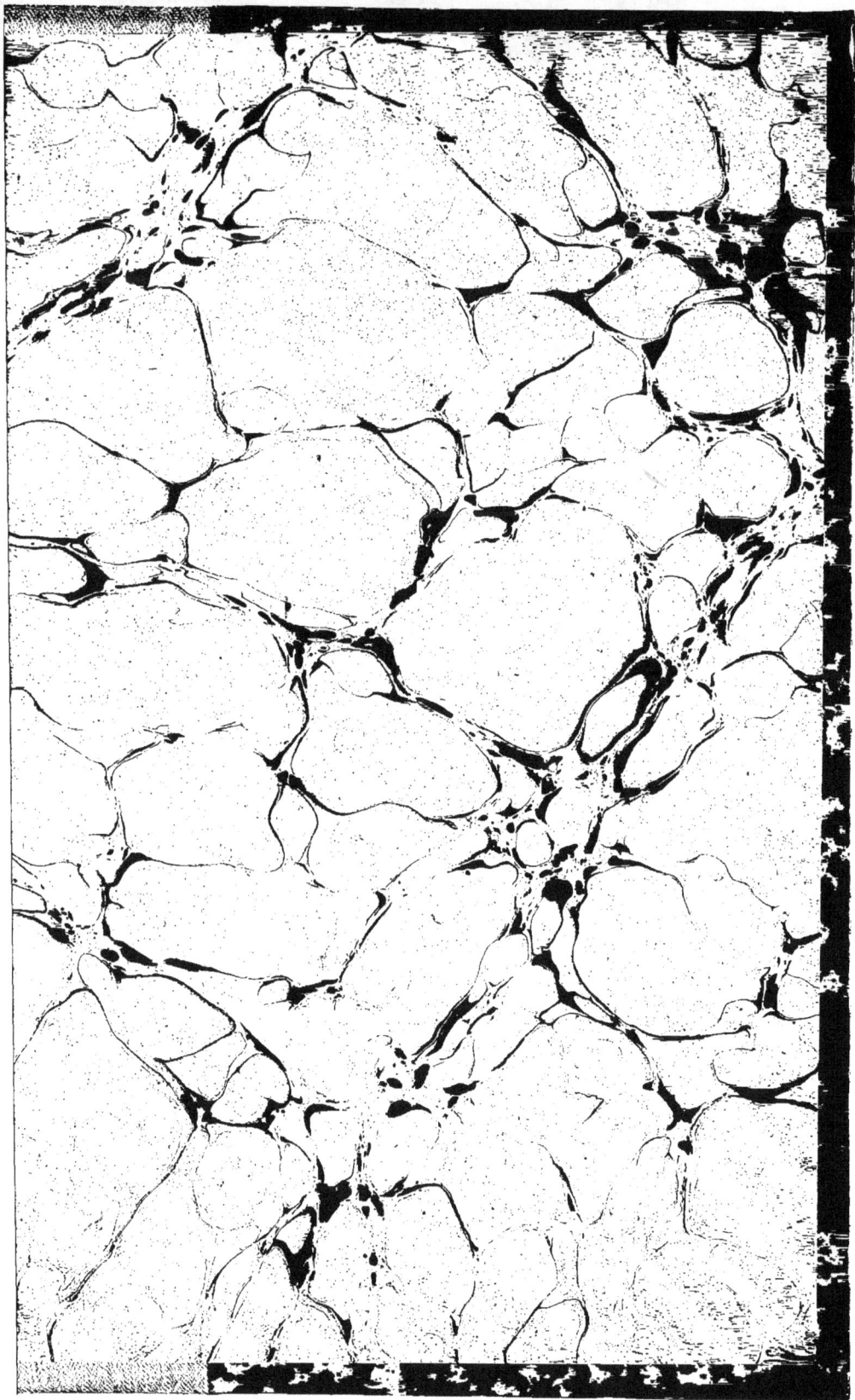

www.ingramcontent.com/pod-product-compliance
Lightning Source LLC
Chambersburg PA
CBHW060420200326
41518CB00009B/1420